NOUVELLE BIBLIOTHÈQUE

DE

L'ÉTUDIANT EN MÉDECINE

PUBLIÉE SOUS LA DIRECTION DE

L. TESTUT

Professeur à la Faculté de Médecine de Lyon.

HYDROLOGIE MÉDICALE

PRÉCIS D'HYDROLOGIE MÉDICALE

PAR

X. ARNOZAN
Professeur à la Faculté de Médecine,
Médecin des Hôpitaux de Bordeaux.

ET

H. LAMARQUE
Ancien chef de Clinique
à la Faculté de Médecine de Bordeaux

Avec 136 figures dans le texte et une carte

PARIS

OCTAVE DOIN ET FILS, ÉDITEURS

8, PLACE DE L'ODÉON, 8

1913

PRÉFACE

Le Précis d'Hydrologie médicale que nous publions aujourd'hui s'adresse aux étudiants en médecine et aux jeunes praticiens. Il est destiné à compléter et même à remplacer l'enseignement de cette importante partie de la médecine qui est encore imparfaitement organisé dans plusieurs de nos Facultés. Si j'en juge par mes propres souvenirs, en quittant l'École, nos confrères savent vaguement que les maladies du foie se traitent à Vichy, les dermatoses à La Bourboule, les rhumatismes à Dax ou aux eaux sulfureuses ; mais ils ne sont nullement préparés à discuter l'indication d'une cure thermale, à prévoir l'action des Eaux dans un cas déterminé. Les premiers contacts avec la clientèle leur montrent la gravité de la lacune qui existe dans leur instruction scientifique et professionnelle. Nous voudrions que ce petit livre puisse leur servir à la combler.

$$*\ *$$

La question des Eaux minérales se présente, en effet, à quiconque prend la peine d'y réfléchir, sous de multiples aspects. La première a trait au côté clinique et thérapeutique. Quelles sont les affections sur lesquelles ces eaux exercent une influence salutaire ? L'expérience séculaire a depuis longtemps répondu à cette question en montrant que les eaux n'agissent pas ou agissent mal sur les maladies aiguës, sur celles que nous nommons aujourd'hui infectieuses, inflammatoires, microbiennes — et qu'elles sont, au contraire, utiles dans les cas où ces maladies, ayant dépassé leur phase aiguë, n'ont pas complètement guéri et laissent tout l'organisme ou même un seul organe modifié dans sa nutrition et encombré de reliquats pathologiques. D'ailleurs, si le principe est bien admis, l'application en est souvent difficile dans la pratique, et les indications thérapeutiques de telle ou telle source doivent être établies sur des études chaque jour plus précises et plus rigoureuses.

Mais comment agissent ces eaux? Ici la chimie est intervenue de bonne heure, et a cherché, dans la composition de ces liquides, la raison de leurs effets. Elle n'a pas tardé à reconnaître que la plupart d'entre elles renferment des principes médicamenteux que la matière médicale utilise sous forme de préparations pharmaceutiques, et agissent souvent de la même façon que ces préparations, mais avec plus d'activité. Mais la chimie pure n'explique pas tout, car on constate souvent des actions thérapeutiques inexplicables par l'analyse.

En considérant l'ensemble des eaux minérales, on voit qu'elles sont composées des mêmes éléments que le corps humain : iode, soufre, arsenic, alcalins, chlorures; seul, le phosphore fait généralement défaut. Cette composition analogue, témoignage de leur commune origine, nous aide à comprendre les effets des sources thermales dans les maladies de la nutrition, puisqu'elles apportent à l'organisme justement les éléments dont il a besoin pour se constituer ou pour se reconstituer. Mais ce serait s'abuser étrangement que de s'en tenir à cette notion trop sommaire et trop simple. En effet, chaque progrès dans les études chimiques ou physiques amène un progrès parallèle dans l'étude des eaux minérales. GARRIGOU, en relevant dans un grand nombre de ces dernières des traces infinitésimales de métaux a montré comment leur action thérapeutique se rattache aux phénomènes si curieux de la métallothérapie. D'autres ont pu légitimement expliquer ces effets thérapeutiques par les propriétés électriques des eaux. Enfin, plus récemment, la connaissance de l'ionisation, la notion de la radioactivité des eaux ont ouvert de nouveaux horizons et découvert des points absolument inconnus du problème. Et tout n'est pas dit sur cette question. On connaît à peine, on connaît très mal les parties vivantes des eaux minérales, organiques ou organisées : mais il n'est pas interdit de penser que, lorsque leur étude sera plus avancé, on y trouvera la raison de bien des phénomènes encore inexpliqués, et la comparaison des eaux minérales avec des sérums vivants apparaîtra peut-être un jour, non plus comme une simple formule littéraire, mais comme l'expression d'une réalité.

*
* *

Il est impossible que les praticiens connaissent à fond la distribution géographique de toutes les sources thermales. même en ne considérant que la France, les caractères physiques et chimiques de toutes les eaux, leurs effets thérapeutiques particuliers, les modes multiples (ingestion, injections, humages, bains, douches, etc.) sous lesquels elles peuvent être présentées aux malades dans chaque station. La complexité de ces détails et de toutes les notions qu'entraîne un traitement hydro-minéral a, par suite, amené certains médecins à se spécialiser dans cette partie de l'art de guérir. A côté des praticiens s'est ainsi créé depuis longtemps un corps de médecins hydrologues, dont les rapports déontologiques avec les premiers auraient souvent besoin d'être précisés.

D'une façon générale, le médecin qui envoie un client dans une station thermale devra s'abstenir de formuler d'avance le traitement à suivre et adresser le malade à un confrère exerçant dans cette station. Il donnera à ce dernier les indications utiles sur le diagnostic et l'évolution de l'affection ; et c'est celui-ci qui formulera le traitement thermal. Cette manière de procéder est dictée, non seulement par l'usage, mais par l'intérêt bien compris du malade. Il serait téméraire, en effet, de ne pas surveiller une cure thermale dont les résultats variables, quelquefois imprévus, commandent, soit de suspendre l'usage des eaux, soit quelquefois de l'arrêter d'une façon absolue, soit, au contraire, d'en renforcer les doses ou d'en modifier les applications : et un médecin de la station est seul en mesure de juger ces questions délicates.

Celui-ci, d'autre part, devra toujours se rappeler qu'il n'est là que pour diriger un traitement thermal ; et, s'il lui paraît, même avec raison, qu'un autre traitement médical ou chirurgical est préférable, il ne devra, hors les cas d'urgence, le prescrire qu'après en avoir référé au médecin traitant. Un médecin envoie aux eaux minérales un malade atteint d'entérite chronique ou une femme porteuse d'un fibrome : il a eu, pour procéder ainsi, des raisons dont il est le seul juge, et il ne saurait admettre que ses clients lui reviennent amoindris de leur appendice ou de leur utérus.

Enfin la vie des stations thermales intéresse dans une large mesure la vie même de la France. L'industrie thermale ne touche pas seulement les médecins, mais une foule de corporations commerçantes ou industrielles, elle est la vie même d'un grand nombre de communes. Nos stations sont les plus riches de l'univers en ressources minérales : il y a donc un intérêt national à ce qu'elle soient pourvues d'un tel outillage qu'elles ne redoutent la concurrence avec aucune station étrangère ; et par outillage, nous entendons, non seulement l'aménagement de l'établissement thermal qui doit toujours correspondre aux derniers progrès scientifiques, mais tout ce qui concerne l'édilité : eaux potables, égouts, promenades, jardins, éclairage, moyens de transport, etc.. surtout la désinfection. Il faut que le malade qui vient chercher la guérison dans cette ville n'y trouve pas une hygiène publique, dont les erreurs pourraient compromettre les résultats de la cure thermale. C'est ainsi que des problèmes économiques et municipaux se lient chaque jour d'une façon plus intime aux problèmes purement médicaux de la science thermale, et que, par exemple, la question de la taxe de séjour a récemment intéressé le Parlement et a été l'objet d'une loi importante dont l'application est loin de se faire sans difficultés.

Cette simple énumération de quelques-uns des points de la science thermale suffira pour faire comprendre l'étendue et l'importance de cette partie de la médecine. Elle suffira aussi pour regretter plus vivement que l'enseignement officiel l'ait jusqu'à ces derniers temps presque complètement délaissée. Elle permettra de juger à quelles nécessités devront désormais correspondre les cours que peu à peu les Facultés de médecine, Bordeaux, Lille et Toulouse en particulier, se décident à fonder en cette matière : d'abord initier les futurs praticiens des villes et des campagnes aux indications cliniques des diverses catégories d'eaux minérales, de façon à ce qu'ils apprennent à en faire profiter leurs malades et à ce qu'ils leur évitent des saisons thermales inutiles ou dangereuses. Ensuite former un petit noyau de futurs médecins hydrologues qui trouveront dans des études approfondies, théoriques et pratiques, les connaissances nécessaires pour diriger correctement les cures de leurs clients, pour défendre devant les pouvoirs publics les intérêts des sources auprès desquelles ils iront s'établir et leur faire ainsi reprendre dans l'esprit public médical le premier rang qu'elles méritent et que bien des stations étrangères voudraient leur ravir. Le Précis que nous soumettons au public ne résout pas évidemment tous les problèmes qui pourraient être posés : nous espérons du moins qu'il les pose et les expose, en indiquant d'une façon aussi précise que possible le point où les recherches les plus récentes en ont amené l'étude.

En terminant cette préface, qu'il me soit permis de faire un aveu, qui sera une satisfaction pour ma conscience. Le Précis des Eaux minérales est signé ARNOZAN et LAMARQUE. Je signe seul ces lignes, parce que je tiens à dire certaines choses que mon collaborateur et ami ne pourrait lui-même dévoiler.

Il y a quelques années, mon vieil ami TESTUT, désireux de compléter sa collection de Précis par un ouvrage sur les Eaux minérales, me demanda si je ne connaissais pas à Bordeaux un confrère qui voulût s'en charger et fût capable de le bien faire. Je lui désignai sans hésiter HENRI LAMARQUE, qui avait professé un cours libre d'hydrologie à la Faculté de médecine et connaissait, pour les avoir visitées et étudiées, toutes les stations thermales françaises. Il fut immédiatement accepté, mais à la condition que je collaborerai avec lui, les auteurs de la « *Collection Testut* » devant être pourvus de titres universitaires que mon ami LAMARQUE n'avait malheureusement pas. Mon nom devait être ainsi à côté du sien pour sauver le principe.

Or les choses ont marché de telle façon que HENRI LAMARQUE a pour ainsi dire tout fait, et, si l'ouvrage est jugé bon, comme je l'espère, c'est lui qui devra en avoir tout l'honneur. Je me suis réservé le droit de rédiger et de signer seul l'introduction pour pouvoir préciser ces points intéressants et rendre à la vérité et à mon vieil ami l'hommage qui leur est dû.

Bordeaux, le 15 novembre 1912.

X. ARNOZAN.

AVANT-PROPOS

Je pensais ne rien devoir ajouter à la présentation de ce *Précis d'hydrologie médicale*, faite en termes si excellents par le professeur Arnozan ; il ne me paraissait pas utile de faire suivre une Préface intéressante d'une autre nécessairement fastidieuse. Mais je ne puis laisser imprimer les dernières lignes de mon cher maître, sans fournir à mon tour quelques explications.

S'il est vrai que, par un concours de circonstances, j'ai dû assumer seul la tâche matérielle du sujet que nous avions à traiter, la collaboration de M. Arnozan n'en a pas été moins effective à d'autres points de vue : en me jugeant digne de voir figurer mon nom à côté du sien dans un des volumes de la *Collection Testut*, si hautement appréciée, et en acceptant de couvrir de l'autorité de son nom ce que je pourrais écrire sur les eaux minérales, il m'a donné une preuve de confiance dont je lui garde une profonde gratitude ; en soumettant les divers chapitres à l'analyse de son esprit critique si judicieux, il a pris une part, et non la moins importante, à la mise au point de l'ouvrage ; il n'a pas été un collaborateur moins actif lorsque le plan général a dû être arrêté ; voilà des détails qu'il semble avoir oubliés et qu'il était nécessaire de rappeler.

Le plan que nous avons adopté comprend quatre parties : dans la première, nous avons étudié la matière médicale de notre sujet, les eaux minérales en elles-mêmes ; nous avons proposé pour cette partie un néologisme : la *crénologie*, afin de séparer nettement l'hydrogéologie des eaux minérales de l'hydrogéologie en général, qui comprend aussi les eaux non minérales, potables ou autres.

Dans la seconde partie, nous avons examiné les cures thermales, c'est-à-dire la *crénothérapie* proprement dite, et nous avons réservé pour cette partie l'expression si heureuse du professeur LANDOUZY, point de départ des néologismes que nous proposons à notre tour.

Nous avons, dans cette deuxième partie, passé successivement en revue l'histoire des cures thermales, les facteurs qu'elles mettent en jeu, la manière dont elles se pratiquent, leur action envisagée dans son ensemble ; puis, nous avons cherché à dégager la caractéristique des diverses cures, suivant la variété d'eau utilisée.

Nous avons appelé *crénographie* la partie descriptive des stations thermales, que nous avons dû nécessairement rendre très succincte, surtout pour les stations étrangères.

La clinique thermale, c'est-à-dire l'application à une maladie déterminée de l'eau la plus favorable, suivant la forme ou la variété de cette maladie, l'âge ou la constitution des personnes chez lesquelles elle s'est développée, forme notre quatrième partie.

Tout en étant la suite naturelle les unes des autres, ces quatre parties sont entièrement indépendantes : chacune d'elles forme un tout ; cette manière de concevoir notre sujet a nécessité quelques redites qu'on nous pardonnera, car elles étaient indispensables pour la clarté.

On conviendra avec nous qu'il n'était pas facile de grouper en moins de 700 pages toute l'hydrologie : aussi ne nous en voudra-t-on pas de n'avoir pas consacré de plus longs développements aux divers chapitres. On n'oubliera pas d'ailleurs que ce livre doit s'adresser aux étudiants, aux médecins praticiens ; les uns comme les autres ont besoin d'être renseignés d'une façon rapide, et, dans un livre, ils apprécient la concision s'ils trouvent la clarté ; nous nous sommes efforcés de mettre ces deux qualités dans notre Précis, heureux si nous avons pu y parvenir.

En terminant, je tiens à remercier M. le professeur TESTUT, dont je suis fier d'avoir été l'élève au début de mes études médicales, d'avoir bien voulu me confier le *Précis d'hydrologie médicale* de son importante collection ; j'apprécie l'honneur qu'il m'a fait et je lui en suis sincèrement reconnaissant.

Bordeaux, 25 novembre 1912.

HENRI LAMARQUE.

Le prix des volumes variera de 6 à 12 francs.

La Nouvelle Bibliothèque de l'Étudiant en Médecine comprend actuellement (le nombre pourra en être augmenté dans la suite) soixante-cinq volumes qui se répartissent comme suit :

VOLUMES PARUS :

Anatomie descriptive (Précis d'), par L. TESTUT, prof. d'anatomie à la Faculté de médecine de Lyon. 7e édit. 1 vol. de 820 pages.   9 fr.

Anatomie topographique (Précis d'), par L. TESTUT, professeur d'anatomie à la Faculté de médecine de Lyon, et O. JACOB, médecin-major de l'Armée, professeur au Val-de-Grâce, 4e édition. 1 vol. de 550 pages.. 7 fr.

Art de formuler (Précis de l'), par B. LYONNET, médecin des hôpitaux de Lyon et B. BOULUD, pharmacien des hôpitaux de Lyon. 1 vol. de 400 pages............................... 6 fr.

Auscultation et de Percussion (Précis d'), par E. CASSAET, professeur agrégé à la Faculté de médecine de Bordeaux, médecin des hôpitaux. 2e édition. 1 vol. de 800 pages, avec 208 figures dont 104 en couleurs dans le texte..................... 10 fr.

Bactériologie (Précis de), par J. COURMONT, professeur d'hygiène, à la Faculté de médecine de Lyon, médecin des hôpitaux. 4e édition. 1 vol. de 1 000 pages, avec 449 figures en noir, dont 104 en couleurs, dans le texte............................... 12 fr.

Chimie physiologique et pathologique (Précis de), par L. HUGOUNENQ, professeur de chimie à la Faculté de médecine de Lyon. 3e édition. 1 vol. de 612 pages avec 133 figures dans le texte et 8 planches chromolithographiques hors texte.......... 9 fr.

Chirurgie d'armée (Précis de), par J. TOUBERT, professeur agrégé au Val-de-Grâce. 1 vol. de 550 pages, avec 234 graphiques ou figures, dont 104 tirés en couleurs, dans le texte...... 8 fr.

Chirurgie infantile (Précis de), par T. PIÉCHAUD, 2e édition revisée par M. DENUCÉ, professeur de clinique chirurgicale infantile et orthopédie à la Faculté de médecine de Bordeaux, chirurgien des hôpitaux. 1 vol. de 1050 pages, avec 210 figures dans le texte.   10 fr.

Chirurgie journalière (Précis de), par M. PATEL, professeur agrégé à la Faculté de médecine de Lyon, chirurgien des hôpitaux. 1 vol. de 780 pages, avec 400 figurines dans le texte.   10 fr.

Consultations médicales (Précis de), par X. ARNOZAN, professeur de clinique à la Faculté de médecine de Bordeaux, médecin des hôpitaux. 1 volume de 480 pages................... 7 fr.

Dermatologie (Précis de), par W. DUBREUILH, professeur agrégé
à la Faculté de médecine de Bordeaux, médecin des hôpitaux.
3ᵉ édition. 1 vol. de 550 pages, avec figures dans le texte.   7 fr.

Diagnostic médical et de Séméiologie (Précis de), par PAVIOT,
professeur agrégé à la Faculté de médecine de Lyon, médecin des
hôpitaux. 2ᵉ édit. 1 v. de 1300 p. avec 52 fig. dans le texte.   12 fr.

Dissection (Précis de) (Guide de l'étudiant aux travaux pratiques
d'anatomie), par P. ANCEL, professeur d'anatomie à la Faculté de
médecine de Nancy. 1 vol. de 330 pages, avec 71 figures dans le
texte, dont 47 en couleurs............................   6 fr.

Embryologie (Précis d'), par F. TOURNEUX, professeur d'histologie
à la Faculté de médecine de Toulouse. 2ᵉ édit. 1 vol. de 600 pages,
avec 248 figures, dont 59 tirées en couleurs, dans le texte.   9 fr.

Gynécologie (Précis de), par A. BOURSIER, professeur de clinique
des maladies des femmes à la Faculté de médecine de Bordeaux,
chirurgien des hôpitaux. 2ᵉ édition. 1 vol. de 1160 pages, avec
311 figures dans le texte... ....   12 fr.

Hématologie et de Cytologie (Précis d'), par RIEUX, médecin-
major de l'armée, professeur agrégé au Val-de-Grâce. 1 vol. de
950 pages, avec 157 figures dans le texte et 8 planches en couleurs, hors texte............................   10 fr.

Histologie (Précis d'), par F. TOURNEUX, professeur d'histologie à
la Faculté de médecine de Toulouse. 2ᵉ édition. 1 vol. de 1050 pages,
avec 537 figures, dont 99 en couleurs, dans le texte......   12 fr.

Hydrologie médicale (Précis d'), par X. ARNOZAN, professeur
à la Faculté de médecine de Bordeaux, et H. LAMARQUE, ancien chef
de clinique à la même faculté. 1 vol. de 700 pages, avec 136 figures
dans le texte et une carte............................   8 fr.

Hygiène publique et privée (Précis d'), par J.-P. LANGLOIS,
professeur agrégé à la Faculté de médecine de Paris. 4ᵉ édition.
1 vol. de 650 pages, avec 79 figures dans le texte.........   8 fr.

Législation et d'Administration militaires (Précis de), par
le Dʳ A. BOISSON, médecin-major à l'École du service de santé
militaire à Lyon. 1 vol. de 672 pages, avec 26 figures dans le
texte et une planche chromolithographique hors texte....   8 fr.

Maladies du cœur et de l'aorte (Précis des), par P. GALLA-
VARDIN, médecin des hôpitaux de Lyon. 1 vol. de 900 pages, avec
203 figures, dont une partie en couleurs, dans le texte...   10 fr.

Maladies de l'estomac et de l'intestin (Précis des), par CADE,
médecin des hôpitaux de Lyon. 1 vol. de 1020 pages avec 162 figures
dans le texte, et 2 planches en couleurs hors texte........   12 fr.

Maladies du foie (Précis des), par CH. MONGOUR, professeur agrégé
à la Faculté de médecine de Bordeaux. 1 volume de 636 pages,
avec 75 figures dans le texte............................   8 fr.

Maladies des oreilles, du nez, du pharynx et du larynx (Précis des), par R. Lannois, professeur adjoint à la Faculté de médecine de Lyon, médecin des hôpitaux. 2 vol. formant 1700 pages, avec 445 figures dans le texte............... 18 fr.

Maladies des reins (Précis des), par Jacques Carles, médecin des hôpitaux de Bordeaux. 1 vol. de 660 pages, avec 93 figures dans le texte et 4 planches en couleurs hors texte........ 8 fr.

Maladies vénériennes (Précis des), par A. Augagneur, ancien professeur de clinique des maladies cutanées et syphilitiques, et M. Carle, chef de laboratoire de la clinique des maladies cutanées et syphilitiques de la Faculté de médecine de Lyon. 2ᵉ édition. 1 vol. de 850 pages, avec 60 figures dans le texte et 16 planches chromolithographiques hors texte................... 12 fr.

Maladies des vieillards (Précis des), par A. Pic, professeur à la Faculté de médecine de Lyon, médecin des hôpitaux, et S. Bonnamour, chef de laboratoire à la Faculté de Médecine de Lyon. 1 vol. de 900 pages avec 80 figures dans le texte.. 10 fr.

Maladies des voies urinaires (Précis des), par A. Pousson, professeur adjoint à la Faculté de médecine de Bordeaux, chirurgien des hôpitaux. 3ᵉ édit. 1 vol. de 1120 pages, avec 318 fig. dont 25 en couleurs dans le texte.................... 12 fr.

Matière médicale (Précis de), par H. Causse et B. Moreau, professeurs agrégés à la Faculté de médecine de Lyon. 1 vol. de 800 pages, avec 150 figures dans le texte et 4 planches en couleurs hors texte........................... 9 fr.

Médecine infantile (Précis de), par E. Weill, professeur de clinique des maladies des enfants à la Faculté de médecine de Lyon, médecin des hôpitaux. 3ᵉ édition. 2 vol. formant 1500 pages, avec 100 figures en noir et en couleurs dans le texte, et 16 planches en couleurs hors texte.................... 18 fr.

Médecine opératoire (Précis de). (Manuel de l'Amphithéâtre), par M. Pollosson, professeur de médecine opératoire à la Faculté de médecine de Lyon. 3ᵉ édition. 1 vol. de 420 pages, avec 157 figures dans le texte........................ 6 fr.

Obstétrique (Précis d'), par Ch. Maygrier, professeur agrégé à la Faculté de médecine de Paris, accoucheur de la Charité, et A. Schwab, ancien interne des hôpitaux, ex-chef de clinique d'accouchement à la Faculté de médecine de Paris. 1 vol. de 1325 pages, avec 326 figures, dont une partie en couleurs, dans le texte......................... 12 fr.

Opérations d'urgence (Précis des), par M. Gangolphe, professeur agrégé à la Faculté de médecine de Lyon, chirurgien en chef de l'Hôtel-Dieu. 1 vol. de 450 pages, avec 138 figures en noir et en couleurs dans le texte..................... 7 fr.

Ophtalmologie (Précis d'). par F. LAGRANGE. professeur agrégé à la Faculté de médecine de Bordeaux, chirurgien des hôpitaux. 3e édition. 1 vol. de 870 pages, avec 310 figures en noir et en couleurs dans le texte et 5 planches en couleurs hors texte..   10 fr.

Orthopédie (Précis d'). par NOVÉ-JOSSERAND. professeur agrégé à la Faculté de médecine de Lyon, chirurgien des hôpitaux. 1 vol. de 600 pages, avec 266 figures dans le texte et 8 planches en photogravure hors texte...........................   8 fr.

Parasitologie humaine (Précis de) (Parasites animaux et végétaux, bactéries exceptées), par P. VERDUN. professeur de zoologie médicale et pharmaceutique à la Faculté de médecine de Lille. 2e édit. 1 vol. de 950 pages, avec 444 figures et 4 planches en couleurs hors texte............................   10 fr.

Pathologie exotique (Précis de). par A. LE DANTEC. professeur de pathologie exotique à la Faculté de médecine de Bordeaux. 3e édition entièrement revisée. 2 vol. formant 1350 pages, avec 234 figures, dont une partie en couleurs dans le texte, et 3 planches en couleurs hors texte.....................   18 fr.

Pathologie externe (Précis de), par E. FORGUE. professeur de clinique chirurgicale à la Faculté de médecine de Montpellier. 5e édition. 2 vol. formant 2400 pages, avec 789 figures en noir et en couleurs dans le texte.............................   24 fr.

Pathologie générale (Précis de), par Paul COURMONT, professeur de pathologie générale à la Faculté de médecine de Lyon. médecin des hôpit. 2e édit. 1 vol. de 1200 p., avec 121 fig. dans le texte.   12 fr.

Pathologie interne (Précis de), par F.-J. COLLET, professeur à la Faculté de médecine de Lyon, médecin des hôpitaux. 6e édition 2 vol. formant 1840 pages avec 256 figures. dont 46 en couleurs dans le texte et 4 planches en couleurs hors texte........   18 fr.

Physiologie (Précis de), par E. HÉDON, professeur de physiologie à la Faculté de médecine de Montpellier. 6e édition. 1 vol. de 728 pages, avec 198 figures dans le texte................   8 fr.

Physique biologique (Précis de manipulations de). (Guide de l'étudiant aux travaux pratiques de physique biologique), par H. BORDIER. 1 vol. de 325 pages, avec 82 fig. dans le texte.   5 fr.

Physique médicale (Précis de), par J. CLUZET. professeur de physique à la Faculté de médecine de Lyon. 1 vol. de 680 pages avec 393 figures dans le texte et 10 planches, dont une chromolithographique hors texte..............................   8 fr.

Psychiatrie (Précis de), par E. RÉGIS. professeur adjoint à l'Université de Bordeaux, chargé du cours de clinique psychiatrique. 4e édition. 1 volume de 1226 pages, avec 90 figures et 6 tracés dans le texte.................... ....   12 fr.

**

Technique chimique (Précis de), à l'usage des Laboratoires médicaux (Guide de l'étudiant et du praticien dans les recherches de chimie, de physiologie et de clinique), par A. MOREL, professeur agrégé à la Faculté de médecine de Lyon. 1 vol. de 800 p., avec 160 figures dans le texte et 2 planches hors texte.... **9 fr.**

Technique histologique et embryologique (Précis de) (Guide de l'étudiant aux travaux pratiques d'histologie), par L. VIALLETON, professeur d'histologie à la Faculté de médecine de Montpellier, 2e édition, 1 vol. de 480 p., avec 86 fig. dans le texte et 12 planches en couleurs hors texte......... .... **9 fr.**

Thérapeutique (Précis de), par X. ARNOZAN, professeur de thérapeutique à la Faculté de médecine de Bordeaux, médecin des hôpitaux, et CH. MONGOUR, agrégé à la même Faculté, médecin des hôpitaux. 4e édition, 2 vol. formant 1320 pages, avec figures dans le texte.................................... **15 fr.**

Thérapeutique chirurgicale (Précis de), par L. IMBERT, professeur de clinique chirurgicale à la Faculté de médecine de Marseille. 1 vol. de 950 pages avec 292 figures dans le texte. **10 fr.**

VOLUMES EN COURS DE RÉDACTION OU D'IMPRESSION

Anatomie pathologique (Précis d'), par G. HERRMANN et Ch. MOREL, professeurs à la Faculté de médecine de Toulouse *(sous presse)* 2 vol.

Chirurgie opératoire (Précis de), par E. FORGUE, professeur à la Faculté de médecine de Montpellier, et V. RICHE, professeur agrégé à la même Faculté..................................... **1 vol.**

Consultations chirurgicales (Précis de), par E. FORGUE, professeur de clinique chirurgicale à la Faculté de médecine de Montpellier .... **1 vol.**

Consultations gynécologiques (Précis de), par X... **1 vol.**

Déontologie médicale (Précis de), par L. THOINOT, professeur à la Faculté de médecine de Paris..................... **1 vol.**

Maladies de l'appareil respiratoire (Précis des), par F.-J. COLLET, professeur à la Faculté de médecine de Lyon, médecin des hôpitaux *(sous presse)*..................................... **1 vol.**

Maladies des Dents et de la Bouche (Précis de), par X... **1 vol.**

Maladies du système nerveux (Précis de), par J. LÉPINE, professeur à la Faculté de médecine de Lyon............... **2 vol.**

Médecine journalière (Précis de), par X............. **1 vol.**

Médecine légale (Précis de), par L. THOINOT, professeur à la Faculté de médecine de Paris, médecin expert des tribunaux *(sous presse)*..................................... **2 vol.**

Microscopie clinique (Précis de), par LESIEUR, professeur agrégé à la Faculté de médecine de Lyon et M. FAVRE, médecin des hôpitaux de Lyon *(sous presse)*..................... **1 vol.**

PRÉCIS

D'HYDROLOGIE MÉDICALE

PREMIÈRE PARTIE

LES EAUX MINÉRALES
(CRÉNOLOGIE).

Donner une définition irréprochable des eaux minérales, appelées aussi thermales, minérothermales, thermominérales, n'est pas chose facile ; on ne peut plus accepter aujourd'hui celle qui avait paru la plus satisfaisante, il y a quelques années, comme étant la plus simple, et que la plupart des auteurs avaient admise avec quelques variantes : *une eau minérale est une eau naturelle qui, en raison de sa température et de sa minéralisation, peut servir à un usage thérapeutique.* Les découvertes modernes ont montré, en effet, qu'il est d'autres facteurs que la chaleur et la composition chimique dans l'action des eaux minérales, et, si l'on veut les définir à la source, il faudra seulement dire que ce sont des *eaux naturelles utilisées de diverses manières à l'intérieur et à l'extérieur dans un but thérapeutique ;* à ce point de vue l'expression d'eaux médicinales naturelles est assez heureuse.

Si on les envisage seulement au point de vue commercial, on pourra adopter la définition du Congrès de Paris pour la répression des fraudes, en 1909, et dire : *une eau minérale est une eau naturelle propice à la consommation, en raison de propriétés thérapeutiques ou hygiéniques spéciales.*

Cette double définition montre qu'il importe de distinguer l'*eau minérale* considérée en elle-même et la *station thermale* où elle est employée, c'est-à-dire l'utilisation sur place et l'exportation. Une station thermale, pour être digne de ce nom, devra être bien aménagée et utiliser, au mieux des progrès de la thérapeutique balnéaire, les ressources naturelles fournies par les sources qu'elle possède. Cette considération est très importante et a pu faire dire avec quelque apparence de raison que la manière d'administrer le médicament faisait plus que le médicament lui-même. Ce qui est certain, c'est que les effets des *eaux minérales* ne peuvent être assimilés à ceux des *cures hydrominérales*, et qu'il y a une nuance entre les deux expressions.

L'eau minérale exportée n'est une *eau médicinale* que si elle est réellement une solution médicamenteuse ; sinon, elle ne peut être utile que dans un but hygiénique, c'est une *eau de table*.

Dans l'un ou l'autre cas, elle devra être consommée *telle qu'elle aura été puisée* à son lieu d'origine et dans les récipients mêmes où elle aura été mise. Toute manipulation, telle que la *décantation* nécessaire pour certaines eaux ferrugineuses ou alcalines, devra être indiquée. Si l'on ajoute un élément n'existant pas dans l'eau, à son émergence, par exemple de l'acide carbonique (*gazéification*), l'eau perdra son caractère naturel et deviendra artificielle. Ce caractère devra être mis en évidence sur les bouteilles. Si, toutefois, comme les Allemands, on admet que l'addition d'acide carbonique n'a pour but que d'empêcher la précipitation des éléments minéralisateurs qui ne restent dissous qu'à la faveur d'un excès d'acide carbonique, il faudra tout au moins indiquer la mention : *eau minérale naturelle additionnée d'acide carbonique.* A plus forte raison, devra-t-on indiquer très visiblement les eaux fabriquées de toutes pièces, qui ne peuvent avoir aucune analogie avec les eaux naturelles qu'elles prétendent imiter ; les eaux artificielles ne peuvent être des eaux *minérales,* mais seulement des eaux *minéralisées* ; il y a entre les deux des différences essentielles qui seront exposées plus loin.

CHAPITRE PREMIER

ORIGINE DES EAUX MINÉRALES

L'idée de la chaleur centrale de la terre est fort ancienne ; on la retrouve dans Lucrèce, Pline, Galien. On sait que la température va en augmentant d'un degré centigrade par 33 mètres en moyenne de profondeur, de telle sorte qu'on peut calculer aisément les degrés formidables de chaleur qui doivent se rencontrer vers le centre.

1° Théorie artésienne. — Si, avec LAPLACE, on imagine un réservoir d'eau situé à 3 000 mètres de profondeur, et entretenu par l'infiltration des eaux pluviales, l'eau de ce réservoir aura une température à peu près égale à celle de l'eau bouillante [1]. Sous l'influence des pressions énormes des vapeurs et des gaz formés, cette eau cherchera une issue, et, par des canaux souterrains, elle viendra jaillir à la surface, tenant en dissolutions les sels provenant de la décomposition des différentes roches qu'elle aura traversées.

Telle est la théorie admise par la plupart des géologues sur la formation des eaux thermo-minérales ; elle est basée sur les expériences de DAUBRÉE (1861) qui a établi que l'eau peut pénétrer en raison de la force capillaire à travers les roches poreuses, malgré une contre-pression supérieure, de

1. Le forage de Schladebach en Saxe a atteint 1 716 mètres ; la température à cette profondeur était de 56°.

vapeurs et de gaz. L'appareil souterrain qui leur donne naissance est comparable à un *siphon renversé* ; les précipitations
atmosphériques descendent dans l'une des branches, et
remontent ensuite dans la branche opposée, après s'être
minéralisées, par suite de la diminution de leur pesanteur spécifique due à leur thermalité et de la différence d'altitude d'entrée
et de sortie (JACQUOT) ; c'est l'exagération des sources dites
vauclusiennes (DE LAUNAY). La minéralisation peut se faire,
soit dans la profondeur, soit au contraire près de la surface,
d'où, pour MAX DURAND-FARDEL, deux classes : celles qui
viennent des couches profondes, véritables produits volca-

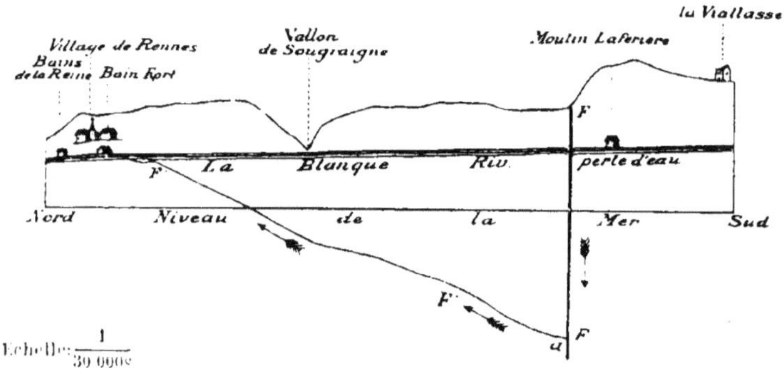

Fig. 1.

Coupe par un plan N.-S. du gisement des sources de Rennes-
les-Bains dans les Corbières, montrant l'appareil souterrain
(F. F a F'F'') qui donne naissance aux sources thermo-minérales
artésiennes. (D'après JACQUOT et WILLM).

niques (solfatares, salzes, lagoni, geysers), et celles qui sont
dues au lavage des terrains volcaniques et salins, par les
eaux d'infiltration. Les premières ne sont pas de véritables
eaux minérales dans le sens thérapeutique du mot.

2° Théorie d'Elie de Beaumont. — Toutefois cette
manière d'envisager la formation des eaux thermales n'est
pas exempte d'objections et a laissé place à d'autres hypothèses. Déjà en 1847, ÉLIE DE BEAUMONT pensait que les eaux
minérales avaient la même origine que les filons métalliques,

et elles étaient pour lui la résultante des réactions ignées se passant dans les profondeurs ; il les considérait « comme des volcans privés de la faculté d'émettre aucun autre produit que des émanations gazeuses, qui dans le plus grand nombre des cas n'arrivent à la surface que condensées à l'état d'eaux minérales ou thermales ».

Cette théorie a été adoptée par Tschermack et par Reyer. Pour Stuess, le plus grand nombre des eaux thermales émanent du feu central, elles sont en majeure partie *nouvelles* et arrivent au jour en nous apportant pour la première fois quelques-unes des substances métalliques et gazeuses empruntées au milieu igné.

3° Théorie d'Armand Gautier. — Cette théorie d'eaux nouvelles a été reprise par M. Armand Gautier, dans une sensationnelle communication au Congrès d'hydrologie de Venise (1905). Pour le savant professeur, les eaux minérales viendraient des roches primitives ; elles résulteraient d'une sorte de distillation des couches les plus profondes de ces roches, sous l'influence de la chaleur centrale ; elles seraient des *eaux de constitution*, un produit volcanique.

La théorie est basée sur l'expérience suivante (1900) : si on porte au rouge naissant et dans le vide des fragments ou des poudres de roches primitives (granit, porphyre, gneiss, trachyte), on constate la mise en liberté d'eau, accompagnée de divers gaz, parmi lesquels prédominent l'acide carbonique et l'hydrogène. L'eau ainsi formée ne peut être de l'eau d'imbibition, puisqu'elle ne s'échappe de la roche qu'au rouge ; c'est donc de l'eau de constitution ; son poids oscille entre 10 et 16 grammes par kilogramme.

Si maintenant on suppose des effondrements de l'écorce terrestre, comme il s'en produit encore de nos jours (île de Krakatoa en 1883) et comme il s'en est produit dans les temps anciens, effondrements survenant dans les points où la croûte terrestre est la plus mince, par exemple au fond de l'océan, les roches venant au contact du feu central se décomposent et laissent échapper leur eau de combinaison et leurs gaz.

Un kilomètre cube de granit, ainsi plongé dans les régions encore au rouge, ne mettra pas moins de 25 à 30 millions de tonnes d'eau en liberté, et des gaz en quantité considérable, évalués à 7 milliards de mètres cubes une fois refroidis, sous une pression voisine de 8 000 atmosphères. Si on estime (DE LAUNAY) que le débit d'ensemble des sources thermales de France est de 70 000 mètres cubes par vingt-quatre heures, on peut calculer aisément que l'eau fournie par un kilomètre cube de granit porté au rouge suffirait pour faire couler pendant plus d'un an toutes les sources de notre pays.

Il n'est d'ailleurs pas besoin de grandes dislocations souterraines pour arriver à ce but ; il suffit qu'il se produise dans la profondeur de petits tassements, des glissements mettant les roches au contact des laves brûlantes. D'autre part, il se dégage sans cesse de l'hydrogène du noyau terrestre. Cet hydrogène, en traversant les régions chaudes, y rencontre des composés fixes ou gazeux qui lui cèdent de l'oxygène pour former de l'eau [1].

Les substances minérales, contenues dans les eaux ainsi ormées, résultent des réactions produites, réactions que l'on peut répéter expérimentalement et qui en sont la démonstration. Si l'on chauffe à 300°, avec de l'eau distillée, de la poudre de granit, on obtient une eau sulfurée sodique semblable à celle des Pyrénées. Si l'on répète l'expérience avec des schistes sodiques et calciques (labrodorite, oligoclase), on forme des eaux analogues à celles de Royat, Carlsbad, Ems, etc. On retrouve de la même façon les gaz les plus rares ; A. GAUTIER a toujours rencontré dans les gaz, ainsi extraits par le vide des roches primitives portées au rouge, de l'azote, et même de l'argon accompagné souvent d'hélium. Or ces gaz (argon, hélium, néon, xénon) se trouvent, on le sait, dans les eaux minérales ; ils ne sauraient provenir de l'atmosphère qui,

1. STUESS admet la même idée, mais pense que l'hydrogène issu du feu central, trouve dans les couches supérieures de l'écorce, l'oxygène qui lui permet de former l'eau nouvelle ou juvénile qui s'écoule par les failles d'origine éruptive ou par les cratères volcaniques.

sauf l'argon, n'en contient que des traces. Leur origine profonde paraît donc certaine.

D'après la théorie d'A. GAUTIER, la plupart des eaux minérales sont d'origine volcanique et proviennent des régions profondes du globe où elles se sont formées depuis un temps plus ou moins éloigné ; elles sont amenées peu à peu à la surface par les forces intérieures, tout comme les eaux volcaniques et les laves elles-mêmes, mais avec cette différence qu'elles répondent à un phénomène lent et continu, tandis que les éruptions correspondent à de brusques effondrements qui portent tout à coup à une température très élevée une portion plus ou moins importante de la croûte terrestre, avec production subite de pressions auxquelles rien n'est capable de résister. Pour A. GAUTIER, rappelons-le, l'eau qui s'échappe des volcans est également une eau nouvelle ; pour lui, les éruptions ne seraient pas provoquées par la brusque irruption de l'eau de la mer dans les cheminées volcaniques, comme le soutiennent certains géologues. Ces derniers se basent sur ce fait qui paraît démontré, que l'intervention de l'eau est indispensable, et que les éruptions ne sont que les effets de la lutte entre les vapeurs et les masses de laves à travers lesquelles ces vapeurs cherchent à se frayer passage ; ils s'appuient aussi sur cette constatation que, pour 139 volcans connus, 78 sont situés dans des îles et que les 41 qui se trouvent sur les continents sont très rapprochés des côtes. Toutefois il en est, comme ceux du Thibet, qui sont à 1 500 kilomètres de la mer ; ceux de Mandchourie sont à 900 kilomètres et ceux des Andes eux-mêmes sont à 200 ou 300 kilomètres du rivage. On peut dire en conséquence que, si la lave va à la mer, la mer ne paraît pas aller à la lave (LABAT).

4º Origines diverses des eaux minérales. — Il y aurait donc, si l'on admet l'origine ignée des eaux thermales, deux sortes d'eaux minérales : 1º les eaux créées de toutes pièces dans la profondeur, 2º les eaux météoriques venues de la surface et minéralisées par un mécanisme que nous exposerons plus loin ; il ne s'ensuit pas toutefois que toutes les eaux chaudes soient des eaux nouvelles et que toutes les eaux froides soient météoriques. Si des eaux superficielles descendent à une certaine profondeur, elles se réchauffent et reviennent au jour sous forme d'eaux thermales, après s'être chargées de matériaux salins empruntés plus ou moins aux roches encaissantes. D'autre part, des eaux d'origine profonde peuvent, avant d'arriver à la surface, suivre des trajets contournés à travers les couches superficielles, ou se trouver dans le voisinage d'autres veines liquides froides, qui les refroidissent. La thermalité ne peut caractériser l'origine d'une eau minérale.

a. *Caractères et mode de formation des eaux superficielles.* — Les eaux d'infiltrations météoriques peuvent être caractérisées par ce fait qu'elles sortent presque toujours de failles sans rapport de direction ou de continuité avec les filons métalliques qui peuvent se trouver dans la région ; qu'elles se rencontrent dans tous les pays, volcaniques ou non ; qu'elles ont un débit variable, augmentant généralement avec les pluies ou la fonte des neiges, et variant d'une saison à l'autre, d'une année à l'autre ; qu'elles subissent des variations de composition et de température en rapport avec les fluctuations du débit.

Leur formation est la suivante : elles se chargent, à la surface, des sels les plus solubles (chlorures et sulfates alcalinoterreux), de matières organiques, azotées ou non, d'oxygène et d'acide carbonique. Grâce à ce dernier gaz, elles dissolvent les sels terreux des roches qu'elles rencontrent dans leur trajet souterrain, et elles peuvent posséder ainsi des carbonates de chaux, de magnésie, de fer, des silicates, des phosphates, des fluorures, des azotates, des sulfures calciques, par oxydation des sulfates terreux au contact des matières humiques.

On n'y rencontre jamais, et c'est là un nouveau caractère de différenciation avec les eaux profondes, les éléments que l'on trouve en général dans les déjections volcaniques ou dans les eaux émanant de grandes profondeurs (bore, arsenic, brome, iode, cuivre, sulfures et carbonates sodiques, azote, argon, néon, hélium, émanation radio-active).

b. *Caractères des eaux minérales profondes.* — Les eaux d'origine profonde (eaux vierges ou d'origine ignée) sortent le plus généralement de failles éruptives, ou en relation avec les filons métalliques de la région. Elles se rencontrent dans les pays à volcans, ou parcourus par des chaînes éruptives (Caucase, Plateau central français, Pyrénées, région volcanique Rhénane, Islande, Kamtschatka qui a 13 volcans en activité et est, peut-être, le pays le plus riche en eaux thermales) ; elles ont un débit indépendant des saisons et des phénomènes météorologiques, parfois rythmé comme à Carlsbad, Saint-Nectaire-le-Haut, Montrond, Royat, Plombières, et dans les geysers d'Islande, d'Amérique et de la Nouvelle-Zélande ; leur composition est à peu près constante et ne varie pas au cours d'une série d'années ; leur température peut être froide, mais elle est le plus souvent chaude, pouvant dépasser 80°.

c. *Eaux mixtes.* — Dans celles qui sont froides ou peu thermales, il peut se produire parfois des variations en raison de mélanges possibles au-dessous de la surface avec des filets d'eaux météoriques : ce sont des *eaux mixtes* dont la caractéristique principale est de contenir les éléments spéciaux aux émanations filoniennes ou volcaniques, par exemple, Allevard à la fois sulfatée-calcique et sodique, sulfurée, iodurée, arsenicale, boriquée, à température presque froide et souvent variable.

5° Composition de l'écorce terrestre. — Comme nous aurons parfois l'occasion d'indiquer le terrain d'origine de certaines sources, il n'est pas inutile de rappeler très brièvement la composition de l'écorce terrestre.

La première croûte, qui s'est formée par le refroidissement à la surface de la terre, est le *granit*, composé de quartz, de feldspath et de mica ; immédiatement au-dessus se trouve une roche très voisine et formée des mêmes éléments, mais disposés différemment : c'est le *gneiss*, dont la caractéristique est de présenter des feuillets continus de mica séparés par des amas également uniformes de quartz et de feldspath. Cette base constitue les *roches cristallines*, les *terrains primitifs*.

1.

Elle n'est pas uniforme, car elle doit subir de nombreuses déformations, par suite de la contraction due au refroidissement progressif de la masse centrale en fusion, d'où des ondulations, des plissements, des fractures, des dislocations, d'où des saillies constituant les premières chaînes de montagnes, d'où des dépressions que remplirent les eaux précipitées par condensation et qui furent les premières mers. Puis, se déposèrent progressivement toutes les couches rocheuses qui constituent l'écorce terrestre : d'abord les *terrains primaires* avec leurs divers étages, pré-cambrien, cambrien, silurien, dévonien, permo-carbonifère, composés de roches se rapprochant par leur nature de celles des terrains primitifs, dites pour cette raison *cristallophylliennes* ; puis le *groupe secondaire*, dont les couches presque exclusivement calcaires forment les systèmes triasique, jurassique et crétacé. Les *terrains tertiaires* sont également calcaires et schisteux ; ils sont recouverts d'un dernier groupe, dit *quaternaire*, caractérisé par les immenses plaines de cailloux roulés dus à l'épanchement des glaciers de cette époque.

CHAPITRE II

DISTRIBUTION GÉOGRAPHIQUE ET GÉOLOGIQUE DES EAUX MINÉRALES

En parlant dans les chapitres suivants de la composition chimique, des propriétés physiques et autres, des eaux minérales, nous serons amenés à en énumérer un certain nombre ; aussi avons-nous cru utile de donner, tout d'abord, une vue d'ensemble des principales sources que l'on trouve à la surface de la terre, sans nous dissimuler que nous ferons pressentir les diverses sortes de minéralisation avant de les avoir décrites, cercle vicieux difficile à éviter, puisque, si nous exposions d'abord cette minéralisation, nous parlerions de sources dont on ne connaîtrait pas la situation.

ARTICLE PREMIER

RÉPARTITION DES EAUX MINÉRALES SUR LA SURFACE DU GLOBE

Les eaux minérales se rencontrent dans tous les pays, sous toutes les latitudes et à des altitudes très diverses, mais surtout dans les régions montagneuses, partout où le sol a été le théâtre de bouleversements, partout où le travail souterrain paraît se continuer encore.

§ 1. — ASIE, AFRIQUE, AMÉRIQUE

1° Asie. — Les Romains séjournèrent près des nombreuses sources qui avoisinent la Mer-Morte ; des ruines sont là pour l'attester, à *Zara* notamment, où la température atteint 43°. C'est également dans cette région qu'est située la source de *Callichroë*, célèbre par le récit de Josèphe et par le soulagement qu'Hérode vint y chercher sur la fin de sa vie.

Des sources thermales coulent dans la Géorgie, dans le Turkestan, où l'un de ces groupes forme une véritable rivière. En Asie Mineure, on a cru retrouver, près du village de *Bournarboschi*, les sources qu'Homère cite comme étant dans le voisinage de Troie ; les sources de *Pambouk-Kalessi* et de *Tchékirgué*, dans les environs de Brousse, étaient fréquentées par Justinien et l'impératrice Théodora qui y venaient en grande pompe. La vallée de *Touzla-Sou* est bordée d'escarpements, d'où coulent, en belles cascades, une multitude de filets d'eau salée, qui ont revêtu la plaine d'une croûte fendillée au travers de laquelle sortent une foule de petits jets d'eau. La température de ces sources oscille entre 78° et 90° ; leur évaporation dans des bassins creusés de place en place dans la vallée donne naissance à des dépôts considérables de sel très pur. Cette saline était connue de Strabon. En Perse, les bains de *Lala* sont très fréquentés : ils sont voisins de l'un des trois paradis de l'Iran, chantés par les poètes.

Dans l'Inde, les fontaines de *Djamnotri* sont les plus chaudes de tout l'Himalaya, leur température est de 89° ; c'est dans ces sources que, d'après la légende, le dieu-singe Hanouman éteignit un jour sa queue en feu. Sur les bords du Bies, des flammes s'échappent d'une fissure de roches, et des vapeurs jaillissent en abondance formant un petit lac d'eau minérale. Cinquante mille pèlerins accourent chaque année pour se purifier dans l'eau *Djawalamouki*.

Dans le Népaul, à 3 439 mètres d'altitude, jaillissent des eaux thermales sulfureuses que les indigènes disent être quelquefois accompagnées de flammes. La Chine renferme des eaux chaudes très abondantes ; il en existe dans le Thibet un grand nombre qui finissent par former un ruisseau au-dessus duquel s'élèvent d'épaisses vapeurs ; *Haïtchoung*, en Mandchourie, a des eaux thermales très fréquentées. Les sources thermales sont très en honneur au Japon ; les plus réputées sont celles d'*Atami*, d'*Higasi-Yama* et d'*Ouzen*, village presque entièrement composé d'hôtels, dans lesquels s'entassent les nombreux visiteurs attirés par les vertus de ses eaux sulfureuses, dont l'une n'a pas moins de 94º(J.-J. MATIGNON).

Dans l'Insulinde, des sources thermales jaillissent à Java ; il y a des sources alcalines gazeuses dans l'archipel des Marquises et une source sulfureuse à *Hiva-Oa*.

2º Afrique. — Toutes les régions montagneuses d'Afrique renferment des sources thermales : l'Abyssinie possède celles d'*Ismala*, ainsi que plusieurs autres d'une température de 37º à 42º, que desservent des prêtres-médecins. En Egypte est la source purgative d'*Aïn-Syra* ; à 24 kilomètres du Caire, et en face des ruines de Memphis, *Hélouan* est célèbre par ses eaux sulfureuses, la fraîcheur et la pureté de son air.

Les ressources thermales de la Tunisie sont considérables et caractérisées surtout par des eaux salées chaudes dont les plus connues sont celles de *Korbous* et *Hammam-Lif*. Celles de l'Algérie ne sont pas moins précieuses : c'est l'élément chloruré qui domine en général ; il suffira de citer les sources d'*Hammam-Mélouan,Hammam-Bou-Hanefia,Hammam-R'hira_ Hammam-Meskoutine*, ces dernières célèbres par leur abondance et leur haute température.

Aux Açores, coule un véritable fleuve d'eau minérale ; la thermalité des sources varie de 22º à 98º. Dans le voisinage du cap Worcester, est une abondante fontaine d'eau thermale.

A Madagascar, se trouvent diverses eaux thermales ; celles de *Antsirabé*, près desquelles ont été installées des maisons de bains et qui ont été recueillies dans un établissement spécial, ont une température qui varie entre 36º et 42º et rappellent par leur composition chimique celles de Vichy.

L'île de la Réunion possède également des eaux gazeuses sodiques, qui sortent d'un rocher volcanique, à une température de 30º et à 850 mètres d'altitude ; d'autres sources sont sulfureuses ou ferrugineuses (*Mafatte, Cilaos*).

3º Amérique. — Le long des deux Cordillères sont alignées des sources nombreuses jaillissantes, tempérées, chaudes ou froides, parfois fréquentées par les gens du pays, quelques-unes possédant des établissements plus ou moins confortablement aménagés.

Au Canada, les visiteurs sont nombreux à *Banff*, station pittoresquement située à 1 370 mètres d'altitude et possédant des eaux thermales sulfatées calciques. La province d'Ontario est riche en sources ; on trouve des eaux sulfureuses à mi-chemin entre le lac Huron et le lac Erié, des eaux alcalines légères dans la province de Québec, des eaux salées et des eaux sulfureuses entre Montréal et Ottawa. La presqu'île volcanique du Kamtschaka est un des points du globe les plus riches en eaux thermales.

Au pays des Mormons, sont des *Hot-springs* ou sources chaudes sulfureuses, qui se réunissent dans un lac ayant de 2 à 6 kilomètres de circonférence suivant la saison et dont la température est de 50° environ.

Le *Rio Vinagre* est alimenté par une source considérable dont la température est de 72°8, et qui contient une grande quantité d'hydrogène sulfuré et d'acide chlorhydrique avec un peu de sulfate de chaux.

Dans le Nouveau-Mexique au nord de Santa-Fé, jaillissent par dizaines les sources dites *Ojos Calientes*, près desquelles se rendent un grand nombre de malades. Les sources du Mexique, généralement sulfureuses, sont très nombreuses, la plupart peu ou pas utilisées ; toutefois celles d'*Aguas-Calientes*, sulfureuses chaudes (38°), sont très fréquentées.

Des sources nombreuses, en général chaudes, sont signalées en divers points du Guatemala, du Honduras, du Nicaragua.

Celles du Vénézuéla sont la plupart fort appréciées. On trouve à *Las Trincherias* des sources dont la température dépasse 90°.

Au Chili sont les thermes très fréquentés du *Cauquenes* dont les eaux sont salines et iodées.

Le Brésil a plusieurs stations thermales suivies, où l'on trouve des eaux gazeuses et alcalines et des sources sulfureuses (*Caldas, Lambary, Caxambu*).

Des sources utilisées se rencontrent dans la République Argentine, notamment à *San-Vicente*. Près d'*Uspalleta* jaillissent, dans une grotte, des eaux thermales à l'altitude de 2 000 mètres.

En Patagonie, on trouve à *Copahué* des sources très chaudes à 3 000 mètres d'altitude.

§ 2. — EUROPE

Les richesses thermales qui viennent d'être esquissées, et qui, on le voit, sont répandues sur toute la surface du globe, sont pour ainsi dire à peine utilisées. Seule l'Europe offre un ensemble complet des ressources dont peut disposer la médecine thermale, et encore plusieurs régions ne font-elles que commencer à suivre l'impulsion. C'est ainsi que la Russie a, dans le Caucase, des sources nombreuses qu'on travaille depuis quelques années seulement à capter et à approprier aux usages médicaux. L'Allemagne, l'Autriche-Hongrie, l'Angleterre, l'Espagne, l'Italie et la Suisse présentent, à peu près seules avec la France, des stations thermales complètement aménagées ; comme partout, ce sont les régions montagneuses qui possèdent ces stations.

Le relief du sol de l'Europe est constitué par des chaînes montagneuses formant : 1° cinq groupes isolés : le groupe des Iles Britanniques, le groupe des Alpes scandinaves, l'Oural, le Caucase, les montagnes de Corse et de Sardaigne ; 2° trois groupes communiquant entre eux, constituant une chaîne ininterrompue de hauteurs dans l'Europe méridionale et centrale : le groupe des chaînes Ibériques avec les Pyrénées ; le groupe Alpestre, auquel se rattachent le Massif central de la France, le Jura, les Vosges, l'Apennin, les Balkans et le Pinde ; le groupe des Carpathes, avec le quadrilatère de la Bohême et les monts de l'Allemagne centrale. Les deux premiers de ces trois groupes enveloppent la Méditerrannée et lui envoient les eaux qui descendent de leurs versants méridionaux, sauf quelques chaînes ibériques dont les eaux ont l'océan pour débouché ; le troisième groupe forme le système allemand qui sépare dans l'Europe centrale le bassin de la mer Noire du bassin de la Baltique et de la mer du Nord.

1° Iles Britanniques. — Les deux grandes îles du Royaume-Uni de Grande-Bretagne ne sont pas très riches en eaux minérales, particulièrement l'Irlande, plaine basse dans sa partie centrale, ne présentant des massifs montagneux un peu élevés que dans le voisinage des côtes, aux extrémités septentrionale, occidentale et méridionale.

Les chaînes de montagnes de la Grande-Bretagne, généralement peu élevées, se dirigent du nord-est au sud-ouest. L'Écosse est la région la plus montagneuse (monts Grampians et Cheviots). Les montagnes du Pays de Galles sont assez accentuées également. L'Angleterre est un pays de plaines et de collines que surmontent les monts de Cumberland et la chaîne Pennine allant du nord au sud et la chaîne Dévonienne dirigée de l'est à l'ouest.

Le sol de l'Angleterre, crétacé dans sa majeure partie, ou appartenant aux périodes permiennes et triasiques, est riche en sel gemme qui donne lieu à des exploitations considérables; il n'est donc pas surprenant qu'on y trouve des sources salées, *Bridge-of-allan*, d'autres où le sel est associé aux sulfates, *Leamington*, *Cheltenham*, avec parfois une sulfuration accidentelle, *Harrogate*. Quelques sources sulfatées sont aussi à signaler, *Bath*, ainsi que quelques sources alcalines ou alcalino-terreuses, *Matloch*, *Buxton*, et des ferrugineuses, *Brigton*, *Tunbridge-Wells*. Les sources purgatives d'*Epsom* sont très connues. La plupart de ces sources sont froides ; celles de Buxton sont tièdes ; celles de Bath atteignent 50°.

2° Belgique. — Région de plaines basses et de formation toute moderne à l'ouest et au nord, la Belgique présente à l'est de la Meuse une région accidentée formée de collines et de plateaux granitiques ou schisteux, avec une bande de terrain carbonifère, connue sous le nom de grand dépôt houiller de Sambre-et-Meuse, et coupée en deux bassins par une muraille calcaire.

Ces terrains donnent naissance à quelques sources thermo-minérales : *Chaudfontaine*, thermale simple ; *Court Saint-Etienne*, arsenicale ; *Spa*, ferrugineuse bicarbonatée très gazeuse.

3° Espagne. — Le sol de l'Espagne est assez tourmenté avec ses nombreuses chaînes, généralement dirigées de l'est à l'ouest, au milieu desquelles est un plateau central, dont l'altitude moyenne est de 600 à 800 mètres.

De ce fait, la péninsule Ibérique n'a que peu de plaines et rien que des plaines élevées et étroites nivelées par le cours inférieur de ses fleuves ; le plaine d'Andalousie est la plus importante. Cette élévation du sol donne au cours d'eau un régime torrentueux et inconstant, d'où découle le double fléau de la sécheresse et de l'inondation.

Tous les terrains sont représentés en Espagne : le granit et le gneiss abondent en Galice, dans le Guadarrama, en Andalousie ; les monts de Tolède forment un plateau détaché, rocheux, volcanique ; le dévonien, le silurien et le cambrien se rencontrent dans les Asturies et la Galice ; le calcaire a des formations puissantes dans les monts Ibériques. Aussi la péninsule est-elle un pays des plus riches en produits minéraux : le fer, le plomb, l'argent, le mercure, le cuivre, le zinc, l'étain, le manganèse, l'antimoine donnent lieu à des exploitations très importantes, de même que le sel, qui est une des productions minérales les plus considérables. Est-il étonnant que les eaux minérales y soient très abondantes, et qu'on en connaisse dans plus de 700 localités? Le nombre des sources est probablement de 1 500, à peu près comme en France ; deux cents sont déclarées d'utilité publique.

C'est le soufre qui constitue l'élément dominant; il forme des eaux sulfurées sodiques, *Lès*, *Ledesma*, *Caldas de Cuntis*, *Montemayor* ; des sulfurées calciques, *Archavaleta*, *Santa Agueda*, *Carratraca* ; des sulfatées calciques peu importantes ; des sulfatées sodiques et magnésiennes très réputées et d'une grande richesse de minéralisation, *Rubinat*, *Carabaña*, *Villacabras*, *Loèches*.

Les eaux sulfureuses sont ordinairement froides, infériorité manifeste à l'égard de notre groupe pyrénéen ; ce qui est remarquable, c'est le petit nombre de sources analogues aux nôtres, sur le versant pyrénéen méridional.

On trouve aussi en Espagne quelques belles sources salées, *Trillo*. Parfois le soufre et le sel sont unis pour former une eau complexe comme est chez nous Uriage ; dans cette catégorie rentrent : *Archena, La Puda, Huesca, Chiclana*. D'ailleurs, et d'une façon générale, il y a complexité de minéralisation et les eaux d'Espagne comme celles d'Italie offrent le mélange du sel, du soufre, du fer, des sels séléniteux.

Aux chlorurées sulfatées appartiennent *Cestona, Alceda* et *Ontaneda*.

Les eaux alcalines ou carbo-gazeuses sont assez rares ; elles n'ont jamais qu'une faible minéralisation : *Marmolejo, San Hilario*.

Les eaux ferrugineuses sont assez répandues dans tout le territoire.

Il existe aussi des eaux chaudes peu minéralisées, *Alhama de Aragon, Fitero ;* la plupart renferment une proportion d'azote qu'on ne rencontre nulle part ailleurs en aussi grande abondance ; les médecins espagnols ont attribué à ce gaz un rôle thérapeutique important, au point de créer une classe d'*eaux azotées* sur laquelle nous aurons à revenir. Dans cette catégorie rentrent *Panticosa, Urberruaga de Ubilla, Caldas de Montbuy, Caldas de Oviedo*.

4º Italie. — La péninsule Italique est traversée dans toute sa longueur par la chaîne des Apennins qui ne possède que peu de portions granitiques et dans laquelle le calcaire domine, mêlé sur différents points à des roches ignées. L'activité volcanique y est très grande, on ne le sait que trop. Aussi n'est-il pas surprenant que les sources minérales soient presque toutes chaudes, ordinairement hyperthermales, *Abano*, 86º, *Ischia*, près de 100º ; que leur débit soit abondant, parfois véritable rivière thermale, *Acque Albule* ; qu'elles contiennent souvent associés l'hydrogène sulfuré et l'acide carbonique, le soufre et le chlore ; qu'elles renferment parfois de l'hydrogène carboné et du pétrole : *Salso-Maggiore, Porretta*.

Dans l'Italie du Nord, au pied de la ceinture de schistes et autres roches cristallines que forment les Alpes, se trouvent des lambeaux importants de terrains triasiques, jurassiques et crétacés avec des sources chaudes sulfatées calciques et chlorurées, généralement peu minéralisées, *Bormio, Abano, Battaglia ;* a signaler aussi quelques sulfhydriquées, *Acqui, Vinadio, Valdieri*, des sulfatées calciques froides, *San Pellegrino,* des ferrugineuses, *Recoaro*.

C'est encore l'élément sulfaté que l'on retrouve en Toscane, parfois uni aux carbonates terreux avec excès d'acide carbonique : *Bagni di Lucca, San Giuliano, Monsummano* où se pratique surtout la sudation dans des grottes naturelles. Les sources salées sont, là aussi, abondantes, presque toutes chaudes : *Montecatini*. A mesure qu'on s'approche de la zone éruptive, qui du mont Amieta et de Radicofani va se perdre en Basilicate, et où l'on trouve les cônes trachytiques, les laves et les tufs, les lacs-cratères, les soffioni, et surtout lorsqu'on arrive près des volcans en activité, on voit apparaître plus nombreuses les sources acidulées gazeuses, sans que disparaissent pour cela les sources salées, *Ischia*, les sources sulfureuses, *Castellamare, Acireale* (Sicile), les sources ferrugineuses.

Les eaux d'Italie, comme les eaux d'Espagne, entrent difficilement dans une classification très méthodique en raison de la complexité de leur composition.

5° Grèce. — La Grèce possède quelques sources chaudes connues dans l'antiquité : les unes chlorurées, *Œdipso* ; les autres sulfhydriquées, *Thermopyles, Pétradjik*.

6° Turquie. — Près de Constantinople, sur la côte, est une belle source hyperthermale (62°) peu minéralisée, *Coury-les-Bains*.

7° Roumanie. — La Roumanie est riche en eaux minérales : l'élément dominant est, d'une part, le chlorure de sodium, de l'autre, le soufre. Les eaux de *Puciosa* sont très sulfureuses; la plupart du temps, ce sont des sources chlorurées sulfhydriquées que l'on rencontre : *Calciulata* où Napoléon III avait eu l'intention de faire une cure, *Calimanesci, Govora*; les eaux de *Baltatzesci* sont chlorurées sodiques; celles de *Slanic* sont alcalines, salées et ferrugineuses. La plupart des établissements ont des installations parfaites.

8° Russie. — On ne trouve guère d'eaux minérales dans les plaines septentrionales du territoire russe. Dans les provinces avoisinant la Baltique et en divers points du territoire, on exploite des boues souvent salées, parfois sulfhydriquées. Mais c'est surtout dans le Caucase, long massif granitique et surtout calcaire, mesurant 1 100 kilomètres de longueur sur 300 de largeur que se rencontrent les groupes thermaux les plus importants. A côté d'eaux ferrugineuses bicarbonatées froides, *Jedeznovolsk, Kisslowodsk*, on trouve des sulfureuses chaudes, *Abastummann, Pietigorsk*, et des alcalines, *Essentouki, Borjom*, dont la teneur en bicarbonate de soude égale celle de Vichy, mais qui sont froides. Toutes les stations du Caucase, dont plusieurs commencent à prendre de l'importance, sont situées à une assez grande altitude.

9° Hongrie. — Très riche est la Hongrie en eaux minérales; quelques-unes étaient connues des Romains; mais, depuis une vingtaine d'années surtout, les stations thermales de ce pays se sont développées d'une façon remarquable. A l'heure actuelle, on y compte plus de cent bains et au moins autant de sources en exploitation, mais le nombre de celles qui ont été signalées est considérable, puisque, en Transylvanie seulement, DIELZ en 1882 en a cité 1 357. Cette abondance n'étonne pas, si l'on songe aux massifs montagneux qu'on y rencontre : Carpathes au nord et à l'est avec leurs terrains crétacés enveloppés de dépôts tertiaires ; Alpes de Transylvanie au sud-est, granitiques et tertiaires, semées de roches volcaniques; Alpes d'Illyrie au sud-ouest. Ces terrains variés, parmi lesquels dominent les roches éruptives, les basaltes, les phonolithes, les trachytes analogue à celles d'Armorique, à travers les calcaires oolithiques et l'éocène, expliquent la grande diversité d'eaux minérales chaudes et froides qu'on observe dans ce pays. On y trouve en effet des eaux thermales simples, *Tatra-Fured ;* des eaux alcalines très fortes, *Kovaszna* (10 grammes de bicarbonate de soude) ; mais surtout des bicarbonatées calciques, *Krapina-Teplicz, Buda-Pest ;* des carbonatées ferrugineuses, *Baraton-Fured, Elopatak* où se rendent chaque année 3 000 baigneurs ; et des eaux mixtes : bicarbonatées sulfatées calciques, *Nagy-Varad, Borszek*, bicarbonatées chlorurées, *Lipik, Gleichenberg*, bicarbonatées chlorurées sulfhydriquées, *Szobrancz*.

Les chlorurées sont représentées par quelques groupes tels que *Felso-Ruszbach, Vtzekna* ; elles sont souvent en même temps sulfureuses, *Herculesbad* près de Méhadia.

C'est cette association du sel et du soufre qui distingue les sulfureuses de Hongrie de celles des Pyrénées. Les quelques sources sulfureuses non salées que l'on rencontre sont surtout minéralisées par du sulfure de calcium, *Pystian*.

A *Harkany* est une source sulfurée sodique chaude, avec gaz inflammable (sulfure de carbonyle).

Quelques sulfatées calciques chaudes sont intéressantes : *Daruvar, Szkleno*. Enfin, on ne peut passer sous silence le groupe important des eaux purgatives, au premier rang desquelles se placent *Hunyadi-Janos* et *Hunyadi-Lazlo*.

10° Suisse. — La Suisse est un des pays les plus montagneux de l'Europe. Les roches cristallines de la chaîne alpine composent en grande partie son arête méridionale ; les roches calcaires des contreforts des Alpes, sa partie centrale. Au nord, s'étend la plaine tertiaire de l'Aar et du Rhin. Elle est arrosée au sud par le Rhône, le Tessin affluent du Pô, l'Inn affluent du Danube ; mais la plus grande partie de son territoire appartient aux bassins du Rhin et de l'un de ses principaux affluents, l'Aar.

La diversité des terrains qui composent la Suisse explique la diversité des sources thermales qui s'y trouvent : salées comme à *Rheinfelden, Willdeg, Bex*; chlorurées et sulfatées à

Baden ; sulfatées calciques à *Louèche ;* sulfurées à *Schinznach Lavey, Gurnigel* et *Yverdon ;* ferrugineuses à *Saint-Moritz* et à *San-Bernardino ;* purgatives à *Birmenstorf ;* bicarbonatées sulfatées chlorurées à *Tarasp ;* thermales simples à *Ragatz-Pfaefers.*

§ 3. — OUTRE-RHIN

Nous arrivons maintenant aux stations les plus célèbres par l'importance de leurs sources et de leurs installations, que l'on désigne sous le nom de stations d'Outre-Rhin, c'est-à-dire d'Allemagne, de Bohème, d'Autriche. Ces stations rivalisent, non sans succès, il faut bien l'avouer, avec les stations françaises. Si elles sont moins variées que les nôtres dans leur composition, elles sont, en revanche, aménagées d'une façon souvent plus intelligente ; les installations balnéaires et hydrothérapiques sont en général luxueuses, toujours intelligemment comprises ; les hôtels sont confortables, les distractions innombrables et variées. En un mot, tous les efforts convergent vers un but unique : attirer et retenir l'étranger.

Aussi, ces stations sont-elles de plus en plus fréquentées ; leurs recettes totales dépassent 472 millions de francs (BARDET).

1º Allemagne. — Dans sa partie septentrionale, l'Allemagne est un pays de plaines basses ; dans les régions méridionales seules, se trouvent les parties montagneuses. Le système allemand (Jura Franconien, Forêt Noire, chaînes de Franconie et de Thuringe, Harz, Taunus) offre, au point de vue hydro-géologique, à considérer les roches éruptives s'alignant depuis l'Eifel jusqu'à la Bohème, rappelant par leurs trachytes et leurs basaltes la physionomie de l'Auvergne et du Cantal ; les gîtes métalliques sont nombreux dans le Nassau, le Harz, la Westphalie, le Thuringe, la Saxe.

Les couches, abondantes sur les deux rives du Rhin, du dévonien avec schistes et quartzites porphyroïdes, les gisements carbonifères de la même région, de la Saxe et de la Silésie, les masses de trias du Wurtemberg et du nord de la Bavière, donnent naissance aux eaux salées qui constituent la principale richesse thermale de l'Allemagne. Ces eaux, la plupart chaudes, plus ou moins riches en chlorure de sodium, sont remarquables par leur teneur quelquefois élevée en gaz carbonique libre. Les chlorurées sodiques gazeuses constituent là un groupe compact qu'on chercherait vainement ailleurs. Les plus célèbres sont : dans la Forêt-Noire, *Badenweiler*, *Baden-Baden* ; dans le Taunus, *Nauheim*, *Wiesbaden*, *Soden*, *Hombourg*, *Kreuznach* ; en Bavière, *Kissingen*, *Reichenhall*. Elles sont parfois sulfurées : *Aix-la-Chapelle* ; parfois alcalines, groupe limité aux vallées de l'Ahr et de la Lahn, à proximité des trachytes et des basaltes, *Ems*, *Selters*, *Neuenahr*. Les thermales simples, comme *Wild-bad*, *Schlangenbad*, émergent des roches granitiques ou cristallines. Les eaux ferrugineuses, répandues dans le nord, sont souvent en relation avec des minerais et des pyrites : *Pyrmont* compte parmi les plus connues.

2° Autriche. — Le sol de l'Autriche appartient, dans sa plus grande partie a la vallée du Danube ; il se relève au nord pour former le massif de la Bohême dans lequel dominent les roches cristalliniennes, le granit et le gneiss ; au sud, l'arête des Alpes est formée des mêmes terrains, enveloppés de couches dévoniennes et de calcaires jurassiques.

Trois stations de composition différente se signalent par leur importance : *Ischl*, dans la Haute-Autriche, chlorurée sodique froide, provenant d'une bande liasique et triasique avec sel gemme ; *Baden*, près de Vienne, sulfatée calcique sulfhydriquée chaude ; *Bad-Gastein*, thermale simple. Mais les plus célèbres stations de l'empire sont situées en Bohême, vaste quadrilatère dont la ceinture montagneuse a près de 900 kilomètres de développement.

A *Carlsbad*, à *Marienbad*, à *Franzensbad* sont des eaux à la fois alcalines, salées et sulfatées sodiques, chaudes dans la première, froides dans les deux autres, abondantes dans les trois. Ces stations n'ont d'analogues nulle part ; les quelques sources françaises qui s'en rapprochent (Miers, Ydes) sont de trop peu d'importance pour pouvoir espérer jamais devenir des centres thermaux.

La Bohême possède également une source alcaline froide, *Bilin*; une autre, chaude, mais de minéralisation très faible, *Téplitz-Schœnau* ; une ferrugineuse bicarbonatée, *Kœnigwart*. Enfin elle a, comme la Hongrie, des eaux purgatives de notoriété plus ancienne, mais de minéralisation moindre, et de ce fait moins utilisées de nos jours : *Pullna, Sedlitz, Seidschutz*.

§ 4. — FRANCE

Le relief de la France présente un plan incliné du sud-est au nord-ouest, c'est-à-dire des Alpes vers la Manche. A l'est, une longue dépression Nord-Sud coupe ce plan : c'est la vallée de la Saône et du Rhône. Le terrain se relève brusquement à l'ouest de cette dépression, pour former le bourrelet des Cévennes et de la Côte-d'Or, d'où coulent, vers l'ouest et le nord-ouest, les eaux de quatre grands bassins fluviaux, la Garonne, la Loire, la Seine, la Meuse. Le système orographique est formé : 1º d'une ceinture extérieure de chaînes : à l'est les Alpes et le Jura, au nord-est les Vosges, au nord l'Ardenne, au sud les Pyrénées ; 2º d'un massif intérieur dit Massif central, formant à l'est et au sud un bourrelet, les Cévennes et leurs prolongements ; 3º de massifs et de plateaux situés au nord-ouest et à l'ouest et qui n'ont qu'une faible élévation. Si l'on trace une diagonale dirigée du sud-ouest au nord-est et divisant la France en deux moitiés, la moitié nord-ouest ne renferme aucun point dont l'altitude atteigne 500 mètres (voir la carte, p. 26).

Aux quatre grands groupes montagneux : Alpes, Vosges Massif central, Pyrénées, correspondent les principales sources minérales françaises, aussi intéressantes par leur importance que par leurs caractères spéciaux pour chaque région.

1º Alpes. — Les Alpes n'appartiennent au système orographique français que dans leur partie occidentale, qui s'étend du lac de Genève à la Méditerranée, sur une longueur de 370 kilomètres, sur une largeur moyenne de 200 kilomètres, entre la plaine du Rhône et la plaine du Pô. Tous les torrents qui roulent dans ses vallées, se rendent, d'un côté au Rhône et à la Méditerranée, de l'autre au Pô, qui les mène à l'Adriatique. Leur ligne de faîte, qu'on divise en Alpes Pennines, Grées, Cottiennes, Maritimes, sépare la France de l'Italie. De cette ligne partent vers l'ouest des chaînons plus ou moins importants, les Alpes de Maurienne, du Dauphiné, de Provence, et des massifs secondaires : Grande-Chartreuse, Lans, Royans, Vercors, Devoluy. Ces montagnes secondaires, *subalpines*, sont des massifs exclusivement calcaires ; elles sont en très grande partie constituées par les divers étages du terrain crétacé et par les couches les plus élevées du jurassique, avec, par places, des formations tertiaires, particulièrement le terrain nummulitique et la molasse marine miocène.

Dans les chaînes alpines, on ne trouve plus de molasse, plus de crétacé, mais les assises inférieures du jurassique. Le trias a des formations puissantes à l'intérieur des chaînes ; le terrain carbonifère est très largement représenté par d'énormes assises de grès à anthracites ; les terrains primitifs, schistes cristallins, gneiss, granits, se montrent dans les principales protubérances.

Les sources minérales des Alpes *dérivent toutes du trias*, de telle sorte qu'elles constituent au point de vue géologique un régime bien défini. Elles affectent la même disposition que le terrain dont elles proviennent, qui se montre sous forme de bandes longitudinales plus ou moins larges reproduisant la forme générale des chaînes. Toutes les sources minérales des Alpes sont sulfatées calciques, quelquefois sodiques et magnésiennes, ou chlorurées sodiques ; certaines sont à la fois sulfatées et chlorurées. Elles n'offrent pas la simplicité et la fixité des sources triasiques des Vosges et des Pyrénées ; leur type est plus complexe, présentant, avec des éléments à peu près constants, des variations assez étendues tenant aux proportions de ces éléments.

Les chlorurées sodiques sont : *Salins-Mouliers* qui renferme de l'acide carbonique libre, *L'Echaillon*, *La Motte* ; parmi les sulfatées chlorurées, il faut citer *Saint-Gervais*, *Brides*.

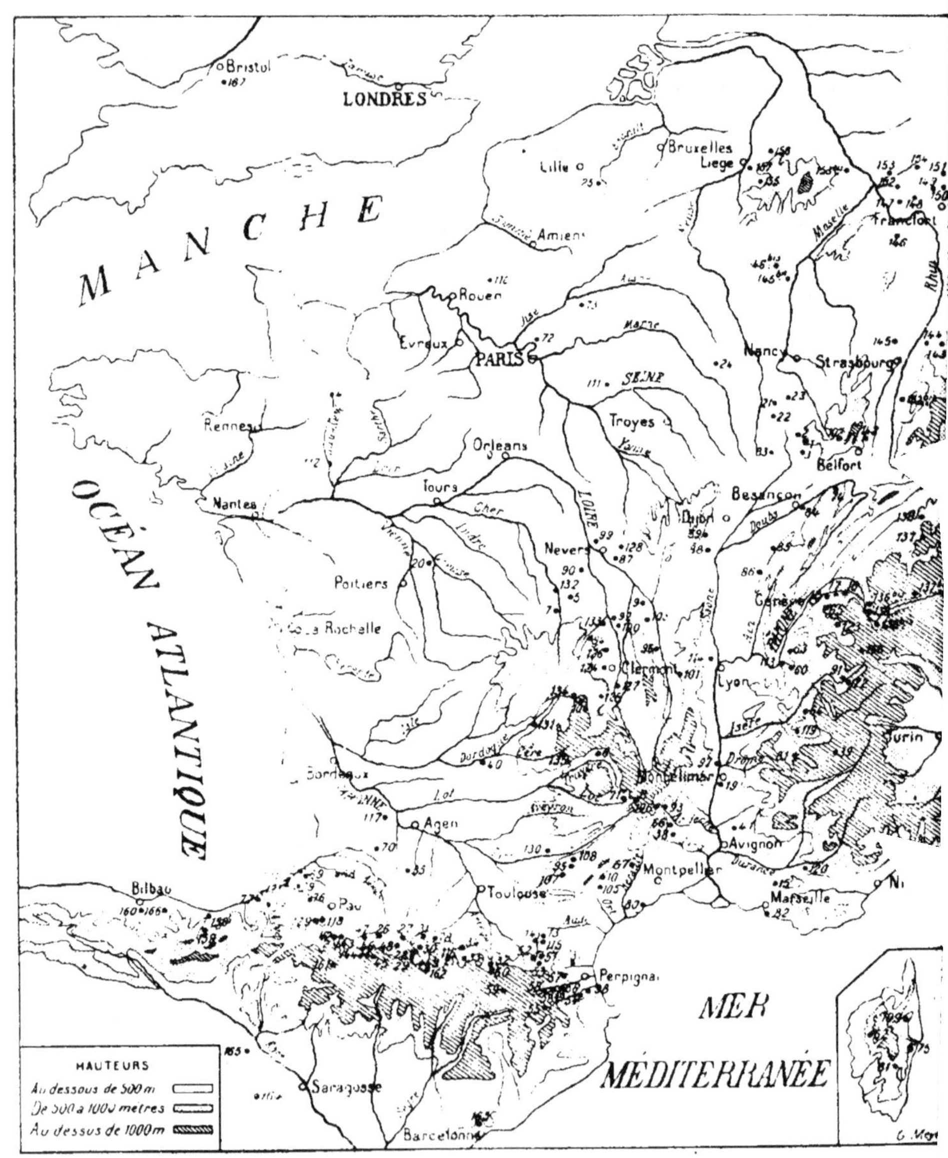

Carte de la France et des régions limitrophes indiquant la position des principales stations thermales.

Nos	NOMS DES STATIONS.	DÉPARTEMENTS.	ALTIT.	NATURE.
	I. — Stations françaises.			
1	Plombières	Vosges.	430	Th. simple.
2	Bains	—	300	—
3	Luxeuil	Haute-Saône.	310	—
4	Bagnoles-de-l'Orne	Orne.	163	—
5	Néris	Allier.	360	—
6	Chaudesaigues	Cantal.	650	...
7	Evaux	Creuse.	466	—
8	Saint-Laurent	Ardèche.	900	—
9	Sail-les-Bains	Loire.	250	—
10	Avène	Hérault.	300	—
11	Dax	Landes.	40	—
12	Préchacq	—	40	—
13	Alet	Aude.	160	—
14	Campagne	—	250	—
15	Aix-en-Provence	Bouc.-d. Rhône.	205	—
16	Evian	Haute-Savoie.	370	Faiblem. minér.
17	Amphion	—	370	—
18	Thonon	—	380	—
19	Bondonneau	Drôme.	140	Bic. calc.
20	La Roche-Posay	Vienne.	80	Faiblem. minér.
21	Contrexéville	Vosges.	342	Sulfat. calc.
22	Martigny	—	360	—
23	Vittel	—	336	—
24	Sermaize	Marne.	120	—
25	Saint-Amand	Nord.	37	—
26	Bagnères-de-Bigorre	Htes-Pyrénées.	580	—
27	Capvern	—	500	—
28	Siradan	—	485	—
29	Sainte-Marie	—	485	—
30	Barbazan	Haute-Garonne.	435	—
31	Encausse	—	360	—
32	Ussat	Ariège.	550	—
33	Aulus	—	775	—
34	Audinac	—	450	—
35	Castéra-Verduzan	Gers.	105	—
36	Cambo	Basses-Pyrén.	30	—
37	Saint-Paul-de-Fenouillet	Pyrén.-Orient.	260	—
38	Euzet	Gard.	150	—
39	Le Monetier-de-Briançon	Hautes-Alpes.	1493	—
40	Miers	Lot.	360	Sulfat. sod.
41	Montmirail	Vaucluse.	180	—
42	Eaux-Chaudes	Basses-Pyrén.	675	Sulfurée sod.
43	Eaux-Bonnes	—	750	—
44	Cauterets	Hautes-Pyrén.	980	—
45	Barèges	—	1232	—
46	Saint-Sauveur	—	770	—
47	Argelès-Gazost	—	450	—
48	Cadéac	—	730	—
49	Luchon	Haute-Garonne.	630	—
50	Ax	Ariège.	716	—
51	Carcanières	—	700	—
52	Usson	—	700	—
53	Escouloubre	Aude.	700	—
54	Amélie-les-Bains	Pyrén.-Orient.	270	—
55	La Preste	—	1100	—
56	Le Vernet	—	620	—
57	Molitg	—	450	—
58	Thuès	—	690	—
58 bis	*bis* Graus de Canaveilles	—	625	—

Nᵒˢ	NOMS DES STATIONS.	DÉPARTEMENTS.	ALTIT.	NATURE.
59	Les Escaldas	Pyrén.-Orient.	1350	Sulfurée sod.
60	Challes	Savoie.	290	—
61	Pietrapola	Corse.	115	—
62	Guagno	—	600	—
63	Aix-les-Bains	Savoie.	260	Sulfurée calc.
64	Allevard	Isère.	475	—
65	La Caille	Haute-Savoie.	600	—
66	Les Fumades	Gard.	130	—
67	Cauvalat-lès-Le Vigan	—	260	—
68	Eugénie-les-Bains	Landes.	80	—
69	Gamarde	—	110	—
70	Barbotan	—	120	—
71	Bagnols-les-Bains	Lozère.	940	—
72	Enghien	Seine-et-Oise.	44	—
73	Pierrefonds	Oise.	87	—
74	Guillon	Doubs.	350	—
75	Puzzichello	Corse.	85	—
76	Salies-de-Béarn	Basses-Pyrén.	40	Chlor. sod.
77	Biarritz-Briscous	—	N. M.	—
78	Salies-du-Salat	Haute-Garonne.	290	—
79	Pouillon	Landes.	40	—
80	Balaruc	Hérault.	N. M.	—
81	La Motte	Isère.	705	—
82	Roucas-Blanc	Bouc.-d.-Rhône.	N. M.	—
83	Bourbonne	Haute-Marne.	280	—
84	La Mouillère-Besançon	Doubs.	255	—
85	Salins-du-Jura	Jura.	360	—
86	Lons-le-Saunier	—	260	—
87	Bourbon-Lancy	Saône-et-Loire.	240	—
88	Santenay	Côte-d'Or.	240	—
89	Maizières	—	365	—
90	Bourbon-l'Archambault	Allier.	260	Chlor. sod. gaz.
91	Salins-Moutiers	Savoie.	495	—
92	Vichy	Allier.	260	Bic. sod.
93	Vals	Ardèche.	250	—
94	Châteauneuf	Puy-de-Dôme.	560	—
95	Andabre	Aveyron.	485	—
96	Sail-sous-Couzan	Loire.	400	—
97	Celles	Ardèche.		—
98	Le Boulou	Pyrén.-Orient.	80	—
99	Pougues	Nièvre.	195	Bic. calc.
100	Chateldon	Allier.	340	—
101	Saint-Galmier	Loire.	400	—
102	Bussang	Vosges.	625	Bic. mixtes.
103	Saint-Alban	Loire.	400	—
104	Mont-Dore	Puy-de-Dôme.	1050	—
105	La Malou	Hérault.	480	—
106	Neyrac	Ardèche.	500	Ferrug.
107	Lacaune	Tarn.	850	—
108	Sylvanès	Aveyron.	400	—
109	Orezza	Corse.	360	—
110	Forges-les-Eaux	Seine-Infér.	120	—
111	Provins	Seine-et-Marne.	88	—
112	Château-Gontier	Mayenne.	50	—
113	La Bauch	Savoie.	480	—
114	Charbonnières	Rhône.	300	—
115	Rennes	Aude.	320	—
116	Sentein	Ariège.		—
117	Casteljaloux	Lot-et-Garonne.		—

N°s	NOMS DES STATIONS.	DÉPARTEMENTS.	ALTIT.	NATURE.
118	Ogeu	Basses-Pyrén.		Ferrug.
119	Uriage	Isère.	415	Chlor. sulfurée.
120	Gréoux	Basses-Alpes.	320	—
121	Tercis	Landes.	15	—
122	Brides	Savoie.	640	Chlor. sulfatée.
123	Saint-Gervais	Haute-Savoie.	630	—
124	Royat	Puy-de-Dôme.	450	Chlor. bicarb.
125	Saint-Nectaire	—	750	—
126	Châtel-Guyon	—	380	—
127	Vic-le-Comte	—	350	—
128	Saint-Honoré	Nièvre.	270	Sulfurée ars.
129	Saint-Christau	Basses-Pyrén.	300	Ferro-cuivr.
130	Trébas	Tarn.	200	--
131	Ydes-Saignes	Cantal.	500	Bic. chlor. sulfatée.
132	Vaux	Allier.	270	—
133	Jenzat	—	300	—
134	La Bourboule	Puy-de-Dôme.	845	Bic. chlor. ars.
135	Vic-sur-Cère	Cantal.	670	—

II. — Stations étrangères.

NATIONS.

N°s	NOMS DES STATIONS.	DÉPARTEMENTS.	ALTIT.	NATURE.
136	Lavey	Suisse.	433	Sulfurée calc.
136 bis	*bis* Bex	—	435	Chlor. sod.
137	Gurnigel	—	1155	Sulfurée calc.
137 bis	*bis* Louèche	—	1415	Sulfatée calc.
138	Weissembourg	—	875	—
138 bis	*bis* Saxon	—	476	Faiblem. minér.
139	Wildegg	—	350	Chlor. sod.
140	Baden d'Argovie	—	380	Chlor. sulfatée.
141	Schinznach	—	340	Sulfurée calc.
142	Soultzmatt	Allemagne.	275	Bicarb. mixte.
143	Wildbad	—	440	Th. simple.
144	Baden-Baden	—	205	Chlor. sod.
145	Niederbronn	—	190	—
145 bis	*bis* Sierck	—		=
146	Kreuznach	—	110	—
146 bis	*bis* Mondorf	Luxembourg.	210	—
147	Schlangenbad	Allemagne.	300	Th. simple.
148	Wiesbaden	—	105	Chlor. sod. gaz.
149	Soden	—	145	—
150	Hombourg	—	200	—
151	Nauheim	—	150	—
152	Schwalbach	—	300	Ferrug.
152 bis	*bis* Rippoldsau	—	470	—
153	Ems	—	95	Chlor. bic.
153 bis	*bis* Neuenahr	—	87	Bic. sod.
154	Seltz	—	150	Chlor. bic.
155	Spa	Belgique.	300	Ferrug.
156	Aix-la-Chapelle	Allemagne.	170	Chlor. sulfurée.
157	Chaudfontaine	Belgique.		Faiblem. minér.
158	Cestona	Espagne.	60	Chlor. sulfatée.
159	Santa-Agueda	—	230	Sulfatée calc.
160	Ontaneda y Alceda	—	160	Chlor. sulfatée.
161	Panticosa	—	1635	Th. simple.
162	Lès	—	635	Sulfurée sod.
163	Caldas de Montbuy	—	180	Th. simple.
164	Alhama de Aragon	—	650	—
165	Fitero	—	225	—
166	Urberuaga de Ubilla	—	60	---
167	Bath	Angleterre.	10	Sulfatée calc.

Les quelques sources sulfureuses des Alpes n'ont pas d'autre origine que le trias et se distinguent nettement par là des sulfurées sodiques des Pyrénées. Ce sont des eaux sulfatées qui deviennent sulfurées par altération de leur sulfate terreux. C'est ce qui se passe pour la source d'*Allevard* qui émerge d'un puits formé par les assises du lias à bélemnites et qui doit au bitume accompagnant ce terrain d'appartenir à la catégorie des sulfureuses accidentelles. C'est également au bitume que les eaux de *La Caille* doivent d'être sulfureuses. Il n'existe qu'une exception, celles des eaux sulfurées sodiques de *Saint-Martin-Lantosque*, paraissant absolument identiques à celles des Pyrénées. La minéralisation de *Challes* est des plus intéressantes ; carbonatées et sulfurées, ces eaux sont en outre bromurées et très fortement iodurées ; leur sulfuration est de beaucoup supérieure à celle de toutes les autres eaux sulfureuses connues (près de $0^{gr},36$ de sulfhydrate de sodium).

A *Uriage*, à *Gréoux*, l'élément sulfuré est allié au chlorure de sodium. A *Aix-les-Bains*, la faible quantité d'hydrogène sulfuré permet de ranger cette station avec tout autant de raison dans les thermales simples que dans les sulfureuses. C'est dans cette catégorie des eaux simplement thermales qu'il convient de ranger *Aix-en-Provence*, dont la minéralisation est très faible. A *Montmirail*, se trouvent associées trois sources très différentes les unes des autres : une source sulfurée calcique, une source ferrugineuse, et une source purgative dont la composition est sensiblement comparable à celle d'Hunyadi-Janos.

Le groupe froid, peu minéralisé, d'*Evian*, *Thonon*, *Amphion*, situé près du lac de Genève, se rattache également, d'après JACQUOT et WILLM, au trias qui est représenté là par une bande très étendue ; cette opinion est mise en doute par certains géologues. Cette disposition du trias dans les vallées des Alpes explique pourquoi les sources de cette région se rencontrent à des altitudes parfois assez grandes, souvent supérieures à 1 000 mètres, tandis que dans les Pyrénées les sources triasiques ne se rencontrent qu'au bas des vallées, à la jonction de la montagne et de la plaine.

2° Jura. — Le Jura forme, entre les Alpes et les Vosges, une sorte de vaste plateau incliné vers l'ouest, surmonté de grandes crêtes parallèles et strié de profondes vallées. Il est entièrement composé de calcaire oolithique, auquel on a donné le nom de jurassique. Les assises ne sont pas disloquées, mais simplement ployées, dispositions peu favorables à la pro-

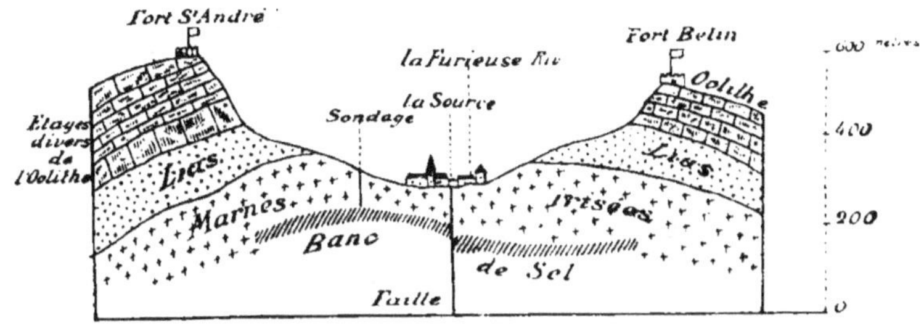

Fig. 2.

Coupe transversale de la vallée de Salins (d'après Jacquot et Willm).

duction de sources thermales ; celles qui s'y rencontrent dérivent toutes du trias qui dans la région n'est pas très étendu en surface : *Salins, Lons-le-Saunier, Guillon*.

3° Vosges. — Les Vosges forment une chaîne isolée, orientée vers le nord-nord-est et longue de 240 kilomètres en ligne directe, si on y comprend le Hardt qui en est le prolongement. La vallée du Rhin les sépare de la Forêt-Noire ; elles-mêmes séparent le grand fleuve de son affluent, la Moselle ; la Saône rassemble les eaux de leur revers sud-ouest.

Au point de vue géologique, elles présentent deux parties à considérer : la partie méridionale, formée de roches cristallo-phylliennes et éruptives, flanquées de chaque côté de terrains paléozoïques et secondaires. Leur sommet a une forme arrondie, d'où leur nom de *ballons*. Leur point culminant est le ballon de Guebwiller (1 426 mètres).

La partie septentrionale, moins accidentée, a la forme d'un plateau : elle est formée de grès vosgien. avec une région de terrains jurassiques ou tertiaires ondulés par de légères collines.

A l'ouest, est le plateau de Lorraine qui commence au pied des grès, avec les collines de terrains triasiques, et s'étend au delà de la Meuse jusqu'à la limite des terrains jurassiques. Le trias est très développé dans toute la région vosgienne ; c'est à la filtration du grès que sont dues les belles sources et la végétation luxuriante (JACQUOT et WILLM).

Dans la région des ballons prennent naissance des sources thermo-minérales importantes, situées pour la plupart dans les vallées entre Remiremont et Luxeuil : *Plombières, Bains, Luxeuil*. Elles dérivent toutes de terrains granitoïdes par fissures ou par filons. Elles sont très chaudes et très peu miné-

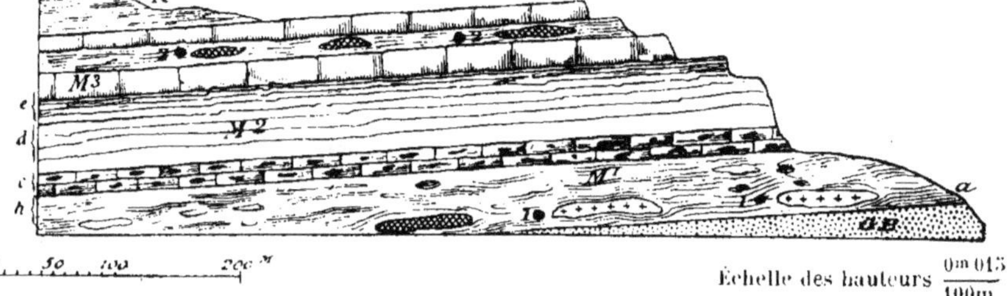

Fig. 3.

Coupe des terrains de la région vosgienne, montrant les trois étages du Muschelkalk et la place occupée par les deux nappes hydrominérales (d'après JACQUOT et WILLM).

GB, grès bizarré. — *M¹*, glaises et marnes avec lentilles de sel gemme et gypse . — *M²*, calcaire à silex, calcaire oolithique (*c*), calcaire avec débris d'encrines (*d*), calcaire avec *Gervilia socialis*, *Terebratula vulgaris* (*e*). — *M³*, étage dolomitique avec marnes vertes et gypse . — 1° nappe chlorurée sodique (sources de Sierck et de Mondorf). — 2° nappe sulfatée calcique et magnésienne (sources de Contrexéville, Vittel, Martigny, etc.).

ralisées. *Bourbonne*, plus éloigné de la chaîne et prenant naissance en plein terrain triasique, se rattache néanmoins aux terrains primitifs par sa forte teneur en lithium, et de fait, l'espace qui sépare cette station de la montagne est jalonné de nombreux pointements de roches granitoïdes ; mais la composition est altérée par son passage à travers des assises de glaises bigarrées, compactes et magnésiennes, renfermant des gîtes de sel. La composition de *Bussang*, carbonatée mixte, légèrement ferrugineuse, s'explique par un pointement basaltique, dernière trace vers le sud des éruptions volcaniques, si développées le long du cours du Rhin.

Les sources du plateau de Lorraine se rattachent à la région des Vosges. Leur élément minéralisateur est le trias, et c'est à la nappe qui se rencontre à l'étage dolomitique du muschelkalk qu'appartiennent les sources de *Contrexéville, Vittel, Martigny*. Elles ne renferment que peu de chlorures et surtout des sulfates de chaux et de magnésie, s'éloignant en cela, comme nous l'avons vu, des eaux triasiques des Alpes, se rapprochant au contraire de celles des Pyrénées.

4° Massif central. — On désigne sous ce nom une région de hautes terres, composée de montagnes granitiques ou volcaniques, de plateaux granitiques ou calcaires, et de vallées encaissées, qui mesure plus de 90 000 kilomètres carrés ou le sixième de la France. C'est une des régions les plus anciennement émergées : elle a une forme elliptique avec deux appendices, le Morvan au nord-est, la Montagne-Noire au sud-ouest ; les Cévennes en forment le talus oriental et méridional ; elle est le réservoir de la plus grande partie des eaux de France.

Le Massif central est d'une description assez compliquée ; dans son ensemble, il représente un plateau incliné vers le nord-ouest ; la plus grande hauteur (1 702 mètres) est au sud-est, dans les montagnes de la Lozère ; au nord-ouest, il s'abaisse à 250 mètres. Le soubassement est formé de gneiss, de micaschistes, de granits, de diorites. À la périphérie, tous les terrains de transition sont représentés : on y trouve des couches permiennes, triasiques, jurassiques, crétacées ; l'époque carbonifère y est largement représentée ; tout le pourtour est jalonné d'importants bassins houillers, quelques-uns s'avancent vers le Centre. L'époque tertiaire a fourni des dépôts importants de calcaires, de marnes et de sables. Les éruptions violentes, dont cette région a été le siège et qui se sont prolongées jusqu'à la période quaternaire, ont laissé des vestiges considérables: porphyres variés, laves, tufs, trachytes, phonolithes et surtout basaltes.

Le Massif central forme, au point de vue hydrominéral, une région naturelle des mieux définies par l'uniformité de la minéralisation des sources qui s'y trouvent. Elles appartiennent à la grande famille des alcalines, avec dégagement généralement abondant de gaz carbonique. En plein massif cristallophyllien, ce sont les bicarbonatées sodiques que l'on rencontre, bassins de *Vichy* et de *Vals*; au contact des assises tertiaires, d'où elles tirent les sels de chaux et de magnésie, ce sont des bicarbonatées à base terreuse: *Pougues, Châteldon*, souvent utilisées uniquement comme eaux de table : *Saint-Galmier*. Parfois les éléments alcalins ou terreux se réduisent au point de n'avoir qu'une importance secondaire ; les eaux sont alors presque exclusivement gazeuses, acidules, *Tison-Villars, Argentière, Saint-Pardoux*. L'activité thérapeutique de certaines peut être attribuée à la présence d'autres éléments: à l'arsenic, *Mont-Dore*; aux silicates, *Saint-Alban* ; au fer, *La Malou* ; certaines, en perdant leur acide carbonique, deviennent des eaux simplement thermales et empruntent leur action à d'autres facteurs, *Néris, Evaux, Chaudesaigues*.

Un groupe important voit apparaître, à côté des sels alcalins, des chlorures en quantité notable : chlorure de sodium, *Saint-Nectaire, Royat, Vic-sur-Cère, Vic-le-Comte* : chlorure de magnésium, *Châtel-Guyon*.

A *La Bourboule*, à côté des bicarbonates et des chlorures, on trouve une proportion d'arsenic telle que cet élément devient, sinon essentiel, du moins un des facteurs principaux de la cure. Le chlorure prend une place tout à fait prépondérante à *Bourbon-Lancy* et à *Bourbon-l'Archambault*, sources chaudes, à *Maizières* et à *Santenay*, sources froides, et surtout à *Balaruc*, qui malgré son éloignement apparent, est en relation directe avec la géologie de la Montagne-Noire.

Parfois on trouve un nouvel élément, le soufre, sous forme d'hydrogène sulfuré à *Bagnols*, sous forme de sulfure alcalin uni à l'arsenic, à *Saint-Honoré*.

Dans le Gard, se rencontrent plusieurs sources sulfhydriquées et sulfatées; celles des *Fumades* et d'*Euzet* sont intéressantes par leur teneur en bitume.

Les groupes de *Miers* et d'*Ydes* présentent une composition fort curieuse ; l'association des bicarbonates, des sulfates et des chlorures les rapproche des stations de Bohême ; malheureusement elles n'ont qu'un faible débit.

Enfin, au pied de la Montagne-Noire, est la source de *Cruzy*, dont la teneur en sulfate magnésique est très remarquable.

5° Pyrénées. — Les Pyrénées forment une haute chaîne qui, du cap Creus au col de Velate, a une longueur de 440 kilomètres ; leur ligne de faîte sert presque constamment de limite entre la France et l'Espagne. Entre Pau et Huesca, elles ont une largeur de 150 kilomètres. La plus grande élévation est au centre, dans le massif des monts Maudits (Néthou, 3 404 mètres).

De l'arête centrale partent une série de ramifications parallèles, à l'est, et perpendiculaires, à l'ouest. Au niveau du val d'Aran, la ligne de faîte est brisée, de telle sorte que les Pyrénées se composent de deux chaînes : les Pyrénées orientales et les Pyrénées occidentales, séparées par la haute vallée de la Garonne ; un chaînon, dirigé du sud au nord, à l'est du val d'Aran, les réunit. Les cours d'eau qui y prennent naissance appartiennent, sur le versant espagnol, au bassin de l'Èbre, du côté français, à ceux de l'Adour, de la Garonne, de l'Aude, de la Têt et du Tech. À l'ouest du port de Velate, qui sépare le bassin de la Bidassoa de celui de l'Aragon, commençent les Pyrénées espagnoles qui s'étendent jusqu'au cap Finistère sur une longueur de 600 kilomètres.

Les Pyrénées orientales sont granitiques dans le plus grande partie de leur longueur ; les Pyrénées occidentales sont, dans leur portion est, formées de granit, surmonté sur beaucoup de points, de terrains de transition avec quelques roches calcaires ; à l'ouest de la source de l'Aragon et du gave d'Aspe, leur hauteur diminue sensiblement, elles sont composées principalement de terrains triasiques.

Les terrains de la formation cambrienne, et en particulier l'un d'eux, la dalle, ont pris un développement considérable ; c'est au point de jonction de la dalle avec les terrains primitifs que se trouve l'émergence des sources sulfurées sodiques, si nombreuses sur le versant français, et auxquelles la dalle forme comme une véritable cheminée.

Au fond des vallées, des îlots triasiques se trouvent enclavés, qui s'étendent de plus en plus à la base de la chaîne et forment jusque dans la plaine une série de grandes rides parallèles, recouvertes de terrains plus récents, de telle sorte que la ré-

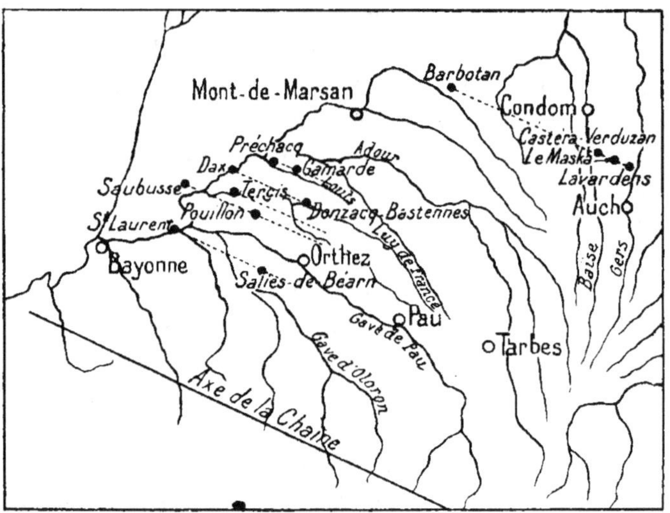

Fig. 4.

Carte du Béarn, de la Chalosse et de l'Armagnac montrant le parallélisme des sources minérales avec l'axe de la chaîne des Pyrénées.

gion pyrénéenne ne doit pas être limitée à la chaîne, mais doit s'étendre, au point de vue géologique et hydrominéral, jusqu'aux collines du Béarn, de la Chalosse et de l'Armagnac. Toutes les sources qui se rencontrent dans ces régions ont une origine profonde en rapport avec des pointements triasiques. Les sources d'origine triasique, sulfatées calciques ou chlorurées sodiques, se trouvent, de ce fait, exclusivement à la base de la chaîne ou à la naissance de la plaine, contrairement à ce qui se passe dans les Alpes, où elles sont situées dans la haute

chaîne, et cela en raison du peu d'espace des terrains paléozoïques.

La partie orientale de la chaîne , au niveau du versant espagnol des Albères, renferme des îlots de basalte en rapport
avec le petit groupe intéressant de la région du *Boulou*, qui
contient des sources carbo-gazeuses et bicarbonatées sodiques
froides analogues à celles de Vichy.

La région des Pyrénées est, au point de vue hydrologique,
des mieux caractérisés : l'élément dominant y est le soufre :
1º à l'état de sulfure sodique dans la haute chaîne, *Eaux-
Chaudes, Eaux-Bonnes, Cauterets, Barèges, Saint-Sauveur,
Luchon, Ax, Le Vernet, Thuès, Amélie, la Preste*, sources
chaudes ou même très chaudes, *Labassère, Cadéac*, sources
froides ; 2º à l'état de sulfate calcique et magnésien à la base
de la chaîne, *Bigorre, Capvern, Barbazan, Aulus, Audinac, Dax
Cambo, Castéra-Verduzan* ; 3º à l'état d'hydrogène sulfuré à
Gamarde, Barbotan, Eugénie.

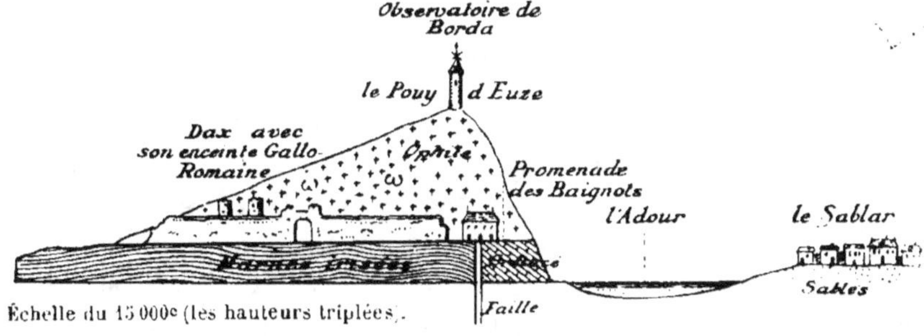

Fig. 5.

Vue perspective du gisement des sources de Dax, prise de la partie
orientale des Baignots (d'après JACQUOT et WILLM).

Les gisements importants de sel gemme du trias ont donné
naissance à des sources chlorurées sodiques, remarquables par
la richesse de leur minéralisation : *Salies-de-Béarn, Salies-du-
Salat, Briscous, Dax.*

En dehors des eaux ferrugineuses répandues un peu partout dans la région et du petit groupe calcique de l'Aude, où les
carbonates terreux prédominent sur les sulfates, *Alet, Rennes,*

Campagne, on trouve encore à *Saint-Christau* un groupe de sources ferro-cuivreuses, très curieux aussi bien par sa minérilisation que par ses propriétés thérapeutiques, et qui mériterait d'être mieux connu.

6° Corse. — Des Pyrénées il faut rapprocher l'hydrologie de la Corse, terre française bien qu'isolée et indépendante comme système orographique. Cette île a un relief très accentué avec des montagnes atteignant 2 710 mètres (mont Cinto) et des cours d'eau torrentueux. Le sol est composé de micaschistes, de terrains de transition analogues au silurien, de carbonifère, de trias et de roches éruptives. On ne trouve pas moins de quatorze établissements thermaux alimentés, les uns, par des eaux sulfurées sodiques chaudes, de tous points comparables à celles des Pyrénées, *Piétrapola*, *Guagno*, *Caldaniccia* ; d'autres, par des eaux sulfurées calciques froides très minéralisées, *Puzzichello* ; d'autres enfin, par des eaux ferrugineuses bicarbonatées, *Orezza*, qui n'ont guère de rivales sur le continent.

7° Plaine. — Les quelques sources qui en France se rencontrent dans la plaine sont : dans le nord, *Saint-Amand*, sulfatées calciques peu minéralisées, dépendant du massif montagneux de l'Ardenne, comme l'indique leur température de 23° qui suppose un réservoir situé au moins à 400 mètres et en relation avec les terrains tertiaires et crétacées de la région ; dans le Bocage normand, *Bagnoles-de-l'Orne*, dont les eaux très peu minéralisées sont en rapport avec une petite chaîne de roches schisteuses et quartzeuses adossées ; *Enghien et Pierrefonds*, au nord de Paris, sulfurées calciques froides ; dans la Vienne, *La Roche-Posay*, eau faiblement minéralisée, remarquable par sa richesse en silice, paraissant en rapport avec une assise crétacée.

En dehors de ces sources on trouve à peu près dans toutes les régions des eaux ferrugineuses peu ou pas gazeuses; les plus connues sont celles de *Forges* dans la Seine-Inférieure, *Provins*, dans la Seine-et-Marne, *Casteljaloux*, dans le Lot-et-Garonne. Parmi celles qui ont ou qui ont eu une réputation locale plus ou moins grande, nous citerons *Fontaine-Bonne-*

leau dans l'Oise, *Gournay* et *Saint-Wandrille-Rançon* dans la Seine-Inférieure, *Brucourt* dans le Calvados, *Dinan* dans les Côtes-du-Nord, *Cours* dans la Gironde, *Château-Gontier* dans

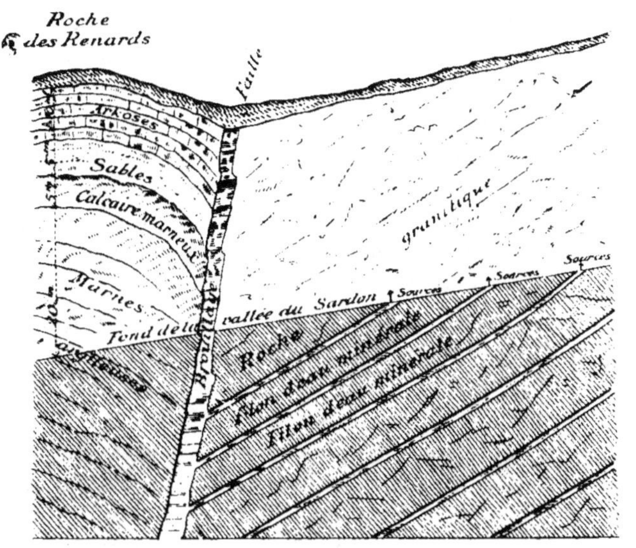

Fig. 6.

Élévation et coupe longitudinale schématiques de la vallée du Sardon près de Châtel-Guyon, montrant le mode d'émergence des sources au fond de la vallée (d'après M. CAMERÉ).

la Mayenne. La plupart ne sont pas ou ne sont plus exploitées ; nous signalerons parmi ces dernières les eaux richement minéralisées des puits d'*Auteuil* et de *Passy* dans la Seine.

ARTICLE II

ALTITUDE DES SOURCES HYDROMINÉRALES

L'altitude à laquelle jaillissent les eaux minérales est des plus variables. Quelquefois nulle lorsqu'elles émergent au bord de la mer, elle peut être fort élevée, caractère important dans la physionomie thérapeutique de certaines stations thermales.

Cette situation à des niveaux différents n'étonne pas, si on se rappelle que la plupart des sources hydrominérales se rencontrent dans les montagnes, où se trouvent les fractures, les dislocations, les plissements de l'écorce terrestre, et par suite les failles, les filons par lesquels elles arrivent au jour. Ces fractures formant des lignes, ce sera presque toujours à la partie la plus basse de ces lignes, quelquefois à une intersection, s'il y en a plusieurs, que se trouveront les sources, et cela en vertu d'une simple loi hydrostatique, du principe élémentaire des moindres pressions. C'est pour cela qu'on les rencontre la plupart du temps au pied des montagnes, au fond des vallées, au milieu d'une cuvette orographique (fig. 6).

Nous avons signalé comme altitude très remarquable les sources qui jaillissent au Népaul à 3 440 mètres d'élévation ; celles de Copahué, en Patagonie, se rencontrent à 3 000 mètres ; on en trouve dans la République Argentine à 2 000 mètres. En Europe, les stations les plus élevées sont : Saint-Moritz (Suisse) 1 775 mètres, Santa Catarina (Italie) 1 700 mètres, Panticosa (Espagne) 1 675 mètres, Levico (Autriche) 1 500 mètres, Louèche (Suisse) 1 415 mètres, Bormio (Italie) 1 350 mètres, Abastumann (Russie) 1 350 mètres. En France, quelques sources sont situées à une grande hauteur : le petit établissement de Labéourat, sur le territoire de Lescun (Basses-Pyrénées), est à 1 993 mètres ; celui du Monetier-de-Briançon (Hautes-Alpes), à 1 493 mètres ; les sources de Moudang au fond de la vallée d'Aure émergent à 1 665 mètres. Les stations dont l'élévation est la plus grande sont : Les Escaldas (Pyrénées-Orientales) 1 350 mètres, Barèges (Hautes-Pyrénées) 1 252 mètres, La Preste (Pyrénées-Orientales) 1 100 mètres, Le Mont-Dore (Puy-de-Dôme) 1 050 mètres, Cauterets (Hautes-Pyrénées) 980 mètres, La Bourboule (Puy-de-Dôme) 846 mètres.

Le tableau suivant montrera l'altitude des principales stations françaises et des stations d'Europe les plus importantes ou les plus intéressantes par leur situation :

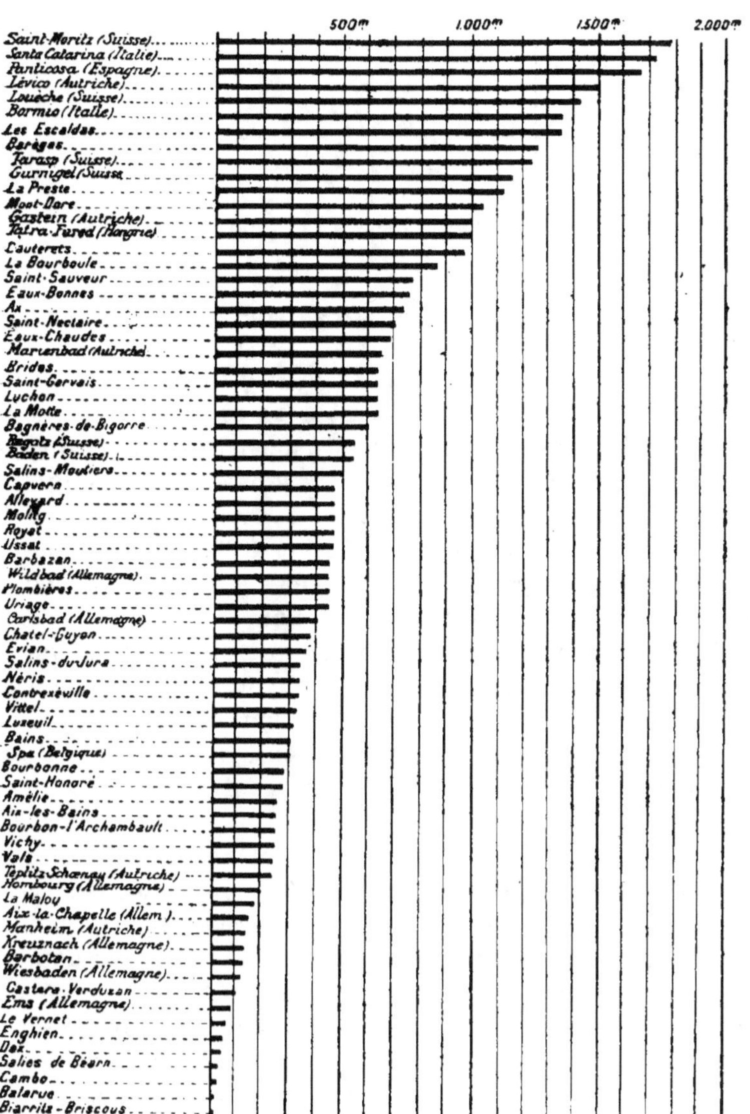

Fig. 7.

Altitude comparée des principales stations françaises
et de quelques stations d'Europe.

CHAPITRE III

EXPLOITATION DES EAUX MINÉRALES

§ 1. — IMPORTANCE DE L'INDUSTRIE THERMALE

L'exploitation des eaux minérales constitue une industrie extrêmement importante ; elle est pour un pays « un des éléments de la richesse nationale, et pour les contrées où elles sourdent une fortune sans cesse grandissante » (JACQUOT et WILLM). Aussi n'y a-t-il pas lieu de s'étonner que toutes les nations, à l'envi, cherchent à donner à leurs établissements thermaux le plus grand développement possible, et à l'exportation des eaux la plus grande expansion.

L'Allemagne sous ce rapport donne un exemple que la France devrait bien suivre ; il est triste de constater que, chez nous, l'essor des stations thermales, loin d'être favorisé par les pouvoirs publics, est plutôt enrayé, pour beaucoup d'entre elles, par des mesures malencontreuses et inopportunes.

Quelques chiffres montreront l'importance de l'industrie thermale. On compte en France 264 établissements ouverts au public. On a évalué, en 1889, qu'ils recevaient 300 000 malades et que 100 millions de numéraire étaient laissés dans les stations thermales (JÉRAMEC). Ces chiffres ne comprennent pas les touristes, de telle sorte qu'en les doublant on resterait probablement encore au-dessous de la vérité, d'après CARRON DE LA CARRIÈRE qui estime à 700 000 le nombre des baigneurs ayant fréquenté les stations en 1910, en y comprenant les personnes les accompagnant. Pour lui, la dépense totale serait de 280 millions, chiffre à notre sens trop élevé et qui ne doit pas atteindre 150 millions. Pour BARDET, le chiffre des baigneurs ne doit pas dépasser 250 000, et peut être mis en opposition avec celui de 800 000, très probablement atteint en Allemagne en 1911.

La vente des eaux, qui en 1889 était de 45 millions de bouteilles, est passée, en 1905, au chiffre de 74 millions pour atteindre, en 1910, 115 millions, soit plus du double. Notre exportation, qui, en 1890, était seulement de 5 millions et demi de bouteilles, est passée en 1909 au chiffre de 28 millions ; nous en recevions à la même époque 2 millions 230 000, dont la moitié environ d'eaux purgatives d'Autriche. L'emploi sans cesse grandissant des eaux purgatives d'Espagne est venu augmenter, dans de sérieuses proportions, le chiffre des eaux purgatives importées ; il atteignait, en 1905, près de 3 millions 900 000 bouteilles pour se rapprocher en 1909 du chiffre de 5 millions.

A titre d'indication comparative, nous noterons qu'en 1900, le seul port de Hambourg a exporté 3 millions de bouteilles d'eaux allemandes. Nous dirons encore que, d'après JULES-FÉLIX, le produit des stations allemandes atteint annuellement le chiffre de 450 millions.

Ajoutons enfin que l'industrie des eaux minérales fait vivre chez nous un demi-million de personnes (PÉDEBIDOU).

§ 2. — CAPTAGE DES EAUX MINÉRALES

Les aménagements destinés à obtenir des sources le maximum de débit [1], de thermalité et de minéralisation et à éviter leur mélange avec les eaux superficielles, constituent les *captage*. Ils consistent essentiellement, à dégager l'émergence de la source des terrains qui l'entourent. Lorsqu'on a atteint le griffon principal, ou la réunion des griffons, au niveau de la fracture, on les enveloppe d'une gaine imperméable, qui peut être, suivant le cas, en ciment, en maçonnerie, en béton ou même en bois.

Les Romains étaient très experts dans l'art de capter les

---

1. Un exemple d'augmentation importante du débit par un captage bien fait est fourni par Uriage, dont le débit a pu être porté de 160 à 415 mètres cubes par vingt-quatre heures.

sources, et leurs ouvrages étaient tellement solides qu'ils sont arrivés intacts jusqu'à nous. Les plus remarquables se trouvent en France : la *Fontaine Chaude* de Dax, la grotte de *César* au Mont-Dore, la cuvette de *César* à Royat, les travaux importants de Bourbon-l'Archambault, Bourbon-Lancy-Néris, Évaux, Bourbonne, Plombières, etc.

Les ingénieurs modernes n'ont eu qu'à suivre la voie tracée par les anciens : parfois, par des galeries latérales, coupant dans un certain angle la faille d'émergence, ils rassemblent les filets, obturent les fuites, ménagent des canaux d'écoulement, etc. (La Malou, Cauterets, Baden).

L'idéal de la colonne isolante est représenté par les forages artésiens. Il est des sources qui s'isolent pour ainsi dire d'elles, mêmes des infiltrations voisines, par la gangue imperméable que forment leurs dépôts ; ici, le danger est à côté de l'avantage, car la lumière du canal d'arrivée peut se réduire, et le débit diminuer de ce fait.

Parfois le captage exige le refoulement d'eaux superficielles : ce procédé, basé sur un principe d'hydraulique, qui veut que deux nappes aqueuses de température et de constitution différentes aient une tendance à rester isolées, a été surtout utilisé avec un rare bonheur par JULES FRANÇOIS.

L'exemple le plus remarquable est celui d'Ussat : les baignoires recevaient directement les filets thermaux de la montagne, mais, au temps des basses eaux, l'eau minérale se perdait en partie dans l'Ariège et n'alimentait plus que difficilement les baignoires ; au contraire, par les crues, il se produisait des mélanges qui abaissaient la température et la minéralisation. François mit à nu les griffons en creusant une galerie, et provoqua de ce fait une augmentation de la température et du débit qui devint cinq fois plus fort ; puis il détermina la constance du niveau par une contre-pression au moyen d'un *canal hydrostatique* qu'il obtint par une dérivation de la rivière, sans qu'il y ait mélange du liquide fluvial et du liquide minéral, en raison de la différence de la température.

Un captage du même genre, mais encore plus curieux, a été pratiqué à Cestona par L. DE LAUNAY. L'éminent ingénieur a pu capter une source thermale dans un puits d'eau douce qu'enveloppe l'eau thermale de toutes parts, cela dans un terrain entièrement fissuré, et sans qu'il se fasse aucune immixtion de l'eau froide dans l'eau thermale.

§ 3. — EXPLOITATION DES SOURCES

Les sources thermales françaises et les établissements servant à leur utilisation appartiennent : les unes, à l'État, Aix-les-Bains, Bourbon-l'Archambault, Bourbonne, Néris, Plombières, Vichy ; les autres, aux départements, aux communes ou à des particuliers.

1º Autorisation. — Leur exploitation ne peut avoir lieu qu'après autorisation préalable et sous un contrôle permanent. L'autorisation est donnée par le Ministre de l'Intérieur, après examen des conditions de captage et d'aménagement, et après analyse officielle de l'Académie de Médecine (Loi du 12 février 1883). Cette autorisation est actuellement limitée à 30 années, et peut toujours être retirée.

Les établissements et les sources sont placés sous la surveillance des ingénieurs des Mines au point de vue technique et des médecins inspecteurs au point de vue des installations médicales (Ordonnance du 18 juin 1823, Décret du 28 janvier 1860). Mais, depuis 1883 (Loi du 12 février) et surtout depuis 1889 Arrêté ministériel du 22 juin), l'inspectorat médical est, sinon réellement, puisque la fonction existe toujours, du moins virtuellement supprimé ; nous n'hésitons pas à dire que cette suppression est une faute, et que le rétablissement des médecins inspecteurs s'impose, sur d'autres bases toutefois (médecins inspecteurs régionaux, n'exerçant dans aucune station).

2º Protection. — Une fois autorisée, une source minérale peut être *déclarée d'intérêt public* : elle est alors pourvue d'une *zone de protection*, dans laquelle aucun sondage, aucun travail souterrain ne peut être pratiqué, ni par le propriétaire, ni par les voisins, sans autorisation préalable. Le propriétaire a même le droit, lorsque les circonstances l'exigent, de faire des travaux dans le domaine d'autrui pour conserver, conduire et aménager sa source (Loi du 14 juillet 1856).

3° Embouteillage. — La vente de l'eau en bouteilles est elle aussi, soumise à une surveillance rigoureuse. L'eau ne doit être ni décantée ni gazéifiée ; sa stabilité chimique doit être établie. Celles qui s'altèrent facilement (certaines eaux ferrugineuses ou sulfureuses, certaines eaux sulfatées), ne doivent être exploitées que sur place.

La *décantation* est une opération qui consiste à recevoir certaines eaux dans des bassins cimentés et à les y laisser séjourner trois à six jours pour qu'elles se dépouillent des particules qui auraient troublé leur limpidité (*boues de décantation*). Cette opération n'est pas nuisible, mais elle modifie la composition des eaux, en les privant de divers éléments (sels ferriques, carbonates terreux, arsenic). Elle entraîne souvent à sa suite la *gazéification*, destinée à restituer, quand il y a lieu, l'acide carbonique perdu pendant la première opération. Cette addition, approuvée par quelques savants étrangers, à la condition qu'il soit fait usage des gaz naturels de la source, n'est pas admise par l'Académie de médecine ; cette dernière la considère, en effet, comme inutile avec les eaux gazeuses bien captées et comme une véritable falsification quand l'eau n'est pas naturellement gazeuse. Ces pratiques sont donc condamnables. « Dans l'incertitude où nous sommes de la vraie cause de l'activité de ces eaux, nous devons interdire toute manipulation, quelque inoffensive qu'elle puisse paraître, et demander que l'eau soit vendue au public telle qu'elle sort de la source. » (HANRIOT)[1].

Le type d'une eau *manipulée* est fourni par la source d'*Apollinaris*, célèbre en Allemagne et en Angleterre et dont l'exportation atteignait, en 1905, 30 millions de bouteilles. Cette eau est extraite de deux puits situés à 1 kilomètre de Neuenahr (Prusse rhénane) ; sa température est de 21°. Après pompage elle est mélangée à une proportion déterminée de chlorure de sodium et envoyée dans des bassins en ciment où elle reste six

1. *Bull. Acad. méd.*, 1900, t. XLIV, p. 66.

jours. Soigneusement soutirée ensuite, elle est refroidie et gazéifiée avec les gaz naturels des sources recueillies sous une cloche métallique, gaz renfermant 90 à 95 p. 100 d'acide carbonique.

A l'émergence, et après les opérations précédant l'embouteillage, sa composition est, d'après ED. BONJEAN (1902) :

	A l'émergence.	Avant l'embouteillage.
Acide carbonique libre......	0,52	2,61
Chlorure de sodium.........	0.44	1,37
Bicarbonate alcalin.........	0,40	0,38
— terreux........	1,10	1,12
— ferreux........	0,01	0,004
Sulfate de soude...........	0.27	0,27

4º Stérilisation. — Une condition de la plus haute importance, c'est qu'il n'y ait dans les eaux livrées à la consommation aucun *germe pathogène*. Pour cela, les bouteilles doivent être nettoyées et stérilisées suivant des instructions soigneusement fixées ; les bouchons doivent être de bonne qualité et rincés dans de l'eau stérilisée après purification par immersion de quarante-huit heures dans une solution de bisulfite de soude. Il est d'ailleurs désirable que les eaux soient de plus en plus livrées au commerce dans des bouteilles fermées avec ces capsules métalliques employées déjà par quelques stations et qui ne mettent en contact avec l'eau qu'une feuille d'étain. Nous verrons plus loin que l'eau minérale elle-même, soigneusement captée, est stérile au griffon.

5º Eaux de table et eaux médicinales. — Où finissent les eaux de table et où commencent les eaux réellement actives au point de vue médical ? Il est difficile de le dire. La question posée à plusieurs reprises, notamment en 1890, par le Ministre de l'Intérieur à l'Académie de médecine, et ayant fait à cette époque l'objet d'une longue réponse de la part de cette dernière, n'est pas encore définitivement résolue.

6º Eaux chaudes et eaux froides. — Il est généralement

admis que les eaux froides sont préférables aux eaux chaudes pour la consommation en bouteilles, sans qu'il soit donné pour expliquer cet avantage de raisons sérieuses. Comme le fait très justement remarquer Ed. Bonjean, la perte de température est identique, qu'elle ait lieu dans le sol ou dans l'intérieur de la bouteille; mais, si elle se fait dans les trajets souterrains, un doute est toujours permis sur les causes qui l'ont déterminée (mélange) ; dans la bouteille, au contraire, la minéralisation et la pureté bactériologique subsistent absolument.

Aussi, à l'exemple de Ed. Bonjean et de E. Fleury, nous pensons que les eaux chaudes constituent le spécimen le plus parfait des eaux de même origine, et qu'embouteillées, elles conservent toute leur valeur. Une excellente méthode pour leur emploi à domicile est de les boire à jeun, ramenées à leur température d'émergence.

Récemment [1], Boudry a présenté à l'Institut un procédé destiné à permettre l'utilisation à distance des eaux minérales par l'emploi de flacons spéciaux conservant la température initiale, tous les gaz, et d'une façon générale toutes les propriétés chimiques et physiques des eaux ainsi employées. Ces flacons à enveloppes métalliques avec couche de baryte intermédiaire peuvent être expédiés chaque jour de la station, et, dans l'esprit de son auteur, cette méthode peut servir de cure d'entretien, après une cure à la station; de cure d'attente et de préparation, pour ceux qui doivent s'y rendre ensuite; enfin de cure de remplacement pour ceux qui ne peuvent se déplacer.

1. *Gazette des eaux*, 27 mai 1911.

CHAPITRE IV

CONSTITUTION CHIMIQUE DES EAUX MINÉRALES

Très nombreuses et très diverses sont les substances contenues dans les eaux minérales ; les unes y sont renfermées
à l'état de dissolution et en forment les *éléments constitutifs*,
dont la proportion est très variée, certaines s'y rencontrant en
quantité considérable, certaines en proportions plus minimes ;
d'autres sont en suspension et se *déposent* avec la plus grande
facilité dans les réservoirs et autour des points d'émergence ;
d'autres enfin, *gazeuses*, s'en échappent plus ou moins rapidement dès qu'elles sont à l'air libre. Cet échappement est
parfois suivi de la précipitation de certains sels qui n'étaient
dissous qu'à la faveur d'un excès de gaz.

Nous étudierons successivement les éléments constituant
les eaux minérales, les gaz qu'elles tiennent en dissolution ou
en suspension, et les dépôts qu'elles forment, dont les principaux sont les boues.

ARTICLE PREMIER

ÉLÉMENTS CONSTITUTIFS

Les éléments qui constituent essentiellement une eau minérale sont de deux ordres : *basiques ou électro-positifs, acides
ou électro-négatifs*. Certains sont pour ainsi dire fondamentaux et se rencontrent dans toutes les eaux minérales ; quelques-uns y sont assez fréquemment représentés, mais en petite
quantité ; d'autres enfin ne s'y trouvent que plus rarement.

Le chiffre des corps simples trouvés dans les eaux minérales au moment de la révision de l'Annuaire (1851-1854) était

de trente ; il s'est notablement accru depuis, à mesure que se sont perfectionnées les méthodes d'investigation.

§ 1. — ÉLÉMENTS FONDAMENTAUX

1° Basiques ou électro-positifs. — Le *calcium*, si répandu dans la nature, se rencontre dans les eaux minérales à l'état de carbonate, de sulfate ou de silicate. Il forme également l'élément essentiel des sulfurées calciques. Les eaux bicarbonatées calciques le laissent souvent déposer en grande abondance, tantôt sous forme de carbonate de chaux, tantôt sous forme d'arragonite.

Le *magnésium* est constamment associé au calcium dans les eaux d'origine triasique ; on le rencontre aussi dans d'autres sources et particulièrement dans les sources bicarbonatées à bases terreuses du Plateau central ; il se présente sous forme de carbonate, de sulfate ou de chlorure.

Le *sodium* est le métal le plus abondant des eaux minérales ; il constitue l'élément basique constitutif de quatre classes importantes : les bicarbonatées, les sulfurées, les sulfatés, les chlorurées.

Le *potassium*, qui se rencontre à l'état de carbonate, de sulfate ou de chlorure, est toujours subordonné au sodium qu'il accompagne.

Le *fer* se trouve dans un grand nombre de sources ; il constitue une famille très étendue et assez nettement définie, dans laquelle il est combiné, tantôt avec l'acide carbonique, tantôt avec les acides sulfurique, crénique, apocrénique.

2° Acides ou électro-négatifs. — Le *chlore* constitue l'élément électro-négatif des sources chlorurées sodiques ; il provient dans ce cas de la dissolution des gîtes de sel gemme. Celui qui est associé aux bicarbonates des eaux du Plateau central a, au contraire, une origine nettement volcanique.

Le *soufre* joue un rôle très considérable dans la constitution des eaux minérales : c'est l'élément électro-négatif de quatre grandes familles : les sulfurées sodiques, les sulfurées calciques, les sulfatées sodiques, les sulfatées calciques. Les eaux alcalines du Plateau central renferment toujours une certaine proportion de sulfates. Les diverses combinaisons du soufre sont : l'hydrogène sulfuré, les sulfures, les sulfates, les sulfites, les hyposulfites.

Le *carbone* à l'état d'acide carbonique constitue l'élément électro-négatif de deux grandes familles : les bicarbonatées sodiques et les bicarbonatées calciques. On le trouve encore sous forme d'hydrocarbure dans quelques eaux bitumineuses des environs d'Alais et de Clermont-Ferrand. Il existe aussi dans les eaux ferrugineuses crénatées, l'acide crénique étant un dérivé de l'acide humique.

Le *silicium*, sous forme d'acide silicique (silice) ou de silicates, est parfois très abondant dans les sources chaudes des terrains cristallophylliens. Les geysers de la Nouvelle-Zélande renferment jusqu'à $0^{gr},60$ de silice par litre; ceux d'Islande en contiennent $0^{gr},50$ (DESCLOIZEAUX). A Javina (Kamtchatka), on en trouve $0^{gr},20$.

Les propriétés des silicates avaient fait naître l'idée de créer une classe d'*eaux silicatées* ; il ne semble pas que cette division soit légitime, étant donné que la silice est toujours subordonnée dans ces eaux à d'autres éléments plus importants, de telle sorte qu'elle ne saurait caractériser une classe, pas plus que l'iode, le brome, la lithine, etc. Les eaux les plus riches en silice sont : Châtel-Guyon, $0^{gr},18$; Mont-Dore, Thuès, Ischia, $0^{gr},16$; Eugénie, $0^{gr},15$; Baden, $0^{gr},13$; Châteauneuf, $0^{gr},12$; La Bourboule, Royat, Montrond, Luchon, Rippolsdau, Marienbad, $0^{gr},10$; ensuite viennent, par ordre décroissant, Saint-Nectaire, Carlsbad, Abano, Casciana, Cauterets, Barèges, Le Boulou, Aix-la-Chapelle, Vichy, Saint-Galmier, Bussang, etc.

§ 2. — ÉLÉMENTS FRÉQUENTS MAIS PEU ABONDANTS

1° Basiques ou électro-positifs. — Le *strontium* a été signalé à Vichy, Cambo, Saint-Christau.

Le *manganèse* accompagne ordinairement le fer, mais toujours en petite quantité.

Le *lithium* se rencontre dans un très grand nombre d'eaux minérales, notamment dans celles du Massif central, et dans les eaux sulfurées sodiques des Pyrénées. La quantité est toujours minime. Santenay (Côte-d'Or) est la source la plus riche de France en lithium ; par contre, la teneur en lithine de Vittel, Martigny, Contrexéville, est très faible et ne légitime guère les discussions qui se sont élevées jadis à ce sujet entre les trois stations. À l'étranger, les stations dont la teneur en lithine est élevée sont : Kreuznach, Baden-Baden, Kissingen, Wiesbaden.

Le tableau suivant indique la teneur, évaluée en chlorure de lithium, des principales sources françaises qui renferment ce corps en quantité appréciable :

Santenay, source Lithium	$0^{gr},111$
Bourbonne	$0^{gr},088$
Royat, source Saint-Mart	$0^{gr},035$
Châteauneuf	$0^{gr},035$
Châtel-Guyon	$0^{gr},028$
Saint-Nectaire	$0^{gr},026$
La Bourboule	$0^{gr},018$
Mont-Dore	$0^{gr},008$

Le *cuivre* a été reconnu dans un assez grand nombre de sources, notamment dans celles de Bourbon-l'Archambault, de Luchon, d'Aulus, de Saint-Christau, de Néris, de Trébas ; à l'étranger, à Aix-la-Chapelle, à Wiesbaden, à Levico, à Mondorf, à Saint-Moritz.

Le *rubidium*, trouvé par BUNSEN et KIRCHOFF dans un certain nombre d'eaux allemandes, existe en France à Vichy et à Bourbonne notamment.

2° Éléments acides ou électro-négatifs. — Le *brome* et l'*iode* sont constamment associés au chlore dans les eaux chlorurées sodiques qui proviennent de la formation triasique. L'iode se rencontre en outre dans un grand nombre d'eaux ayant une autre provenance ; il est toujours en faible proportion. Les eaux les plus fortement iodurées sont : Trescaro

(Italie), contenant par litre $0^{gr},19$ d'iode pur; Vulcana (Roumanie), $0^{gr},18$; Varfurile (Roumanie), $0^{gr},16$; Govora et Cornu (Roumanie), $0^{gr},14$; Stœnesci Malita (Roumanie) et Saxon (Suisse), $0^{gr},12$; Castrocaro (Italie), $0^{gr},08$. La source française la plus iodurée est Challes, avec $0^{gr},007$ d'iode pur. Le brome peut être dosé à Salies-de-Béarn, Bourbonne, Gréoux, Bourbon-Lancy.

Le *fluor*, indiqué d'abord dans quelques eaux comme Bourbon-l'Archambault et Plombières, a été retrouvé dans un grand nombre de sources (P. CARLES).

Le *bore* se rencontre à l'état d'acide borique dans un grand nombre d'eaux minérales du Plateau central et des Pyrénées, de même qu'à Uriage, Saint-Moritz, Tarasp, Wiesbaden, Aix-la-Chapelle, Soultzbach.

La quantité n'en est pas très élevée ; elle ne doit pas toutefois être considérée comme indifférente ainsi qu'elle l'a été jusqu'à présent ; Salies renferme jusqu'à $0^{gr},16$ d'acide borique par litre d'eau mère. Dans les *soffioni* et les *lagoni* de Toscane, on en extrait des quantités considérables ; là, c'est un produit volcanique.

Le *phosphore*, élément indispensable au développement de la vie végétale et animale, est répandu à profusion dans l'écorce terrestre ; on trouve des traces de phosphate tricalcique dans la plupart des sources d'eau douce et dans presque toutes les eaux minérales ; il est difficile d'attribuer une action quelconque aux faibles proportions observées.

L'*arsenic* a été signalé dans un grand nombre de sources thermales. La plupart des eaux du Plateau central et des Pyrénées, ainsi que Plombières, en renferment une petite quantité ; toutes les eaux ferrugineuses en contiennent au moins des traces. A Vals, une source, différant du type commun à la station, est riche en arsenic. Il s'agit néanmoins de chiffres très faibles, et seules quelques stations peuvent revendiquer la qualité de sources arsenicales proprement dites.

Citons en première ligne Roncegno (Tyrol), qui possède par litre $0^{gr},032$ d'arsenic métallique, puis, en France, La Bourboule et Vic-sur-Cère qui en renferment $0^{gr},0006$ et $0^{gr},003$

correspondant à 0gr,028 d'arséniate de soude cristallisé pour la première, et 0gr,012 pour la seconde. Viennent ensuite, par ordre décroissant, Saint-Nectaire, Royat, Châtel-Guyon, Bussang, Vichy, Mont-Dore, Salins-Moutiers, Brides, Aulus, Luxeuil, Bourbon-Lancy, Saint-Honoré, Uriage, Plombières, Bagnères-de-Bigorre.

§ 3. — ÉLÉMENTS PLUS RARES

La liste de ces corps s'enrichit chaque jour ; la plupart ont été découverts par F. GARRIGOU, grâce à sa méthode d'investigation portant sur de grandes quantités d'eau et à l'emploi du procédé des flammes colorées, imaginé par BUNSEN. La présence de certains d'entre eux, notamment du mercure, a été longtemps controversée.

L'*aluminium* n'existe en quantité appréciable que dans les eaux sulfatées ferrugineuses ou calciques (Cransac, Rennes-les-Bains).

Le *baryum* a été trouvé dans un assez grand nombre de sources : Aulus, Bagnères-de-Bigorre, Dax, Eaux-Bonnes, La Malou, le Boulou, Luxeuil, Néris, Ems ; il est souvent accompagné de *strontium*.

Le *nickel* a été reconnu assez fréquemment, notamment à Cransac, à Saint-Nectaire, à Sentein, à Cusset.

Le *cobalt* l'accompagne presque constamment : il a été trouvé à Sentein, Orezza, La Malou, Vichy, Aulus, Eaux-Bonnes, Hombourg : il provient vraisemblablement de la décomposition des pyrites de fer.

Le *zinc* a été signalé à Cransac, La Malou, et dans diverses sources d'Auvergne (Saint-Nectaire, La Bourboule) et des Pyrénées (Ax, Aulus, Bagnères-de-Bigorre, Cauterets, Eaux-Bonnes, Dax). La présence du *glucinium* a été notée au Boulou.

Le *césium* a été trouvé dans un certain nombre d'eaux allemandes (Baden, Carlsbad) ; il existe également à Vichy, Bourbonne, Salies-de-Béarn.

L'*antimoine* paraît assez commun ; nombre d'eaux allemandes en contiennent (BUNSEN); en France, il a été signalé à Aulus, Bagnères-de-Bigorre, Dax, Luchon, Cauterets, et dans le Plateau central, à Saint-Nectaire et à La Bourboule (GARRIGOU.)

Le *plomb* se trouve à peu près dans les mêmes sources : Aulus, Cauterets, Bagnères-de-Bigorre, Luchon, Eaux-Bonnes, La Bourboule, Saint-Nectaire, Néris, Vichy, et à l'étranger, Rippolsdau, Kissingen, Ems, Carlsbad, Pyrmont.

L'*étain* a été observé à Ax, Eaux-Bonnes, Saint-Nectaire, et dans de nombreuses sources de Prusse.

L'*argent* et l'*or* ont été rencontrés à Aulus et à Eaux-Bonnes : le premier également à Saint-Nectaire, le second à Louèche et à Carlsbad. Le *platine* existe probablement aux Eaux-Bonnes.

La présence du *mercure* est admise par GARRIGOU à Saint-Nectaire, (source du Rocher), La Bourboule (source Perrière), Aulus, Bagnères-de-Bigorre, Cauterets (souce du Pré) ; il a été trouvé par POUCHET dans une eau espagnole; les geysers en contiennent.

Le *chrome* doit être signalé à Aulus, Eaux-Bonnes, Saint-Nectaire, Carlsbad.

Les autres substances encore observées sont : le *bismuth* (Pyrmont), le *cadmium* (Luchon peut-être), le *cérium* (Béjar), le *tellure* (Capvern), le *sélénium* (plusieurs sources d'Espagne, La Roche-Posay), le *vanadium* (Bocklet, source Kalberg), le *titane*, l'*urane*.

J. BARDET, par la méthode spectrographique, a trouvé d'autres métaux rares, notamment le *molybdène*, le *gallium*, le *germanium*, l'*indium*.

ARTICLE II

GAZ DES EAUX MINÉRALES

Les gaz contenus dans les eaux minérales sont loin d'avoir tous la même importance. Quelques-uns comme l'oxygène et l'hydrogène sont toujours en très faibles proportions; d'autres comme l'acide carbonique et l'azote se rencontrent parfois en quantité considérable.

1º Oxygène et hydrogène. — L'*oxygène* n'est presque jamais totalement absent. L'*hydrogène* paraît provenir de la décomposition de l'eau, soit par des corps oxydants, soit par des températures surélevées. Il se trouve dans le produit des éruptions volcaniques, dans les gaz de la boue de la solfatare de Krisavik, dans les *soffioni* de Toscane.

2º Hydrogène sulfuré. — Plus importantes sont les combinaisons gazeuses de l'hydrogène, notamment l'*hydrogène sulfuré*, qui se rencontre dans les eaux sulfureuses, avec cette particularité qu'il est habituellement libre dans les sulfurées calciques, tandis que, dans les sulfurées sodiques, il ne se dégage qu'au contact de l'air par décomposition des sulfures. Quelques eaux sulfatées calciques contiennent une certaine quantité d'hydrogène sulfuré libre.

3º Hydrogène carboné. — On trouve du *carbure d'hydrogène* dans les *fontaines ardentes* des Apennins, à Porretta et à Aciréale, dans les *salses* du Caucase, les *sources de feu* de la Chine, les *burning springs* d'Amérique. Il y en a à Aix-la-Chapelle, et en France à Coise (Savoie). Von Than a découvert à Harkany (Hongrie) du *sulfure de carbonyle*, inflammable. Le *méthane* est à signaler dans les eaux chlorurées d'origine superficielle.

4º Ammoniaque. — L'*ammoniaque*, trouvée dans certaines eaux minérales, provient de la décomposition des matières organiques dans les roches et de leur distillation dans la profondeur, ou de la mise en liberté au contact de l'atmosphère, par dégagement spontané, dans le cas de décomposition de matières organiques superficielles. On trouve une notable proportion d'ammoniaque à Wiesbaden, à Baden-Baden ; on en a signalé dans les *soffioni* et les *lagoni* ; il en existe dans les vapeurs de Luchon et surtout d'Ax (Garrigou).

5º Acide carbonique. — L'*acide carbonique*, très abondant parfois, se rencontre surtout dans les eaux alcalines ; mais certaines eaux salées chaudes ou froides en contiennent des quantités considérables (Kissingen, Hombourg, Nauheim). Quelques sulfurées sodiques (Challes), mais surtout les sulfurées calciques en renferment un volume appréciable.

La proportion d'acide carbonique déversée dans l'atmosphère, par les eaux de certaines régions (Plateau, central, Bohême, bords du Rhin) est énorme. D'après Lecoq, la quantité émise annuellement par les sources du Massif central français doit atteindre le chiffre de 814 millions de mètres cubes. Le débit gazeux des sources de Nauheim est de 1 600 000 mètres cubes par an. P. Carles a attiré l'attention sur l'intérêt qu'il y aurait à utiliser industriellement ces quantités énormes d'un gaz dont la pureté chimique est absolue.

6º Azote. — L'*azote* gazeux est contenu en quantité notable dans toutes les eaux sulfurées sodiques, d'où il s'échappe en bulles plus ou moins grosses, suivant les sources, en formant quelquefois un véritable bouillonnement à la surface (source Viguerie d'Ax). Certaines eaux sulfurées calciques ou thermales simples sont également riches en azote (Aix-les-Bains).

C'est en Espagne surtout que se rencontrent des sources extrêmement peu minéralisées et très riches en azote (Panticosa, Caldas de Oviedo, Urberruaga de Ubilla) ; les médecins de ce pays ont cru pouvoir établir une classe d'*eaux azotées*, caractérisées par la prédominance de ce gaz au point de vue chimique et thérapeutique.

7º Gaz rares. — En 1895, Bouchard et Troost constatèrent que les gaz de la source La Raillère de Cauterets contenaient de l'argon et de l'hélium, que la source du Bois de la même station renfermait de l'hélium ; la même année, Ch. Moureu trouvait à Maizières de l'argon, et de l'hélium ; l'argon était découvert à peu près en même temps à Wildbad ; puis on trouvait successivement de l'argon à Bagnoles-de-

l'Orne (Bouchard et Desgrez) ; du néon (Dewar), de l'argon
et de l'hélium (Ramsay) à Bath ; de l'argon à Ogeu, Dax,
Panticosa (Moureu) ; de l'argon et de l'hélium aux Eaux-
Bonnes ; de l'argon à Luchon (Moissan). Puis, en 1904,
Curie et Laborde annoncèrent que *l'émanation du radium*
se trouvait nettement caractérisée dans les mélanges gazeux
issus de diverses sources thermales. Lorsque nous traiterons
la radioactivité des eaux minérales, nous passerons en revue
leurs gaz rares, ces deux études étant intimement liées l'une
à l'autre.

ARTICLE III

DÉPÔTS DES EAUX MINÉRALES

Les dépôts des eaux minérales peuvent être formés de leurs
éléments constitutifs précipités, de matières organiques développées dans leur masse, de boues d'origine et de formation
diverses.

§ 1. — ÉLÉMENTS CONSTITUTIFS

Certains éléments peu solubles peuvent se précipiter *par
refroidissement* ; d'autres, solubles seulement à la faveur de
l'acide carbonique qui les maintenait à l'état de bicarbonates,
se déposent par *l'échappement de ce gaz.*

L'importance des dépôts formés par les eaux minérales
est parfois considérable ; ils sont composés ordinairement
de silice, de calcaire, de dolomie, de gypse, de fer, souvent de
phosphates, de baryte, de strontiane, de fluorine, plus rarement de métaux, manganèse, plomb, cuivre, zinc, arsenic,
antimoine. Les dépôts de soufre des eaux sulfureuses sont peu
abondants, ceux des solfatares énormes.

Parmi les dépôts siliceux les plus remarquables, il convient
de citer ceux des geysers. A Montecatini, le tuf a 5 mètres
d'épaisseur à la source *La Salute* ; ceux de Plombières sont
silicatés.

Les dépôts calcaires de Saint-Alyre, de Saint-Nectaire, sont utilisés industriellement (pétrifications) ; à Alhama de Aragon, ils forment une véritable colline (*Monasterio de piedra*). Les eaux d'Hammam-Meskoutine descendent en cascades sur des gradins calcaires d'une grande épaisseur : les cônes calcaires d'où elles émergent s'obstruent fréquemment, et l'eau est obligée de chercher des issues nouvelles. Des phénomènes

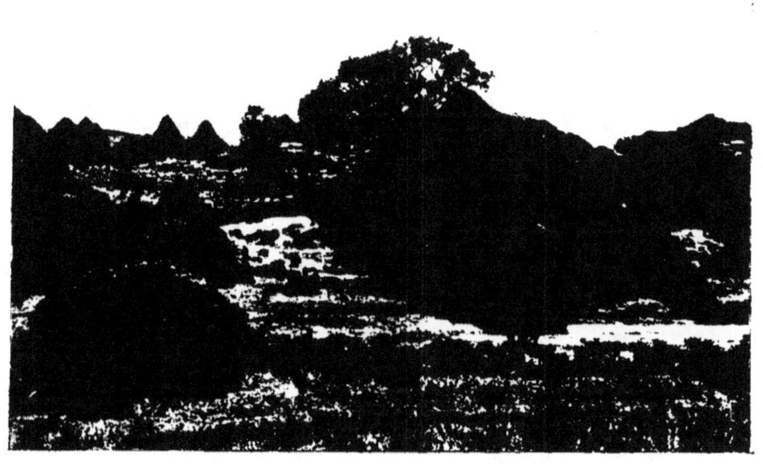

Fig. 8.

Dépôts calcaires fournis par les sources d'Hammam-Meskoutine.

analogues se passent à Abano. Autour du *Sprüdel* de Carlsbad, on est obligé d'enlever l'énorme croûte calcaire qui se reproduit très vite ; les incrustations bouchent les tuyaux du *Neubad* de Teplitz ; les dépôts de Piatigorsk (Caucase) s'étendent à 4 kilomètres.

Ceux de Bourbonne, de Dax, de Bormio, de Baden-bei-Wien, sont formés de dolomie (carbonate de chaux et de magnésie). Le travertin de Vichy a plus de 300 mètres de long sur 20 de large et 5 de haut ; les canaux d'apport des *Célestins* se sont obturés à plusieurs reprises.

Dans les galeries de la source *César*, de Cauterets, dans celles de Luchon, dans la grotte des *Bagni-Caldi* de Lucques, sont des dépôts abondants de gypse (sulfate de chaux). Il y a également des amas gypseux à Bex, à Birmenstorff. A Rubinat, sont des collines de gypse cristallisé. C'est encore du sulfate de chaux que l'on trouve à Bourbonne, à Baden, . à Tarasp, à Bormio, à Archena.

Les sources ferrugineuses laissent déposer avec la plus grande facilité leur fer ; cette précipitation est favorisée par la lenteur de l'écoulement. Il n'est guère de source ferrugineuse, autour de laquelle on ne voie de larges traînées ocreuses caractéristiques ; il suffira de citer Royat, Orezza, Forges, Spa.

Dans les argiles de la Puda et à Luchon, on trouve du manganèse ; dans les travertins de la source *Gubler*, à Saint-Nectaire-le-Bas, on constate la présence de l'arsenic ; il y a du **sulfure d'arsenic** et **d'antimoine à Alhama de Aragon**, du **sulfure d'antimoine à La Bourboule** et certaines autres sources d'Auvergne.

§ 2. — **MATIÈRES ORGANIQUES**

On trouve dans une foule d'eaux minérales, à Plombières, Néris, Aix-les-Bains, Evaux, Vichy, toutes les stations des Pyrénées, Saint-Honoré, Enghien, Bourbon-Lancy, pour ne citer que des stations françaises, des matières organiques ou organisées appartenant à la classe des Algues et à la famille des Confervacées.

1º Conferves. — A Néris, les bassins, surtout ceux alimentés directement par les sources, renferment une végétation appelée *limon, nostoc thermal, thermaline, nérisine*, etc. Il se forme, d'abord dans le fond, une substance d'aspect tomenteux, qui augmente, devient jaune verdâtre, émet des expansions membraniformes, lesquelles s'étalent et recouvrent les plaques gélatineuses. Peu à peu, la masse prend une forme pyramidale devient de plus en plus verte, avec des prolongements qui se dressent au point de ressembler à une forêt de sapins en miniature.

A Evaux, à Bourbon-Lancy, l'aspect est à peu près le même ; les bulles de gaz retenues dans la masse la font ressembler à un tapis semé de perles. Ces conferves paraissent appartenir surtout aux genres *Anabaina, Zygnema, Oscillatoria*.

A Plombières, les conferves, très abondantes autrefois dans les piscines, se reproduisent maintenant dans la rivière aux endroits où coule le trop-plein des réservoirs.

Les bassins de Dax possèdent également une végétation confervoïde abondante, caractérisée surtout par l'*Anabaina thermalis* particulière à Dax et qui se trouve dans les sources dont la thermalité dépasse 50°. Dans les sources dont la température est inférieure à 50°. on trouve l'*Oscillatoria calida* et l'*Oscillatoria Grateloupii*. Cette dernière se trouve aussi à Néris et dans toutes les sources dont la température va de 36° à 50°. Dans les bains de la source *La Reine*, à Bagnères-de-Bigorre, on trouve plusieurs espèces d'*Oscillatoria* dont l'*Oscillatoria major* et l'*Oscillatoria nigra*. Ces conferves doivent leur nom à leur mouvement de translation rapide de gauche à droite.

On trouve aussi dans l'eau de Dax, de Néris, de Plombières, une glaire amorphe, analogue à la barégine et qui a reçu les noms de *daxine* (MARCHAND), de *plomberine* (VAUQUELIN), etc. Pour THORE, ce sont des algues à l'état embryonnaire ; c'est plus vraisemblablement le produit de leur décomposition, comme nous allons le voir à propos des eaux sulfurées.

2° Barégine. — Dans les eaux sulfureuses, on constate la présence d'une gelée tantôt diffluente, tantôt consistante comme de la colle forte gonflée dans l'eau ; signalée pour la première fois par FANTONI, en 1725, elle a été observée par BORDEU, BAYEN, CAMPARDON, et appelée par LONGCHAMP *barégine*, par ANGLADA *glairine*, par FONTAN *pyrénéine*.

Sa couleur est variable, passant du blanc au noir, parfois teintée de jaune, de rose, de rouge, de vert ; son odeur rappelle celle de la charcuterie fraîche ; elle s'altère avec la plus grande facilité et exhale alors une odeur putride, nauséabonde. Au microscope, elle a l'apparence d'une gangue amorphe, finement granuleuse, traversée par des filaments très ténus formant comme un feutrage. Ces filaments, qui ont 1 400e à 1,200^e de millimètre, et dont la longueur peut acquérir plusieurs centimètres, sont constitués en général par un tube simple, transparent, très uni, cylindrique dans toute son étendue, excepté au niveau de l'extrémité terminale qui est légèrement conique et remplie d'une série de granulations, les unes opaques, les autres très réfringentes. Ces organismes ont été appelés *sulfuraires* par FONTAN, *sulfo-bactéries* par WINOGRADSKY ; les granulations réfringentes sont des grains de soufre nageant dans le protoplasma. Ces grains de soufre sont produits par oxydation de l'hydrogène sulfuré : plus tard, ce soufre est éliminé et se combine aux bases de l'eau pour former des sulfates. Les espèces sont très nombreuses : les unes sont blanches, les autres colorées ; les formes sont également très variées. Les plus nombreuses appartiennent aux genres *Beggiatoa* et *Thiothrix*.

Pour se développer, les sulfo-bactéries doivent être au contact de l'air, dans une eau courante d'une température de 7° à 50°, contenant de l'azote et un principe sulfureux, si faible soit-il. Si une eau sulfureuse a perdu son soufre et qu'il y ait des conferves, ce ne sont plus des sulfo-bactéries, mais des *Zygnema*. Quelquefois on trouve des sulfo-bactéries dans des eaux marquant 60° à 70° ; mais, si on observe avec soin, on voit qu'à leur niveau il y a un filet d'eau plus froide.

La sulfuraire ne constitue pas seule la glairine ; en examinant des conduits et réservoirs de Luchon, débarrassés quelques semaines auparavant de tout dépôt, JOLY constata que les parois étaient recouvertes d'un nombre incalculable d'animalcules aveugles de la famille des Naïdes, annélides abranches, dont le corps formait une masse gélatineuse. En somme, la glairine des eaux sulfurées pyrénéennes est très complexe et est formée, outre le soufre, les sulfures et la silice, d'une foule de produits végétaux et animaux parmi lesquels il faut citer, en première ligne, les sulfo-bactéries, et les *Naïs*, puis des infusoires appartenant aux genres *Monas* et *Leucophre* ; des helminthes appartenant aux genres *Anguilla*, *Oncholaimus*, *Phonogline* ; des crustacés du genre *Cypris* ; des larves de coléoptères, de nématodes ; des rotifères, des diatomées, etc. La barégine essorée renferme encore 20 p. 100 de matières organiques et de soufre, et 10 p. 100 de matières minérales, le reste étant formé par l'eau de constitution. (P. CARLES).

Récemment, M. DIENERT a signalé la présence de *substances fluorescentes* d'origine organique dans les eaux superficielles et souterraines ; il les a retrouvées dans les quelques eaux minérales qu'il a étudiées : Vichy, Royat, La Bourboule, Saint-Nectaire, Mont-Dore, Spa ; il a émis l'idée que ces recherches pourraient peut-être, lorsqu'elles seraient plus complètes, permettre de différencier les eaux venant de la surface du sol de celles émanées de la profondeur.

3° Bactériologie. — D'une façon générale, les eaux minérales sont exemptes de germes pathogènes, mais elles ont une flore microbienne variée (MIQUEL, CERTES et GARRIGOU, POUCHET, FAZIO). Ces micro-organismes se rencontrent souvent dans la barégine ; d'autres viennent du sol où ils servent à la décomposition des nitrates. Ce sont toujours des espèces banales, inoffensives, des saphophytes, tels que *Micrococcus aquatilis*, *Micrococcus fluorescens*, *Micrococcus roseus*, *Micrococcus luteus*, *Micrococcus flavus*, *Microccocus caudicans*, *Saccharomyces glutinis*, *Bacillus fluidicans*, *Bacillus subtilis*, *Bacillus aurantiacus*, *Bacillus ochraceus* des eaux ferrugineuses, *Penicillium glaucum*, *Mucor mucedo*, *Bacterium termo* diverses levures, etc. [1].

1. La question s'est posée de savoir si les bactéries des eaux minérales ne pouvaient pas avoir une action thérapeutique ; on avait, en effet, constaté que certaines bactéries existant dans l'eau commune et retrouvées dans certaines eaux minérales avaient un pouvoir saccharifiant ; des microbes ayant des propriétés peptonisantes avaient été trouvées dans les sources Chomel et Grande-Grille, de Vichy (CHANTEMESSE et FRÉMONT).

Aux robinets des buvettes de Luchon, FAIVRE n'a pu cultiver que deux colonies de *Penicillium glaucum*.

Dans les bouteilles de divers sources, MM. GRIMBERT et MOISSAN ont, au contraire, observé de très nombreuses colonies de ces mêmes saprophytes, et souvent le *Bacterium coli communis* et *pseudo-coli*, venant vraisemblablement de contamination pendant l'embouteillage par les poussières atmosphériques. C'est pourquoi on ne saurait trop réglementer cet embouteillage, ni le surveiller, et c'est pourquoi est pleinement justifiée la circulaire ministérielle du 9 août 1894 indiquant les précautions indispensables, que nous avons rapportées au chapitre III et qui devraient être rigoureusement suivies dans toutes les stations faisant de l'exportation.

§ 3. — BOUES

A l'étude des dépôts des eaux minérales, se rattache celle des *boues*.

L'emploi de la boue en médecine est fort ancien ; les médecins égyptiens, frappés de l'action bienfaisante du limon du Nil sur la végétation, avaient eu l'idée de l'employer au soulagement de l'humanité (ANDRÉAS BACEIUS). Mais les Romains furent les premiers à faire prendre des bains contenant de la boue et des conferves (*muscus qui in aqua fuerit*, Pline) ; la boue qu'ils utilisaient avait des origines très diverses : vase des bords de la mer, limon du Danube, dépôts du fond des lacs, tourbe des marécages arrosés par une eau ferrugineuse ou sulfureuse.

Cette pratique s'est perpétuée de nos jours ; dans l'Europe centrale, plusieurs stations utilisent des matières boueuses de nature variable que l'on mélange à certaines eaux minérales. Les boues ainsi obtenues ont un caractère tout à fait factice : elles forment la division des *boues artificielles* [1].

1° Boues artificielles. — Elles sont formées d'un prin-

1. Nous avons emprunté la classification des boues au travail très documenté du Dr R. LARAUZA. *Dax, Ses moyens thermaux et ses indications thérapeutiques* (Labèque. Dax 1907).

cipe boueux hétérogène de nature diverse, pouvant être simplement, comme à Gleissen, un mélange trituré et pilé de scories charbonneuses, ou plus ordinairement de terres marécageuses, et d'une eau minérale froide ou thermale.

La boue est souvent préparée à l'avance, desséchée et mise en réserve, mais son mélange à l'eau, au moment de l'emploi, n'ajoute rien aux propriétés de cette eau.

Dans cette catégorie, rentrent les boues fameuses de Franzensbad, de Teplitz et de Marienbad, celles de Carlsbad, de Baden, d'Elster, de Nenndorf, etc. A Franzensbad et à Marienbad, les boues sont extraites à la fin de l'été, et on les laisse exposées à l'air pendant plusieurs mois, pendant lesquels on les remue et on les manipule à plusieurs reprises, surtout après les pluies ; il se produit des oxydations, des combustions lentes, il se forme aux dépens de la matière humique des acides acétique, formique, etc., en quantité telle que, d'après LEHMANN, un bain de boue de Marienbad renfermerait 5 kilogrammes de sulfate de fer et 500 grammes d'acide formique

2° Boues naturelles. — Les boues naturelles, les seules utilisées en France, sont celles qui sont formées de matières pulvérulentes d'origine végétale ou minérale se trouvant naturellement associées à une eau minérale (DURAND-FARDEL), ou mieux qui macèrent toujours ou pendant plusieurs années dans une eau minérale (ROTUREAU). Elles peuvent être *minérales* ou *thermales* suivant la température de l'eau dans laquelle elles se trouvent.

A. BOUES MINÉRALES. — Ce sont des boues composées de principes végéto-minéraux hétérogènes dus au terrain traversé par des sources de température peu élevée ; on est obligé de les réchauffer. Cette catégorie de boues se rencontre à *Barbotan* (Gers) et à *Saint-Amand* (Nord).

La disposition dans cette dernière station est très curieuse ; le bassin des boues est situé au milieu d'une prairie à terre grasse et molle qui repose sur une marne grasse située elle-même au-dessus d'une couche de sable mouvant, à travers lequel sourdent un très grand nombre de filets d'eau sulfureuse.

4.

L'épaisseur de la couche de boue est de 2 à 3 mètres ; elle est formée surtout de silice et de sulfure de fer ; l'onctuosité est due au développement de sulfuraires et à la présence de glairine. L'intérieur de la rotonde des boues est partagé en cases au nombre de 120, séparées les unes des autres par des cloisons de bois ; des serpentins de vapeur permettent d'élever la température de la boue jusqu'à 45°. Chaque case est réservée pour le même malade pendant toute la durée de son traitement,

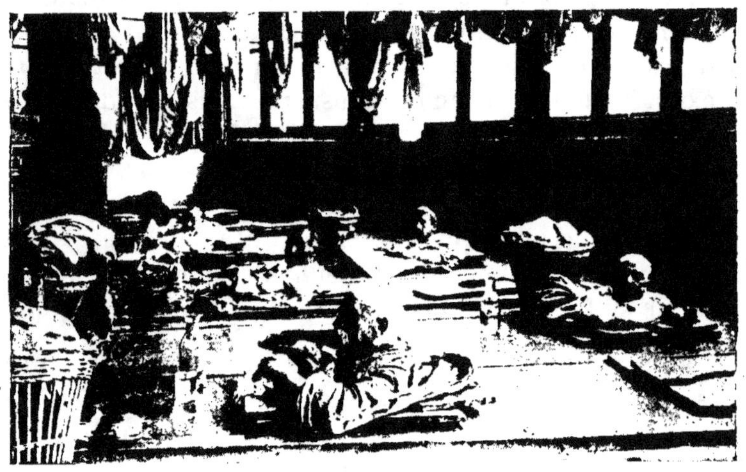

Fig. 9.

La rotonde des boues de Saint-Amand.

puis elle est vidée entièrement. Pour prendre son bain, le malade s'enfonce jusqu'aux aisselles dans la case où il reste un temps variable, deux ou trois heures parfois (fig. 9).

Les boues de *Barbotan*, extraites d'un gisement naturel imbibé d'eau minérale, ont une couleur rouge tout à fait spéciale ; elles sont douces, onctueuses, et présentent une odeur sulfureuse très accentuée. Placées dans de vastes piscines, elles sont traversées par les sources jaillissant directement du sol et pénétrant dans la piscine par des orifices ménagés dans le fond. Comme celles de Saint-Amand, elles vieillissent sur le griffon et s'améliorent constamment. Toutefois l'eau n'é-

tant pas assez chaude pour permettre une végétation crypto-
gamique suffisante, elles manquent d'onctuosité.

Les boues de *Bath* (Angleterre) rentrent dans cette catégorie,
qui comprend également les boues iodées et salines utilisées
sur les bords de la mer Caspienne et de la mer Noire, ainsi
que les vases bitumineuses d'*Odessa* et du Danube, et les boues
silicatées de *Baraton-Fured*.

B. Boues thermales. — Ce sont celles qui se rencontrent
dans les eaux à température élevée. Elles peuvent être :

α) *Thermo-végétales*, c'est-à-dire constituées par une végétation endogène de conferves produisant de la glairine. Néris,
Luchon, Bourbon-Lancy, Balaruc, Bourbonne, Valdieri,
Alhama de Aragon). C'est le *muscus* de Pline, le *mineral
schlamm*, le *schlambader* des Anglais et des Allemands. le
muffa des Italiens. Leur emploi n'est pas très répandu et
limité ordinairement à des applications locales ;

β) *Thermo-minérales*, c'est-à-dire constituées par des sédiments abandonnés par les eaux et provenant du délayement
des terrains à travers lesquels elles passent. C'est le *mineral-
moor*, le *moorbader* des Allemands et des Anglais, le *fangho* des
Italiens. Ces eaux, utilisées surtout en Italie, à Abano, Salso-
Maggiore, Acqui, Lugano, Vinadio, Trescore, sont maigres,
sèches, peu ou pas onctueuses, de formation récente, riches en
carbonates et en silicates ;

γ) *Thermo-végéto-minérales*, c'est-à-dire contenant tous les
éléments que l'on peut rencontrer dans les boues médicinales :
limon végétal endogène (conferves), limon végétal hétérogène
(humus, tourbe, détritus organiques), limon minéral endogène
(sédiments de l'eau), limon minéral hétérogène (principes terreux
argileux, siliceux, calcaires déposés par les vases fluviales).

Ces conditions ne sont guère remplies que par les boues de
Dax et de Préchacq-des-Landes.

Ces boues sont caractérisées par la présence de l'eau thermale à 60° qui les arrose constamment, par le développement
abondant de conferves sous l'influence de la température de
l'eau, du soleil et de l'air. Elles se forment de la manière sui-

vante : à chaque crue, l'Adour dépose, dans les bassins d'émergence des sources qui se trouvent sur ses bords, un limon épais, gras, jaunâtre. Peu à peu la couleur de ce limon devient noirâtre par suite de la transformation des sulfates de l'eau minérale en sulfures par oxydation au contact de la matière organique (conferves); en même temps, la boue devient douce, onctueuse et répand une légère odeur sulfureuse; elle tache et corrode le linge par suite de sa teneur

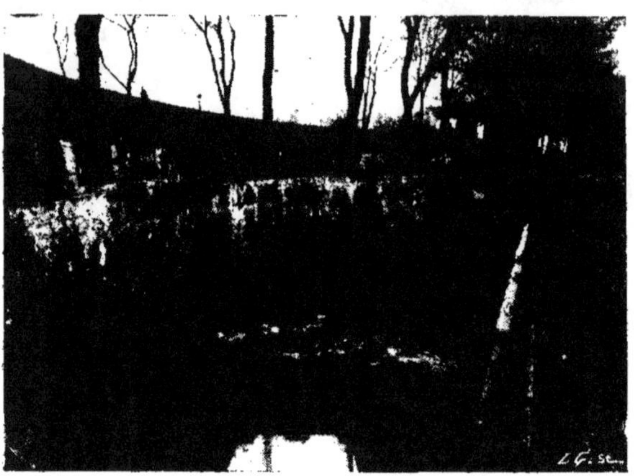

Cliché du Dr Delmas.)

Fig. 10.

Puits de formation des boues aux Thermes de Dax.

en oxyde ferrique ; elle contient même du sulfure de fer, et, par l'oxydation de ce sulfure, elle prend au contact de l'air une coloration de rouille.

Voici à titre de document la composition des boues de Dax et de Saint-Amand :

DAX		SAINT-AMAND	
Silice, argile, chaux..	736,16	Silice	304,00
Oxyde de fer........	50,89	Fer................	14,50
Sulfure de fer........	40,48	Acide carbonique....	0,10
Silicate d'alumine....	46,61	Acide sulfhydrique...	0,03
— de magnésie..	12,54	Carbonate de magné-	
Oxyde de manganèse.	2,20	sie	5,68
Brome et iode.......	1,71	Carbonate de chaux..	15,09
Sulfates............	4,00	Matières extractives..	12,30
Matières organiques..	99,66	Soufre	2,00
	1000,00	Matières organiques..	68,80
		Eau	550,00
			1000,00

CHAPITRE V

ÉTAT ACTUEL DE NOS CONNAISSANCES SUR LA CONSTITUTION CHIMIQUE DES EAUX MINÉRALES

Nous venons de passer en revue les substances que l'examen ou l'analyse permettent de reconnaître dans les eaux minérales ; nous avons vu qu'on en trouve un grand nombre à l'état de dissolution.

1° Caractères généraux des solutions. — Les solutions se divisent en deux grandes classes :

α) Les solutions dites parfaites, non électrolysables, dont les substances se logent dans les intervalles moléculaires du liquide et qui obéissent aux lois de la tonométrie, de la cryoscopie et de l'osmose ;

β) Les solutions d'électrolytes qui n'obéissent pas à ces lois et sont des solutions imparfaites.

Rappelons tout d'abord les principes des lois que nous venons d'énumérer :

La *tonométrie* est la mesure de la tension de vapeur ; l'abaissement de cette tension est proportionnel à la concentration moléculaire de la solution ; elle est la même pour tous les corps de même concentration. Avec les électrolytes, la tension est plus abaissée que l'on ne devrait le constater d'après la concentration moléculaire.

La *cryoscopie* est la détermination du point de congélation moléculaire. On désigne ce point par les signes Δ ou δ.

Tout corps solide ou gazeux, en se dissolvant dans un composé défini liquide, capable de se solidifier, en abaisse le point de solidification (*loi de Raoult*).

L'abaissement du point de solidification est donc proportionnel au poids de substance dissoute. Toutes les solutions qui présentent le même degré d'abaissement du point cryoscopique renferment le même nombre de molécules. Dans les électrolytes, on constate que ce point est inférieur à ce qu'il devrait être d'après la concentration moléculaire.

La *pression osmotique* est basée sur ce fait que, lorsque deux solutions sont séparées par une membrane semi-perméable, c'est-à-dire imperméable pour certaines substances en dissolution et perméable à l'eau, il se produit un échange de liquide entre les deux solutions, jusqu'à ce qu'elles aient le même degré de concentration des substances diffusibles. La pression qu'une solution exerce sur la membrane est la pression osmotique, dont le degré dépend de celui de la concentration moléculaire (DE VRIES). La pression osmotique des solutions aqueuses obéit exactement aux mêmes lois que la tension des gaz (VAN T'HOFF). Or, les électrolytes échappent aux lois de la pression osmotique.

Que sont donc les électrolytes ? Ce sont des solutions de sels, d'acides et de bases qui conduisent le courant électrique.

2° Ionisation. — Dans ce passage, les sels se dissocient (ARRHÉNIUS) et cette dissociation met en liberté des éléments appelés *ions* (FARADAY) qui se rendent suivant leur nature chimique à l'électrode positif (anode) ou à l'électrode négatif (cathode), d'où la dénomination d'*anions* et de *cathions*. Cette mise en liberté est indispensable pour que le courant passe, puisque seuls les ions conduisent le courant. Mais, en dehors de tout courant, les choses se passent de la même manière : la dissociation existe donc en dehors du courant (ARRHÉNIUS) ; elle serait même la cause permettant ce passage. Les ions seraient eux-mêmes chargés d'électricité, cette charge étant due aux *électrons*, particules impondérables qui constituent le substratum, l'atome primordial de l'électricité ; ordinairement fixés sur les ions, les électrons peuvent aussi exister à l'état libre. En fin de compte, les éléments moléculaires des solutions ionisées sont étroitement dominés par les forces électriques (DASTRE).

La dissociation dans ces solutions n'est pas fixe ; il se produit une recomposition perpétuelle des sels, à mesure que les anions et les cathions se rencontrent, de telle sorte que la solution est dans un état vibratoire permanent, et qu'il existe un véritable état naissant des éléments salins.

Plus la solution est diluée, plus les ions sont écartés, plus leur recomposition est rare, et plus il y a d'ions libres. Il arrive même un moment où la dissociation peut être considérée comme absolue ; on admet que ce moment est celui où la solution contient le poids moléculaire de la substance, dissous dans un mètre cube. Ainsi le poids moléculaire du chlorure de sodium étant 58,35, une solution de $58^{gr},35$ de ce sel dans un mètre cube d'eau sera entièrement dissociée. Le degré d'ionisation d'une solution est mesurée par sa pression osmotique. Cette pression est d'autant plus grande qu'il y a plus d'ions libres, car chaque ion libre représente une molécule dans sa production. Pour la mesurer, on peut employer plusieurs méthodes ; la plus commode est la méthode cryoscopique, qui, nous l'avons vu, indique le nombre des molécules des solutions, et par conséquent leur pression osmotique.

Le tableau suivant indique le point cryoscopique de quelques sources françaises et étrangères. Les chiffres ont été empruntés à L. GRAUX, CASCIANI, P. MAYER [1]. On verra, par leur examen, qu'il n'y a pas de rapport entre le point cryoscopique (concentration moléculaire) et le total des éléments fixes (concentration pondérale).

On verra aussi que les unes sont hypertoniques, les autres isotoniques, d'autres enfin hypotoniques, la pression osmotique du sang étant de 0,56 en moyenne et ne variant que dans de faibles proportions.

1. L. GRAUX, *Application de la cryoscopie à l'étude des eaux minérales*, Paris, J. Rousset, 1905.

P. MAYER, *La pratique de la climatothérapie et des cures hydrominérales ;* traduction de L. HAHN, Paris, Hortala, 1910.

P. CASCIANI, *Compte rendu du Congrès d'hydrologie*, 1905, Venise, Ant. Pelizzato, 1906, p. 231.

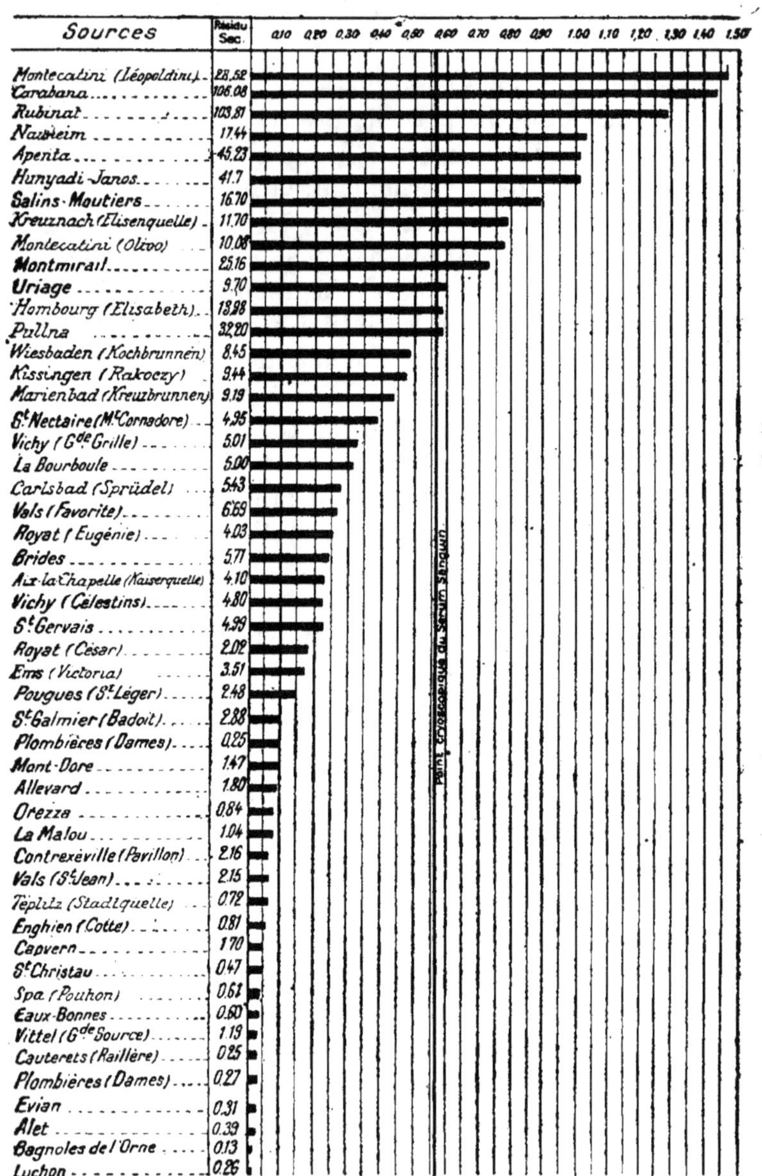

Fig. 11.

Point cryoscopique de quelques sources françaises et étrangères.

L'action des eaux minérales sur le sang est encore mal définie : pour les uns, la pression serait accrue (GRUBE, ENGELMANN) ; pour certains, elle varierait suivant qu'on emploie des eaux hypertoniques ou hypotoniques (SZABOKY) ; pour d'autres, elle ne serait pas influencée (GROSSMANN).

La concentration moléculaire de la bile qui va de 0.54 à 0,57 ne paraît pas modifiée.

3° Conductibilité électrique. — Les ions étant les supports du courant, la conductibilité électrique d'une solution sera d'autant plus forte que le degré d'ionisation sera plus élevé (CHANOZ et DOYON). Elle marche donc parallèlement avec le nombre des ions libres ; elle se mesure avec l'appareil d'Ostwald.

Lorsqu'on allonge une solution et que la conductibilité, après avoir augmenté progressivement, diminue ensuite, c'est que l'ionisation était complète au moment où la baisse a commencé.

Il peut être, dans certains cas, plus commode de mesurer la *résistivité* électrique, qui est l'inverse de la conductibilité.

Cette résistivité est très variable, mais constante pour la même eau ; toute variation indique que la composition s'est modifiée (infiltrations d'eaux étrangères, d'eaux de surface surtout). S'il s'agit d'une eau minérale transportée, on peut soupçonner une fraude, et c'est avec raison qu'ALLYRE CHASSEVANT a récemment insisté sur l'utilité de cette recherche qui, avec l'appareil de KOHLRAUSCH, est très simple et très rapide [1].

4° Dissociation des eaux minérales. — Les eaux minérales peuvent être assimilées à des solutions salines diluées. Leurs sels se trouvent, pour la plus grande partie, sous la forme d'éléments électrolytiques dissociés. Leur dédoublement en ions paraît aller jusqu'à 80 p. 100 ; l'ionisation serait même complète pour certaines eaux peu minéralisées (Évian, Saint-Christau).

1. ALLYRE CHASSEVANT, *Hydrologie élémentaire à l'usage des médecins*, Vigot fr., Paris, 1912.

D'après KOPPE, l'efficacité des eaux minérales dépend bien moins de leur contenu en molécules neutres, c'est-à-dire non dissociées, que du nombre et de la variété des ions dissociés.

Les conditions de cette dissociation sont très complexes, car la présence simultanée de plusieurs sels influe d'une manière très appréciable sur la dissociation de chacun d'eux ; la présence d'acides concentrés intervient comme modificateur, de même que l'existence de gaz libres ou en combinaison instable. Ces gaz sont, on le sait, mauvais conducteurs, donc ils ne sont pas ionisés. Ils ne deviennent bons conducteurs, par suite de la formation d'ions gazeux, que s'ils sont en présence d'un corps radioactif. Or, nous le verrons plus loin, beaucoup d'eaux minérales sont radioactives, facteur qui vient encore s'ajouter à ceux déjà envisagés.

5° État colloïdal. —   Une des conséquences de la dissociation des éléments des eaux minérales est peut-être la transformation des métaux qu'elles contiennent : il est très possible qu'ils prennent, sous cette influence, l'*état colloïdal* (GARRIGOU).

Or, on sait que les métaux colloïdaux ont, à doses presque infinitésimales, des actions physiologiques et thérapeutiques considérables ; et c'est peut-être là un des secrets de l'action inexplicable de certaines eaux.

Le nom de colloïde est appliqué aujourd'hui à l'émulsion d'une substance quelconque dans un liquide, lorsque la grosseur des grains émulsionnés ne dépasse pas 1 100 000ᵉ de millimètre et qu'ils ne peuvent être vus qu'à l'aide de l'ultramicroscope. Les colloïdes ont l'apparence d'une solution, mais ils forment un système hétérogène comprenant des parties solides dans un milieu liquide. Étant donnée la division extrême de la matière qui forme les grains, leur surface de contact devient immense ; les grains contenus dans un centimètre cube d'or colloïdal ont une surface totale de 600 mètres carrés.

SCHERER et FRÉSÉNIUS ont, les premiers, constaté, dans les eaux minérales, la présence de divers acides organiques (acétique, butyrique, propionique). GARRIGOU découvrit des acides organiques dans la Source *Viguerie* d'Ax, à Luchon, à Cauterets;

dans la Source *Vieille* d'Eaux-Bonnes, il put isoler une matière organique acide et volatile. Poursuivant ses recherches, il sépara, ce que LOUTRY avait fait également (1875), deux matières organiques : l'une traversant le dialyseur, cristalloïde, formant des sels ; l'autre, ne pouvant le traverser, amorphe, indifférente, colloïde. En 1906, il indiqua que les traces de métaux contenus dans les eaux minérales étaient solubilisées et retenues en suspension par des matières organiques.

DE HEEN et MICHELS concluent également à la présence de substances à l'état particulaire dans les eaux minérales (1905). ISCOVESCO, en 1906, détermine la présence de colloïdes négatifs dans les eaux sulfureuses et arsenicales. L'année suivante, la présence de colloïdes électro-négatifs est constatée dans diverses sources de Vichy par SALIGNAT, FOUCAUD et CHAMAGNE.

En 1909, GARRIGOU recueillait au dialyseur, dans les eaux de La Chaldette, une série de substances cristalloïdes et une série de substances colloïdes avec lesquelles se trouvaient tous les métaux ; il attribuait à leur présence les diurèses intenses et les débâcles intestinales provoquées chez certains malades fréquentant cette station.

Plus récemment. P. DANIEL a mis en évidence, dans les eaux d'Enghien, des colloïdes électro-négatifs, influencés par le rayonnement du radium ; la solution en partie précipitée pouvait être redissoute par les rayons β et les rayons cathodiques de l'ampoule de Crookes.

Cette dernière réaction est particulièrement intéressante, car elle ouvre un aperçu sur les relations des colloïdes des eaux minérales et leur radioactivité :   Cette action paraît devoir concilier en même temps les trois grandes théories qui se disputent l'explication de l'action des eaux minérales : la théorie des ions, la théorie radioactive et la théorie colloïdale. Nous venons de voir, en effet, l'influence de la radioactivité sur la stabilisation des solutions minérales colloïdales et leur redissolution. Nous savons, d'autre part, quelle est l'importance pour les colloïdes des électrolytes ionisés et de la charge que les ions peuvent leur communiquer par contact. Les ions minéraux doivent ainsi accroître l'activité propre déjà considérable des granules colloïdaux, et la radioactivité, tant qu'elle persiste, maintient ces granules en suspension. L'eau minérale *mourra* en même temps par perte de sa radioactivité et par précipitation de ses colloïdes, l'une entraînant l'autre [1]. »

Disons encore, en terminant, que les matières organiques des eaux minérales présentent une grande résistance au courant électrique : ce qui explique les propriétés qu'elles possèdent de diminuer les propriétés excitantes des électrolytes acides ou basiques, ou des sels dissous. Elles ont donc une action *modérante* (ELEVY).

1. P. DANIEL, Th. Paris, Steinheil, 1910, p. 124.

CHAPITRE VI

CARACTÈRES PHYSIQUES DES EAUX MINÉRALES

§ 1. — CARACTÈRES GÉNÉRAUX

1º Couleur, limpidité. — La plupart des eaux minérales, *incolores* sous une faible épaisseur, présentent, vues en masse dans les baignoires, les piscines ou les bassins, une teinte verdâtre comparable à celle des eaux douces. Ordinairement *limpides*, elles peuvent avoir un aspect *trouble* et une coloration plus ou moins accentuée, dus à la présence, en suspension dans leur masse, de parcelles plus ou moins fines des roches traversées, schistes, sables, argile (Neyrac).

En outre, leur altération au contact de l'air, soit par évaporation des gaz et précipitation des substances dissoutes (bicarbonatées sodiques ferrugineuses), soit par modifications chimiques (sulfurées sodiques), peut modifier leur couleur et les troubler. Ainsi, la couleur *jaune* très nette, qu'on observe à Barèges, est due à la formation d'un polysulfure ; la teinte *bleuâtre*, particulièrement accentuée dans l'une des sources d'Ax, dite pour cette raison *Eau Bleue*, est due vraisemblablement à des particules très fines de soufre mis en liberté (FONTAN), qui lui donnent en même temps un aspect louche. C'est la même cause qui donne à certaines sources de Luchon un aspect *opalescent*, phénomène désigné sous le nom de *blanchiment*.

Certaines eaux ferrugineuses bicarbonatées sont troubles, par ce fait qu'elles contiennent de l'oxyde de fer en suspension.

2º Onctuosité. — La faiblesse de minéralisation de certaines eaux, particulièrement l'absence de chaux, peut leur donner une douceur, une onctuosité particulière (Gastein), qui les font paraître comme grasses ou savonneuses ; d'autres fois cette onctuosité est due à la richesse en matières organiques (glairine des sources des Pyrénées), aux silicates qu'elles contiennent.

3° Odeur. — Il n'est guère d'eau minérale absolument inodore ; il en est qui trahissent les couches de terrains qu'elles ont traversées et qui ont une odeur marécageuse, bitumineuse, etc. : d'autres révèlent à l'odorat la nature de certains de leurs principes constituants ; les plus caractéristiques à ce sujet sont les eaux sulfureuses, en raison du dégagement plus ou moins grand de leur hydrogène sulfuré ; cette odeur est surtout prononcée dans les sulfurées calciques ; elle se retrouve dans certaines eaux sulfatées calciques, par suite de phénomènes de réduction.

4° Saveur. — Elle est sous la dépendance directe des éléments chimiques des eaux : acidule dans les eaux très gazeuses, salée dans les eaux chlorurées, styptique dans les eaux ferrugineuses, amère dans les eaux sulfatées sodiques et magnésiennes, etc.

Elle est, dans certaines, presque nulle, dans d'autres, agréable ; par contre, les sufhydriquées sont plutôt désagréables à boire ; il en est dont la saveur est nauséeuse ; d'autres semblent onctueuses dans la bouche.

5° Densité. — Toujours supérieure à celle de l'eau distillée, elle augmente avec la minéralisation. Les sulfurées sodiques sont celles qui présentent la densité la moins élevée (1,002 environ) ; les chlorurées sodiques ateignent le chiffre de 1,16.

6° Fluorescence. — Les eaux minérales bien captées ne sont généralement pas fluorescentes ; toutefois certaines eaux ayant traversé des terrains goudronneux ou tourbeux peuvent avoir une fluorescence spéciale.

M. DIENERT qui a étudié particulièrement cette question a trouvé que la fluorescence des eaux d'origine superficielle augmente habituellement par le chauffage à 130°, et que celle des eaux plutoniennes n'augmente pas. Cette question encore à l'étude peut avoir un grand intérêt : nous avons déjà indiqué à la page 63 les applications de la fluorescence à la différenciation des eaux d'origine superficielle et profonde.

§ 2. — VOLUME DES EAUX MINÉRALES

Le *volume* des eaux minérales est des plus variables, certaines sources ayant un *débit* très peu important, d'autres au contraire coulant en très grande abondance au point de pouvoir servir, non seulement à l'industrie thermale, mais encore aux usages domestiques. Parmi les sources ayant des débits exceptionnels, il faut citer : les Acque Albule. (Tivoli). qui par jour

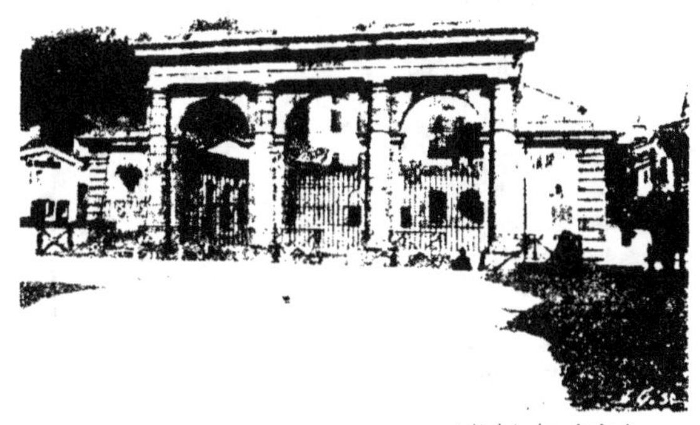

Cliché du Dr Delmas

Fig. 12.

Fontaine chaude de Dax.

débitent environ 1 million de mètres cubes ; Buda-Pesth. dont le débit atteint 150 000 mètres cubes ; Dax. située sur une vaste nappe d'eau chaude. dont l'importance ne peut guère être traduite par le chiffre de 8 à 10 000 mètres cubes qu'on attribue conventionnellement au débit des diverses sources ; Ragatz-Pfæfers, dont les sources ont un écoulement variable évalué en moyenne à 6 000 mètres cubes ; Gastein, Herculesbad, San Giuliano, Salins-Moutiers, Carlsbad. etc.

Les sources peu abondantes ne peuvent guère être utilisées qu'en boisson, ou, si elles sont exploitées en bains, elles ne peu-

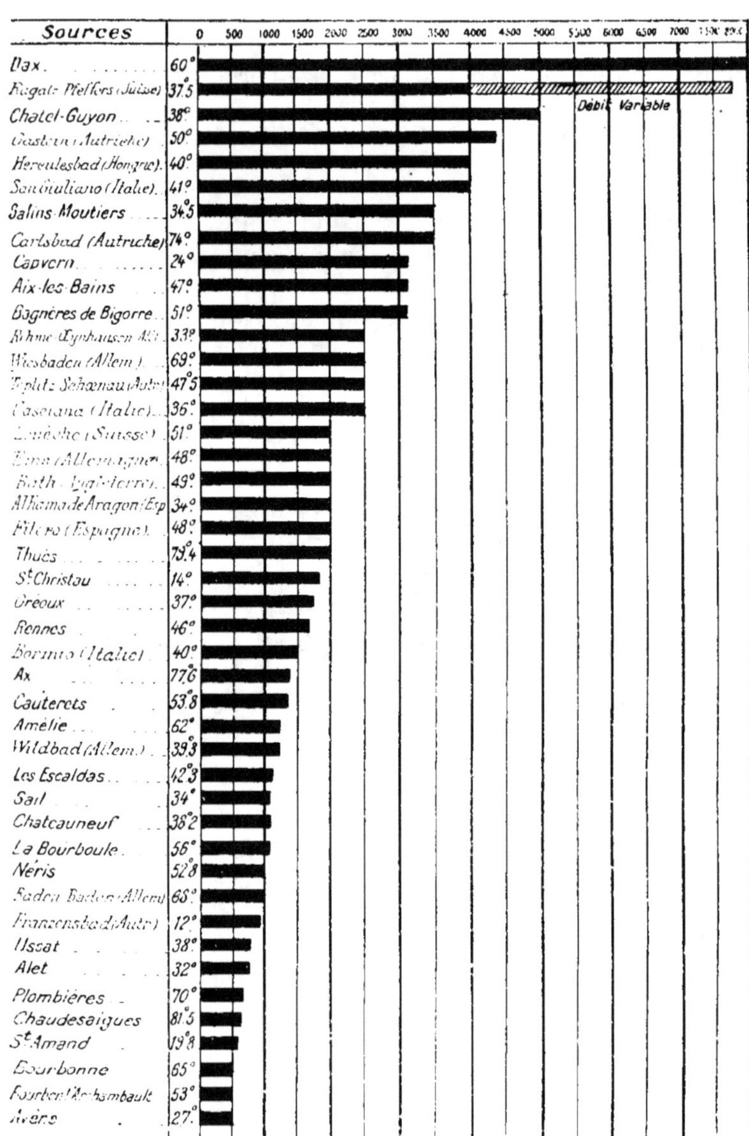

Fig. 13.

Principales sources d'Europe ayant un débit supérieur
de 500 mètres cubes par vingt-quatre heures.

Il convient d'ajouter à ce tableau Aix-la-Chapelle, dont les sources, avec celles de Borcette, ont un débit total de 2 000 mètres cubes.

vent être utilisées que par une clientèle restreinte. Les stations françaises, dont le débit dépasse 500 mètres cubes par jour, susceptibles par conséquent de donner 1 500 bains quotidiens, sont au nombre de 24. Le débit quotidien des sources exploitées en France serait, d'après la statistique publiée en 1883 par l'Administration des Mines, de 70 000 mètres cubes, chiffre certainement trop faible aujourd'hui, étant donnés les nombreux forages pratiqués surtout dans certains bassins au risque d'épuiser les nappes ou de provoquer un appel d'eau de la surface. Le nombre des sources françaises autorisées par l'Académie de Médecine, qui était de 416 en 1870, est monté à 860 en 1885, à 1597 en 1900 ; il est maintenant de 1754.

Le graphique de la page 80 montre le débit de quelques stations ; on remarquera que les grands débits coïncident généralement avec des températures élevées : c'est vraisemblablement leur abondance qui assure aux sources la conservation de leur température dans le long trajet qu'elles ont à parcourir.

§ 3. — TEMPÉRATURE DES EAUX MINÉRALES

La température des eaux minérales est très variable : tandis que certaines sont très froides, 7° et même 4°, d'autres ont des températures excessives dépassant 90°. Aussi doit-on les diviser en plusieurs catégories, nécessaires à la clarté du langage, mais purement conventionnelles.

La meilleure division est celle qui se retiendra le plus facilement ; nous dirons donc simplement que les eaux minérales sont :

Froides..........................	au-dessous de 23°
Tempérées ou hypothermales	de 23° à 32°
Chaudes ou thermales................	de 33° à 42°
Très chaudes ou hyperthermales.......	au-dessus de 43°

Nous rappellerons seulement qu'en géologie une eau est dite thermale, si elle dépasse seulement de quelques degrés la moyenne du lieu où elle se trouve.

Les sources chaudes sourdent sous toutes les latitudes et à toutes les hauteurs ; les plus chaudes appartiennent aux régions du volcanisme actif (geysers d'Islande, de Californie, de Nouvelle-Zélande, des Açores, véritables volcans d'eau bouillante ayant des températures de 95° à 125°); mais des sources très chaudes peuvent également se trouver éloignées des volcans. La quantité de chaleur apportée par les sources à la surface du globe est considérable : l'ensemble des principales sources françaises donne annuellement l'équivalent de plus de 100 000 tonnes de houille (DE LAUNAY).

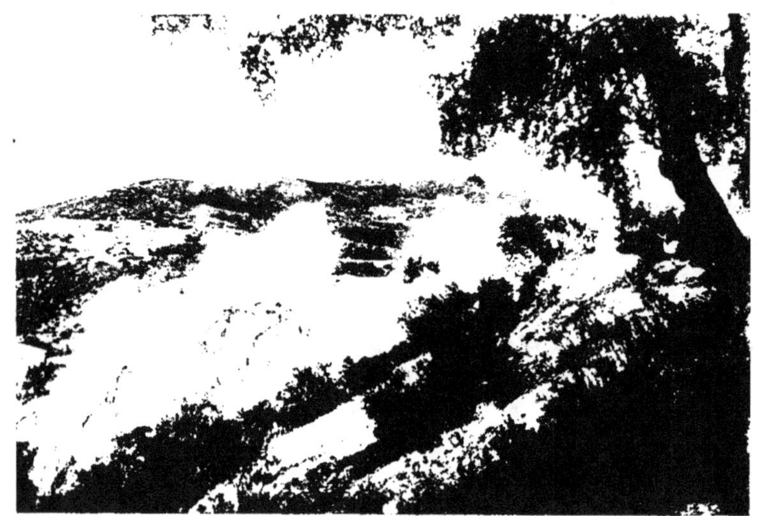

Fig. 14.

Sources d'Hammam-Meskoutine (Algérie). 95°.

La température ne donne aucune indication absolue relativement à l'origine. Des eaux chaudes peuvent se refroidir par un long parcours souterrain superficiel (*Célestins* de Vichy); quelquefois le refroidissement est dû au mélange avec des eaux froides, superficielles.

Quand, dans une même localité, il existe des eaux chaudes et des eaux froides, ces dernières sont en général moins minéralisées, parce que le refroidissement entraîne souvent la précipitation des sels.

La température de certaines eaux permet, pour les pratiques externes, de les employer à leur état naturel, telles qu'elles sortent du griffon, sans qu'il soit nécessaire de les refroidir ou de les réchauffer. C'est là un avantage précieux, les eaux ainsi utilisées offrant le maximum de leurs propriétés natives.

Le calorique des eaux minérales a été considéré comme présentant quelques particularités, qui ont ensuite été niées, mais que des expériences plus récentes paraissent devoir remettre en évidence. Une eau thermale chaude se refroidirait plus lentement que de l'eau ordinaire portée artificiellement au même degré thermométrique.

Les eaux de Wiesbaden (67°) conservent leur chaleur pendant huit jours, et il est nécessaire de les laisser refroidir trente-six ou quarante-huit heures avant de les utiliser pour les bains. Il en est de même à Caldas de Montbuy et à la Garriga. A Luxeuil également, le refroidissement paraît retardé. On a cherché à expliquer ces phénomènes par un ralentissement d'évaporation dû à la charge d'électricité qu'ont les eaux minérales à leur sortie du griffon ; on a même énoncé la possibilité d'une *loi de refroidissement* (FRENKEL).

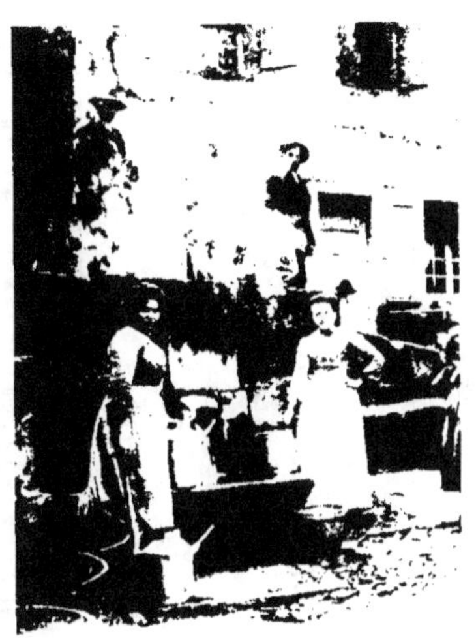

Fig. 15.

Chaudesaigues, source du Par (81°).

Cette source sert aux usages domestiques et au chauffage des habitations.

Nous avons réuni dans le tableau suivant les principales sources françaises et les sources européennes les plus connues ; on y verra la place considérable tenue par les stations à eaux chaudes, déjà si remarquables par l'importance du débit de leurs sources. Pour chaque localité, on a noté la température

Nombre de sources	Sources	10	20	30	40	50	60	70
6	Ischia (Italie)							
3	Hammam Meskoutine (Algérie)							
	Oedipso, Grèce)							
1	Thermopyles (Grèce)							
25	Abano (Italie)							
42	Chaudesaigues							
60	Thuès							
5	Ax							
7	Aix la Chapelle (Allem.)							
12	Acqui (Italie)							
8	Carlsbad (Autriche)							
20	Gastein (Autriche)							
12	Hammam R'hira (Algérie)							
45	Caldas de Montbuy (Espagne)							
23	Plombières							
12	Wiesbaden (Allemagne)							
7	Baden-Baden (Allemagne)							
48	Bourbonne							
48	Luchon							
48	Buda Pesth (Hongrie)							
7	Viterbe (Italie)							
22	Amélie							
12	Le Vernet							
12	Dax							
2	La Motte							
8	Pietrapola (Corse)							
5	Bourbon Lancy							
22	Herculesbad (Hongrie)							
2	Guagno (Corse)							
22	Cauterets							
7	Le Bourboule							
6	Néris							
3	Bourbon l'Archambault							
50	Bagnères de Bigorre							
4	Louèche (Suisse)							
1	Balaruc							
4	Bath (Angleterre)							
3	St Gervais							
8	Teplitz-Schoenau (Autriche)							
2	Fitero (Espagne)							
10	La Malou							
15	Vichy							
12	Mont-Dore							
2	Aix-les-Bains							
12	Barèges							
6	Bagnols (Lozère)							
28	Châtel-Guyon							
3	Ussat							
1	Rouzat Peliors (Suisse)							
5	Molitg							
17	St Nectaire							
7	Eaux Chaudes							
4	Royat							
2	St Sauveur							
1	Brides							
8	Salins-Moutiers							
8	Eaux-Bonnes							
5	Alet							
5	St Honoré							
1	Uriage							
2	Bagnoles de l'Orne							
5	St Christau							
12	Capvern							
3	Castéra-Verduzan							
5	St Amand							
2	Cambo							
3	Barbazan							
3	Le Boulou							
5	Aulus							
1	Allevard							
4	Puzzichello (Corse)							
150	Vals							
9	Enghien							
3	Bussang							
7	Evian							
5	Pougues							
4	Contrexeville							
4	Vittel							
2	Martigny							
1	Salins du Jura							
2	Orezza (Corse)							
2	Challes							
13	St Galmier							
3	Marcols							
5	Moudang							

Fig. 16.

Température des principales sources françaises
et de quelques sources d'Europe.

L'extrémité de la ligne noire indique la température de la source la moins chaude ;
celle des hachures, la température de la source la plus chaude d'une même station.

de la source la plus chaude, ainsi que celle de la source la plus froide ; de la sorte, il est facile de voir que, si, dans certaines stations, toutes les sources ont à peu près la même température, il en est d'autres où il existe une gamme de thermalité quelquefois très étendue. Pour Vichy, nous n'avons indiqué que les sources de la localité ; dans le bassin, certaines atteignent 60° (*Dôme thermal*).

§ 4. — CONSTANCE ET VARIATIONS DES EAUX MINÉRALES

La température, le débit et la minéralisation des eaux minérales sont, en général, remarquables par leur constance. Ainsi, les degrés thermiques, consignés par CARRÈRE pour la plupart des eaux des Pyrénées, en 1754, ont été retrouvés identiques par LEGRAND quatre-vingt-dix ans plus tard. Aux robinets de la *Fontaine Chaude* de Dax, la température est constante ; fixité remarquable à Royat, comme débit et comme température ; le cuvette de la *Madeleine*, au Mont-Dore, marque toujours 44° à quarante ans d'intervalle (LABAT) ; même température constante de 11° au *Pavillon* de Contrexéville, à dix-sept ans d'intervalle. ED. BONJEAN a observé la constance remarquable de la source *Cachat* d'Evian pendant quarante ans. Les variations extrêmes ont été les suivantes :

Alcalinité totale en carbonate de chaux.	302 à 292	milligr.
Chlorures en chlorure de sodium.	3 à 6	—
Nitrites en AzO³H	2 à 4,7	
Degré hydrotimétrique total...........	26° à 31°.	

Cette constance est nécessaire pour caractériser les eaux minérales et certifier leur pureté ; des eaux, dont le débit augmente après des pluies abondantes, dont la température baisse à ce moment, de même que la minéralisation, sont des eaux qui se mélangent à des eaux de surface. Aussi l'Académie de Médecine impose-t-elle, avant de donner l'autorisation d'exploiter une source, l'obligation de lui soumettre deux échantillons, l'un prélevé au printemps, l'autre à l'automne.

Toutefois, on constate parfois de légères variations, surtout dans la température ; ces variations ont été particulièrement observées dans les régions où sont faits des forages aboutissant à une même nappe. A Vichy, la source du *Dôme,* qui avait d'abord 60°, n'accuse plus que 57 (LABAT) ; le forage de la source *Boussanges* avait amené de telles perturbations dans le débit des autres sources qu'elle a dû être obturée. A Pougues, le niveau d'émergence de la source *Saint-Léger* a été abaissé de plusieurs mètres, à la suite de forages pourtant éloignés ; sa minéralisation avait même été modifiée à un moment donné. Un phénomène analogue s'est produit à Bath, où le débit fut réduit par un forage effectué à distance. Ce qu'on a appelé à La Bourboule la *guerre des puits* est un exemple typique des perturbations qui peuvent être apportées aux sources thermales ; les sources *Choussy* et *Perrière* cessaient tour à tour de couler, suivant que l'un ou l'autre des propriétaires rivaux augmentait la profondeur de son puits Aujourd'hui les deux sources sont confondues ; le débit a été décuplé et le degré s'est élevé de 52° à 60°, chiffre auquel il se maintient depuis trente ans. A Ragatz-Pfæfers, la température est toujours de 37°5, mais il y a de grandes différences dans le débit qui, en moyenne de 6 000 mètres cubes, peut baisser à 4 000, ou s'élever à 8 000 dans les années pluvieuses.

Le tirage forcé qui se pratique dans quelques bassins d'eaux alcalines peut avoir des inconvénients sérieux : le niveau baisse, les bulles de gaz sont en moins grand nombre, la saveur, le goût se modifient, montrant que l'eau a subi des variations de quantité et de composition ; la densité peut baisser ainsi que la température.

Mais les grandes variations ont été observées à la suite des convulsions de l'écorce terrestre ; les sources minérales ne pouvant s'échapper de la profondeur que par les failles ou les cassures de cette écorce, tout mouvement brusque a une répercussion qui peut obstruer les trajets, mélanger les veines liquides, en ouvrir de nouvelles. A la suite de tremblements de terre, on a constaté des modifications considérables de certaines sources, les unes temporaires, les autres définitives. En 1660, l'eau de Bagnères-de-Bigorre subit un tel refroidissement qu'on dut suspendre les bains ; au contraire, la source de la *Reine*, à Luchon, qui était presque froide, accusa 50°, température qu'elle a conservé depuis.

A Saint-Domingue, des sources chaudes naquirent au moment du tremblement de terre du 10 octobre 1751, puis disparurent. Le tremblement de terre de Lisbonne, en 1755, eut une répercussion sur un grand nombre de sources de France, du midi de l'Allemagne, de Suisse et d'Italie. La température de l'eau d'Aix-en-Savoie fut abaissée quelque temps ; la source principale de Teplitz se troubla, prit une couleur jaune foncé et cessa un instant de couler, puis elle reparut avec une telle abondance qu'elle déborda pendant près d'une demi-heure ; les sources de Bourbon-l'Archambault débordèrent pendant douze heures ; celles de Caldas de Malavella s'arrêtèrent quinze jours, celles de Alhama de Grenade plusieurs mois ; à la Puda, parurent de nouvelles sources. A la même époque, le volume des sources de Néris fut prodigieusement augmenté ; l'eau prit une couleur laiteuse, les fondations du puits *César* furent emportées ; en 1757, une source nouvelle jaillit, troublant les autres puits qui débordèrent et ne rentrèrent dans leurs limites qu'au bout de huit jours ; en 1759, nouvelle irruption et perte définitive de plusieurs degrés de chaleur.

Pendant le tremblement de terre d'Isernia, près de Naples, une source de Carlsbad cessa de couler pendant quelques heures et diminua de chaleur. En 1837, des sources chaudes naquirent en Syrie ; en 1854, la température et le débit des sources de Louèche furent augmentés ; en 1856, un cours d'eau à Constantine devint chaud, des sources chaudes se firent jour à la Nouvelle-Zélande.

§ 5. — ÉLECTRICITÉ DES EAUX MINÉRALES

L'idée que l'électricité pouvait jouer un rôle important dans l'activité des eaux minérales est déjà ancienne : BERNARD père, du Mont-Dore, en 1822, BAUMGARTNER en 1828, avaient jeté quelques bases de cette théorie ; RENARD, de Bourbonne, BALLARD, GUERSENT émettaient, eux aussi, l'hypothèse que l'électricité de l'atmosphère et du globe agissait sur les eaux minérales. PATISSIER, en 1839, disait à l'Académie de médecine que la cause des effets toniques des bains minéraux tenait « à la combinaison des éléments constituants des eaux, à leur calorique et peut-être au fluide électrique ».

L'électricité des eaux minérales fut étudiée plus complètement par LECOMTE en 1853, BECQUEREL en 1856, PROLL en 1858, HARTING en 1860, LEFORT en 1862 ; mais les travaux les plus considérables sur la question sont dus à SCOUTTETEN qui, en 1864, à la suite d'expériences multiples, crut pouvoir considérer l'électricité comme la seule cause d'action des eaux minérales [1]. Il mit en évidence qu'il existait un courant allant de la terre à l'eau, lorsque cette eau était reliée à la terre par un conducteur, et il constata que l'eau prenait l'électricité négative, la terre étant positive.

La même expérience, faite avec les eaux de la mer, les rivières les ruisseaux, les puits, lui donna au contraire une électricité positive de l'eau. Il voulut ensuite mesurer exactement l'intensité des courants déterminés par les eaux minérales, car il avait observé que, si les extrémités d'un fil métallique plongées dans une eau étaient reliées à un galvanomètre très sensible, il se produisait un courant plus ou moins intense. Il vit aussi que les eaux transportées perdaient peu à peu leur électricité. Cette théorie a été reprise par LAMBRON, LARROCHE, HEYMANN, CREBBS, ALLOT, GUYENOT, ELEVY. De son côté, GARRIGOU fit des recherches à ce sujet et montra, en outre, que la classification électrique des sources de diverses stations (Bagnères-de-Bigorre, Luchon, Ax) correspond d'une manière remarquable à la classification médicale, les plus excitantes étant les plus électrisées, les plus sédatives celles dans lesquelles la déviation du galvanomètre est la moindre.

Les eaux minérales amènent donc avec elles de l'électricité ; de plus, placées dans des baignoires métalliques, elles déter-

---

1. SCOUTTETEN. De l'électricité considérée comme cause de l'action des eaux minérales sur l'organisme, 1864.

minent des courants que le galvanomètre décèle et qui sont multiples, allant de la baignoire et de l'eau au corps humain immergé, et du corps à l'eau et à la baignoire.

Si on rapproche de ces faits les expériences d'absorption de divers médicaments dans des bains au moyen de courants constants produits par un appareillage spécialement construit à cet effet, il est permis de supposer que l'électricité naturelle des eaux minérales peut jouer un certain rôle dans leur action.

Cette idée ne paraît toutefois pas être très en faveur à l'heure actuelle : P. Daniel dit qu'elle est trop vague pour être mise en compte sérieux ; G. Bardet va même jusqu'à traiter les expériences précitées d'enfantines ; d'après lui, la question ne vaut même pas la peine d'être discutée [1]. C'est peut-être excessif ; nous préférons l'opinion plus réservée de M. Moureu, qui déclare qu'on a beaucoup parlé et écrit sur ce sujet, mais qu'on n'a encore que des données très confuses et que le problème reste entier.

§ 6. — RADIOACTIVITÉ ET GAZ RARES

Nous avons vu qu'avec l'azote on trouvait une petite quantité d'argon, d'hélium, de néon, de crypton, de xénon, gaz en partie libres et en partie dissous dans l'eau et généralement mélangés en proportions variables; ils sont chimiquement inertes et ne forment aucune combinaison. La recherche de ces gaz, que l'on désigne sous le nom de *gaz rares*, en raison de leur peu d'abondance dans les mélanges gazeux naturels, a été faite par Bouchard, Dewar, Masini, Moissan, Armand Gautier, et surtout Ch. Moureu, qui les a dosés dans un grand nombre de sources.

Ces gaz rares paraissent être les derniers produits d'une série de transformations subies par l'*émanation du radium* ; toutefois la relation certaine avec les corps radioactifs n'a

---

1. G. Bardet, *Notions nouvelles d'hydrologie moderne*, O. Doin. Paris, 1909.

été bien établie que pour l'hélium. Comme les autres accompagnent toujours ce dernier, il est permis de supposer qu'ils ne sont pas étrangers à ces phénomènes. Il n'existe pas de proportionnalité établie entre l'hélium et la radioactivité ; cette relation n'est donc que qualitative, mais elle est générale et absolue.

C'est à BECQUEREL et à CURIE que l'on doit la connaissance des phénomènes de radioactivité. Observés d'abord en 1896 par le premier de ces savants avec l'*uranium* et ses composés, ils ont été surtout étudiés dans le *radium*, le plus radioactif des corps connus, découvert par PIERRE CURIE et Mme CURIE dans la pechblende de Bohême (oxyde d'uranium), isolé par Mme Curie et M. Debierne en 1910. C'est un corps essentiellement instable, dont la désagrégation continuelle mais extrèmement lente donne de la lumière, de la chaleur, de l'électricité et des rayons ayant une certaine analogie avec les rayons X. Ces rayons, susceptibles de traverser les corps opaques, impressionnant les plaques photographiques, ni réfléchis, ni réfractés, sont de trois sortes : les rayons α, positifs, déviés par le champ magnétique et ionisants pour les gaz ; les rayons β, négatifs, plus fortement déviés par le champ magnétique ; les rayons γ, non déviés par l'aimant et les plus pénétrants des trois. En même temps que ces radiations, le radium dégage un gaz radio-actif, appelé *émanation* par RUTHERFORD et qui n'émet que des rayons α.

Les rayons α sont des atomes d'hélium en mouvement, chaque atome de radium fournissant un atome d'hélium qu'il expulse avec une vitesse considérable (CROOKES, RUTHERFORD). Après cette expulsion, l'atome de radium n'est plus du radium, mais un gaz appelé *émanation* par RUTHERFORD. Ce gaz vient d'être étudié sous le nom de *niton* par RAMSAY, SODDY et WHYTLAW-GRAY ; il a pu être liquéfié par compression et solidifié par refroidissement ; à l'état liquide il est incolore, à l'état solide il fait briller d'une vive lumière le tube qui le contient ; il se détruit de moitié en quatre jours et tout à fait en un mois ; il entre au moins pour 75 p. 100 dans l'énergie du radium.

Les autres transformations du radium sont des corps solides appelés par RUTHERFORD *radium A*, qui se transforme à son tour en *radium B*, lequel se convertit en *radium C*, ce dernier devenant à son tour le *radium D* identique au *polonium*, étudié par Mme CURIE. Chaque stade de transformation libère un atome d'hélium. Le polonium lui-même, en se détruisant, émet un atome d'hélium et laisse comme résidu un atome de plomb, ce qui permet de penser que le radium n'est pas un corps simple, mais un *héliure de plomb*, résultat de la combinaison de 5 atomes d'hélium et d'un atome de plomb (A. CHASSEVANT). Des phénomènes analogues se produisent, avec moins d'intensité toutefois, avec les autres substances radioactives qui sont, en dehors de l'uranium et du polonium déjà signalés, le *thorium* (Mme CURIE), l'*actinium* (DE-BIERNE), l'*ionium*. Ces corps ne sont peut-être radioactifs que parce qu'ils contiennent une certaine quantité de radium, ou qu'ils sont des états spéciaux de cet élément encore mystérieux qui n'est peut-être lui-même qu'une transformation de l'uranium, matière qui abonde dans les terrains primitifs et qui constitue le point de départ de la série des radiums (BARDET) [1].

R. J. STRUTT est persuadé que ce que nous appelons aujourd'hui le radium, l'émanation, ne sont que les produits de la désagrégation des métaux. Pour RAMSAY et SODDY, voici ce qui se passe: l'uranium se change en radium ; ce dernier, en passant par l'émanation, a pour produit ultime de décomposition l'hélium. Mais, par sa transformation incessante, l'uranium compense la perte continuelle du radium. L'uranium, le radium et l'hélium constituent les trois stades définis d'une même matière initiale d'où naît l'émanation. Quoi qu'il en soit, tous les corps radioactifs fournissent une émanation

---

1. Il convient de remarquer que le radium a été découvert dans la pechblende venant de Bohême, qui est un oxyde d'uranium, tandis qu'en Amérique on l'extrait de la *carnotite*, qui est un vanadate d'urane et de cuivre, et que M. LACROIX l'a retrouvé dans l'*autunite* de Saint-Symphorien-de-Marmagne, qui est un phosphate d'uranium et de calcium.

qui se convertit en hélium, et il est probable que les autres gaz rares ont une origine analogue.

Ces hypothèses de transmutation sont renforcées par la découverte due à GEITEL et à GEISEL du plomb actif ou *radio-plomb*, et à MARKWALD du *radio-tellure*, corps dont l'action, négligée jusqu'à ce jour, va peut-être éclairer la thérapeutique d'un jour nouveau.

Il existe des traces de substances radioactives dans tout le sol terrestre ; il y a donc partout des émanations radio-actives, qui sont déversées à la surface et dans l'atmosphère par les eaux et les gaz souterrains. Toutes les eaux minérales doivent donc être plus ou moins radioactives ; mais certaines ont une radioactivité notablement supérieure à celle de l'air ou de l'eau en général. Elle devait être étudiée, ce qu'ont fait CURIE et LABORDE, qui l'ont mise en évidence en 1904.

La mesure de la radioactivité est généralement exprimée surtout à l'étranger, en *unités électrostatiques*, déterminées par l'intensité i du courant nécessaire dans l'appareil piézo-électrique pour produire un effet donné. Le chiffre est donné par la formule $i \times 10^3$. Cette méthode a l'inconvénient de faire intervenir de gros chiffres ; c'est pourquoi CURIE a proposé une autre mesure beaucoup plus simple qu'il serait désirable de voir adopter par tous les expérimentateurs.

Cette mesure, exprimée par la lettre N, est le nombre de minutes pendant lequel il faut laisser séjourner un milli-gramme de bromure de radium pur dans 10 litres d'air, pour que cet air se charge d'une quantité d'émanation égale à celle qui est contenue dans 10 litres de gaz de la source étudiée, âgés de quatre jours. Le chiffre trouvé est équivalent à la moitié de la radioactivité vraie à l'émergence, puisqu'il a été reconnu que la radioactivité diminue de moitié au bout de quatre jours pour disparaître tout à fait au bout de vingt-cinq à trente jours. Pratiquement, on peut considérer qu'une unité électrostatique correspond à 0,10 milligramme-minute.

Pour connaître exactement la radioactivité d'une station thermale, cette étude doit être faite pour les gaz de l'atmo-sphère, des eaux, des boues, des dépôts et même des terrains

(Danne). Toutefois l'examen des eaux peut se ramener à celui des gaz ; si l'on extrait de l'eau par ébullition prolongée tous les gaz dissous, on entraîne la totalité de l'émanation (Moureu).

Les eaux radioactives sont toutes d'origine profonde : dans leur passage à travers les minerais radifères, elles se chargent d'émanations et peut-être aussi de traces de substances radioactives. Etant donnée la lenteur de transmutation du radium, les quantités d'hélium trouvées dans ces sources correspondent à des quantités énormes de matières radifères. Généralement, c'est l'émanation du radium que l'on trouve uniquement [1] ; dans quelques-unes, on a reconnu l'existence de *traces de radium* en dissolution (Kreuznach) : contrairement aux autres, ces dernières restent indéfiniment radioactives, car le sel produit de l'émanation en se détruisant. Dans une source de Hombourg, on a pu mettre en évidence *l'émanation du thorium.*

Dans les sédiments et dans les boues, on a pu doser de petites quantités de sels radioactifs ; radium à Bath. radium et thorium à Baden-Baden, Lucques, Kreuznach ; radio-thorium à l'Echaillon et à Salins-Moutiers. Les boues de Dax sont radioactives et conservent cette radioactivité plus longtemps que l'eau.

Pour conserver le pouvoir radioactif des eaux. MM. Beaudoin et Jaboin ont proposé d'ajouter au liquide une trace calculée de substances radioactives.

Si l'on examine la liste des eaux radioactives, on voit que a plupart appartiennent au groupe des eaux faiblement minéralisées chaudes : Plombières, Grisy, Bourbon-Lancy. Caldellas (Portugal), Bains, La Bourboule, Luchon. La Chal-

---

1 D'après Rutherford, l'émanation serait de nature purement gazeuse, en évolution vers l'hélium, tandis que, pour Curie, les eaux thermales seraient en *radioactivité induite.* La radioactivité induite est celle qu'acquiert un sel dissous quelconque en contact avec une source radifère quelconque ; la solution dont il s'agit emprunte au radium certaines de ses propriétés et les conserve un certain temps après que le contact a disparu. Les deux opinions peuvent se soutenir jusqu'à nouvel ordre, les arguments pour ou contre paraissant de même valeur.

dette, Dax, Ax. La plus radioactive des sources connues est Gastein. Les eaux euganéennes (Abano, Battaglia, Montegrotto) sont très fortement radioactives ; radioactivité prononcée à Baden (Argovie), Louèche, Tarasp, ainsi qu'à Lavey ; en Angleterre, Bath et Buxton sont radioactives.

A. Nodon, dans des recherches récentes, a trouvé que la radioactivité des eaux minérales présente une dominante de signe variable suivant les sources, c'est-à-dire un excès d'ions positifs ou négatifs à l'état libre. Le sens de l'ionisation est invariable pour une source déterminée ; mais sa valeur varie suivant l'état atmosphérique ; elle augmente avec la charge électrique de l'air et l'abaissement de la pression. L'ionisation est positive dans la plupart des sources d'Eaux-Bonnes, d'Eaux-Chaudes et dans toutes celles de Dax ; elle est négative dans la plupart des sources de Bagnères-de-Bigorre. D'après A. Nodon, les effets thérapeutiques seraient différents dans les deux cas : les ions positifs libres produisant des effets sédatifs calmants du système nerveux, décongestifs et cicatrisants, les ions négatifs libres déterminant une excitation nerveuse, un appel du flux sanguin et un ramollissement des tissus.

Nous donnons ci-dessous deux tableaux indiquant : l'un, la radioactivité d'un certain nombre de sources ; l'autre, leur teneur en gaz rares et en hélium. Il n'y a pas de rapports entre la richesse minérale d'une eau et sa teneur en gaz rares, les plus faiblement minéralisées étant au contraire celles qui sont généralement le plus riches en gaz rares en même temps que plus ou moins radioactives. Il n'y a pas non plus de corrélation entre la température et la richesse en gaz rares. Pour apprécier la quantité d'hélium fournie par diverses sources dans un laps de temps déterminé, il est nécessaire d'envisager l'importance du débit gazeux de ces sources, le chiffre obtenu dans ces conditions ayant une toute autre physionomie que celui fourni par le calcul de la quantité contenue dans un volume déterminé. On le comprendra facilement par l'examen du tableau suivant qui montre la production gazeuse centésimale et annuelle des sources les plus riches en gaz rares, et dont

les chiffres sont suffisamment explicites pour rendre toute
explication superflue :

STATIONS ET SOURCES.	DÉBIT GAZEUX annuel (en lit.).	GAZ RARES (en bloc).		HÉLIUM	
		Propor- tion p. 100.	Débit annuel (en lit.).	Propor- tion p. 100.	Débit annuel (en lit.).
Santenay, source Lithium.	51 000			10.16	5 182
Santenay, source Carnot..	179 000			9.97	17 845
Santenay, source Fontaine salée.				8.40	
Maizières, source Romaine.	18 250	6.39	1 166	5.92	1 080
Bourbon-Lancy, source du Lymbe	547 500	3.04	16 644	1.84	10 074
Néris, source César	3 504 000	2.16	73 000	0.97	33 990
Luxeuil, source Grand-Bain.	36 354	2.11	767	0.77	280
Plombières, source Vau-quelin	17 520	2.03	356	0.26	45
Eaux-Bonnes, source Vieille.	10 950	1.80	197	0.61	67
Ax, source Viguerie.	560 640	1.55	8 760	0.10	543
Bains, source Savonneuse..	4 891	1.24	61	0.20	10
La Bourboule, source Choussy.	30 484 800	0.11	29 930	0.01	3 048

Dans le tableau suivant indiquant la radioactivité des
sources reconnues les plus radioactives, nous n'avons guère
placé que des stations françaises, les méthodes différentes
employées par les divers expérimentateurs rendant très difficile la possibilité de donner des chiffres comparatifs exacts[1].
Nous avons arrêté l'énumération aux sources présentant au
moins 0,60 milligramme-minute à l'émergence, la radio-

1. Les sources étrangères les plus intéressantes au point de vue de
la radioactivité sont Gastein, Saint-Joachimsthal et Teplitz en
Autriche ; Baden-Baden, Kreuznach, Wiesbaden et Rippoldsau en
Allemagne ; Caldellas en Portugal ; les eaux euganéennes (Abano,
Battaglia, Montegrotto), en Italie ; Disentis en Suisse ; Bath et Buxton en Angleterre. Ces deux dernières sont à retenir au point de
vue historique, puisque c'est dans leurs gaz qu'on a pour la première
fois démontré la présence de l'hélium dans les eaux minérales.

activité ne présentant pas d'intérêt, si elle est inférieure à ce chiffre, car elle ne diffère plus de celle observée dans certaines eaux potables :

Radioactivité (d'après CURIE et LABORDE) *des sources françaises et de quelques sources étrangères.*

STATIONS ET SOURCES	RADIOACTIVITÉ	
	en milligr.-min. de 10 litres de gaz spontanés.	en milligr.-min. de 10 litres d'eau.
G. stein (Autriche), Gratenbuckerquelle.	79.2	
Baden-Baden (Allemagne)	40 (env.)	
La Bourboule, Choussy	22	3,56
Luchon, Borden	18,36	2,20
Plombières, Vauquelin	14,90	0,84
Luchon, Pré n° 2	14,43	
Plombières, Thalweg	13,60	
La Chaldette	12,80	1,98
Luchon, Pré n° 1	10,23	0,65
Luchon, Saule n° 2	9,42	
Plombières, Capucins	4,62	2,03
Grisy, n° 2	4,41	1.27
Luchon, Ferras. Enceinte	4,19	0.51
Caldellas (Portugal)	3,64	
Grisy, Ys	3,38	0,82
Dax, Trou des Pauvres	2,92	
Aix-les-Bains, Alun	2,88	0.54
Bains-les-Bains	2,88	
Bagnères-de-Bigorre, Salies	2,32	
Ax, Viguerie	2,32	
Bourbon-Lancy, Lymbe	2,06	
Maizières, Romaine	1,48	
Bussang, Salmade		1,30
Luxeuil, Dames	1,24	
Néris	0,92	
Bagnoles-de-l'Orne	0,72	
Salins-Moutiers	0,66	
Barbotan, Roy-Henry	0,62	0,44

La radioactivité a été également recherchée dans certaines sources d'Eaux-Bonnes, d'Eaux-Chaudes, du Mont-Dore, de Royat, de La Malou, dans lesquelles elle oscille entre

0,20 et 0,50. Elle est inférieure à 0,20 à Vichy, Châtel-Guyon, Pougues, Saint-Honoré, Forges, Spa.

M. Frenkel a récemment fait remarquer avec raison que les chiffres qui précèdent indiquent bien la radioactivité de dix litres de gaz d'une source déterminée, mais ne montrent pas la vitesse de production de ces dix litres [1]. Or c'est un point intéressant, puisque le malade respire, auprès d'une source, d'autant plus d'émanation que le débit gazeux est plus grand, et que l'air, autour des buvettes et autour des baignoires, est plus ou moins modifié par ce fait que, généralement mauvais conducteur de l'électricité, il devient de ce fait au contraire excellent conducteur quand il est ionisé.

Aussi a-t-il proposé de calculer l'*horo-radioactivité*, c'est-à-dire le chiffre de la radioactivité multiplié par le nombre de litres de gaz produits pendant une heure. On obtient ainsi les résultats suivants :

SOURCES	DG Débit gazeux total par heure (en litres).	R Radio-activité de 10 litres de gaz.	$\dfrac{R \times DG}{10}$ Horo-radio- activité.
La Bourboule. Choussy..	3480	22.04	7669.92
Vichy, Célestins...	5683	0.216	113.67
Néris. César.......	400	0.92	36.80
Ax. Viguerie	64	2.32	14.85
Bourbon-Lancy. Lymbe.	62.500	2.06	12.88
Plombières. Vauquelin..	2	14.90	2.98
Luxeuil, Dames........	2.600	1.24	0.32
Eaux-Bonnes. Vieille...	1.250	0.60	0.08

Ajoutons, pour être complet, que M. Voillaume a, de son côté, proposé la minute comme unité de mesure du débit radioactif.

Il conviendra de remarquer que le dégagement dans l'atmosphère est plus ou moins abondant suivant le mode d'ar-

1. *Soc. d'hydrologie*, 24 avril 1911.

rivée à l'air de la source. En ce qui concerne les *Célestins* de Vichy par exemple, il ne peut y avoir d'influence appréciable, l'eau étant embouteillée et exportée aussitôt.

Gaz rares des sources françaises (d'après MOUREU).

SOURCES	AZOTE p. 100.	GAZ RARES en bloc p. 100.	HÉLIUM p. 100.
Maizières, source Romaine	92,45	6,39	5,48
Grisy, Ys	95,50	3,36	2,18
Bourbon-Lancy, Lymbe	91,96	3,04	1,84
Bourbon-Lancy, Reine	96,1	2,90	1,75
Néris, César	86,2	2,10	1,06
Luxeuil, Grand-Bain	96,25	2,11	0,77
Luxeuil, Dames	97,06	2,09	0,87
Saint-Honoré	97,92	2,08	0,91
La Chaldette	95,17	2,08	0,77
Plombières, Vauquelin	97,75	2,03	0,26
Eaux-Bonnes, Vieille	98,20	1,80	0,61
Luchon, Pré n° 1	92,40	1,60	0,28
Bagnères-de-Bigorre, Salies	95,25	1,60	0,04
Cauterets, César	98,44	1,56	0,23
Ax, Viguerie	98,15	1,55	0,10
Dax, Néhe	96,26	1,44	0,04
Eaux-Chaudes, Esquirette	98,57	1,43	0,14
Bains-les-Bains	94,07	1,24	0,20
Aix-les-Bains, Alun	85,03	1,19	0,04
Salins-Moutiers	62,54	0,77	0,21
Cambo	98,49	0,75	
Bussang, Demoiselles	16,72	0,57	0,32

Nous n'avons généralement donné pour une même station que le nom de la source la plus riche en gaz rares : les autres sources fournissent des chiffres très voisins.

On remarquera que toutes ces sources contiennent une grande quantité d'azote ; leur teneur en acide carbonique et en oxygène est, par contre, très faible. Dans les sources riches en acide carbonique et ne renfermant que peu d'azote, la quantité de gaz rares est très minime, comme le montre le tableau suivant. Il n'y a guère d'exception que pour Bussang, qui a 82,71 p. 100 d'acide carbonique, 16,72 p. 100 d'azote et qui possède 0,57 p. 100 de gaz rares.

Gaz rares des sources carbo-gazeuses.

SOURCES	ACIDE CARBONIQUE p. 100.	OXYGÈNE ET AZOTE p. 100.	GAZ RARES p. 100.
La Bourboule, Choussy	94.5	5.34	0.110
Vichy, Grande-Grille	85.70	14.19	0.108
Vichy, Célestins	98.85	1.33	0.015
Châtel-Guyon	97.40	2.57	0.024
Pougues	98.6	1.38	0.015
Mont-Dore	99.39	0.61	0.006
Royat	99.85	0.49	0.005
La Malou	99.5	0.49	0.005

CHAPITRE VII

EXAMEN DES DIVERSES THÉORIES EXPLICATIVES DE L'ACTION DES EAUX MINÉRALES

L'examen des substances contenues dans les eaux minérales, l'interprétation de la forme sous laquelle elles s'y rencontrent, l'étude des caractères physiques de ces mêmes eaux, nous fixent-ils sur leur nature et sur leur mode d'action? C'est ce qu'il convient d'examiner.

Cette action, attribuée par les Anciens aux divinités amies des hommes, aux Nymphes, aux Naïades, au dieu d'Épidaure, au dieu *Borvo* (d'où sont dérivés les noms de Bourbon, Bourbonne, la Bourboule), fut considérée jusqu'à la fin du XVIII⁰ siècle comme surnaturelle ; le *nescio quid divinum*, l'esprit des sources, supprimait toute autre hypothèse ; elles étaient un produit mystérieux, chargé de fluides bienfaisants puisés dans les entrailles de la terre.

1⁰ Minéralisation. — Lorsque les analyses chimiques eurent fait connaître la prédominance de tel ou tel métal, métalloïde ou gaz, dans les eaux minérales, on attribua leurs propriétés thérapeutiques à la présence et à la proportion de ces éléments. Cette prédominance d'une substance servit même à la classification, et les sources furent réputées d'autant plus efficaces qu'elles étaient plus richement minéralisées. On n'attribua alors qu'une infime valeur à celles qui n'avaient que des proportions minimes d'éléments minéraux. Toutefois, en présence des propriétés thérapeutiques indiscutables de certaines de ces sources, on fut tenté de faire intervenir les facteurs diététiques et psychiques.

On chercha également à expliquer par leur thermalité,

l'action de ces eaux qu'on désigne sous le nom d'indifférentes ou indéterminées ou encore thermales simples, car elles sont généralement chaudes.

2º Thermalité. — Il est bien difficile d'admettre la température des eaux minérales comme facteur essentiel de leur action, car il n'y a aucune différence entre le calorique d'une eau chauffée artificiellement et celui d'une eau thermale. S'il y a quelques différences dans la vitesse du refroidissement, cela tient à une autre cause qui ralentit l'évaporation et qui est peut-être, comme nous l'avons dit, une charge d'électricité.

3º Électricité. — Le fait que les eaux minérales possèdent une certaine quantité d'électricité et qu'elles perdent peu à peu cette électricité par le transport, suggéra à Scoutteten l'idée que cet élément était la véritable cause de toute leur efficacité. Admise encore par les uns, cette action est généralement regardée comme nulle ou très secondaire. Il est possible que l'électricité ait une part dans l'action physiologique et les effets thérapeutiques d'un traitement thermal, mais il n'est permis à l'heure actuelle de fournir aucune précision [1].

4º Métaux et alcaloïdes. — M. Garrigou, défenseur convaincu de l'action de l'électricité des eaux minérales, mais pensant qu'elle seule ne peut expliquer leur activité, émit, il y a déjà vingt ans, l'idée que la présence des métaux divers qu'elles contiennent devait avoir une influence réelle, malgré leur proportion parfois très minime; d'après lui, ces métaux arrivaient du sein de la terre avec une énergie spéciale due à l'impulsion des forces puissantes qui les avaient

---

1. Nous ne pouvons passer sous silence ce fait, que Scoutteten avait deviné l'ionisation lorsqu'il disait : « Les eaux minérales sont excitantes, propriétés qu'elles doivent à une modification moléculaire déterminée par l'action prolongée de l'électricité. » Cette modification moléculaire n'est-elle pas l'ionisation ?

impressionnées dans la profondeur. La théorie du savant professeur de Toulouse, que les découvertes récentes sont venues confirmer en en précisant le mécanisme, s'appuyait en partie sur les expériences de Burcq et la métalloscopie.

5° Métalloscopie. — La métalloscopie et la métallothérapie, adaptées par GARRIGOU aux traitements hydrologiques, ont constitué une innovation des plus heureuses. On sait en quoi consiste la découverte de BURCQ : dans certaines névroses, peut-être dans certaines anémies, l'application de métaux à la surface tégumentaire (or, argent, cuivre, zinc, etc.) détermine des modifications sensitives, thermiques ou vasomotrices, relativement faciles à constater (hyperesthésie, transferts, érythèmes, hyperthermies locales). Chaque malade n'est sensible qu'à un ou deux métaux, le contact des autres étant absolument indifférent. Lorsqu'un métal appliqué sur la peau détermine chez un sujet des modifications favorables, les sels de ce même métal, administrés à l'intérieur même à très faibles doses, amènent de semblables modifications et améliorent, ou même guérissent toute une série de phénomènes pathologiques d'ordre névropathique ou anémique. Rapprochant ces données si curieuses de la présence des métaux dans les eaux minérales, M. GARRIGOU a soumis un grand nombre de malades à des examens métalloscopiques, et, ayant reconnu à quels métaux ils étaient sensibles, leur a prescrit l'usage des eaux dans lesquelles l'analyse chimique avait révélé la présence de ces mêmes métaux. Quelle que soit la théorie, l'épreuve clinique a toujours été concluante.

6° Ionisation. — La découverte de la dissociation des sels dans les eaux minérales fit penser un moment que l'on avait enfin trouvé le secret de leur activité. Mais, puisque les solutions artificielles sont également dissociées, elles devraient être aussi actives que les eaux minérales ; la théorie de l'ionisation ne peut donc, à elle seule, être d'aucune utilité pour expliquer l'efficacité de ces dernières. Ce qu'il faut seulement retenir, c'est que l'ionisation a le grand avantage d'amener les éléments à l'état naissant ; les ions ainsi isolés agissent directement sur l'organisme. Plus la concentration de l'eau est faible, plus grande est la quantité d'ions libérés, ce qui explique l'action des eaux faiblement minéralisées.

7° Radioactivité. — En 1657, FABRE considérait les eaux minérales comme un produit mystérieux chargé de *fluides* puisés dans les entrailles de la terre ; l'idée était vague, mais intéressante pour l'époque à laquelle elle était émise. En 1896, JAYS (de Beaulieu) pressentait nettement la radioactivité des eaux minérales, lorsqu'il disait, au Congrès d'hydrologie de Clermont-Ferrand, « qu'en remontant à la surface du sol, sous l'effet des poussées souterraines, elles nous rapportent les *puissantes radiations qu'elles ont puisées* aux immenses profondeurs auxquelles elles sont descendues ; ces *radiations dont elles sont le véhicule* peuvent être regardées comme la source de l'action mystérieuse qu'elles exercent sur nos organes ».

C'est ce qu'on proclama, en effet, lorsque furent découverts les gaz rares et la radioactivité des eaux minérales ; on espéra enfin tenir la véritable raison de leur activité.

Mais c'était encore une fois aller trop loin, car la radioactivité, pas plus que l'ionisation, n'est leur apanage exclusif ; elle a été trouvée dans d'autres sources ; elle passerait même pour avoir dans certaines une action fâcheuse, celle d'être pour quelque chose dans la pathogénie du goitre endémique ; M. RÉPIN a, en effet, constaté que les eaux goitrigènes des Alpes présentent constamment une radioactivité notable, due au moins pour la plus grande part au radio-thorium [1].

Il importe de retenir seulement pour le moment, car cela seul paraît bien dû à ce facteur, que toutes les eaux très radioactives ont un effet thérapeutique commun, la *sédation*, que cette sédation s'exerce sur l'ensemble du système nerveux comme à Néris, qu'elle se localise à la sphère abdominale comme à Plombières, sur les affections utérines comme à Luxeuil, ou sur les

---

1. *Académie des Sciences*, 19 oct. 1908.

cardiopathies comme à Bourbon-Lancy ; elles ont en même temps une action *doucement stimulante* sur la nutrition générale, se traduisant par une augmentation du rapport de l'azote de l'urée à l'azote total, action qui permet de comprendre l'influence de ces sources dans le traitement du rhumatisme et des dermatoses.

Cette action analgésiante, qui semble être le propre de tous les corps radiants, est d'autant plus intéressante, que nous ne connaissons que peu de moyens de diminuer aussi rapidement et aussi énergiquement les manifestations douloureuses en général.

La présence, intimement liée à l'azote des eaux minérales, des gaz rares et des émanations radioactives, explique l'action sédative assez inexplicable auparavant des eaux riches en azote.

Leur radioactivité plus ou moins grande montre clairement pourquoi l'action de certaines eaux sulfureuses de composition analogue, comme celles de Luchon, peut être différente, les unes étant sédatives, les autres excitantes : les premières ont précisément été trouvées très radioactives (Bordeu, Pré), les autres, peu ou pas (Grotte, Reine, Bayen) [1].

8° Colloïdes. — La découverte des colloïdes dans les eaux minérales ouvre également un jour nouveau sur leur action ; elle fait comprendre l'activité, bien mise en évidence par GARRIGOU, des métaux qu'elle contient, métaux vraisemblablement combinés à des matières colloïdes et jouant le rôle de véritables oxydases naturelles. Or, les solutions colloïdales métalliques possèdent les propriétés des ferments solubles et ont un véritable pouvoir catalytique « agissant à des doses que la thérapeutique considérait jusqu'à présent comme inactives et inutiles, impressionnant les actes chimiques de la vie, dont les déviations sont conjuguées à de nombreux états morbides » (A. ROBIN); en un mot, elles ont une action physiologique considérable.

1. Ces dernières, peu ou pas radioactives, sont au contraire les plus électrogènes, ce qui tendrait à faire supposer que l'électricité des eaux minérales est bien distincte de leur radioactivité.

Puisqu'il existe des colloïdes dans les eaux minérales, il est permis d'attribuer à leur présence un rôle important dans l'action de ces eaux ; ces corps que M. Le Bon a appelé *libérateurs d'énergie* jouent un rôle fondamental dans les phénomènes chimiques de la vie ; ils permettent, par leur seule présence, le dégagement de l'énergie intra-atomique contenue dans la matière. Il n'est donc pas illogique d'admettre que les ions métalliques libres des eaux minérales provoquent dans l'organisme des phénomènes accélérateurs ou retardants des processus d'oxydation. Des expériences récentes appuient cette manière de voir : Salignat a pu observer au cours de la cure de Vichy une augmentation du nombre des globules rouges et du taux de l'hémoglobine, ainsi que des phases d'hyper et d'hypo-leucocytose correspondant à des périodes d'élimination des toxines et de rénovation des fonctions cellulaires : il attribue ces effets au pouvoir dynamique des colloïdes découvert dans les sources de cette station. C'est à ces mêmes colloïdes que, pour Roger Glénard, serait dû le pouvoir catalytique des eaux de Vichy, qui, observées quelques minutes après leur émergence, décomposent l'eau oxygénée. L'augmentation de l'index opsonique sous l'influence de la cure de Vichy serait due pour Canel et Parturier à ces mêmes éléments qui, en exaltant la puissance phagocytaire de l'organisme, feraient naître les opsonines.

Ce pouvoir catalytique des eaux minérales a été recherché sur diverses sources, et un certain nombre se sont révélées comme fixant l'oxygène ; mais il est deux sources chez lesquelles des manifestations oxydasiques puissantes se sont montrées : les sources *Marie-Christine* du Breuil et *Ludovic* du Broc. Ces deux sources, bicarbonatées sodiques, jaillissant dans le département du Puy-de-Dôme de 200 et 300 mètres de profondeur, se troublent presque immédiatement à leur arrivée à l'air par la fixation de l'oxygène sur ses éléments. M. Tixier a isolé de l'eau du Breuil un ferment diastasique auquel paraissent dues pour une part les propriétés de cette eau, l'autre facteur étant l'extrême division des sels dissociés maintenus en suspension dans leur milieu vital, grâce à la matière organique non azotée, et agissant comme colloïdes.

Une particularité des colloïdes, c'est leur absence totale de toxicité, et c'est peut-être parce que l'arsenic de La Bourboule est à l'état colloïdal dans la source Choussy-Perrière, qui en contient 26 milligrammes par litre évalué en arséniate de soude, qu'il ne produit jamais d'accidents, et que des carpes ont survécu à des immersions prolongées dans cette eau, tandis qu'elles mouraient rapidement dans des solutions d'arséniate de soude au même titre ; que, d'autre part, des lapins saignés à blanc ont été ranimés sans intoxication consécutive, par cette eau injectée dans leurs veines (FERREYROLLES).

Il semble y avoir une relation nette entre les colloïdes des eaux minérales et leur radioactivité ; les recherches de DANIEL ont mis ce point en évidence. Il paraît aussi y avoir une corrélation importante entre l'action colloïdale et la dissociation des éléments composants, de telle sorte que, comme l'a fort bien indiqué le même auteur, les trois grandes théories modernes émises sur l'action des eaux minérales, loin de s'exclure, paraissent au contraire intimement liées les unes aux autres. L'ionisation communique par contact une charge aux colloïdes, accroît l'activité des granules colloïdaux, tandis que la radioactivité, tant qu'elle persiste, maintient ces granules en suspension. L'eau minérale *meurt* si elle perd sa radioactivité et si ses colloïdes se précipitent, ce dernier phénomène étant la conséquence du premier et étant d'autant plus considérable que l'eau est plus vieille.

Ainsi est expliquée d'une manière probante ce fait que les eaux minérales perdent par l'embouteillage leurs principales propriétés thérapeutiques, bien que conservant la même composition chimique : ainsi est démontrée la justesse de cette phrase déjà ancienne de l'un de nous : « Les eaux minérales ont quelque chose d'organique, de vivant, qui échappe encore aux investigations de laboratoire ; les plus faiblement minéralisées ont parfois des actions plus puissantes que d'autres plus riches en sels variés. [1] »

1. X. ARNOZAN, *in : Traité de thérapeutique* de A. ROBIN. 1895. t. I, p. 19.

Ces connaissances montrent aussi combien est complexe le problème du mode d'action des eaux minérales : « Il appartient aux chimistes et aux physiologistes d'une part, aux cliniciens de l'autre, d'accumuler faits et observations. Aucun ne doit être négligé, et il serait pour le moins risqué de refuser à un élément quelconque, solide, liquide ou gazeux, et même immatériel, une part dans l'action thérapeutique globale. Une eau minérale est un tout, un bloc, comme l'opium, comme la digitale, comme la belladone ; et, dans l'état actuel de nos connaissances, entamer ce bloc, c'est s'exposer à en compromettre plus ou moins gravement l'harmonie et l'efficacité. » (MOUREU).

9° Eaux minérales artificielles. — Comment admettre après cela que des eaux artificiellement minéralisées puissent produire des effets pharmaco-dynamiques analogues à ceux des eaux minérales naturelles? Comme l'a dit P. F. RICHTER, le remplacement arbitraire des eaux minérales par des succédanés artificiels ne saurait se justifier, et il serait désirable que les eaux artificielles ne puissent être vendues qu'avec des indications montrant nettement leur nature d'eau fabriquée.

Il serait intéressant de trouver des procédés pratiques de différenciation, et à ce point de vue nous ne pouvons passer sous silence les recherches faites par RIEGLER à Jassy en 1901. au moyen d'un *réfractomètre*, recherches reprises depuis par A. CHASSEVANT avec cet instrument, perfectionné par CARL ZEISS sous le nom de *réfractomètre immergé* de PULFRICH. A. CHASSEVANT a insisté avec raison sur l'utilité de la réfractométrie pour l'identification des eaux minérales ; l'indice de réfraction doit être constant pour une même eau, puisque cet indice est fonction de concentration et que la concentration des eaux minérales est constante ; toute modification de cet indice indique une modification de la composition (mélange avant l'émergence, fraude dans les bouteilles). Cette vérification très simple et très rapide permet de constater des différences de réfraction très nettes entre les eaux naturelles et leurs similaires artificielles.

La cryoscopie elle-même montre des différences très probantes, comme le prouvent les expériences de CASCIANI, qui a cherché les points de congélation respectifs de quelques eaux et de leurs similaires préparées industriellement, et qui les a consignés dans le tableau suivant.

NOM DE LA SOURCE	Δ Eau naturelle.	Δ Eau artificielle.
Eau de Sangemini	− 0°,080	− 0°,0105
— de Carlsbad (Sprudel)	0°,305	− 0°,080
— de Vichy (Hôpital)	0°,377	− 0°,252
— de Montecatini (Tettuccio)	0°,471	− 0°,515
— de Montecatini (Tamerici)	0°,838	− 0°,765
— d'Hunyadi-Janos	1°,061	− 1°,610

Le professeur KIONKA, dans un article du *Balneologische Zeitung* [1], s'élève contre cette opinion, malheureusement trop répandue dans le corps médical, que les préparations pharmaceutiques sont équivalentes aux eaux minérales, et aussi contre les instructions du directeur de l'Assistance publique de Berlin, disant que les eaux minérales artificielles, coûtant moins que les eaux naturelles, devraient être ordonnées de préférence aux malades, affirmant aussi que les sels peuvent remplacer utilement les eaux minérales.

Nous ne pouvons qu'approuver cette protestation et regretter, nous aussi, que les eaux minérales artificielles soient prescrites dans les établissements hospitaliers français.

Seules, les eaux purgatives artificielles peuvent être substituées aux eaux naturelles, qui ne sont, elles-mêmes, la plupart du temps, que le produit du lavage des terrains salifères par les eaux de surface introduites ou naturellement ou par sondages artificiels.

Quant aux sels extraits des eaux et vendus sous le nom de *sels naturels*, ils sont passibles des mêmes reproches que les eaux artificielles, et n'ont aucune analogie avec les eaux dont

1. 10 et 20 décembre 1903.

ils sortent, les manipulations dénaturant complètement la minéralisation primitive. Cette dénaturation est réduite au minimum lorsque les sels sont extraits par le vide, comme cela se pratique à Vichy ; mais l'usage des sels ne peut être qu'un complément du traitement: ils ne doivent être substitués à l'eau naturelle que lorsqu'il ne peut être fait autrement.

10° Eaux minérales transportées. — Les eaux puisées à leur source et transportées au loin peuvent-elles rendre encore des services? C'est ce dont on pourrait douter : elles perdent, en effet, leurs propriétés thermiques, électriques, radioactives, colloïdales et subissent souvent des altérations partielles qui les dépouillent d'une partie de leurs caractères chimiques. Entre leur usage à la source même et leur usage au loin, il y a pour ainsi dire la même différence qu'entre celui d'un fruit frais et celui d'un fruit conservé. Néanmoins, il ne faut pas dénier à ces eaux transportées toute valeur thérapeutique. Les eaux alcalines restent digestives ; les eaux sulfatées calciques et les eaux faiblement minéralisées, diurétiques ; les eaux chlorurées, résolutives ; les eaux sulfureuses, anticatarrhales. Leur emploi ne doit donc pas être négligé : il constitue souvent une ressource thérapeutique précieuse, qui justifie amplement l'extension sans cesse grandissante de leur exportation.

CHAPITRE VIII

FORMULES CHIMIQUES ET CLASSIFICATION DES EAUX MINÉRALES

§ 1. — FORMULE CHIMIQUE

La recherche dans une eau déterminée des substances qui la minéralisent, constitue *l'analyse élémentaire* de cette eau. Cette analyse est, pour elle, ce qu'est, suivant l'expression de CHAPTAL, la dissection pour un cadavre. Elle indique bien les corps simples qui sont contenus dans le résidu sec, après dosage des gaz et évaporation de l'eau ; mais il reste à savoir si les corps ainsi découverts se trouvaient sous la même forme lorsque l'eau était vivante, s'ils n'étaient pas, au contraire, groupés, combinés entre eux suivant leurs affinités, pour former des composés, des sels. C'est ce qu'on avait pensé jusqu'à ces dernières années; aussi joignait-on toujours à l'analyse élémentaire une analyse de reconstitution. On donnait ainsi un *groupement hypothétique*, qui paraissait répondre vraisemblablement à la réalité et qu'on admettait sans conteste, lorsque les recherches sur la dissociation des sels dans les solutions sont venus jeter une perturbation profonde dans la notation adoptée auparavant.

En 1898, M. FRENKEL exposait à la Société d'hydrologie de Paris que les sels constitutifs des eaux minérales y étaient contenus à l'état d'éléments dissociés, que les éléments composant ces sels étaient isolés à l'état d'ions, et que cet état particulier paraissait devoir expliquer l'activité parfois si considérable de certaines eaux, eu égard à leur faible teneur en principes minéraux. Il en concluait qu'il n'y avait plus de raison d'exprimer la composition des eaux minérales en sels qui n'existent pas, et qu'il convenait de donner simplement la liste des éléments simples contenus dans le résidu sec, après dosage des gaz libres ; en un mot, *l'analyse élémentaire serait bien réellement l'expression de la composition des eaux minérales.*

Cette méthode, proposée par la Commission de la Société d'Hydrologie, à la suite du rapport de DUBOURCAU, adoptée d'une façon générale en Allemagne et en Autriche, suivie en France par l'École des Mines, dont les chimistes se bornent à donner les résultats bruts de leurs recherches et laissent à chacun le soin de tirer des conclusions et d'opérer à sa guise la reconstitution des sels, amène nécessairement la suppression des classifications admises jusqu'ici ; elle aboutit à l'acceptation de celle proposée en 1890 par VON THAN et à une notation analogue à celle de ROSEMAN qui traduit la proportion des corps indiqués dans ces analyses au moyen des équivalents chimiques, les bases étant exprimées sous la forme métallique, sodium, calcium, etc., les sels halogènes sous forme de chlore, brome, iode, etc., les acides sous forme de radicaux anhydres SO^4, As^4O^2, etc.

A titre d'exemple, voici l'analyse de la Grande-Grille de Vichy, d'après les trois méthodes :

Nombre en grammes de chaque élément (BOUQUET).

Na, sodium	$1^{gr}.8593$
K, potassium	$0^{gr}.1508$
Ca, calcium	$0^{gr}.1206$
Sr, strontium	$0^{gr}.0013$
Mg, magnésium	$0^{gr}.0968$
Fe, fer	$0^{gr}.0014$
Cl, chlore	$0^{gr}.3237$
SO^4, ac. sulfurique	$0^{gr}.1967$
PhO^4, ac. phosphorique	$0^{gr}.0753$
$As\,O^4$, ac. arsénique	$0^{gr}.0013$
H^2CO^3, ac. carbonique combiné	$4^{gr}.8691$
CO^2, ac. carbonique libre	$0^{gr}.9080$

Équivalent pour cent de chaque élément (ROSEMAN).

100			100		
	Na	84,60		Cl	9,58
	K	4,05		$1/2\ SO^4$	4,29
	$1/2$ Ca	6,31		$1/3\ PhO^4$	2,49
	$1/2$ Sr	0,03		$1/3\ AsO^4$	0,03
	$1/2$ Mg	4,96		H^2CO^3	83,61
	$1/2$ Fe	0,05		CO^2	21,62

Groupement hypothétique des éléments (BOUQUET).

Acide carbonique libre	0gr,908
Bicarbonate de soude anhydre	4gr,883
— de potasse anhydre	0gr,352
— de magnésie anhydre	0gr,303
— de strontiane anhydre	0gr,003
— de chaux anhydre	0gr,434
— de protoxyde de fer	0gr,004
— de protoxyde de manganèse .	Traces.
Sulfate de soude	0gr,291
Phosphate de soude	0gr,130
Arséniate de soude	0gr,002
Borate de soude......................	Traces.
Chlorure de sodium...................	0gr,534
Silice	0gr,070
Matière organique bitum.	Traces.

Mais, si l'on se souvient que l'état de dissociation ou d'ionisation n'est pas spécial aux eaux minérales seules, qu'il est un caractère général de toutes les solutions, l'hypothèse perd de la valeur ; la *notation ionique* n'a pour but que de mettre en harmonie les analyses des eaux minérales avec les nouvelles conceptions des solutions salines; elle est un progrès dans nos connaissances de la composition chimique des eaux minérales en tant que solutions salines (FRENKEL), mais elle ne donne pas la clef du mystère de leur action.

D'après les *chimistes*, les analyses exprimées en ions sont d'une lecture facile ; elles se prêtent mieux qu'aucune autre formule à établir des comparaisons d'eaux différentes (FRENKEL) ; elles permettent de reconnaître du premier coup la substance dominante de chacune, celle qui lui donne son caractère et sa physionomie la plus saillante, et d'en déduire mieux ses propriétés thérapeutiques (ELEVY).

Il n'en est peut-être pas de même des médecins praticiens ; ils ont déjà beaucoup de peine à retenir que telle eau est essentiellement minéralisée par du bicarbonate de soude, telle autre, par du sulfate de chaux ou du chlorure de sodium ; comment apprécieront-ils la dominante de la minéralisation, s'ils ne voient plus dans toutes les analyses que du sodium, du calcium, du magnésium, du chlore, des acides sulfurique, carbonique, etc., les chiffres seuls différant?

Au point de vue de la pratique médicale, l'analyse de reconstitution s'impose à côté de l'analyse élémentaire. Il suffit qu'il soit, une fois pour toutes, bien établi que ce n'est qu'une interprétation, ne représentant pas la réalité absolue, dans le sens chimique du mot. Toutefois, il convient de savoir que, si certaines eaux présentent quelques difficultés à ce point de vue, la plupart se prêtent assez facilement à la représentation d'une formule probablement exacte, si l'on observe avec soin les lois des affinités. Il importe de ne pas perdre de vue qu'il n'est nullement démontré que la *dissociation* des sels dans une solution *implique leur disparition*, et qu'au contraire, il est généralement admis qu'il se passe dans les solutions dissociées des phénomènes continuels de reconstitution qui en font des *solutions animées* avec production continuelle de sels *à l'état naissant*; la disparition des sels ne serait d'ailleurs admissible que si les eaux minérales étaient entièrement ionisées, ce qui n'est pas le cas, puisqu'en général la dissociation n'est que partielle. Pour toutes ces raisons, l'emploi systématique de la méthode de notation par éléments ne nous paraît pas rationnel dans un traité *destiné à des médecins.*

Aussi continuerons-nous à employer la notation en sels dans notre classification et nos descriptions, et nous efforcerons-nous, autant que possible, de nous placer sur le terrain le plus pratique. Dans ce but, nous indiquerons la teneur en éléments essentiels, non seulement en *sels anhydres, hypothétiques eux-mêmes*, mais souvent aussi en *sels hydratés normaux*, inscrits aux formulaires. La comparaison sera rendue plus facile, quelques exemples vont le faire comprendre.

L'eau d'Hunyadi-Janos est indiquée dans les formules comme renfermant par litre 43^{gr},40 de sulfates alcalino-terreux ; ce chiffre correspond à 95^{gr},42 par litre de sulfates hydratés officinaux, chiffre qui permet beaucoup mieux de comprendre le pouvoir purgatif de cette source. Dans une des sources fortes de Vals, *la Marquise*, le bicarbonate de soude est exprimé par le chiffre de 7^{gr},15 par litre, qui correspond à 8^{gr},02 de bicarbonate de soude hydraté pharmaceutique [1]. Dans la *Grande-Grille* de Vichy, le chiffre réel de ce même sel est de 5^{gr},46, au lieu de 4^{gr},88 qu'exprime l'analyse de Bouquet. Ces différences ont assurément leur importance ; elles acquièrent une signification plus grande si l'on considère la teneur de cette même source en arsenic ; le chiffre de 0^{gr},002 d'arséniate de soude anhydre correspond à 0^{gr},0043 d'arséniate de soude hydraté pharmaceutique.

Dans la source *Choussy-Perrière* de la Bourboule, cette évaluation de l'arséniate de soude devient 0^{gr},016 en arséniate disodique et 0^{gr},028 en arséniate officinal.

§ 2. — CLASSIFICATION

Quelle que soit la formule chimique des eaux minérales adoptée, que l'on préfère la notation élémentaire ou la notation par sels, on reconnaît, en examinant les tableaux de minéralisation que, suivant les sources, certains éléments sont en proportion plus forte que les autres.

Dans les analyses élémentaires, on voit qu'un ou plusieurs éléments électro-positifs sont représentés par un chiffre élevé, correspondant généralement à un ou plusieurs éléments électro-négatifs en proportion notable. Ce sera parfois le soufre, d'une part, et, de l'autre, le sodium, le calcium, le magnésium ; ou bien, d'un côté l'acide carbonique, de l'autre le sodium ou le calcium, ou les deux ensemble ; d'autres fois, ce sera le chlore et le sodium, etc. On conclura que les eaux qui contiennent ces éléments sont des eaux sulfureuses ou sulfatées, des carbonatées sodiques ou calciques, des chlorurées sodiques. Si à un seul élément basique correspondent deux éléments acides, si, par exemple, en face du sodium on voit

---

1. Il est tout aussi rationnel d'exprimer les chiffres des *bicarbonates* en sels hydratés plutôt qu'en sels anhydres, puisqu'il paraît prouvé par les recherches de L. Graux que le point cryoscopique des eaux alcalines n'est pas proportionnel à sa minéralisation exprimée en bicarbonates, et qu'au contraire il y a une proportionnalité directe entre le point cryoscopique et la composition de l'eau exprimée en sels anhydres et en monocarbonates.

un chiffre élevé de chlore et d'acide carbonique, on aura
affaire à des eaux sodiques à la fois carbonatées et chlorurées. Il est donc légitime de ranger les eaux minérales d'après
leurs caractères chimiques, et de réunir celles qui paraissent
de nature similaire, sinon identique : il est logique d'établir
une *classification*.

On voit toutefois que la multiplicité des combinaisons des
éléments entre eux rend tout rangement méthodique extrêmement difficile. Aussi de nombreuses classifications ont-elles
été proposées ; aucune n'est parfaite, aucune ne peut l'être,
car elles s'appuient forcément sur des caractères convention-
nels. La meilleure sera la plus simple, la plus facile à retenir.

Déjà les anciens distinguaient des eaux sulfureuses, alumineuses, nitreuses, bitumineuses, salines, acides. En 1758, LEROY
signale des eaux salines, martiales, sulfureuses ; BERGMANN,
FOURCROY, BOUILLON-LAGRANGE, CHEVALLIER systématisent de
plus en plus les divisions ; PÉTREQUIN établit des eaux alcalines, salines, sulfureuses, ferrugineuses, iodo-bromurées et
subdivise les alcalines en sodo-potassiques, calciques, magnésiennes, mixtes ; cette division est adoptée par PATISSIER.

Les rédacteurs de l'*Annuaire des Eaux de France* (1851-1854)
adoptent une classification basée sur la nature de l'élément
chimique prépondérant, la classe étant déterminée par l'acide
et le genre par la base. Ils reconnaissent les catégories suivantes :

    1° Eaux carbonatées :
        a) à base de soude ;
        b) à base terreuse :
            α) non ferrugineuses ;
            β) ferrugineuses.
    2° Eaux sulfurées et sulfatées :
        a) à base de soude :
            α) sulfurées ou sulfureuses proprement dites ;
            β) sulfatées sulfureuses dégénérées (ANGLADA) ;
        b) à base de chaux :
            α) sulfatées simples ;
            β) sulfatées et sulfurées ;

c) à base de magnésie, sulfatées ;

d) à base de fer, sulfatées.

3º Eaux chlorurées :

.*a*) à base de soude :

α) simples ;

β) iodo-bromurées.

HERPIN, en 1855, essaya une classification médico-chimique.

CONSTANTIN JAMES, dans son ouvrage remarquable pour son époque, admet six classes :

1º *Sulfureuses :* *a*) sodiques ; *b*) calciques ; *c*) dégénérées ;

2º *Ferrugineuses :* *a*) carbonatées ; *b*) crénatées; *c*) sulfatées ;

3º *Alcalines ;*

4º *Gazeuses* (celles qui contiennent trop peu de sels pour qu'ils aient une action supérieure à celle des gaz) ;

5º *Salines :* *a*) sulfatées ; *b*) chlorurées ;

6º *Bromo-iodurées.*

C'est à peu près la division de PÉTREQUIN et de PATISSIER.

La plupart des classifications allemandes sont basées sur les mêmes principes et reconnaissent des eaux acratothermales, alcalines, muriatiques, salines, gazeuses.

Ce sont ces dénominations qu'admet MŒLLER (de Bruxelles) dans son *Traité pratique des eaux minérales* [1]. Ses divisions sont : les eaux indifférentes ; les alcalines, qu'il subdivise en gazeuses, salines et laxatives ; les amères ou purgatives ; les salées ; les sulfureuses ; les terreuses ou calciques ; les ferrugineuses ; les arsenicales.

En France, la classification généralement adoptée est celle de MAX DURAND-FARDEL ; celles qui ont été proposées ensuite n'en sont que des variantes.

Le savant hydrologue a rayé les mots acidules, alcalines, salines, disant que toutes les eaux minérales sont plus ou moins alcalines et qu'elles sont toutes salines, puisqu'elles contiennent des sels ; il n'admet pas les acidules, car l'acide carbonique, que beaucoup renferment en excès, ne suffit pas,

1. G. Masson, Paris, 1892.

à son avis, pour les spécifier suffisamment : il n'admet pas non plus les eaux arsenicales, ni les bromo-iodurées, car ces produits ne se rencontrent pas seuls et accompagnent toujours des composés très importants.

CLASSIFICATION DE DURAND-FARDEL.

A) FAMILLE DES SULFURÉES (une classe).
- 1re division : sulfurées sodiques.
- 2e division : sulfurées calciques ou sulfhydriquées.

B) FAMILLE DES CHLORURÉES (quatre classes).
- 1re classe : chlorurées sodiques.
- 2e classe : chlorurées sulfurées.
- 3e classe : chlorurées bicarbonatées.
- 4e classe : chlorurées sulfatées.

C) FAMILLE DES BICARBONATÉES (quatre classes).
- 1re classe. Bicarbonatées simples.
  - 1re division : sodiques.
  - 2e division : calciques.
  - 3e division : mixtes.
- 2e classe : bicarbonatées chlorurées.
- 3e classe : bicarbonatées sulfatées.
- 4e classe : bicarbonatées sulfatées chlorurées.

D) FAMILLE DES SULFATÉES (une classe).
- 1re division : sulfatées sodiques.
- 2e division : sulfatées calciques.
- 3e division : sulfatées mixtes.
- 4e division : sulfatées magnésiennes.

E) FAMILLE DES INDÉTERMINÉES (deux classes).
- 1re classe : eaux thermales simples.
- 2e classe : eaux faiblement minéralisées.

F) CLASSE SUPPLÉMENTAIRE.
- Eaux ferrugineuses.

La classification de MM. JACQUOT et WILLM, dans leur ouvrage important : *Les Eaux minérales de la France* [1], n'est que la répétition de cette classification avec quelques divisions supplémentaires ; celle de M. MOUREU, dans le récent *Traité de Crénothérapie* [2], en est très voisine également.

1. Baudry, Paris, 1894.
2. LANDOUZY, A. GAUTIER, MOUREU, DE LAUNAY, HEITZ, LAMARQUE, LALESQUE, P. CARNOT. *Crénothérapie, Climatothérapie, Thalassothérapie.* J.-B. Baillière et fils. Paris, 1910.

Ces classifications ont, à notre avis, le tort d'assigner à l'un des principes des eaux complexes une prédominance nullement prouvée, et d'être, par leur caractère trop méthodique, difficiles à retenir pour ceux qui ne font pas, de l'hydrologie, une étude approfondie. Les expressions de familles et de classes les font paraître trop *naturelles*, alors qu'elles ne le sont que très relativement, ne pouvant pas d'ailleurs l'être davantage.

Nous leur préférerons, avec quelques réserves, pour les deux dernières divisions, la méthode adoptée par P. CARNOT dans ses conférences.

M. CARNOT admet : 1° des *Eaux pures* : sulfurées (sodiques et calciques) ; alcalines (acidules, bicarbonatées sodiques, bicarbonatées calciques, bicarbonatées mixtes) ; calciques (bicarbonatées et sulfatées) ; sulfatées sodiques et magnésiennes ; chlorurées ; 2° des *Eaux mixtes* : chlorurées sulfurées, chlorurées bicarbonatées, chlorurées sulfatées, chlorurées bicarbonatées sulfatées ; 3° des *Eaux spéciales* : ferrugineuses, cuivreuses, lithinées, arsenicales, iodo-bromurées ; 4° des *Eaux indéterminées*.

Cete division est facile à retenir, mais elle a le défaut de faire figurer les mêmes eaux dans plusieurs catégories.

Nous espérons, dans la classification ci-dessous *exclusivement mnémotechnique* et destinée, non à des chimistes rompus à la lecture des formules mais à des médecins, avoir réduit les imperfections à leur minimum, et avoir permis de retenir facilement ou que les eaux sont peu minéralisées, ou que leur minéralisation est due essentiellement à un, deux ou plusieurs éléments ; les expressions d'*oligo, mono, di, polychrématiques* (χρῆμα, chose, substance), n'ont pas d'autre signification que celle de fixer la mémoire. Nous croyons que notre rangement se prête mieux que tout autre à l'incorporation dans l'un des divers groupes de toutes les eaux minérales ; il serait d'ailleurs facile, le cas échéant, d'ajouter de nouveaux groupes à chacune de nos catégories, et en particulier dans la troisième, si une eau, par la complexité de sa minéralisation s'éloignait des associations déjà indiquées.

CLASSIFICATION CHIMIQUE DES EAUX MINÉRALES

GROUPES	DÉNOMI-NATION	DIVISIONS	ÉLÉMENTS DOMINANTS	
			Anions.	Cathions.
1re CATÉGORIE. — Eaux faiblement minéralisées ou oligochrématiques.				
1er groupe.	Thermales. — Généralement très radioactives.			
2e groupe.	Froides. — Eaux faiblement minéralisées proprement dites.			
2e CATÉGORIE. — Eaux simples ou monochrématiques.				
1er groupe.	Sulfureuses.	Sulfurées sodiques.	S	Na
		Sulfurées calciques.	S	Ca
2e groupe.	Salées.	Chlorurées sodiques.	Cl	Na
3e groupe.	Alcalines.	Acidules ou carbo-gazeuses.	CO^2	
		Bicarbonatées sodiques.	CO^2	Na
		Bicarbonatées calciques	CO^2	Ca
4e groupe.	Amères ou purgatives.	Sulfatées sodiques.	SO^4H	Na
		Sulfatées magnésiennes.	SO^4H	Mg
5e groupe.	Calciques ou terreuses.	Sulfatées calciques.	SO^4H	Ca
6e groupe.	Ferrugineuses.	Carbonatées.	CO^2	Fe
		Sulfatées.	SO^4H	Fe
		Crénatées.	Crénate.	Fe
3e CATÉGORIE — Eaux mixtes ou dichrématiques.				
1er groupe.	Chlorurées, carbo-gazeuses.		$Cl + CO^2$	Na
2e groupe.	Chlorurées, sulfurées.		$Cl + S$	Na + Ca
3e groupe.	Chlorurées, sulfatées.		$Cl + SO^4H$	Na + Ca
4e groupe.	Chlorurées, bicarbonatées.		$Cl + CO^2$	Na + Ca + Mg
5e groupe.	Bicarbonatées, sulfurées.		$CO^2 + S$	Na + Ca
6e groupe.	Sulfurées, arsenicales.		S	As + Na + Ca
7e groupe.	Ferrugineuses, arsenicales.		SO^4	Fe + As
8e groupe.	Ferrugineuses, cuivreuses.		CO^2	Fe + Cu
4e CATÉGORIE. — Eaux complexes ou polychrématiques.				
1er groupe.	Bicarbonatées, sulfatées, chlorurées.		$CO^2 + SO^4H + Cl$	Na + Ca
2e groupe.	Bicarbonatées, chlorur. arsenicales.		$CO^2 + Cl$	Na + As

Sous le nom d'*oligochrématiques*, nous désignons les eaux appelées successivement *indifférentes*, *inermes*, *indéterminées*, *alpestres*, *acratothermen* ou *acratopegen* par les Allemands, suivant qu'elles sont chaudes ou froides; ROTUREAU les nommait *amétallites*, désignation à laquelle DE LA HARPE et FLEURY ont substitué dans leurs livres celle beaucoup plus logique d'*oligométalliques*.

C'est même cette terminologie que nous avions pensé prendre pour base de notre classification et nous avions tout d'abord établi des *eaux oligo, mono, bi, polymétalliques*, comme on pourra le voir dans la classification des eaux minérales de la 4ᵉ édition du *Précis de thérapeutique* [1]; mais, en songeant que le ou les éléments dominants ne sont pas toujours des métaux, nous avons estimé que ces expressions prêtaient à l'équivoque, d'où la recherche d'un terme plus exact par ce fait qu'il était applicable à tous les éléments indistinctement.

Les eaux oligochrématiques sont les unes chaudes, les autres froides ; les premières sont les *thermales simples* qui possèdent ce caractère commun d'être en général très radioactives ; citons comme type de ces eaux : Plombières, Luxeuil, Néris, Dax, Alet, Bagnoles-de-l'Orne, en France ; Ragatz-Pfæfers, Panticosa, Bormio, Gastein, Buxton, à l'étranger. Les eaux froides faiblement minéralisées sont représentées par le groupe d'Évian.

A la catégorie des *eaux simples ou monochrématiques* appartiennent :

1º Les *eaux sulfureuses*, tantôt *sulfurées sodiques* : Luchon, Cauterets, Eaux-Bonnes, Ax, Amélie, Barèges, Challes ; tantôt *sulfurées calciques* : Enghien, Allevard, Aix-les-Bains, en France; Schinznach, Lavey, à l'étranger ;

2º Les *eaux salées ou chlorurées sodiques* : les unes très chargées de sel, presque saturées comme Salies-de-Béarn en France, Bex à l'étranger; les autres fortes, quoique moins concentrées: Salins-du-Jura en France, Ischl à l'étranger ; d'autres enfin faibles, comme Bourbon-Lancy, Bourbonne ;

1. X. ARNOZAN et CH. MONGOUR. *Précis de thérapeutique*, t. I, p. 283 et suiv. 4ᵉ édition. O. Doin, Paris, 1912.

3º Les *eaux alcalines*, tantôt riches surtout en acide carbonique et dites *carbo-gazeuses* : Saint-Pardoux ; tantôt essentiellement *bicarbonatées sodiques* : Vichy, Vals, Le Boulou ; tantôt *bicarbonatées calciques* : Pougues, Saint-Galmier ; tantôt *mixtes* : La Malou, le Mont-Dore, Bussang ;

4º Les *eaux amères ou purgatives* : *sulfatées sodiques* : Rubinat, Carabana ; *sulfatées magnésiennes* : Apenta, Sedlitz ; *mixtes* : Hunyadi-Janos, Pullna ;

5º Les *eaux calciques ou terreuses* : Vittel, Contrexéville, Martigny, Capvern, Bagnères-de-Bigorre, Ussat, Aulus, Saint-Amand, en France ; Louèche, Bath, San Pellegrino à l'étranger ;

6º Les eaux *ferrugineuses*, tantôt *bicarbonatées*, comme Orezza, Spa ; tantôt *sulfatées*, comme Rennes-les-Bains ; tantôt *crénatées* comme Forges.

Les *eaux mixtes ou dichromatiques* comprennent les eaux renfermant deux des éléments caractéristiques des groupes précédents en quantité sensiblement égale, de telle sorte que leur action est due à ces deux éléments, sans qu'il soit possible de reconnaître si l'un d'eux est prédominant. On trouve dans cette catégorie :

1º Les *eaux chlorurées carbo-gazeuses*, eaux salées renfermant une grande quantité d'acide carbonique qui leur communique des propriétés particulières. Ces eaux existent surtout en Allemagne à Wiesbaden, Nauheim, Kissingen, Hombourg, et en France à Salins-Moutiers et Bourbon-l'Archambault ;

2º Les *eaux chlorurées sulfurées* : Uriage, en France ; Aix-la-Chapelle, Harrogate, Herculesbad, Porretta, à l'étranger ;

3º Les *eaux chlorurées sulfatées* : Saint-Gervais, Brides, en France ; Baden, Friedrischall, Cestona, Leamington, à l'étranger ;

4º Les *eaux chlorurées bicarbonatées*, dans lesquelles le chlorure est tantôt sodique : Royat, Saint-Nectaire, en France ; Ems, Slanic, Essentouki, Ischia, à l'étranger ; tantôt magnésien : Châtel-Guyon ;

5º Les *eaux bicarbonatées sulfurées* que caractérise la présence simultanée de CO^2 et de H^2S, représentées surtout en Italie : Acque Albule, Telese ;

6° Les *eaux sulfurées arsenicales*, dont Saint-Honoré est le type ;

7° Les *eaux ferrugineuses arsenicales* sont surtout caractérisées par les stations tyroliennes de Lovico et de Roncegno ;

8° Les *eaux ferrugineuses cuivreuses* ont comme type Saint-Christau.

Parmi les *eaux complexes ou polychrématiques* sont les groupes suivants :

1° Les *eaux bicarbonatées, sulfatées, chlorurées*, représentées chez nous par des sources peu importantes, et au contraire à l'étranger par les stations célèbres de Carlsbad, Marienbad, Franzensbad ;

2° Les *eaux bicarbonatées chlorurées arsenicales* : La Bourboule.

DEUXIÈME PARTIE

LES CURES THERMALES
(CRÉNOTHÉRAPIE)

CHAPITRE PREMIER

LES CURES THERMALES DANS LE PASSÉ

L'usage empirique des eaux minérales paraît avoir, chez tous les peuples, et de tous temps, formé le début et la base de la thérapeutique. Les sources thermales sont recherchées par les tribus les moins civilisées ; celles de la Nouvelle-Zélande, par exemple, ont une grande réputation parmi les indigènes. Les Japonais ont toujours eu le culte des sources naturelles qu'ils prennent en bains très chauds de 45° à 50°. Les Peaux-Rouges d'Amérique font depuis longtemps grand usage des bains de vapeurs ; ils ont, à côté de leurs habitations, des huttes où ils peuvent prendre ces bains seuls ou en famille; fréquemment ils font suivre la sudation d'un bain froid.

1° Antiquité. — L'homme préhistorique semble avoir connu les eaux minérales, aussi bien les eaux gazeuses que les eaux chaudes. Pour ne prendre d'exemple que dans notre pays, à Montesquieu-des-Albères, dans les Pyrénées-Orientales, en opérant le captage d'une source gazeuse, M. GARRIGOU a mis à jour un de ces gisements classiques des repas de l'époque de la pierre polie. A Ax, sous trois mètres de dépôts glaciaires et d'alluvions, il a découvert un captage de source sulfurée chaude, monté sur pilotis et remontant probablement aux premiers temps du bronze et du fer.

Les Égyptiens utilisèrent les eaux minérales ; il est question de leurs vertus dans le Livre de Job. Mais elles furent particulièrement en honneur chez les Grecs : PAUSANIAS nous apprend que près de chacune d'elles il y avait des temples d'Esculape, des bains, des gymnases ; les prêtres y recevaient les malades, les encourageant par le récit de cures merveilleuses et les couchant sur des peaux de boucs où ils attendaient les songes révélateurs. Mélos, Lesbos, Lipara, Callirhoe, Magnésie, et surtout Œdespus en Eubée, furent les bains les plus en honneur chez les Grecs, qui avaient encore Lebedos, Scotussa, Amphiaraus, Methana, Épidaure.

Bien avant l'occupation romaine, les Gaulois utilisaient les sources thermales, comme le montre la piscine en bois pétrifié et la canalisation en tronc de sapins perforés, également pétrifiés, trouvées au Mont-Dore par MICHEL BERTRAND en 1810, lors de la reconstruction de l'établissement ; il n'est pas douteux qu'ils n'aient eu aussi des installations balnéaires à Aix en Savoie, à Luxeuil et à Plombières dans les Vosges. De savantes recherches permettent également de penser que l'usage des eaux de Bourbonne doit remonter au temps où les Celtes ont peuplé la Gaule. Divers autels votifs, découverts en 1736 à Luchon, ont sûrement une origine celte et ibère. La populeuse *Arbandata*, Saint-Honoré aujourd'hui, était célèbre par ses eaux minérales ; s'il faut en croire la tradition, leur renom était si grand que César y envoya ses soldats atteints de la lèpre. Plus tard, il fit construire sur l'emplacement des sources des thermes magnifiques, et la vieille cité gauloise devint la ville d'*Aquæ Nisinéi*, qui acquit un développement considérable sous Tibère.

2° Période Romaine. — Il n'est guère dans les pays soumis à la domination romaine, de source minérale autour de laquelle n'aient été édifiés des établissements de bains somptueux. Les nombreux vestiges de constructions importantes montrent quelle importance était, à cette époque, attachée aux eaux minérales et quel usage constant en était fait.

Si les sources chaudes attirèrent tout d'abord l'attention, les propriétés inhérentes à chaque groupe minéral furent parfaitement observées. VITRUVE disait que toutes les fontaines chau-

des avaient une vertu médicinale et qu'après avoir été chauffées dans le sein de la terre et pour ainsi dire cuites dans les minéraux à travers lesquels elles passaient, elles acquéraient une
nouvelle force et un tout autre usage que l'eau commune. Il
divisait les sources en sulfureuses, alumineuses, salées, bitumineuses. PLINE adoptait la même classification, et il ajoutait
que la vapeur de certaines était un grand remède. On savait
à cette époque celles qui apaisaient les douleurs rhumatismales, celles qui guérissaient les yeux, celles encore qui dis-
solvaient la pierre ou qui déchargeaient les viscères en favorisant l'écoulement des humeurs
mauvaises.

On avait donc reconnu les
propriétés diurétiques, purgatives ou autres des eaux minérales. Aussi un grand courant
s'établit-il vers elles : on leur
attribua des effets d'autant
plus merveilleux qu'on pré-
tendait que des divinités salutaires, nymphes ou naïades,
présidaient à leur naissance. Ce
culte des eaux fut l'origine
empirique de la balnéologie et
de l'hydrothérapie moderne et
scientifique, comme la super-
stition fut la base de son exploitation.

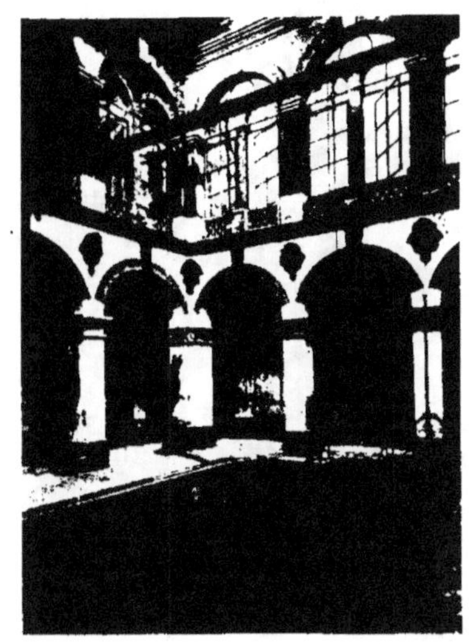

Fig. 17.

Amélie-les-Bains : piscine
romaine.

Parmi les sources les plus en
honneur chez les Romains, il
faut citer Ostie, Antium, Baies (*Aquæ Cumanæ*, Sinuessa,
Tibur (*Aquæ albulæ*), Viterbe (*Aqua Gazæ*), Aponus (*Aquæ
aponenses*), etc. Mais c'est en Gaule que furent édifiés les plus
beaux établissements. Dans les Pyrénées, Luchon (*Balnearia
Luxonienses*) était relié à Toulouse par une voie dont on a
retrouvé des vestiges. Des débris de thermes romains exis-
taient encore au siècle dernier aux Escaldas. Les eaux d'Amélie

étaient très appréciées ; il reste encore, des anciens thermes, un lavarium et une magnifique voûte comparable à celle des thermes de Julien, à Paris. A Aulus, à Encausse, ont été trouvées de nombreuses monnaies aux effigies des premiers Césars. Dax (*Aquæ Tarbellicæ*) possédait des thermes célèbres dans tout l'Empire ; la fille d'Auguste y vint chercher le secours des boues. L'enceinte de cette ville, aujourd'hui en partie démolie pour en permettre l'extension, constituait naguère un des plus curieux monuments datant de cette époque. Des fouilles pratiquées à Bagnères-de-Bigorre en 1827, montrèrent quelle étendue avaient les thermes romains de cette localité et mirent à jour des baignoires de marbre, des pièces de monnaies nombreuses et un *ex-voto* avec l'inscription suivante : *Nymphis pro salute sua Severus Seranus V. S. L. M.*

Des ruines non moins intéressantes ont été découvertes dans toute l'Auvergne, à Royat, à Saint-Nectaire, à Châtel-Guyon, de même qu'à Saint-Galmier, Bourbon-Lancy, Bagnols, Chaudes-Aigues, Vic-sur-Cère, Pougues. Celles des thermes d'Evaux, dans la Creuse, sont classées parmi les monuments historiques. Les bains du Mont-Dore devaient avoir une grande importance, puisqu'on y avait érigé un Panthéon où étaient adorés les dieux Hercule, Mercure, Sylvain ; d'après MICHEL BERTRAND, là étaient les *Calentes Baiæ* dont parle Sidoine Apollinaire, que d'autres placent à Chaudesaigues. A Saint-Nectaire, LABAT a trouvé le type des baignoires romaines de forme ronde, type qui l'avait frappé au bain de Manganella, près de Naples. A Santenay, c'est dans un puits romain que coulent les eaux de la Fontaine Salée.

On admet généralement que des thermes se sont élevés sur l'emplacement actuel de Vichy ; de nombreux débris de pote-

Fig. 18.

Etablissement du Mont-Dore : colonne romaine.

ries, de monnaies, des statuettes ont été trouvés dans le sous-sol, et entre autres celles particulièrement intéressantes que possède le Musée du Louvre et qui représente un buveur d'eau. Pour M. LABAT, l'origine des constructions dites romaines est douteuse; il semble à ce savant observateur qu'elles ne remontent qu'au moyen âge.

Néris devait être aussi une très opulente cité, à en juger par les débris de son cirque, les ruines de l'ancien monument thermal et les vestiges du vaste système d'aqueducs y amenant les eaux froides qui manquent à peu près aujourd'hui.

Dans le Sud-Est, il n'est pas une source qui ne rappelle également le souvenir de l'occupation romaine.

Le consul Sextius avait retiré le

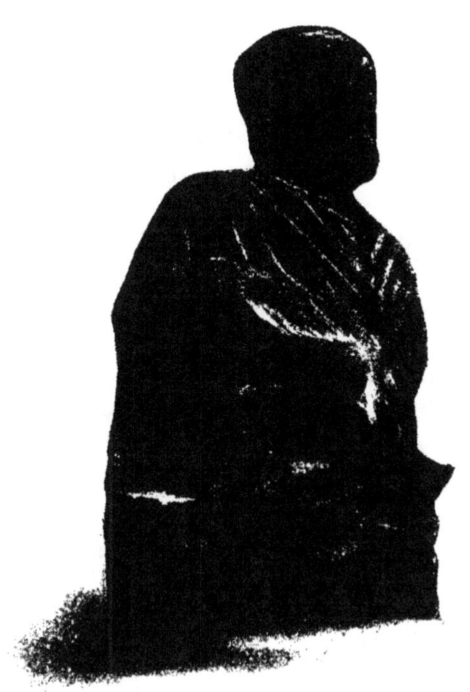

Fig. 19.

Le Mont-Dore : buste d'un Romain emphysémateux.

plus grand bien des eaux aujourd'hui trop délaissées d'Aix-en-Provence, et y avait fait construire des thermes considérables dont on admire encore les vastes piscines. Non moins importants étaient les thermes d'Aix-en-Savoie (*Aquæ Domitianæ*, puis *Aquæ Gratianæ*) où l'on a mis au jour de nombreux *ex-voto* et notamment un superbe phallus en bronze.

Les eaux sulfurées calciques des Fumades étaient également connues et fort utilisées, ainsi que le montrent des ruines d'anciens thermes, et une foule d'objets, parmi lesquels des monuments en forme de cippe d'une grande valeur archéologique. PLINE et PTOLÉMÉE font mention des eaux thermales de Digne. Citons encore Balaruc où furent découverts des débris de constructions, poteries, mosaïques, monnaies à l'effigie de Domitien, puis La Motte, Uriage, Bondonneau, Desaignes, Alet, et, plus au nord, les bains de Gréoux où l'on a trouvé une pierre votive dédiée aux nymphes de la source (*Nymphis Griselidis*), et ceux de Salins-du-Jura qui attiraient de nombreux malades de tous les points de l'Empire.

Tout aussi connues étaient les eaux des Vosges ; l'établissement dit des *Bains Romains*, à Plombières, est construit sur l'emplacement d'une piscine romaine qui avait, d'après JOACHIM CAMERARIUS, l'étendue d'un lac et où cinq cents baigneurs pouvaient tenir à l'aise ; le robinet romain coule encore. Les eaux de Bourbonne (*Indesina Borvo*) devaient être également en grand honneur, car nulle part on n'a trouvé autant de vases, de médailles et d'inscriptions votives. Plus de cinq mille monnaies ont été retirées d'un seul puisard ; la plus récente est une pièce d'Honorius datant à peu près de l'an 405, ce qui permet de fixer à cette date la destruction des thermes (fig. 20).

Des restes d'édifices ont été trouvés à Luxeuil et à Bains, de même qu'à Vittel (*Vitellii villa*), qui doit son origine et son nom au fameux Vitellius, gouverneur, en l'an 68, de la Gaule Belgique. Il est probable que le général romain, célèbre par sa gloutonnerie, y avait fait construire une villa où il venait chaque année faire une cure et soigner son estomac délabré.

Réputées également, les eaux de Bagnoles guérissent une foule de proconsuls, de chefs de légion, de centurions, et il est intéressant de constater l'emploi thérapeutique, à cette époque, des sources de ces deux stations. S'il est facile de comprendre que des eaux chaudes ou à saveur minérale accentuée aient attiré de bonne heure l'attention, il n'en est pas de même de celles-ci, froides et sans goût appréciable ; et pourtant leurs propriétés diurétiques, spoliatrices avaient été reconnues.

De l'autre côté du Rhin, les vestiges romains sont aussi nombreux et remarquables : à Baden (*Aurelia aquense*), à Wies-

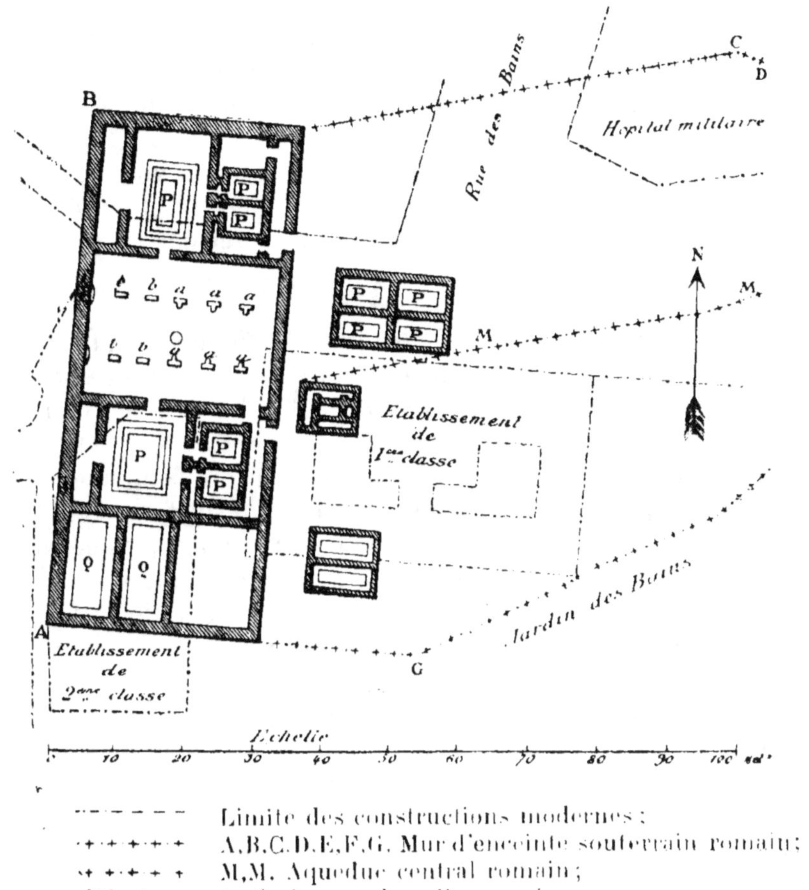

Limite des constructions modernes ;
A.B.C.D.E.F.G. Mur d'enceinte souterrain romain ;
M.M. Aqueduc central romain ;
a,a,a. Pilastres unis de la grande salle romaine ;
P,P. Piscines romaines ;
Q,Q. Étuves romaines.

Fig. 20.

Plan général des Thermes Romains de Bourbonne, reportés sur le plan des Établissements modernes.

baden (*Fontes Mattaciæ*); quelques restes à Ems, à Aix-la-Chapelle (*Aquæ Grani*), eaux consacrées à Apollon Granus; à Badenweiler est une piscine qui paraît être du temps d'Adrien.

En Angleterre, il existe à Bath (*Aquæ Solis*) un musée riche en restes romains. Il y avait là un temple de Minerve, preuve de l'importance de cette localité.

Les Romains utilisaient même des sources oubliées depuis ; ainsi la station de *Boxum*, signalée comme étant dans le Morvan, n'avait jamais pu être identifiée lorsque l'étude de la source radioactive de Grisy, faite par MM. BARDET et DE LAIRE, a provoqué la découverte de travaux anciens, d'ex-voto, de médailles, d'ornements d'argent appartenant aux IIe et IIIe siècles de notre ère, découverte qui a permis de penser que, là, se trouvait la station disparue.

3° Moyen âge. — Après la chute de l'Empire, et à la suite de l'invasion des barbares, peu de villes furent épargnées, et la plupart des splendides installations balnéaires, édifiées par la civilisation romaine, disparurent sans retour.

Les eaux minérales paraissent alors avoir été complètement délaissées pendant cinq ou six siècles. L'esprit médical du moyen âge était tourné d'un autre côté ; la magie, les songes, l'astrologie constituaient tout le bagage scientifique des guérisseurs de ce temps. Du reste, dit BORDEU, « les chrétiens s'occupèrent peu de la santé, de la propreté du corps..., ils ne pensaient qu'au salut de l'âme. »

Quelques rares stations conservèrent cependant une certaine vogue ; on y venait des provinces voisines, mais plutôt pour y chercher des jeux, des plaisirs, que pour y demander la santé. C'est ainsi qu'on trouve quelques indications sur Bagnères-de-Bigorre, Rennes, le Vernet, Luchon, qui avaient probablement des bains au Xe siècle. En 945, le comte de Bigorre, Raymond Ier imposait aux religieux du monastère de Saint-Savin l'obligation d'y entretenir des habitations suffisantes pour faciliter l'usage des bains de Cauterets.

Si l'on en croit la légende, ce furent les eaux minérales qui déterminèrent Charlemagne à fixer son séjour à Aix-la-Chapelle.

L'utilisation médicale des eaux de Salies-de-Béarn remonte vraisemblablement au XIe siècle : leur réputation date de 1052, époque à laquelle le duc de Gascogne, Sanche Guillaume, recouvra la santé en en faisant usage.

Spa surgit au XIe siècle et sa clientèle augmente si rapidement que les maisons de bains deviennent insuffisantes, et qu'on doit, tous les étés, dresser des tentes au bord des sources pour les moins malades.

C'est aux croisades (1096-1270) que l'on peut vraisemblable-

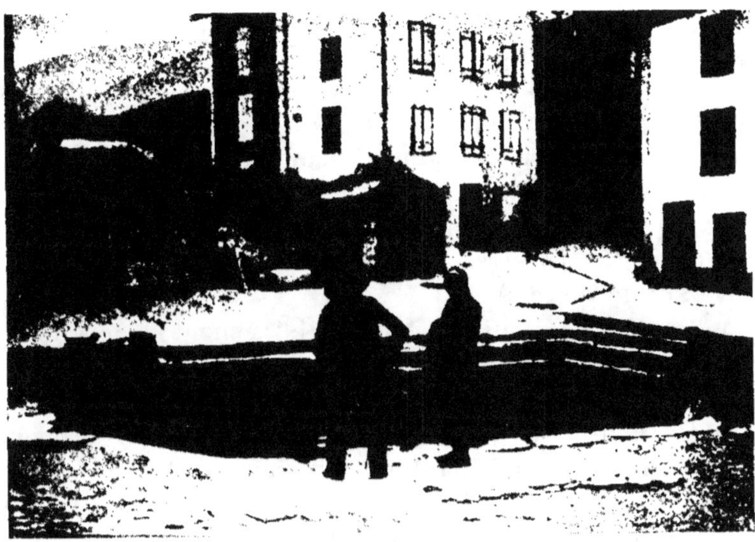

Fig. 21.

Le bassin des ladres à Ax, construit sous saint Louis. Au fond dans une guérite, la Fontaine des Canons servant aux usages domestiques.

ment reporter la renaissance des eaux minérales ; elle paraît due à la nécessité dans laquelle on se trouva de combattre les maladies importées d'Orient.

Quelques chartes féodales font, vers 1260, mention d'un hôpital de lépreux à Ax, près des sources sulfurées, et l'on montre encore aujourd'hui un vaste bassin que saint Louis aurait fait construire pour le traitement des soldats qui avaient contracté la lèpre en Palestine. Les bains de Neyrac, dans l'Ardèche, semblent avoir été très fréquentés à cette époque ; on y voit encore une piscine qui servait aux lépreux et les vestiges d'une chapelle dédiée à saint Léger, patron de la maladrerie.

Durant tout le moyen âge, les populations de la Limagne venaient, chaque année, le jour de Saint-Mart, aux sources placées sous le patronage de ce saint, qui sont les sources du Royat actuel. Au XIIe siècle, les Templiers mettent à la mode les eaux de Gréoux.

4° Depuis la Renaissance. — Il faut arriver à la Renaissance, pour voir, à la suite des nouvelles découvertes faites dans toutes les branches des connaissances humaines, les eaux minérales reconquérir vraiment leur vieille réputation ; les soldats blessés sont envoyés dans diverses stations et l'on trouve mention de thermes tout à fait primitifs à Barèges, à Cauterets, à Bigorre, à Luchon, à Ax, aux Eaux-Bonnes (*eaux d'arquebusades*).

Le Mont-Dore avait un petit établissement dépendant du domaine de Bertrand IV de la Tour-d'Auvergne.

Bourbonne, suivant un auteur de 1590, était très fréquenté : « Tous les gens riches et pauvres, vexés de toutes sortes de maladies, venaient se baigner tout nus, sans distinctions d'âge ni de sexe. » Les eaux d'Encausse étaient célèbres: Du Bartas les a chantées. Berthemin, médecin d'Henri III, recommandait vivement les eaux de Bussang. Rabelais signale avec avantage « les eaux chauldes de Balleruc » (Balaruc) et celles de Bourbon-l'Archambault dont Aubery vante l'emploi en 1604.

Les grands de la Cour, les souverains même, commencèrent à aller chercher la santé dans les villes d'eaux. Catherine de Médicis, envoyée à Bourbon-Lancy par son médecin Fernet, vit cesser la stérilité dont elle était affligée depuis dix ans ; c'est à l'action des eaux que paraît due la naissance de Charles IX. Pougues reçut également la visite de Catherine de Médicis, ainsi que celles d'Henri II et d'Henri III. A la fin de l'une des trois cures qu'il y fit, lui aussi, Henri IV écrivait au connétable « qu'il venait d'achever de prendre les eaux de Pougues et qu'il s'en trouvait merveilleusement bien ».

Cette ville était d'ailleurs particulièrement affectionnée des rois de France : Louis XIII y vint, de même que Louis XIV qui y conduisit Mlle de Fontanges.

Les Eaux-Chaudes eurent une grande célébrité sous les rois de Navarre ; elles reçurent la visite d'Henri IV qui vint y prendre les eaux en compagnie de sa maîtresse Fosseuse. Montaigne y fit un séjour, et, dans l'hiver qui suivit, n'eut pas de crises de gravelle.

Les sources Cardinale, Royale et Reinette de Forges reçurent leur nom à la suite d'un séjour que firent dans cette ville Richelieu, Louis XIII et Anne d'Autriche. C'est à leur influence qu'on attribua, avec un peu de bonne volonté du reste, puisqu'il ne vint au monde que quatre ans après, la naissance de Louis XIV, et c'est peut-être en signe de reconnaissance, que le grand roi mit les eaux minérales tout à fait à la mode ; la vie balnéaire devint, sous son règne, comme autrefois, un prétexte à une existence de dissipation, de luxure et d'intrigues.

Les eaux de Bourbon-l'Archambault eurent alors une très grande vogue ; c'est de là que Boileau, Racine, Mme de Sévigné datèrent souvent leur correspondance : on allait en ce temps-là à Bourbon, comme l'on va de nos jours à Vichy. Les célèbres lettres de la spirituelle marquise nous apprennent ce qu'était cette dernière ville à ce moment ; ses eaux avaient même la propriété de purger, qu'elles ont singulièrement perdue depuis. « Je me suis bien trouvée de mes eaux, écrivait-elle à sa fille le surlendemain de son arrivée, j'en ai bu *douze verres* ; elles m'ont un peu purgée ; c'est tout ce que je désire. »

Richelieu, Henriette d'Angleterre, Fouquet, Mme de Montespan, Jacques II fréquentèrent Bourbon-Lancy.

La renommée de Barèges date de la même époque ; en 1675, Mme de Maintenon y conduisit le duc du Maine ; le jeune prince était lymphatique et avait un commencement de pied bot ; les eaux fortifièrent beaucoup sa constitution, sans guérir, bien entendu, sa difformité. La grande Mademoiselle, fille de Gaston d'Orléans, allait régulièrement chaque année aux eaux de Forges. Pendant tout le XVIIIe siècle, les grands de la cour affluèrent dans les stations thermales, où ils suivaient des traitements basés sur l'empirisme le plus incohérent.

Durant le premier Empire, la plupart sont encombrées de blessés. Entre deux batailles, fantassins et cavaliers de la Grande Armée venaient y chercher une nouvelle vigueur.

Cette vogue continue pendant la Restauration ; certaines stations comme Aix-les-Bains sont le rendez-vous de toutes les célébrités littéraires : Chateaubriant, Mme de Stael, Lamartine.

Les Anglais commencent à cette époque à fréquenter assidument les stations françaises ; les premiers, ils savent ajouter au traitement interne les pratiques balnéaires et hydrothérapiques, qui prennent peu à peu une grande importance.

5° Littérature hydrologique. — Ce serait sortir de notre cadre que d'entreprendre une bibliographie des eaux minérales. Nous ne pouvons cependant passer sous silence, que les premiers ouvrages qui en parlent, datent de la découverte de l'imprimerie. SAVONAROLE écrit en 1493 : *De balneis omnibus Italiæ sicque totius orbis proprietatibusque eorum ;* CÉSALPIN, BERNARD PALISSY, LAURENT JOUBERT publient des mémoires importants ; LABAVIUS, en 1606, consacre aux eaux minérales un véritable traité, et DE ROCHAS, en 1634, dédie au cardinal de Richelieu un volume sur leurs propriétés.

Jusque-là, les connaissances scientifiques se réduisent, pour l'hydrologie comme pour les autres points de la médecine, à fort peu de chose ; vers 1670, les analyses faites par DU CLOS et BOURDELIN en France, par ROBERT BOYLE en Angleterre, ouvrent une voie nouvelle, dans laquelle s'engagent CHOMEL, FRÉDÉRIC HOFFMANN, et qui aboutit au classement progressif des indications thérapeutiques.

Le premier pas décisif dans cette voie avait été fait par THÉOPHILE BORDEU en son magnifique *Traité des maladies chroniques,* paru en 1740. Les publications se multiplient ensuite ; elles sont signées des noms des chimistes les plus renommés : LE ROY, GEOFFROY, LEMERY, MACQUER, LAVOISIER ; OSSIAN HENRY, FIGUIER, KIRKOFF, FRÉSÉNIUS, BUNSEN ;

des cliniciens les plus célèbres : RAULIN, CARRÈRE, PATISSIER, ALIBERT, PIDOUX, GUBLER, ROTUREAU ; des hydrologues les plus estimés : LE MONNIER, BUCHOZ, ANGLADA, FONTAN ; des géologues de grande valeur : DAUBRÉE, ÉLIE DE BEAUMONT.

Vers le milieu du siècle dernier paraissent les ouvrages considérables de FILHOL, de PÉTREQUIN et SOCQUET, de LEFORT, ceux de BOUTRON-CHALARD, d'HERPIN (de Metz), de CONSTANTIN JAMES, le livre demeuré classique de MAX DURAND-FARDEL, le dictionnaire des Eaux minérales par DURAND-FARDEL, LEBRET, LEFORT et JULES FRANÇOIS, formant par leur ensemble un solide piédestal sur lequel va pouvoir ensuite être édifiée l'hydrologie moderne.

CHAPITRE II

DÉFINITION ET FACTEURS DES CURES THERMALES

On appelle *cure thermale* l'application, pendant un temps variable, à une diathèse, à ses manifestations locales, ou à une maladie chronique, des ressources spéciales d'une station, dans les conditions où elles peuvent rendre le plus de services aux malades (J. JANICOT). Il serait plus exact de se servir de l'expression *cure hydrominérale*, car la première s'applique difficilement aux eaux froides ; nous la conserverons néanmoins, puisqu'elle est consacrée par l'usage.

Une cure thermale est réalisée par la mise en œuvre des moyens d'action que possède une station et qui constituent les ressources spéciales de cette station. Ces ressources sont : en premier lieu l'*eau minérale* qui caractérise cette station, qui lui donne son individualité, et qui est l'instrument essentiel du traitement, la *médication thermale* proprement dite ; en second lieu, tous les moyens pouvant renforcer l'action de l'eau, à la condition que ces moyens, formant la *médication accessoire* différente suivant les stations, restent ce qu'ils doivent être, c'est-à-dire un complément, un *adjuvant*, et pas autre chose.

La médication thermale proprement dite se compose de la *cure interne* et des *pratiques hydriatiques* qui peuvent avoir pour siège les cavités naturelles de l'organisme ou le tégument externe.

ARTICLE PREMIER
CURE INTERNE

Les eaux minérales s'administrent à l'intérieur par trois procédés : la *boisson*, les *lavements*, les *injections hypoder-*

miques. Le premier est de beaucoup le plus employé : le second est tout à fait exceptionnel, il n'y a rien à en dire : le dernier reste encore dans le domaine expérimental.

§ 1. — BOISSON

Dans certaines stations, la boisson constitue le facteur le plus important de la cure ; dans d'autres, au contraire, on ne suit guère qu'un traitement externe : mais, dans la plupart, les divers éléments de la cure sont utilisés en proportions respectivement variables. Souvent, dans une même station, certaines sources sont exclusivement réservées à la boisson : d'autres, aux applications extérieures ; généralement, les sources très chaudes ne sont pas employées à l'intérieur, car le refroidissement qu'il faut leur imposer peut les altérer.

1° Technique. — Les doses sont extrêmement variables suivant la nature de l'eau, la maladie pour laquelle on la boit, le tempérament des malades.

Dans certaines stations, Eaux-Bonnes, Cauterets, Vichy, par exemple, les doses prescrites doivent toujours être faibles, l'abus pouvant entraîner des accidents, hémoptysies, congestions pulmonaires ou hépatiques, troubles cérébraux tels que vertige ou ébriété ; dans d'autres, particulièrement les eaux calciques ou faiblement minéralisées, dont la digestion est facile, la tolérance est beaucoup plus grande. Dans certaines de ces stations, l'emploi de l'eau est exclusivement empirique ; les quantités absorbées sont énormes, parfois invraisemblables ; elles atteignent 10, 15, 20 verres et plus ; tous les buveurs suivent à peu près la même méthode, habitude déplorable, qui expose à des accidents douloureux tels que rétention d'urine, poussées hémorroïdaires violentes, crises aiguës d'entérite, ou à des complications très graves si les reins ou le cœur ne peuvent supporter l'excès de pression auxquels ils sont soumis.

C'est généralement le matin que se fait la cure de boisson ; on absorbe, en plusieurs fois, une certaine quantité, à des intervalles variés ; le nombre de prises d'eau varie généralement entre deux ou trois et cinq ou six ; la quantité bue chaque fois varie entre un quart de verre, ou quelquefois moins, et un verre. Il serait désirable que toutes les stations adoptent un verre uniforme, divisé d'après le système décimal, par exemple d'une contenance de 240 grammes représentant 60 grammes pour le quart et 80 grammes pour le tiers. Rien n'est plus préjudiciable aux malades que l'emploi de verres de contenance variable se prêtant mal à un dosage rationnel. On doit bien se garder de prendre les quantités prescrites, à intervalles trop rapprochés ; un quart d'heure ou mieux une demi-heure entre chaque prise est nécessaire ; il ne faut pas manger aussitôt après la dernière dose, mais pour cela attendre assez longtemps, une heure environ. On ne boit ordinairement pas après les repas, sauf dans les stations où l'on soigne les affections de l'estomac, à Vichy par exemple, et dans des cas déterminés.

Avant le repas du soir, on fait une nouvelle cure de boisson, généralement moins importante que celle du matin.

Il est des personnes dont l'estomac supporte mal l'ingestion d'eau à jeun ; on peut, dans ces cas, autoriser l'usage préliminaire d'un aliment très léger tel qu'un biscuit ou un petit pain.

On commence d'habitude le traitement par des doses faibles qu'on augmente progressivement jusqu'à un chiffre déterminé, et qu'on diminue ensuite légèrement vers la fin de la cure.

Les doses élevées d'autrefois sont abandonnées à peu près partout ; on s'arrête aux doses modérées, et souvent même aux petites doses.

Dans certaines stations, on coupe l'eau minérale avec des sirops, des infusions, ou encore avec du lait ; parfois on y ajoute des médicaments, par exemple un sel laxatif lorsqu'il y a lieu de combattre la constipation.

Ces pratiques ne doivent être qu'exceptionnelles et subordonnées à des indications spéciales : il est préférable de boire l'eau telle qu'elle sort de la source et dès qu'elle est dans le verre. Dans les stations, où toutes les sources sont trop chaudes pour être bues telles qu'elles sortent du griffon, on peut faire un coupage avec des eaux minérales refroidies, comme à Plombières, ou les laisser refroidir comme à Carlsbad.

Il est bon de marcher lentement entre chaque verrée ; cette prescription est même érigée en principe dans certaines stations allemandes ; à Kissingen par exemple, les buveurs doivent faire entre chaque verre d'eau une promenade déterminée, dans une allée indiquée ; de la sorte, ils boivent leur eau lentement, dans un laps de temps calculé, à intervalles suffisamment espacés, et le but cherché est obtenu presque à leur insu.

2º Effets physiologiques. — Les effets de l'eau prise en boisson sont variables suivant la minéralisation et devront être indiqués à propos de chaque groupe. Il est toutefois des effets communs, relevant de l'ingestion aqueuse, qu'il est nécesaire de connaître. Ce sont ceux que produisent exclusivement les eaux peu minéralisées.

L'eau ingérée à jeun disparaît rapidement de l'estomac ; une partie est absorbée, l'autre évacuée dans l'intestin. Ces deux phénomènes se produisent avec plus ou moins de rapidité, suivant les sources, en raison des lois de l'osmose, et suivant les malades. Certains peuvent ingérer de grandes quantités sans que leur estomac se distende ; d'autres ne peuvent que péniblement digérer des doses minimes : ce sont généralement des dilatés.

On a observé que l'eau tiède, ou même un peu chaude, est mieux tolérée que l'eau froide.

Dans l'intestin, l'eau continue à être absorbée; si la quantité ingérée est élevée, il peut se produire un effet laxatif. Le sang, peut-être temporairement dilué (Böcker), se débarrasse très rapidement de son excès d'eau par la voie rénale.

Mais la diffusion de l'eau dans tout l'organisme a auparavant atteint tous les éléments anatomiques agissant sur les sécrétions (cutanée, parotidienne, pancréatique, biliaire), sur la pression sanguine qu'elle diminuerait (Winternitz), qu'elle augmenterait (Kisch), sur les échanges nutritifs. D'après certains expérimentateurs (Debove, Flamant), il n'y aurait pas d'augmentation de l'excrétion de l'urée ; pour le plus grand nombre (Genth, Mosler, Becquerel, Chossat, Lehmann, Falk), il se produit, en même temps que la diurèse, une augmentation de l'urée, du chlorure de sodium, des acides phosphorique et sulfurique. Chiaïs, Bordet, P. Rodet ont également signalé, à Évian et à Vittel, une augmentation dans les excrétions azotées.

Abstraction faite des divergences d'interprétation, l'effet général de la cure de boisson est une excitation des cellules organiques, provoquant l'exagération des échanges nutritifs et le renouvellement de la matière intra-organique.

§ 2. — INJECTIONS HYPODERMIQUES

L'extraordinaire faveur de la méthode de Quinton devait nécessairement donner l'idée d'expérimenter de la même façon les eaux minérales en général. C'est ce à quoi se sont attachés presque simultanément, dans ces dernières années, MM. Billard, Casciani, Clermont, Ferreyrolles, Fleig, Gastou, Trémolières.

L'eau de mer, on le sait, à été employée en injections isotoniques dans les maladies les plus diverses, dans les affections de l'appareil digestif, dans celles de l'appareil uro-génital, dans les maladies mentales, dans les dermatoses, en thérapeutique infantile, et surtout dans la tuberculose, avec des résultats encourageants. Déjà, avant Quinton, le plasma marin avait été utilisé par la voie hypodermique par Bonnal, d'Arcachon, et Calvet, de Villers-sur-Mer.

Les eaux minérales, elles aussi, avaient été expérimentées dès 1892, par Dresch à Ax et Thermes à Argelès-Gazost. L'eau de la Petite Sulfureuse d'Ax, dont la température est de 40°, injectée au sortir du griffon à la dose de 5 à 10 centimètres cubes, provoquait une cuisson assez forte et une réaction assez sensible consistant dans une excitation suivie d'une sensation de lassitude. En 1899, Glénard injecta jusqu'à 90 centimètres cubes de la Grande-Grille de Vichy, avec des résultats intéressants. Versepuy a pu injecter, pendant un à deux mois, à des malades affablis, des doses presque quotidiennes de 2 à 300 centimètres cubes de la Source Rouge de Saint-Nectaire, et a obtenu le retour rapide des forces, du sommeil et de l'appétit.

R. Trémolières [1] a étudié les injections de petites quantités d'eaux stérilisées et rendues isotoniques, et a constaté que certaines eaux sulfureuses, bicarbonatées, chlorurées, oligométalliques, ramenées à l'isotonie par l'adjonction d'eau de mer, peuvent être injectées sous le derme, dans le péritoine ou dans les veines, sans provoquer de réaction inflammatoire, ni d'accidents toxiques.

MM. Billard et Ferreyrolles [2] ont expérimenté les eaux de la Bourboule (sources Choussy-Perrière et Croizat) en injections intraveineuses, sous-cutanées et péritonéales. Ils ont observé une très grande tolérance, une action rapide sur la rénovation globulaire indiquant leur emploi, à la suite d'hémorragies graves, comme sérums artificiels. Ils les considèrent comme type de sérum médicamenteux arsenical et déduisent de leurs expériences qu'elles doivent être utilisées telles que la nature les fournit ; toute manipulation pour les stériliser et pour les ramener à une isotonie plus rigoureuse ne fait que modifier leur état d'une façon déplorable.

Ces expériences sont venues compléter celles déjà faites avec les mêmes eaux par MM. Gastou et Ferreyrolles [3].

Les recherches de Casciani [4] ont surtout porté sur les

1. R. Trémolières, *Les eaux minérales en injections hypodermiques, intrapéritonéales et intraveineuses, chez le lapin, le chien et l'homme.* C. R. Soc. biol., 7 nov. 1908, LXV, p. 398 ; *Les eaux minérales en injections hypodermiques*, Paris, A. Maloine, 1909.

2. G. Billard et P. Ferreyrolles, *Les eaux de la Bourboule en injections sous-cutanées.* C. R. Soc. biol., LXV, 19 décembre 1908, p. 668 ; *Les eaux minérales en tant que sérums artificiels.* Paris, A. Maloine, 1909.

3. Gastou et Ferreyrolles, *Les eaux minérales de la Bourboule en injections sous-cutanées.* Bull. de la Soc. franç. de Dermatol. et Syphiligr., 13 avril 1907, p. 133.

4. P. Casciani, *Absorption des eaux minérales par l'usage interne et par les injections endo-veineuses.* Congrès de physiothérapie de Rome, *in* : Gaz. des Eaux, 1908, p. 20-21.

eaux chlorurées sodiques en injections intraveineuses au point de vue de leur action sur l'absorption intestinale qui est plus grande dans les eaux hypotoniques que dans les eaux hypertoniques, les effets paraissant liés en grande partie à l'influence de la pression osmotique.

G. CLERMONT [1] a étudié les effets chez le lapin des injections d'eau de Vichy utilisées directement aux sources et en petites quantités, et a constaté que ces injections sont parfaitement tolérées, non douloureuses, qu'elles produisent une excitation passagère suivie d'une dépression momentanée, qu'elles diminuent d'abord, puis augmentent le poids du sujet.

Mais le travail le plus complet sur la question est celui de C. FLEIG [2] qui, s'appuyant sur des expériences très nombreuses, conclut que les eaux minérales peuvent être injectées en quantités énormes et par les diverses voies possibles ; que la transfusion de grandes quantités d'eaux minérales après des saignées abondantes est extrêmement bien supportée et permet la survie d'animaux qui, sans l'injection, auraient succombé en raison de l'importance de la saignée ; que les eaux minérales ont une action plus puissante que les sérums physiologiques ordinaires, et que les effets sont d'autant plus intenses que l'eau injectée est plus hypertonique.

Les injections d'eaux minérales devront donc être tentées chaque fois qu'on aura intérêt à appliquer une cure hydrominérale devant réaliser le maximum des conditions d'activité recherchées, sans qu'on soit autorisé à les substituer aux modes d'administration habituellement employés, qu'elles ne doivent que renforcer.

Certaines eaux minérales, hypotoniques, isotoniques ou hypertoniques, ont une composition assez voisine de celle du sérum sanguin, pour qu'on puisse les considérer comme

1. G. CLERMONT, *Notes sur l'injection sous-cutanée et intraveineuse de l'eau de Vichy prise aux sources*, Centre médical et pharmaceutique. 1er mars 1909. XIV, p. 287-298.

2. *Les eaux minérales, milieux vitaux ; sérothérapie artificielle et balnéothérapie tissulaire par leur injection dans l'organisme*, Paris, A. Maloine, 1909.

vivantes et susceptibles d'être employées telles qu'elles sortent du griffon ; d'autres doivent être ramenées à un degré voisin de l'isotonie par addition de chlorure de sodium, d'eau de mer, d'eaux minérales fortement salées ou encore de sucres.

En résumé, l'opinion des divers expérimentateurs précités est que la méthode hypodermique permet d'utiliser la minéralisation intégrale des eaux minérales, en évitant les décompositions et modifications qui se produisent dans leur trajet à travers les voies digestives; ils pensent que, grâce à elles, il est possible de produire des résultats thérapeutiques très supérieurs à ceux que l'on obtient par l'ingestion des eaux et avec des doses relativement réduites ; cette méthode s'impose dans les cas d'intolérance gastro-intestinale ou autre, et chaque fois que l'état du malade ou les progrès de l'affection obligent à agir vite et énergiquement.

Reste à savoir s'il est bien logique de modifier la composition moléculaire et chimique des eaux minérales ; leur stérilisation ne les dénature-t-elle pas? Restent-elles encore, après ces manipulations, des milieux vivants? Nous ne conclurons pas, n'ayant voulu que faire connaître l'état de la question, qui appelle de nouvelles recherches avant d'entrer dans le domaine de la pratique. Cette méthode ne semble, d'ailleurs, devoir être admise que dans des circonstances spéciales, à côté des procédés anciens, qui ont pour eux la commodité et la force de l'expérience.

ARTICLE II

PRATIQUES HYDRIATIQUES DANS LES CAVITÉS NATURELLES DE L'ORGANISME

Les formes multiples sous lesquelles les eaux minérales peuvent être administrées dans les cavités naturelles de l'organisme, constituent une sorte d'application *mixte* du traitement thermal ; elles dérivent essentiellement de la balnéothérapie, mais peuvent comporter un certain degré d'absorption, surtout lorsque l'application s'adresse aux muqueuses gastrique (lavage de l'estomac), intestinale (irrigation), et surtout aux voies respiratoires (aspiration).

§ 1. — VOIES RESPIRATOIRES

Nous envisagerons successivement : 1° la *muqueuse nasale ;* 2° le *pharynx ;* 3° *les voies respiratoires profondes.*

A) MUQUEUSE NASALE

1° Reniflage. — Le moyen le plus simple de baigner la muqueuse nasale est le *reniflage ;* mais il doit être rejeté, car il détermine une sensation très pénible pouvant même arriver jusqu'à la céphalalgie, et il doit être remplacé par l'*irrigation nasale* qui peut être faite *sans pression* (bain nasal) ou *sous pression* (douche nasale).

2° Bain nasal. — La balnéation de la muqueuse nasale peut se pratiquer simplement au moyen d'un verre, qu'on fixe, quand

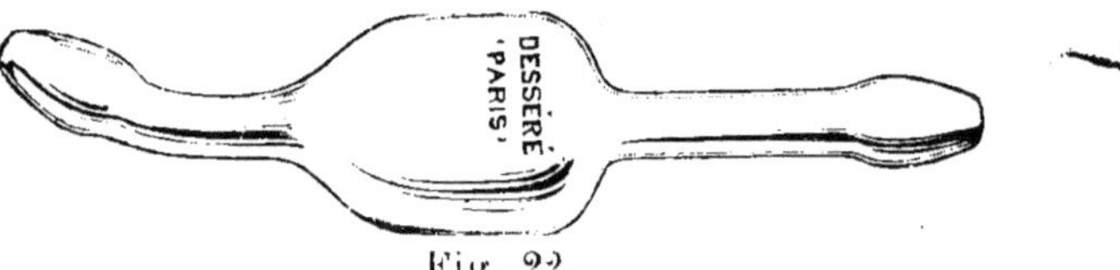

Fig. 22.

Pipette nasale.

il est plein, sous les ailes du nez, de manière à les emboîter ; on relève sans secousses la tête et la main qui tient le verre ; la bouche étant entr'ouverte, l'eau du verre coule sur le plancher nasal et arrive dans les fosses nasales ; le voile du palais entre en contraction et empêche l'eau de tomber dans l'arrière-bouche. La tête étant ensuite inclinée en avant, le liquide ressort : la manœuvre doit être répétée plusieurs fois.

Ce procédé, à côté de certains avantages tels que son acceptation facile par les enfants (DERECQ), a des inconvénients résidant dans la difficulté de ne pas répandre d'eau de chaque côté de la face et le long du cou. Aussi a-t-on essayé de remplacer le verre par divers appareils dont le plus commode est la *pipette nasale* (DEPIERRIS), analogue à celle des sommeliers avec une partie moyenne renflée, d'une capacité égale à celle de la cavité naso-pharyngienne. On l'emplit très facilement en la plongeant dans un verre contenant le liquide à employer ; on ferme avec un doigt l'une des extrémités, l'autre est placée à l'entrée d'une des narines, le liquide s'écoule dès que le doigt

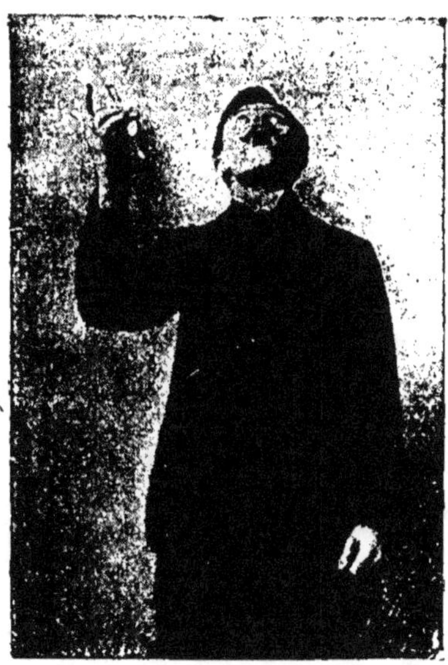

Fig. 22 *bis*.

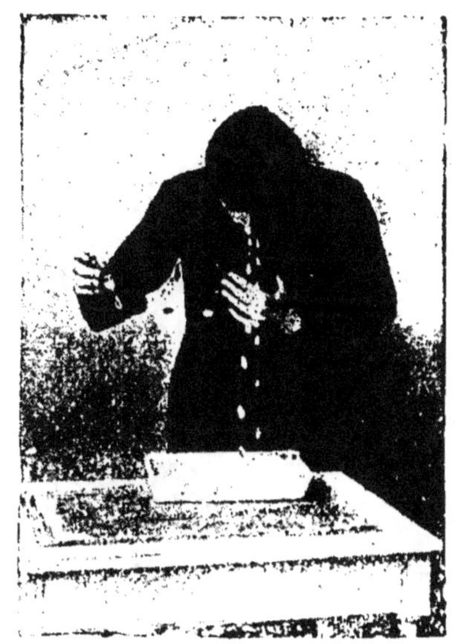

Fig. 22 *ter*.

Principaux temps du bain nasal.

appliqué sur l'extrémité supérieure est soulevé. Le liquide introduit pénètre dans tous les recoins de la cavité naso-pharyngienne, en raison de la position renversée de la tête et ressort dès qu'on penche la tête en avant (fig. 22 *bis* et 22 *ter*).

3° Douche nasale. — Elle se pratique dans beaucoup de stations au moyen d'un tube de caoutchouc terminé par une canule olivaire, adaptée à une canalisation d'eau minérale ; cette disposition est défectueuse, la pression n'étant pas réglée d'une manière précise. Il est préférable de se servir comme à Challes, Saint-Christau, etc., d'un réservoir gradué, en verre de préférence, pouvant être placé à une hauteur variable et ayant au fond un ajutage auquel se fixe le tube de caoutchouc ; à l'extrémité de ce tube on adapte l'embout nasal.

La douche nasale doit être administrée à la température de 30° à 35° en général ; bien pratiquée, elle est inoffensive. Les accidents dont on l'a accusée à tort, tels que l'entrée de l'eau dans les trompes, sont uniquement imputables à une application défectueuse ; il est toujours facile de réduire ce danger au minimum en diminuant le plus possible la pression. Après l'irrigation nasale, il faut toujours éviter de se moucher en pressant les deux narines simultanément, car c'est ce qui fait refluer le liquide dans l'oreille ; il faut souffler par chaque narine alternativement, en comprimant l'autre avec le doigt.

4° Douche rétro-nasale. — Elle se pratique à l'aide d'une canule recourbée, telle que celle de Vacher, que l'on introduit en arrière du voile du palais ; elle est peu employée en raison des nausées qu'elle détermine très facilement.

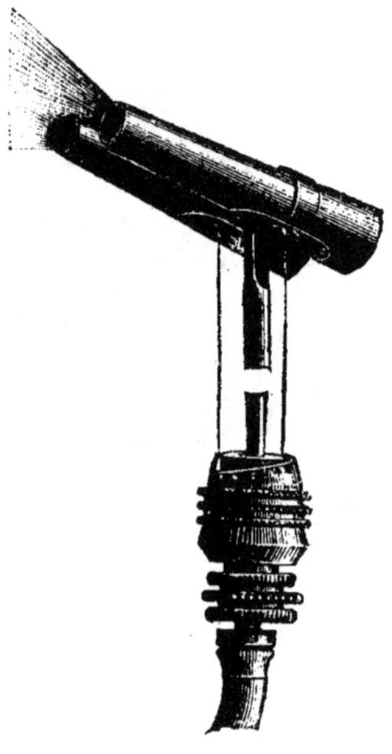

Fig. 23.

Pulvérisation nasale : appareil utilisé à Saint-Christau.

5° Pulvérisation nasale. — Couramment employée à Saint-Christau elle est produite par le brisement de deux jets à l'intérieur de deux petits cônes métalliques parallèles, fixés au-dessus du bec d'où partent les deux jets ; l'appareil est tenu à la main. Ce mode d'emploi rend des services, notamment chez les personnes qui supportent mal l'irrigation.

B) PHARYNX

1° Gargarisme. — Très communément employé, le *gargarisme* est rarement bien fait, parce que beaucoup de personnes chassent trop violemment l'air emmagasiné dans les poumons et provoquent un trop grand reflux de l'eau, qui ne baigne pas, dans ces conditions, les parties profondes de la gorge. Un bon gargarisme doit être presque silencieux et ne doit déterminer qu'un très léger bouillonnement de l'eau, qui de la sorte peut baigner tous les replis de la cavité pharyngienne, la luette, le voile du palais et ses piliers, les amygdales, la paroi postérieure du pharynx, la base de la langue, les fossettes glosso-épiglottiques et la face antérieure de l'épiglotte qui bascule et ferme l'ouverture du pharynx[1].

2° Pulvérisation. — L'eau pulvérisée peut être dirigée vers

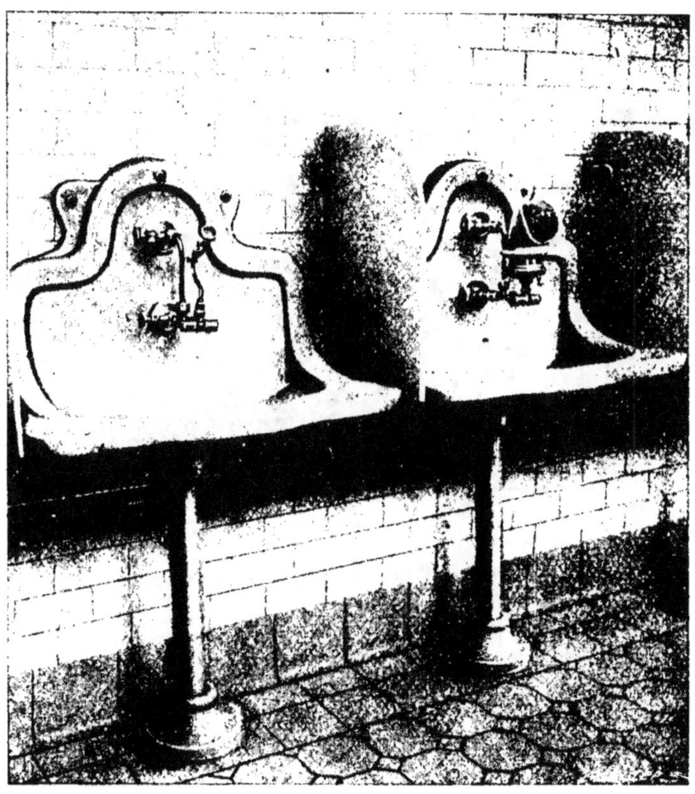

Fig. 24.

Appareils de pulvérisation (tamis) et de humage à La Bourboule.

1. Nous ne ferons que signaler le *gargarisme laryngo-nasal* de Guinier, qui consiste à faire revenir l'eau par le nez, par un brusque relâchement du voile de palais. Il nécessite un apprentissage difficile.

les muqueuses buccale et pharyngée, avec une pression et une finesse variables suivant les appareils employés: tantôt un jet filiforme est brisé à travers un *tamis* plus ou moins fin; tantôt ce jet est brisé sur une surface métallique de formes très variées : c'est la pulvérisation plus ténue à la *palette*, au *tambour*, etc.

L'extrème division de l'eau pulvérisée ne modifie pas sa composition d'une manière appréciable. Pour les eaux sul-

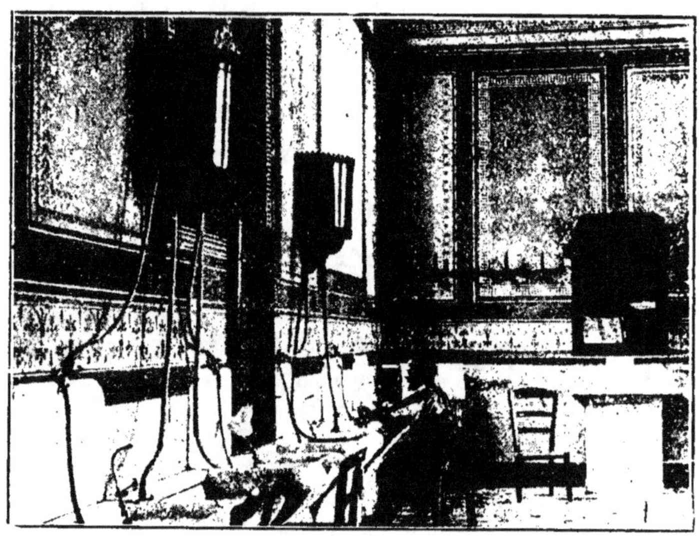

Fig. 25.

Salle de pulvérisation de Luchon.

furées sodiques, la désulfuration est insignifiante ; la perte est assez considérable, au contraire, avec les sulfurées calciques (RÉVEIL).

On a reproché aux divers appareils usités d'envoyer une eau trop froide ; dans ce but, M. GUYENOT a imaginé un *thermo-pulvérisateur à air comprimé* qui supprimerait, d'après son inventeur, les divers inconvénients des autres.

La pulvérisation est surtout appliquée aux affections portant sur les premières voies, bouche, voile du palais, amygdales, pharynx, larynx. On emploie l'eau à la température de 25° à 40°

la durée des séances est de dix à trente minutes en général ;
quelquefois elle atteint une heure.

La pulvérisation, mal dirigée ou appliquée mal à propos, a
pu occasionner des céphalalgies, de la dyspnée, des syncopes.

3° Douche pharyngienne. — Surtout employée dans les
stations sulfurées, Luchon, Cauterets, Enghien, elle peut avoir
une pression variée ; la douche en jet *filiforme* est employée
parfois, lorsqu'on veut obtenir une action puissante : on a pu,
par son emploi, réduire de grosses amygdales, faire disparaître
des granulations volumineuses, mais elle est difficilement supportée et peut amener des accidents, par exemple la perfora-
tion du voile du palais ou de la luette.

C) VOIES RESPIRATOIRES PROFONDES

La pulvérisation peut, dans une certaine mesure, faire pénétrer par la respiration l'eau minérale dans les voies respiratoires
profondes ; mais les procédés qui remplissent essentiellement
ce but sont l'*inhalation* et le *humage* qui, tous les deux, d'une
façon différente, permettent l'*aspiration* de l'eau, de ses vapeurs
ou de ses gaz jusque dans les alvéoles pulmonaires. C'est par ce
dernier terme que nous désignerons la méthode en général, les
deux premiers qualifiant ses deux modes [1]. Ce terme d'aspiration nous paraît d'ailleurs très exact, puisque l'introduction ne peut se faire que par l'inspiration qui la provoque.

1. L'un de nous avait, en 1902 (H. LAMARQUE, *Des procédés d'introduction directe des eaux minérales dans les voies respiratoires*. Congrès
d'hydrologie de Grenoble, 1902), montré combien était défectueux le
terme d'inhalation, appliqué d'ordinaire tantôt à la méthode, tantôt à
une seule partie de la méthode, et avait proposé de le conserver comme
terme général, en employant celui d'aspiration pour l'inhalation en
commun, opposé à celui de humage, inhalation particulière, et cela
parce que ce terme sert depuis longtemps au Mont-Dore à désigner
cette inhalation en commun. Cette manière de voir n'a pas été adoptée par M. CANY qui, dans son rapport au Congrès d'hydrologie d'Alger
(1909), laisse subsister l'imprécision des trois termes. Il n'y a d'ailleurs
aucun inconvénient à les intervertir ; l'essentiel est de s'entendre
définitivement sur leur signification.

Nous dirons donc : *l'aspiration* est la méthode qui consiste à faire pénétrer les eaux minérales ou certains de leurs éléments dans les voies respiratoires profondes ; cette pénétration est obtenue par deux procédés, l'inhalation et le humage.

1º Inhalation. — Elle comprend deux variétés : 1º *l'inhalation froide* : 2º *l'inhalation chaude*.

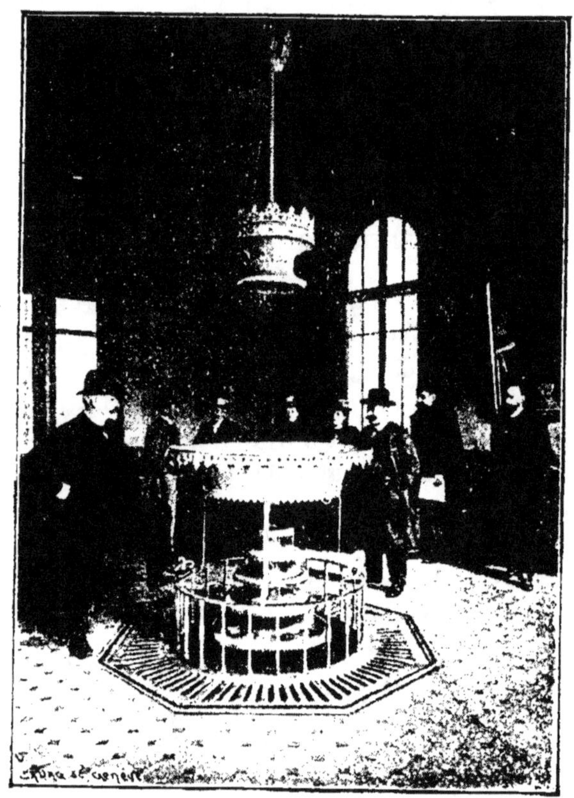

Fig. 26.

Inhalation froide à Allevard.

a. *Inhalation froide*. — Elle comprend elle-même deux variétés : tantôt, comme à Allevard, Challes, Marlioz, Saint-

Honoré, l'atmosphère de la salle ne contient que des gaz (acide sulfhydrique, azote, acide carbonique) : c'est l'*inhalation de gaz* ; tantôt les principes minéraux de l'eau sont répandus dans l'atmosphère par sa transformation en poussière impalpable : c'est l'*inhalation d'eau brumifiée* [1] (CANY).

A Allevard, l'eau est amenée dans la salle d'inhalation par un tuyau qui la met à l'abri de l'air et empêche toute déperdition de gaz. Au milieu de la salle est une grande vasque au-dessous de laquelle sont plusieurs autres dont chacune est plus petite que celle qu'elle surmonte. Au dessus de la vasque supé-

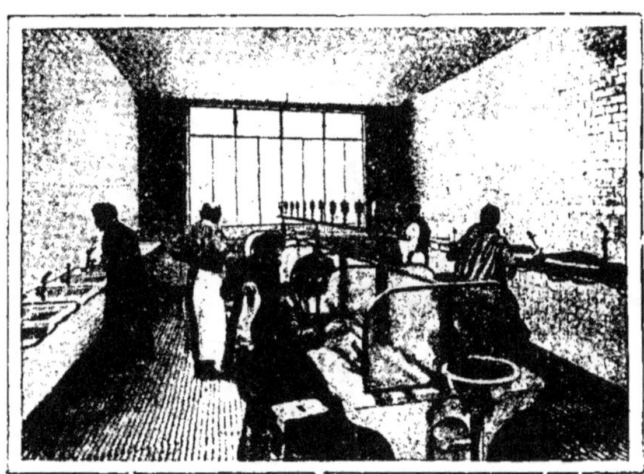

Fig. 27.

Inhalation à Enghien.

rieur, jaillit l'eau à 24°, qui retombe en pluie dans cette vasque, et de là dans les vasques sous-jacentes. La mise en liberté des gaz et leur dissémination sont facilitées par cette disposition.

A Challes, le dispositif est analogue avec cette différence que les trois vasques sont percées de trous permettant à l'eau de tomber en filets extrêmement minces.

A Saint-Honoré, la dispersion du gaz est effectuée par un appareil diviseur ingénieux, composé de deux boules d'où s'échappe

1. Cette expression nous paraît très heureuse ; nous remplaçons très volontiers par elle celle que nous avions proposée en 1902, *d'eau poudroyée*, d'eau pulvérisée, pour éviter l'équivoque.

l'eau, soit par des trous très fins, soit par des tubes bifurqués lançant des jets horizontaux.

La brumification est réalisée de la manière la plus simple dans les bâtiments de graduation (*Gradirwerke*) des stations chlorurées allemandes ; l'eau, qui filtre à travers la masse de rameaux et de ramilles des appareils, se divise en une multitude de gouttelettes que le vent fouette et volatilise, modifiant dans sa composition l'air ambiant. Cet air est respiré par

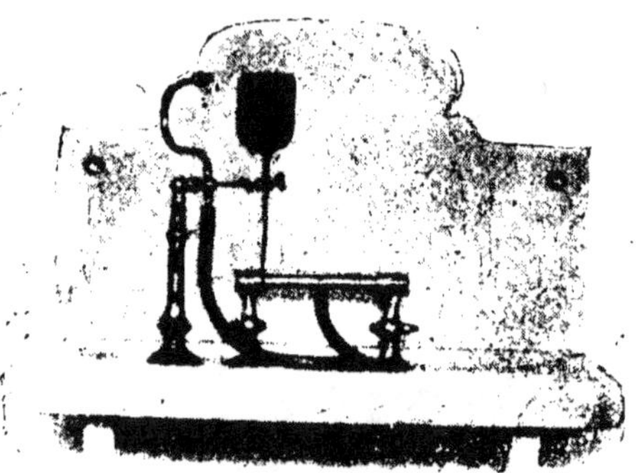

Fig. 28.

Appareil de pulvérisation
(palette).

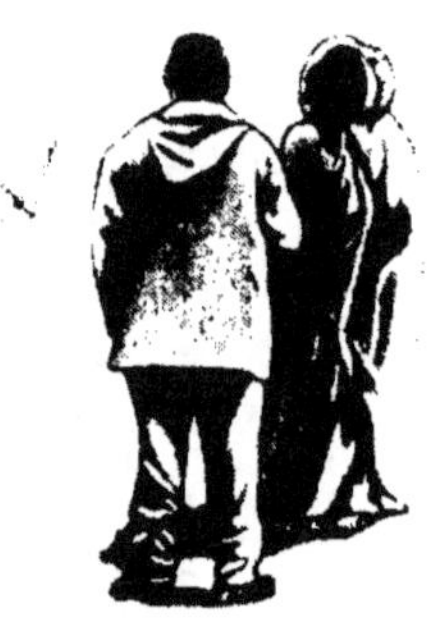

Fig. 29.

Costumes des baigneurs
du Mont-Dore.

les malades qui séjournent dans des promenoirs disposés autour des appareils. En outre, dans certaines stations, il existe des salles basées sur le même principe, au milieu desquelles une ou plusieurs fontaines modifient l'air, comme les appareils de graduation. L'inhalation des eaux salées, faite dans ces conditions, est très en honneur de l'autre côté du Rhin ; il n'y a pas chez nous d'installation analogue.

L'inhalation d'eau brumifiée n'est guère pratiquée que dans certaines stations sulfurées calciques, Pierrefonds, Enghien, au moyens d'appareils pulvérisateurs répandant dans des salles vastes le brouillard sulfureux à une température de 22° à 25°. C'est dans la première de ces deux localités que le principe a été réalisé pour la première fois dans une station thermale, en 1857, par SALES-GIRONS

b. *Inhalation chaude.* — Dans les stations où les sources ont une température élevée et où l'on utilise les vapeurs naturelles ou forcées de ces sources, l'atmosphère des salles d'inha-

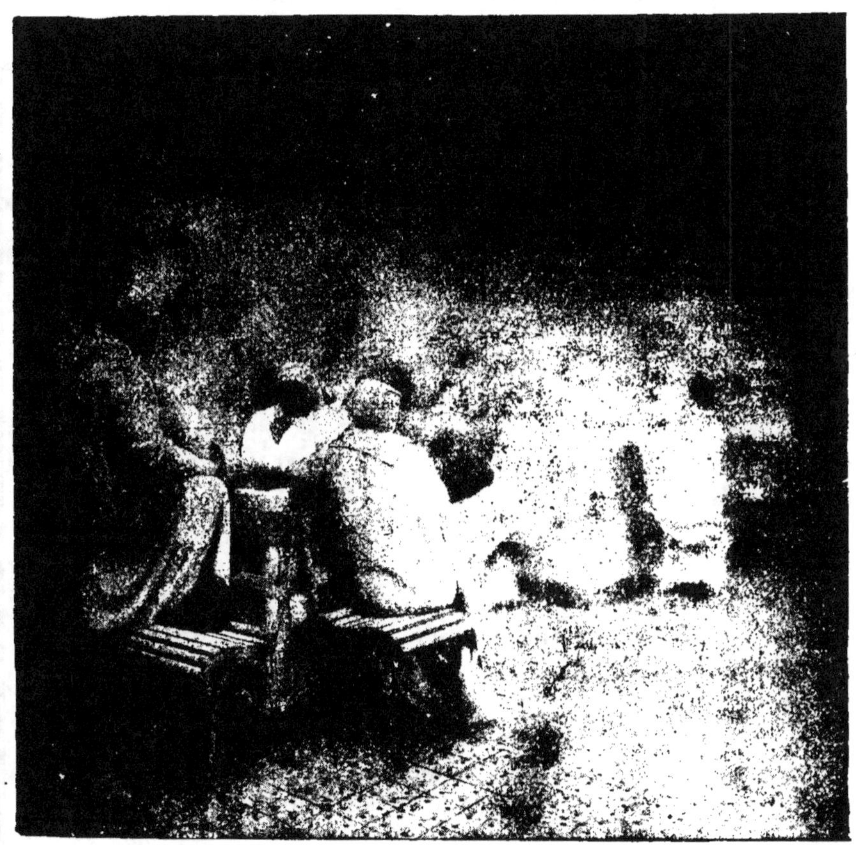

Fig. 30.

Inhalation d'eau brumifiée chaude à La Bourboule.

lation est chaude et humide. Elle se remplit d'un brouillard épais; il est nécessaire de quitter les vêtements et de ne conserver qu'un léger costume de flanelle.

Ce procédé, en grand honneur au Mont-Dore, à Royat, à La Bourboule, est également employé à La Motte, Uriage,

9.

Allevard. Le brouillard est constitué, tantôt par les vapeurs et l'eau brumifiée (Mont-Dore), tantôt par l'eau brumifiée (La Bourboule.

La température des salles d'inhalation varie entre 27° et 34°, ordinairement 28° à 30° ; l'état de moiteur de la peau, à la sortie des salles, exige quelques précautions. Au Mont-Dore, un costume spécial (fig. 29), l'emploi de chaises à porteur, la réaction dans un lit chauffé, mettent à l'abri des accidents ; on les évite à Allevard en séjournant pendant un temps plus ou moins long dans des salles de repos, maintenues à une température intermédiaire.

Dans certaines stations (Le Vernet, Thermes Romains d'Amélie, Plombières), le rôle des gaz libres est prépondérant ; c'est plutôt une *inhalation de gaz chauds* ; la sudation est nulle ou très légère et ne nécessite que quelques précautions à la sortie.

On a reproché aux salles d'inhalation d'exposer à la contagion de maladies telles que la tuberculose ; or, il est difficile d'admettre cette possibilité dans des salles où il n'y a pas la moindre poussière, puisque tout est mouillé, et l'expérimentation est venue réduire cette appréhension à néant (Schlemmer et Nicolas).

Cette crainte de contagion pourrait tout au plus se justifier dans les salles dont l'atmosphère est sèche et ne contient que des gaz, comme à Allevard ; mais, dans ces salles, c'est de l'hydrogène sulfuré que contient cette atmosphère, c'est-à-dire un milieu peu favorable aux bacilles.

Dans toutes, on aère constamment, en dehors des heures de service : on lave soigneusement le sol à grande eau ; on stérilise les crachoirs.

2° Humage. — C'est la méthode qui consiste à amener les gaz, vapeurs ou eau brumifiée à l'entrée des voies respiratoires, au moyen d'appareils, le corps restant à l'air libre. Elle est déjà ancienne, puisqu'elle était pratiquée à Luchon en 1805 (J. Estradère). Le humage n'est pas le même partout ; sa nature varie suivant la nature elle-même de l'eau employée. Il peut consister en :

a. *Humage de vapeurs et de gaz.* — Il est spécial à Ax et surtout à Luchon. Dans cette dernière station, les appareils consistent en cheminées situées chacune au-dessus d'un bassin à compartiment dans lequel circule l'eau minérale. Au contact de l'air, cette eau émet des vapeurs qui montent dans la chemi-

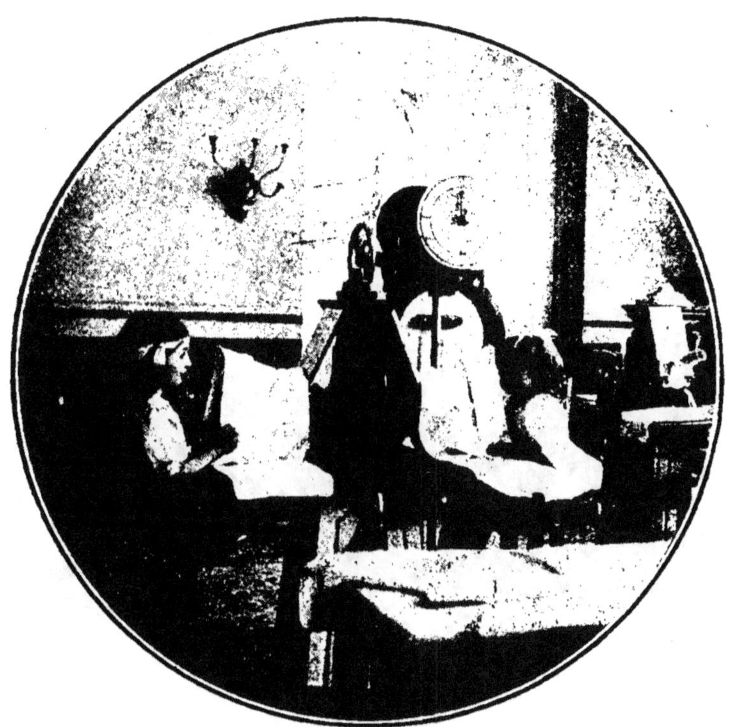

Fig. 31.

Appareils de humage de Luchon.

née, par le fait de leur température, jusqu'à une embouchure. Des valves, obturatrices des divers compartiments, permettent de régler la dose et la température des vapeurs et des gaz. Cette température peut varier de 30° à 43° (RACINE).

A Ax, l'installation est basée sur le même principe ; des socles creux reposent sur un bassin et sont surmontés d'un tube portant en haut une sphère mobile munie d'une embouchure. Une valve ouvre plus ou moins l'orifice d'admission de vapeurs et de gaz.

b. *Humage de gaz et d'eau brumifiée.* — Cette forme est réalisée à Cauterets, à Amélie, à Cambo. Les appareils consistent toujours en une cruche ou cornue de poterie, placée au-dessus d'une colonne d'aspiration. A l'intérieur, un jet d'eau sulfureuse vient se briser sur une plaquette oblique.

L'obliquité de cette plaquette est variable; le brisement peut

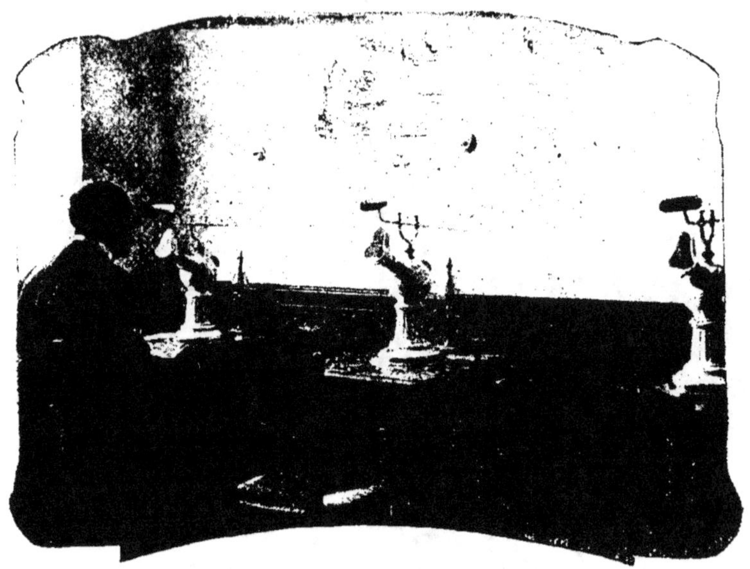

Fig. 23.

Appareils de humage à Ax.

ainsi être gradué, et par suite la quantité d'eau brumifiée qui arrive à la bouche du humeur ; une valve peut modifier également l'arrivée de l'air dans la colonne d'aspiration.

La température des appareils de humage de Cauterets est assez élevée, 40° à 43°.

A Panticosa, l'eau de la source Higado, dont la température n'est que de 28°, tombe d'un bassin supérieur, hermétiquement clos, dans des tubes et rencontre dans cette chute un appareil à ailes de moulin, formé de plaques métalliques s'irradiant autour d'un axe central ; elle se pulvérise et laisse échapper l'azote qu'elle contient.

c. *Humage d'eau brumifiée.* — A La Bourboule, plusieurs filets d'eau sous pression viennent se poudroyer contre les parois d'une coupe métallique, recouverte d'un arc en berceau. Le malade

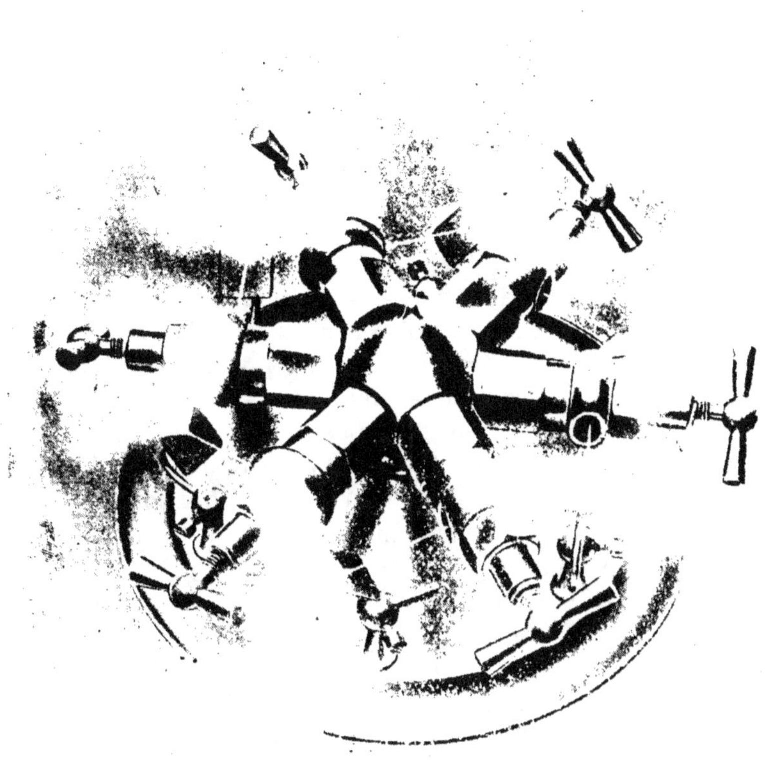

Fig. 33.

Appareil producteur d'eau brumifiée pour le humage
à La Bourboule.

hume l'eau brumifiée au moyen d'un dessus de coupe en porcelaine (fig. 24 et 33).

A Bagnères-de-Bigorre, l'eau de la source Salies est poudroyée dans des appareils analogues à ceux de Cauterets. On pratique aussi, dans les mêmes appareils, le humage de la source sulfureuse de Labassère.

La *durée* des séances d'inhalation ou de humage est très variable suivant les stations, les maladies, les individus. Ainsi, à Allevard, les inhalations froides ne peuvent dépasser trois minutes par séance, et vingt minutes en tout pour les vingt-quatre heures : les inhalations chaudes de la même station sont facilement tolérées pendant cinquante minutes et plus.

A La Bourboule, il est des congestifs qui ne peuvent rester plus de quelques minutes dans les salles où certains asthmatiques séjournent jusqu'à deux heures. Les humages sulfureux ont une durée moyenne de dix à trente minutes.

La question s'est posée de savoir si les vapeurs ou l'eau brumifiée des salles d'inhalation ou des appareils de humage étaient minéralisées : elle parait aujourd'hui résolue par l'affirmative. Au Mont-Dore, par exemple, on a retrouvé tous es principes constitutifs de l'eau en quantité dosable.

On s'est demandé également jusqu'où pénétraient, dans les voies respiratoires, les eaux brumifiées, car, en ce qui concerne les gaz, on savait que, diffusibles par essence, ils atteignaient facilement les alvéoles pour passer ensuite dans l'organisme. Des expériences récentes, notamment celles de Cany, ont définitivement montré la réalité de l'absorption de l'eau. Chez des moutons ma ntenus pendant deux heures chaque jour, et cela dix jours de suite, dans les salles de La Bourboule, cet auteur a dosé l'arsen c contenu dans les poumons, et a trouvé $0^{mgr},011$ au ieu du taux normal de $0^{mgr},003$, soit une proportion trois fois plus forte. La pénétration est d'autant plus certaine que les gouttelettes sont plus petites et en plus grand nombre dans l'air inspiré.

Cette méthode d'application des eaux minérales a donc une action physiologique et thérapeutique indiscutable, mais difficile à apprécier, étant donné qu'elle est rarement employée seule. On peut lui rapporter cependant deux effets constamment observés, aussi bien auprès des eaux arsenicales que des stations sulfureuses : la *sédation* de l'éréthisme trachéo-bronchique et la *modification sécrétoire* des muqueuses.

§ 2. — VOIES DIGESTIVES

1º Lavage de l'estomac. — Il est pratiqué dans diverses stations (Vichy, Châtel-Guyon) et ne présente rien de particulier à signaler. On se sert du tube de FAUCHER, ou, si l'on veut obtenir un contact plus prolongé de l'eau minérale avec a muqueuse de l'estomac du tube à double courant d'AUDHOUI.

2º Lavage de l'intestin. — Ce lavage, connu aussi sous le nom d'*entéroclyse*, a été appelé encore *douche intestinale* ou *douche horizontale*, en raison de la position que prend le malade pour le recevoir. Ces deux dernières expressions sont défectueuses, car elles éveillent l'idée de pression, ce qui n'est pas ; l'entéroclyse doit être nettement différenciée de la douche intestinale que nous définirons plus loin.

Le lavage de l'intestin consiste essentiellement dans la *pénération sans pression* d'eau dans l'intestin. Il exige un lit percé ou non d'une cuvette en son milieu et un récipient gradué, se mouvant verticalement sur une échelle divisée en centimètres et munie d'un thermomètre indiquant la température de l'eau. Un tube de caoutchouc relie le récipient à la canule de chaque malade ; cette canule molle est de longueur et de diamètre variables, ordinairement 30 à 45 centimètres de long sur 8 à 12 millimètres de diamètre. Le lavage se fait en position déclive ; pour cela, on incline légèrement le corps à droite.

Le récipient est placé en général à 30 ou 40 centimètres de hauteur au-dessus du plan du lit ; la quantité de liquide introduite varie entre un demi-litre et deux litres, quelquefois plus ; la température moyenne est de 40º. Cette méthode a une efficacité bien connue dans la colite muco-membraneuse, la dysenterie chronique, la constipation habituelle, à la condition qu'elle ne soit pas spasmodique. Pratiquée trop systématiquement il y a une dizaine d'années à Châtel-Guyon et à Plombières, elle a, par les mécomptes qu'elle a fournis, montré quelles étaient ses véritables indications ; on ne fait plus actuellement de lavages qu'aux malades qui présentent de l'infection intestinale, ou, au début de la cure, aux constipés dont l'intestin doit être préalablement déblayé.

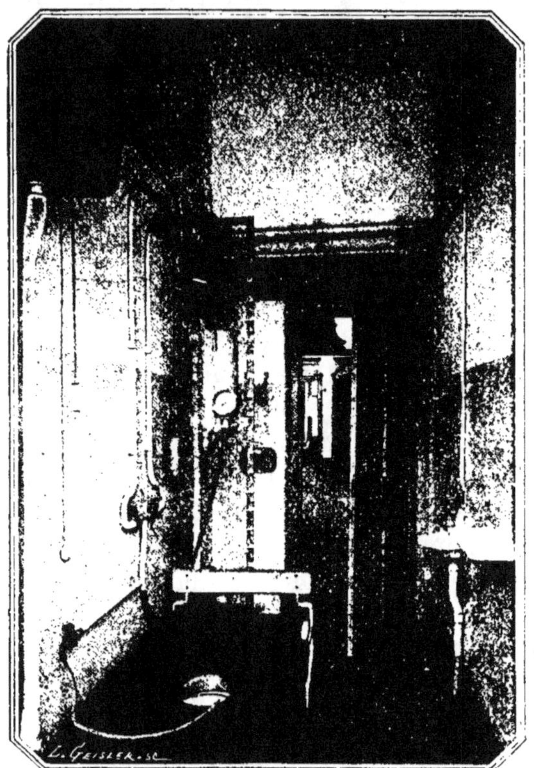

Fig. 34.

Installation de douche intestinale à Plombières.

A Châtel-Guyon, on utilise dans certains cas des sondes à double courant qui suppriment l'inconvénient de la distension de l'intestin provoquée par l'irrigation simple.

3º Douche ascendante. — L'introduction de l'eau *sous*

pression dans l'intestin comporte trois variétés : la douche anale, la douche rectale, la douche intestinale.

Pour la *douche anale*, le malade, assis sur un siège percé d'un large orifice, reçoit un jet partant d'une petite distance : la résistance du sphincter est forcée au bout de quelques instants et le liquide pénètre dans l'orifice anal.

Dans la *douche rectale*, une canule est adaptée au conduit et le jet est projeté directement dans le rectum avec une certaine pression qui provoque des contractions utiles dans le cas d'atonie. Les effets sont variables suivant la température de l'eau et sa composition, les eaux salées, par exemple, ayant une grande énergie dans ces cas. Cette douche est indiquée dans l'atonie, la paresse intestinale ; chaude, elle donne de bons résultats dans les congestions du foie et des reins, dans les coliques hépatiques, dans les congestions hémorroïdaires et les engorgements de la prostate.

Si la quantité d'eau est plus grande, la douche devient *intestinale*, remplit d'abord le gros intestin, puis les côlons : c'est la vraie douche ascendante de CAILLET.

Les douches rectales et intestinales sont employées avec les meilleurs résultats dans certaines stations, Saint-Sauveur, Cauterets, pour combattre certaines formes de métrite chronique avec parésie intestinale.

§ 3. — ORGANES GÉNITO-URINAIRES

Des injections *urétrales* et *vésicales*, nous ne dirons rien, si ce n'est que les dernières doivent plutôt être évitées, et que l'injection dans l'urètre de certaines eaux sulfureuses a pu donner d'excellents résultats dans l'urétrite chronique.

1° Irrigations vaginales. — Elles jouent un rôle important dans certaines stations spécialisées pour le traitement des affections utérines. Elles peuvent être *très chaudes* (45° à 50°), *chaudes* (34° à 37°), ou *froides*.

Ces dernières, peu employées, et les irrigations très chaudes qu'il faut leur préférer, stimulent la contractilité musculaire et vasculaire de l'utérus ; elles sont décongestionnantes, hémostatiques et antiphlogistiques. Celles dont la température est indifférente, voisine de 35°, ont une action sédative qui les rend précieuses dans toutes les affections fonctionnelles douloureuses du petit bassin. La durée ordinaire est de quinze à vingt minutes pour les injections très chaudes : les irrigations chaudes peuvent être prolon-

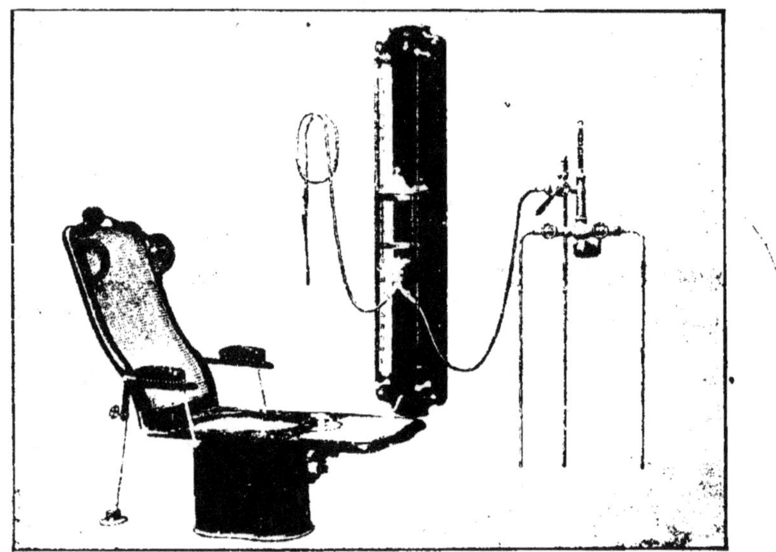

Fig. 35.

Appareil pour douches vaginales, périnéales et rectales, au Vernet.

gées davantage ; les injections froides doivent être très courtes.

L'irrigation vaginale est souvent combinée avec le bain : un tube de caoutchouc amène l'eau minérale contenue dans un récipient spécial et mise à la température prescrite, et l'injection est donnée dans le bain, avec ou sans spéculum.

L'opportunité du spéculum a été discutée ; certains médecins le proscrivent comme faisant pénétrer dans le vagin l'eau du bain, souillée par les débris du décapage de la peau. Dans certaines stations (Bourbonne, Eaux-Chaudes, etc.), l'eau employée pour l'irrigation vient directement des réservoirs, sans avoir subi le contact de l'air extérieur.

2° Douches vaginales. — Elles ne diffèrent des injections que parce qu'elles sont données sous une forte pression ; leur durée doit être beaucoup plus courte ; elles produisent une vasodilatation énergique et doivent être employées avec circonspection et dans des cas déterminés, tels que l'aménorrhée, la **dysménorrhée**, la sclérose utérine.

ARTICLE III

PRATIQUES HYDRIATIQUES EXTERNES

Les pratiques hydriatiques externes se divisent en deux catégories : celles qui utilisent l'eau *sans pression* et celles qui font entrer en jeu la *percussion*. Les premières constituent la balnéothérapie ; les secondes, l'hydrothérapie proprement dite.

§ 1. — BALNÉOTHÉRAPIE

Le *bain* est le plus typique des moyens externes ; il joue un rôle considérable dans bien des stations ; dans certaines, il est même l'unique agent de la cure, susceptible de produire à lui seul des effets thérapeutiques très notables.

Les bains peuvent être *froids, tempérés* ou *chauds, alternatifs, progressivement réchauffés* ou *refroidis*, pris dans une *eau immobile* ou *courante* ; ils peuvent être *partiels* ou *entiers*. Nous nous occuperons d'abord de ces derniers.

A) BAINS ENTIERS

1° Effets des divers bains. — Ils peuvent être pris dans des *piscines* ou dans des *baignoires*. Les bains de piscine constituent une variété ayant des caractères spéciaux qui seront étudiés à part. Le bain proprement dit est le bain pris dans une baignoire.

Les *bains froids* ou les *bains très chauds* produisent, on le sait, des réactions nerveuses, circulatoires et thermiques considérables ; ils sont peu employés dans les stations thermales où l'on n'utilise guère que les *bains tempérés*, c'est-à-dire d'une température de 33° à 36°. Ces bains, qui produisent ordinairement une sensation agréable, ne provoquent pas de réactions fortes ; leur effet immédiat est, d'habitude, une légère sédation, qu'indique le faible abaissement de température et du pouls qu'ils déterminent. Mais, si ces bains sont répétés, avec de l'eau ordinaire ils ont une action plutôt débilitante, surtout s'ils sont prolongés ; les bains thermaux, au contraire, sont suivis, selon les stations, soit d'effets sédatifs sans affaiblissement, soit d'excitation plus ou moins grande, pouvant même être portée à un tel degré qu'au bout de peu de jours ils doivent être momentanément suspendus.

Le degré d'indifférence, qui pour l'eau ordinaire est généralement de 34°, peut être plus ou moins élevé ou abaissé suivant la nature des sources ; tel bain à 32° et même moins, paraîtra plus chaud que tel autre à 35° ou même 36°, ou inversement.

Il se passe donc avec les eaux minérales des phénomènes, plus ou moins marqués à la surface de la peau, qui tendent à faire supposer que les facteurs communs, tels que la température, n'entrent pas seuls en jeu et qu'il faut réserver une part d'action à d'autres éléments comme l'électricité, la radioactivité, la présence de matière organique. La composition chimique doit vraisemblablement jouer un rôle important ; la variété d'effets obtenus dans les différentes stations, suivant la nature de leur minéralisation, ne permet guère de doutes à cet égard. Quant à expliquer le mécanisme de cette action, cela est plus difficile, et ici se place un problème qui est loin d'être résolu à l'heure actuelle : la peau absorbe-t-elle ?

2° Absorption dans le bain. — Peu de sujets ont été plus discutés, sans amener de solution : certains expérimentateurs nient toute absorption, d'autres l'admettent sans conteste. Pour les premiers, l'action des sels des eaux minérales est d'ordre réflexe ; elle est due à une impression physique de contact. Cette opinion est vraisemblablement trop exclusive ; il est exagéré de nier toute absorption, alors que des expériences sérieusement conduites tendraient à prouver que cette absorption existe, surtout quand interviennent des phénomènes électriques. Dès lors, si l'on songe que les eaux minérales donnent lieu par elles-mêmes à des courants, que l'immersion du corps humain en provoque d'autres, et que ce corps lui-même est dans un état électrique, il est rationnel de penser que les ions des éléments salins se séparent en anions et en cathions, emportés dans le sens des courants qui s'échangent entre l'eau, la baignoire et le corps : ainsi se réalisent des conditions éminemment favorables à l'absorption.

Il ne faut pas d'ailleurs, comme l'avait fort judicieusement fait remarquer DURAND-FARDEL, attacher plus d'importance qu'il ne convient à cette absorption, que réalise beaucoup mieux l'usage interne de l'eau. Que l'effet des bains soit dû à une absorption d'eau ou de substances minérales, ou seulement à une impression sur les papilles nerveuses, il importe peu ; ce qui est intéressant, c'est de constater que cet effet existe et de savoir comment il se produit.

3° Durée des bains. — Elle est très variable : les bains *chauds* doivent être courts, quinze à vingt minutes au maximum, et même moins s'ils sont *très chauds* ; les bains froids doivent, eux aussi, avoir une durée minime.

Les bains *tempérés* sont plus facilement supportés : leur durée moyenne varie d'une demi-heure à une heure, mais elle peut, dans certains cas, être notablement prolongée.

Les *bains prolongés* ont pour but de produire une atténuation de l'activité nerveuse, et même, s'ils sont très longs, ils amènent l'épuisement de cette activité. Ils ont l'inconvénient de déterminer facilement une *crise thermale* exagérée. Aussi n'administre-t-on plus que dans des cas spéciaux ces bains qui, autrefois, à Plombières, duraient du matin jusqu'au soir, et même la nuit, qui, à Néris, étaient prolongés pendant 6, 12,

20, 30, 50 heures et même plus, dans un cas jusqu'à 260 heures (DE LAURÈS). Il est toutefois quelques stations où le bain prolongé constitue la caractéristique du traitement, et où la *poussée thermale* est recherchée et considérée comme indispensable au succès ; la plus typique à ce point de vue est Louèche dont nous parlerons à propos des bains de piscine.

4° Heures et fréquence des bains. — La répétition des bains est très variable suivant les cas : certains malades devront se baigner deux fois par jour ; d'autres ne pourront pas le faire tous les jours.

C'est le matin à jeun, ou l'après-midi, après la digestion, que devront être pris les bains ; le bain du soir présente quelques avantages au point de vue sédatif, il fait disparaître la fatigue de la journée, et son effet ne risque pas d'être contrarié par les promenades ou les excursions, qui quelquefois annihilent ou diminuent les effets du bain pris le matin.

5° Conditions d'administration. — La manière dont le bains sont administrés n'est pas indifférente à connaître. Les baignoires peuvent être de matériaux variables, dont le choix est commandé par la nature de l'eau, les habitudes du pays, ou la facilité plus ou moins grande à se procurer ces matériaux ; chacune des substances employées, marbre, pierre, bois, fonte émaillée, a ses avantages et ses inconvénients : ainsi, le marbre, généralement préféré pour les eaux sulfureuses, a l'inconvénient d'être bon conducteur de la chaleur et d'amener un abaissement parfois rapide du degré du bain, surtout à la périphérie.

Le volume d'eau nécessaire pour un bain est ordinairement de 250 à 300 litres. Lorsque l'eau minérale est trop chaude ou trop froide pour être employée telle qu'elle arrive du griffon ou du réservoir, on l'amène au degré thermique voulu par le mélange de sources de température différente dans les stations où il existe une gamme favorable, ou bien, dans les stations où la température est uniforme, par l'addition d'eau minérale refroidie ou réchauffée ; on se sert même d'eau ordinaire dans celles qui n'ont que des sources de débit modéré. Le réchauffement peut encore être obtenu par mélange de vapeur, par serpentin d'eau chaude ou de vapeur traversant l'eau minérale ; inversement, le refroidissement peut être produit par circulation d'eau froide dans des tuyaux plongés dans les sources trop chaudes. Ces derniers procédés offrent des avantages précieux

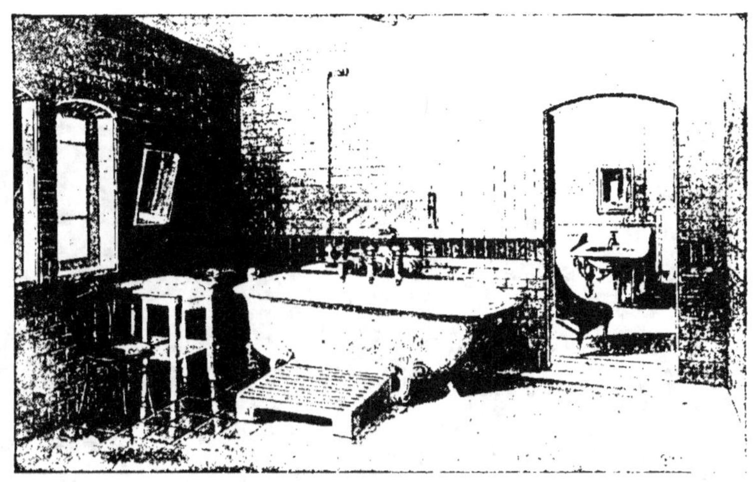

Fig. 56.

Cabine de bains au Vernet.

dans les stations dont les eaux sont facilement altérables comme les eaux sulfurées.

Il est des stations où les mélanges n'ont pas seulement pour but de modifier la température, mais de diminuer ou d'augmenter la minéralisation ; c'est le cas pour les eaux salées fortes, dont on gradue à volonté l'activité.

6° Bains à eau courante. — Dans les stations dont les sources sont abondantes avec un degré se rapprochant assez de la température indifférente, on emploie fréquemment, quelquefois même exclusivement, les bains à eau courante. Ces bains ont l'avantage d'être, pendant toute leur durée, à une température invariable. Dans certaines stations, comme Ussat, chaque baignoire reçoit une eau à une température déterminée pour chacune d'elles, formant pour l'ensemble une gamme échelonnée entre 31° et 36°. Cette stabilité du degré est précieuse pour le traitement de certaines affections, des névroses par exemple. Les principales stations où l'on emploie les bains à eau courante sont : Royat, Châtel-Guyon, Évaux, Châteauneuf, Sail-les-Bains, Bagnères-de-Bigorre, Ussat, Bains, Gréoux, Gastein, etc.

7° Piscines. — Les bains de piscine forment une catégorie

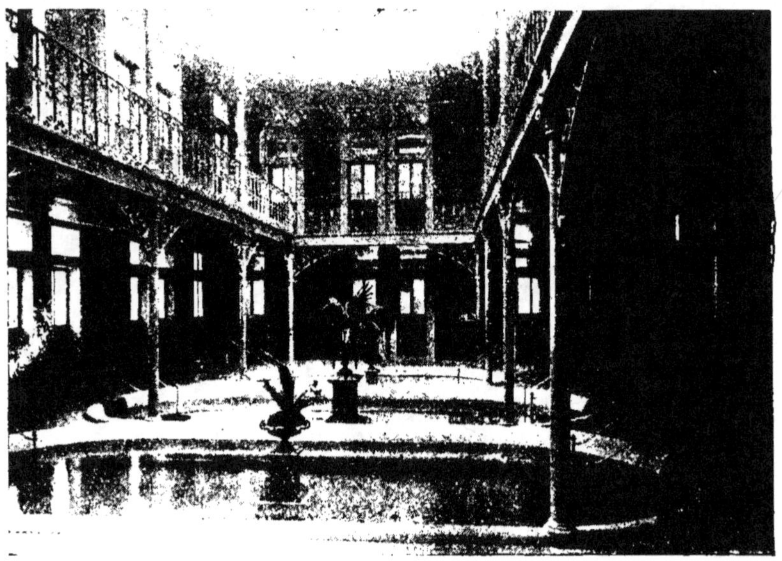

Fig. 37.

Piscines graduées à Bains-les-Bains.

de bains à eau courante qui possède certains avantages, tels que la possibilité de se mouvoir, et de prolonger le bain, pour ainsi dire à volonté ; dans les grandes piscines, l'exercice de la natation est possible.

La température de l'eau des piscines est généralement plus basse que celle des bains de baignoire, 29° à 30°. Parmi les stations qui possèdent les plus grandes piscines à eau courante,

il convient de citer Bagnères-de-Bigorre (260 mètres cubes),
Saint-Honoré (250 mètres cubes), Cauterets et Bourbon-
Lancy (160 mètres cubes). Celles de Royat, de Luchon, de
Néris, sont un peu moins grandes ; dans ces deux dernières

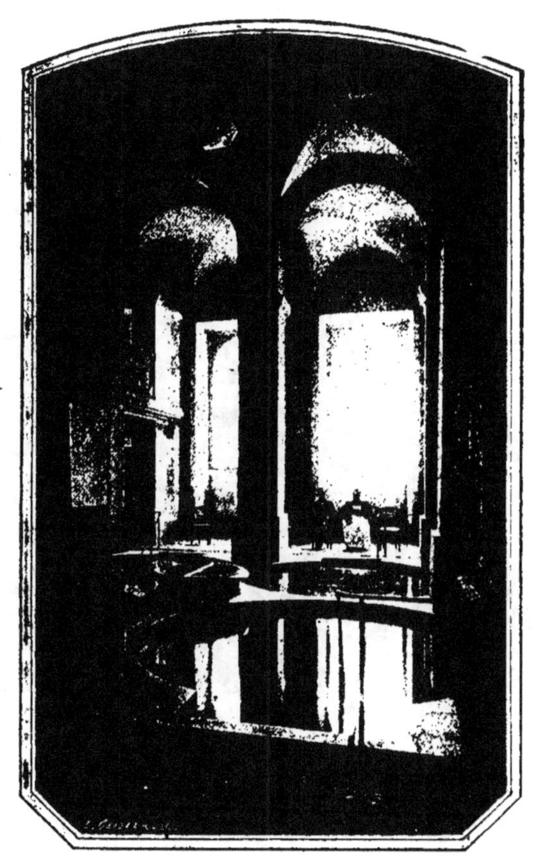

Fig. 38.

Piscines graduées à Plombières.

stations, l'eau n'est pas courante, mais renouvelée fréquemment. Outre la grande piscine, il y a, à Bagnères-de-Bigorre,
deux autres piscines de 8 mètres sur 4 mètres, contenant de
l'eau à 35°, adaptées aux mêmes usages que les piscines

fameuses de Louèche. Nulle part ailleurs, la pratique des bains prolongés ne joue un rôle thérapeutique aussi important et ne se fait de la même façon que dans cette dernière station. Les bains, à part quelques exceptions, y sont pris dans des piscines dont la température réglementaire est de 34°8 ; la *baignée* est, le premier jour, de trois quarts d'heure à une heure ; elle est graduellement augmentée jusqu'à cinq ou

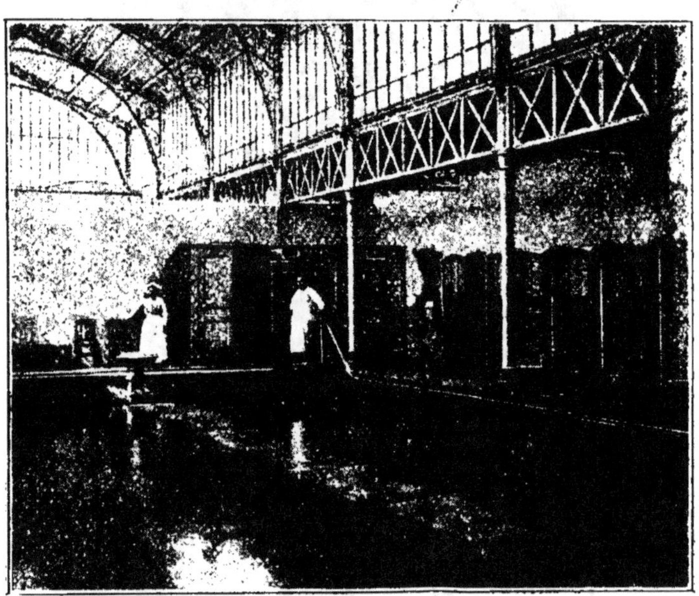

Fig. 39.

Grande piscine à Royat.

six heures en deux séances. On a fait à cette pratique du bain en commun plusieurs objections, dont une des plus sérieuses est la possibilité de la transmission des maladies : l'expérience ne semble pas justifier ces craintes.

Un certain nombre d'établissements possèdent des piscines de moindres dimensions, pouvant contenir trois, six, ou même dix personnes ; ce sont des piscines de famille dont la température est généralement maintenue à 34° ou 34°5, et qui représentent, en définitive, de vastes baignoires.

A Plombières, Bains-les-Bains, Luxeuil, on a adopté une disposition particulière des plus intéressantes ; plusieurs pis-

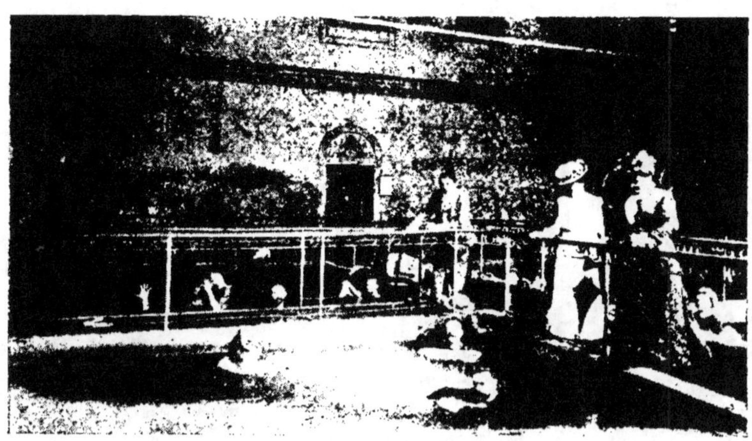

Fig. 40.
Une des salles dites « carrés », à Louèche.

cines juxtaposées contiennent de l'eau ayant une température différente, ce qui permet aux malades de faire, d'une façon

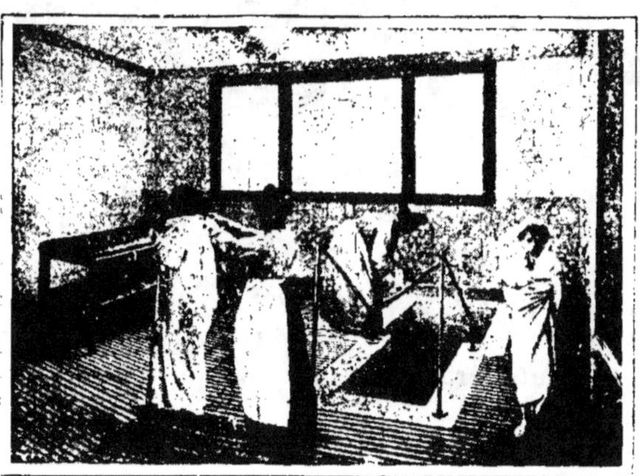

Fig. 41.
Piscine individuelle à Enghien.

immédiate, une *graduation* dans un sens ou dans un autre suivant les cas.

A Plombières et à Luxeuil, la graduation va de 34 à 36°; à
Bains-les-Bains, les piscines du *Bain de la promenade* ont
32°-34°-35°, celles du *Bain Romain* 34°-36° et 38°, cette dernière pouvant être portée à 40°.

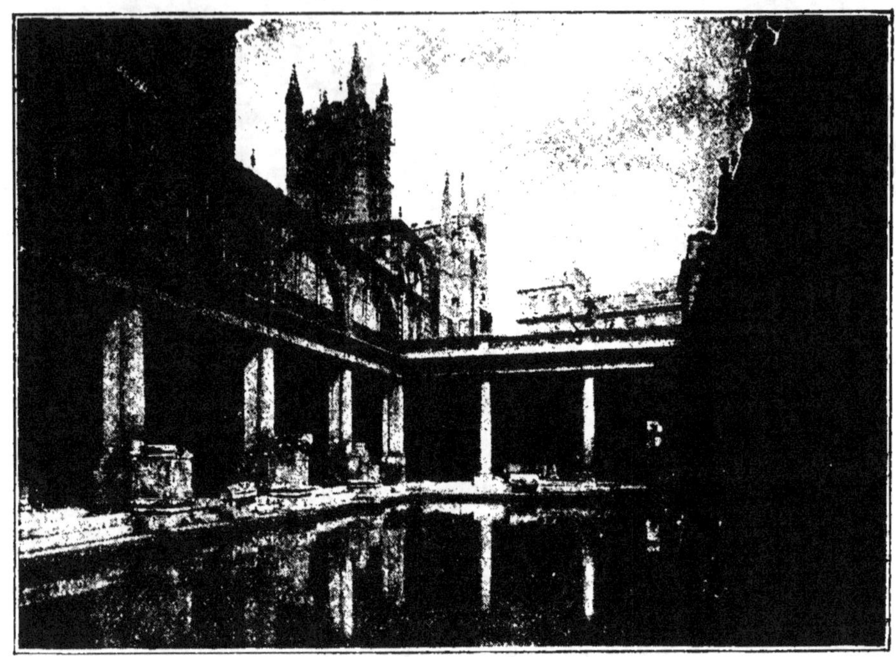

Fig. 42.

Grande piscine du New-Royal Baths, à Bath.

On trouve à l'étranger des piscines à ciel ouvert, à Acque
Albule, à Telese, au New-Royal Baths de Bath, dont l'eau
courante a une température uniforme de 29°.

B) BAINS PARTIELS

1° Demi-bains. — Les demi-bains, beaucoup plus usités
autrefois que de nos jours dans de nombreuses stations, ont
donné des résultats qui font regretter leur abandon actuel ;
on s'en servait pour combattre avec succès les accidents de
congestion du côté des organes thoraciques, et l'on sait de

quelle faveur les demi-bains hyperthermaux jouissent au Mont-Dore, où ils constituent un des éléments essentiels de la cure.

Le demi-bain peut se prendre à moitié couché dans une baignoire, ou assis sur un escabeau dans une petite piscine, la partie inférieure du corps plongeant seule dans l'eau ; sa durée n'excède guère quinze minutes ; sa température va d'habitude de 37° à 40° ; on ne donne pas d'ordinaire, dans les établissements thermaux, de demi-bains froids ou à température progressivement abaissée ou élevée.

2° Bain de siège. — C'est un bain dont la quantité d'eau est telle que, le malade étant enfoncé dans l'appareil, le niveau affleure à l'ombilic et arrive à mi-cuisses. Le bain de siège tiède est un sédatif de premier ordre dans les hyperesthésies des organes génitaux ; les bains de siège froids, et surtout chauds, amènent une hyperémie réactionnelle active des territoires immergés ; ils exercent une action résolutive et une résorption des produits inflammatoires et des œdèmes ; ils font un véritable drainage circulatoire ; le bain de siège chaud a, en même temps, des effets sédatifs importants.

3° Bains de pieds. — Toujours très en faveur, le bain de pied est à eau courante à 42°-45° et dure de cinq à dix minutes ; l'eau baigne les pieds et la moitié inférieure des jambes. Il y a au début une impression plus ou moins pénible, et à la fin, la rougeur de la peau est intense, la sensation de chaleur aux pieds est très vive. Le bain de pieds est un excellent dérivatif et tempère l'excitation de la médication interne (eaux sulfureuses), ou de certaines pratiques thermales (Mont-Dore).

4° Bains de bras. — Ils sont quelquefois, mais rarement, employés dans un but de révulsion, plus souvent pour modifier un état local.

§ 2. — HYDROTHÉRAPIE

1° Effets généraux. — Lorsque l'eau est projetée avec une certaine force, des effets nouveaux viennent s'ajouter

10.

à ceux que peut produire sa température ; un élément nouveau intervient, la *percussion*, qui joue vis-à-vis de la peau le rôle d'excitant énergique, et qui est en rapport avec la *pression*.

Cette pression peut être modifiée à l'infini, suivant les appareils employés, et par le doucheur lui-même qui peut graduer, suivant les indications, le volume, et la division du jet.

La douche a l'avantage de pouvoir faire supporter des températures plus élevées que le bain. Elle entoure le malade d'une buée de vapeur qu'il respire, buée contenant des principes minéraux. Cette circonstance donne un caractère spécial aux douches d'eaux minérales, aux douches sulfureuses et salées en particulier ; par leurs autres côtés, elles ne diffèrent en rien de celles en usage dans les établissements hydrothérapiques.

La *douche tiède* ou *tempérée*, plus ou moins prolongée, est essentiellement calmante ; elle ne provoque pas de modifications circulatoires ou thermiques appréciables.

La *douche chaude* produit une excitation plus ou moins vive selon son degré. Elle augmente le tonus nerveux et le régularise ; elle est à la fois tonique et sédative. Elle détermine une vasodilatation pouvant aller jusqu'à la révulsion, en même temps qu'une surproduction de chaleur amenant la sudation, si on prolonge sa durée. Dans ce cas, elle doit être suivie d'un emmaillottement dans des couvertures permettant à la diaphorèse de s'établir complètement.

La *douche froide* amène au début une contraction vive de la peau, un resserrement des vaisseaux de la périphérie et un refoulement du sang vers le centre ; mais bientôt ce refoulement est suivi d'un retour, d'un excès de chaleur, de rougeur sur toute la surface ; à la vaso-constriction et à l'hypertension du début, succèdent la vaso-dilatation et l'hypotension. La douche froide, par la très vive excitation de la sensibilité périphérique qu'elle provoque, est essentiellement tonique, si elle est vivement donnée ; elle devient sédative si l'application en est faite plus lentement ; elle calme les énervés, relève la tension des neurasthéniques déprimés ; elle est, en un mot, éminemment régulatrice des fonctions nerveuses.

Ses effets ne se produisent que si la réaction se fait franchement ; aussi doit-on surveiller son application chez certains sujets, les affaiblis par exemple, auxquels il est prudent de prescrire un peu d'exercice auparavant ; dans d'autres cas, il est bon de préparer les malades à l'impression du froid avec un peu d'eau chaude ou tempérée.

2° Douches générales. — Elles sont de plusieurs sortes :
a. *Douche en jet*. — De beaucoup la plus importante, elle

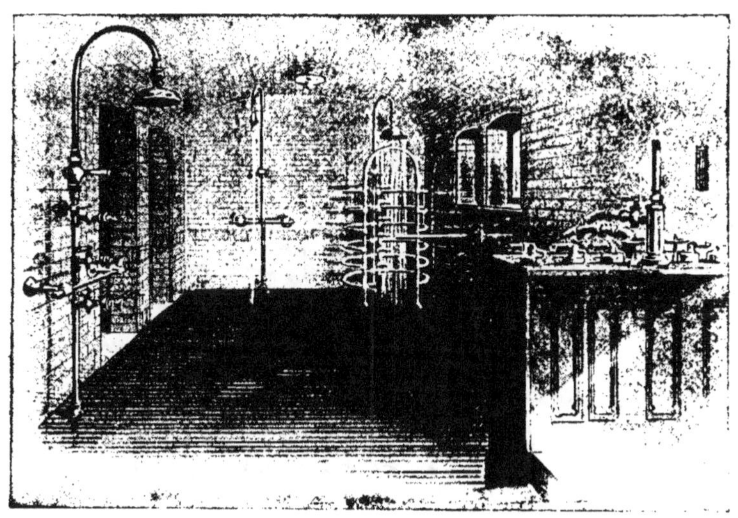

Fig. 43.

Une salle de douches au Vernet.

peut être donnée à demi-jet, à jet plein, à jet brisé, le degré de la percussion pouvant être modifié à l'aide du doigt autant qu'on le désire.

Elle est à température uniforme du début à la fin, froide, tiède ou chaude, ou bien à températures diverses : alternante, quand on promène alternativement un jet froid et un jet chaud sur le corps ; progressive, si elle est insensiblement réchauffée ou refroidie ; écossaise, si l'on commence par une douche chaude finissant par un quart ou une demi-minute de jet froid, *suivi ou non* d'un jet chaud sur les pieds.

b. *Douches fixes.* — Leurs variétés sont nombreuses et plus ou moins employées : la *douche en pluie* est obtenue au moyen d'une pomme d'arrosoir placée à 2^m,50 au-dessus du sol ; si cette pomme d'arrosoir est remplacée par une lance, c'est la *douche en colonne* ; si l'eau s'échappe par une fente, on a, suivant la forme, la *douche en lame* ou *en cloche*. Parmi les autres douches fixes, citons encore la *douche en jet oblique* pouvant devenir, si la pression est très faible, la *douche baveuse*.

c. *Douche en cercles.* — C'est une douche fixe se composant d'une série de cercles horizontaux indépendants, superposés, percés de trous filiformes convergeant vers le centre, de façon que le sujet se trouve complètement enveloppé. Ses effets sont très énergiques, et rappellent dans une certaine mesure ceux de la douche-massage (MATIGNON) ; elle mériterait d'être plus fréquemment utilisée qu'elle ne l'est en général.

On associe parfois la douche en cercles et la douche en pluie, comme aussi cette dernière et la douche en jet.

3° Douches locales. — Les douches locales peuvent être, en jet, en pluie ou pulvérisées.

a. *Principales variétés.* — Les plus employées sont :

1° Les *douches thoraciques*, tièdes ou chaudes, utilisées dans les affections chroniques des voies respiratoires.

2° Les *douches épigastrique et dorsale* froides, à jet très brisé, à très faible pression, rendant des services dans certaines dyspepsies hyposthéniques avec ou sans ptoses ; la dernière intéresse aussi la moelle épinière et peut être sédative ou révulsive, suivant son mode d'application.

3° Les *douches hépatique et splénique*, froides, courtes, à forte pression (FLEURY), ou mieux très chaudes (38° à 45°), à jet très brisé, plus longues, et suivies d'une douche générale froide ou tiède, avec quelques jets froids sur les régions du foie et de la rate (V. RAYMOND et DUCHESNE), peuvent être appliquées avec avantage au traitement des hépatites chroniques, des ictères chroniques, de certaines formes de lithiase biliaire, ainsi que dans les congestions chroniques de la rate de nature paludéenne et les splénomégalies secondaires aux hépatites.

4° Les *douches abdominale* et *lombaire* seront données froides dans les cas de constipation par atonie intestinale, très chaudes dans la constipation spasmodique ; en outre, la dernière, froide, sera indiquée dans la faiblesse génitale idiopathique.

5° La *douche sur les pieds* peut être administrée froide ou très chaude, mais toujours courte ; elle trouve son utilité dans tous les états congestifs de l'encéphale, les épistaxis, les laryngites congestives : elle est révulsive et dérivative comme le bain de pied très chaud.

6° La *douche plantaire* peut être administrée avec la douche en jet ou avec un dispositif spécial qui permet de projeter un grand nombre de jets sur une paire de *semelles creuses* sur lesquelles reposent les pieds. Elle est donnée chaude ou froide : dans le premier cas, elle agit comme la douche sur les pieds, dans les états congestifs cérébraux, dans les états vertigineux, etc. ; froide, elle engendre, par une série d'actions réflexes, des contractions lointaines, se manifestant surtout sur les vaisseaux utérins. Le spasme vasculaire qui en résulte devient une contracture durable, si elle est fréquemment renouvelée, et lui donne une valeur curative incontestable dans l'atonie des organes du bassin et dans les hémorragies utérines.

Nous ne ferons qu'énumérer d'autres douches locales. telles que la douche axillaire préconisée dans l'aménorrhée ; la douche céphalique, recommandée par Burgonzio dans les céphalées rebelles, les migraines, les névralgies faciales ; les douches hypogastrique, périnéale, hémorroïdaire, oculaire, auriculaire, dont il est facile de saisir les indications.

b. *Bain de siège à percussion.* — Nous désignerons ainsi l'appareil dénommé généralement bain de siège à eau courante et qui contient à la fois les douches périnéale, anale, lombaire, et une douche en cercle percutant le pourtour du bassin.

L'emploi de cet ensemble de douches est indiqué dans tous

les états douloureux des organes du petit bassin (jet chaud) ; dans les troubles fonctionnels, principalement atoniques et nerveux de ces mêmes organes (jet froid).

c. *Douches pulvérisées.* — La pulvérisation a pris dans ces dernières années une grande extension et les affections des voies respiratoires n'en sont plus seules justiciables. C'est ainsi qu'à Luchon, à Saint-Gervais, on traite avec succès par cette méthode certaines formes d'eczéma, la séborrhée

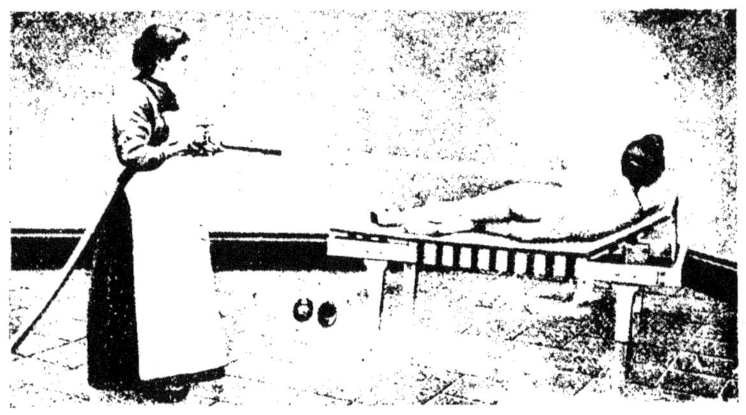

Fig. 44.

Douche à jets multiples convergents, utilisée à Bourbonne.

du cuir chevelu, la pelade, certaines chéloïdes, etc. ; à Saint-Christau, la pulvérisation joue un des rôles les plus importants de la cure, grâce à la perfection des appareils employés pouvant donner avec la plus grande facilité toutes les pressions, toutes les températures et tous les degrés de division du liquide, depuis le brouillard le plus ténu pour la pulvérisation oculaire, jusqu'aux douches tamisées à haute pression pour les surfaces cutanées atteintes de lichen, de psoriasis, etc.

d. *Douche en épingles.* — Elle est administrée à Saint-Christau au moyen d'un appareil très ingénieux, lançant un faisceau de jets capillaires sur la surface que l'on veut traiter, avec une pression de quinze à vingt atmosphères. Elle donne

une sensation de légère piqûre, et produit sur la surface où
on la promène une excitation beaucoup plus vive que celle
de la douche ordinaire. Elle diffère de cette dernière en ce sens

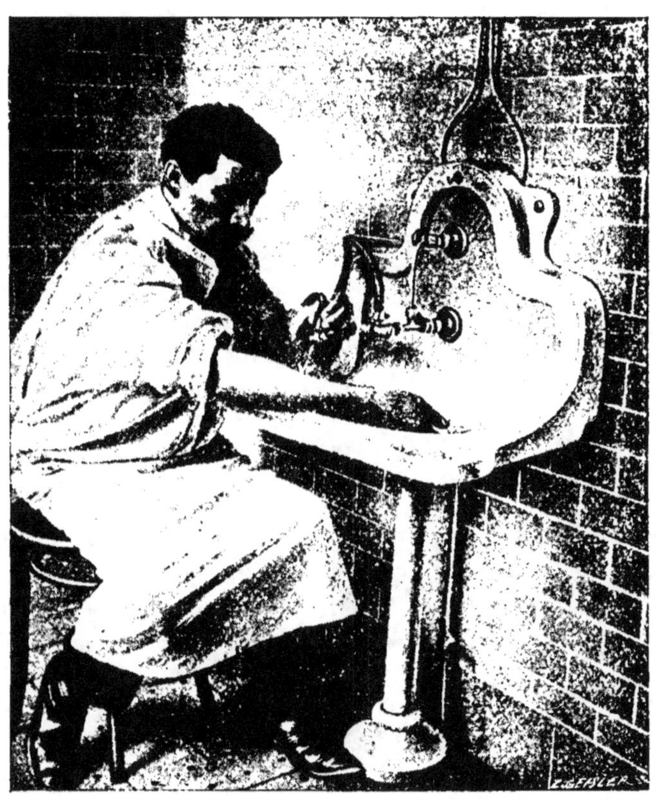

Fig. 45.

Douche filiforme à La Bourboule.

que son action reste limitée aux téguments sans s'étendre aux
parties profondément situées.

Elle est particulièrement applicable à certains troubles
trophiques ou paralytiques de la peau ; elle est indiquée dans
le traitement de la pelade. Dans les névralgies, dans les

arthrites chroniques, le soulagement immédiat qu'on observe est dû à une action par voie réflexe.

e. *Douche à jets multiples convergents.* — Cette douche voisine de la précédente est très en honneur à Bourbonne. Elle est constituée par un grand nombre de petits jets parallèles venant frapper la peau à une pression de dix ou de vingt mètres, et produisant une excitation due à une véritable acupuncture, une révulsion énergique, un massage réel (fig. 44).

f. *Douche filiforme.* — A la Bourboule on emploie fréquemment pour le traitement des affections cutanées des douches filiformes dont la température et la pression sont variables, cette dernière pouvant être portée à 4 kilogrammes (fig. 45).

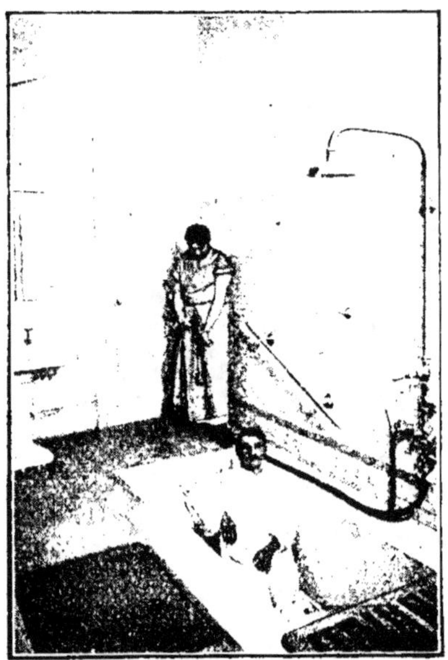

Fig. 46.

Bain et douche en piscine à Contrexéville.

§ 3. — PROCÉDÉS COMPLEXES

1º Bain et douche combinés. — Lorsque le bain et la douche sont simultanées, ils sont tièdes l'un et l'autre. Si l'on veut obtenir un effet résolutif, la douche doit précéder le bain ; au contraire, si l'on cherche à faire de la révulsion, la douche doit être donnée la dernière et chaude.

2º Douche sous-marine. — La douche sous-marine, employée depuis longtemps à Bourbon-Lancy, à Plombières à Néris, etc., et dont l'usage tend à se généraliser, est une douche en pluie donnée dans le bain à une pression de sept à dix mètres. L'expression de *douche sous l'eau* devrait être substituée à cette appellation impropre.

L'ajutage *en lame*, adapté à un tuyau mobile, est tenu à dix, quinze ou vingt centimètres du corps, suivant le degré de percussion que l'on veut obtenir ; si on le rapproche à cinq ou six centimètres, on exerce un véritable massage des tissus. La durée moyenne est de trois à dix minutes ; la température, de 40°, pourrait être portée à 45° et même 48°, si l'on désire une activité plus grande. C'est un procédé calmant, sédatif, réservé aux états qui s'accompagnent de spasmes et de douleurs Limitée à l'abdomen et à l'hygogastre, elle calme les entéralgies, les entérites muco-membraneuses spasmodiques, les névralgies ovariennes, etc. ; dirigée sur les membres, surtout au pourtour des articulations douloureuses, elle convient essentiellement aux rhumatisants dont les articulations sont encore douloureuses ; généralisée, elle s'applique aux cardiaques dont la lésion est légèrement décompensée.

3° Douche massage. — Comme son nom l'indique, ce procédé consiste dans la combinaison d'un massage général ou local, avec une douche également générale ou locale, de température et de pression variables. C'est un pétrissage des muscles joint à un arrosement avec de l'eau thermale.

Le dispositif varie avec les stations : à Aix-les-Bains où cette pratique joue un rôle prépondérant, elle nécessite, soit un, soit plus habituellement deux doucheurs, qui se placent l'un en avant, l'autre en arrière du malade et qui pétrissent les divers muscles, pendant qu'ils dirigent avec une grande habileté le jet d'eau minérale, arrivant à la température de 34° à 37° par un tuyau qu'ils tiennent fixé sur leur bras. Pendant les différentes phases de l'opération, le patient est tantôt assis sur une chaise, tantôt étendu à plat ventre ou de dos sur un plan incliné : le massage terminé, au bout de dix à quinze minutes avec deux masseurs, quinze à vingt-cinq minutes avec un seul, une douche en pluie ou en jet, variable suivant les effets cherchés, est généralement administrée ; puis le malade est séché, enveloppé de flanelle et ramené en chaise à porteur dans son lit, où il est soumis à une sudation de vingt minutes en moyenne, après laquelle le *sécheur* l'essuie le frictionne et l'aide à se revêtir.

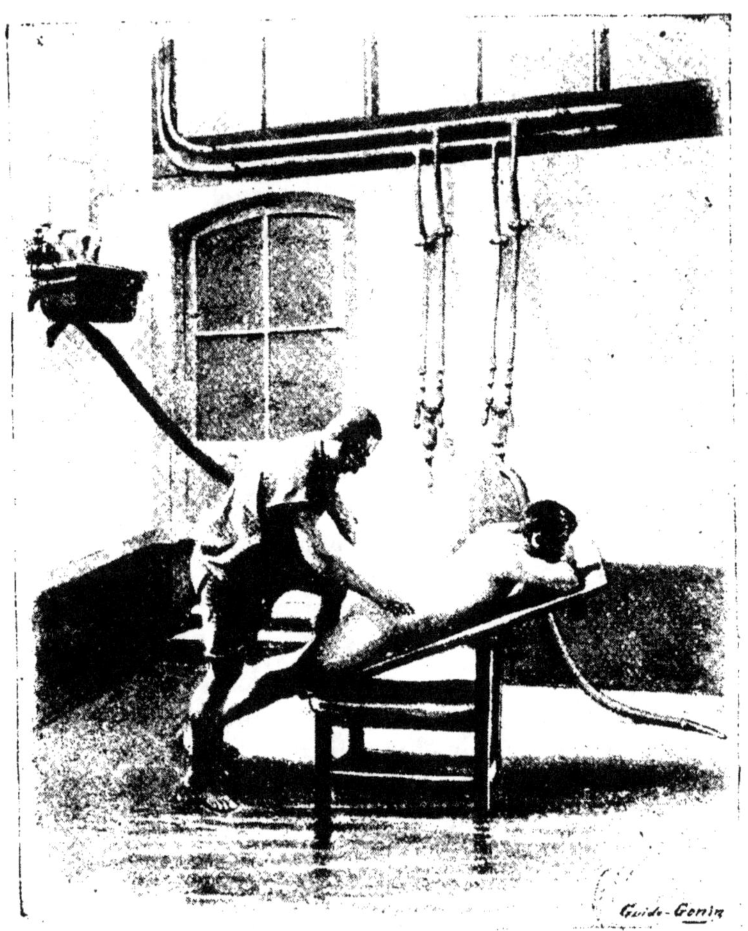

Cliché du Dr Forestier.

Fig. 47.

La douche d'Aix à un masseur.

A Vichy, le massage sous l'eau est exécuté, au moyen d'un lit de sangle recouvert d'un drap, sur lequel se couche le patient, dont la tête repose sur un oreiller de caoutchouc distendu par l'air. Environ à 80 centimètres au-dessus du lit, est fixé un tube de cuivre en forme de T, avec ses branches latérales

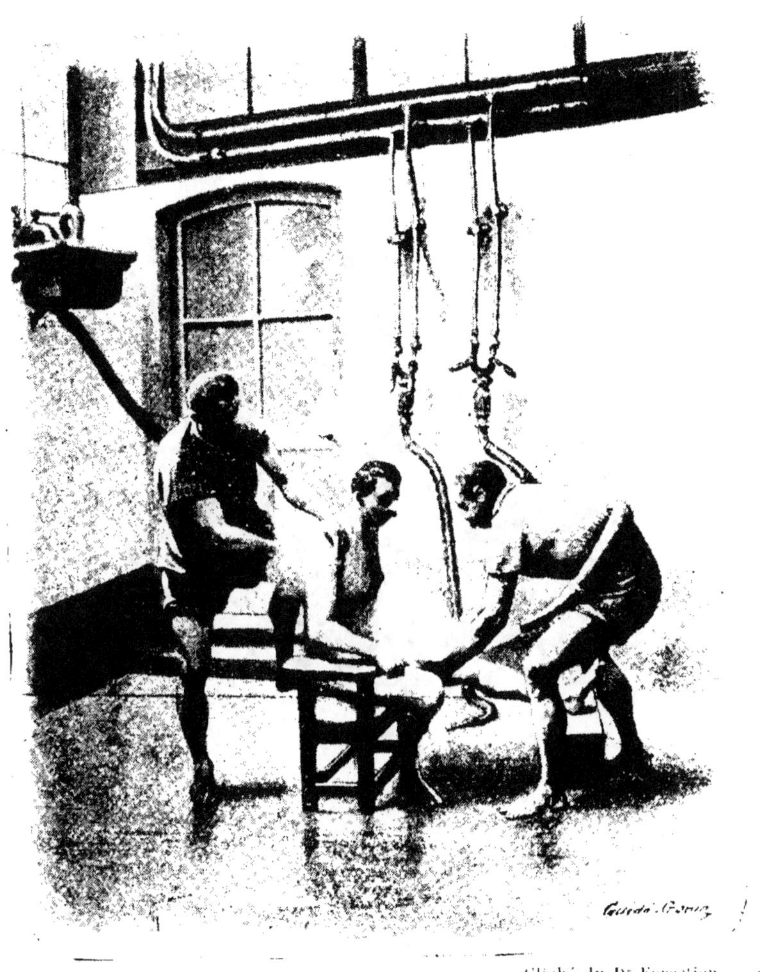

Cliché du Dr Forestier

Fig. 48.

Douche d'Aix à deux masseurs.

recourbées parallèlement à la branche médiane. Sur sa face inférieure, ce tube est percé d'orifices ayant des directions différentes. L'eau arrivant sous pression, à une température réglable à volonté, s'échappe par les orifices, en jets qui, s'entre-croisant dans tous les directions, s'éparpillent sur le corps du patient. En outre, un gros tuyau fournit un jet volumineux d'eau chaude, à faible pression, qui peut être dirigé sur n'importe quel point des téguments. Deux opérateurs, placés de chaque côté du malade, lui massent tour à tour les diverses parties du corps, impriment des mouvements aux

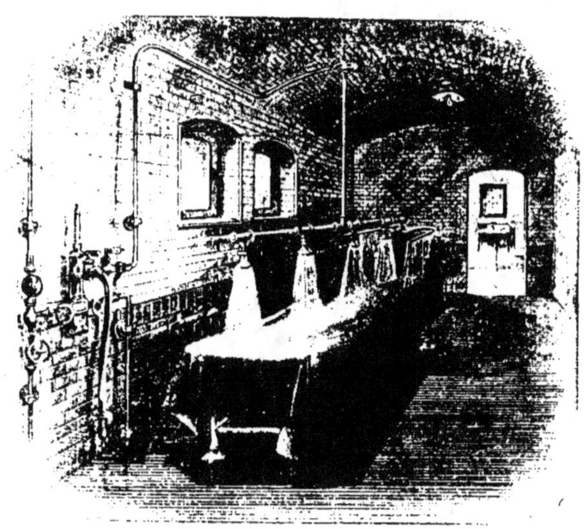

Fig. 49.

Douche-massage de Vichy (au Vernet).

membres sur lesquels ils envoient des jets d'eau. Au bout de dix à douze minutes, il est donné comme à Aix une douche générale en jet à la température et à la pression prescrites.

Le dispositif d'Uriage est un peu différent : préconisée par Gerdy en 1838, la douche-massage d'Uriage porte souvent le nom de son inventeur. Le malade est étendu sur un plan incliné, sorte de lit de camp, où les muscles sont en état de relâchement complet. L'eau tombe perpendiculairement sur toutes les parties du corps ; l'extrémité inférieure du plan incliné porte un rebord, assez élevé pour maintenir l'eau chaude aux pieds. Le doucheur dirige le tuyau avec l'épaule, pendant qu'il masse les muscles et frictionne la peau. La douche est donnée chaude, tempérée ou écossaise ; sa durée est de huit à quinze minutes.

Telles sont les principales variétés de massage sous l'eau, dites *douche d'Aix, douche-massage de Vichy, douche de Gerdy ou douche-massage d'Uriage*, cette dernière étant par son dispositif intermédiaire entre les deux autres. Les installations des autres stations se rattachent à ces divers types, surtout à celui de Vichy, avec quelques variantes dans la disposition.

L'effet immédiat de la douche-massage est une sensation de chaleur et de congestion à la peau, qui, après la sudation, amène au début un peu de lassitude, puis, après quelques séances, du bien-être et de la souplesse générale. Son action peut se définir ainsi : régularisation de la nutrition générale et augmentation considérable de l'activité des oxydations azotées ; localement, résorption des exsudats et des engorgements.

4º Bain hydro-électrique. — C'est un bain ordinaire pendant lequel on fait une application d'électricité galvanique ou faradique. Tantôt les deux électrodes sont mobiles ; tantôt l'une d'elles est fixée à la paroi de la baignoire. Sédatif ou excitant suivant sa variété et sa durée, il est utilisé pour combattre certains troubles du système nerveux.

Il est possible que, sous l'influence du courant, les sels des sources passent par ionisation à travers la peau intacte, ce qui expliquerait comment ce traitement peut être appliqué dans certaines stations pour diminuer les nodosités des petites articulations chez les goutteux.

§ 4. — PRATIQUES COMPLÉMENTAIRES

1º Gaz. — Les gaz que laissent échapper les eaux minérales, sont utilisés dans certaines stations, avec des résultats qui expliquent leur faveur.

a. *Hydrogène sulfuré.* — L'hydrogène sulfuré de certaines eaux, mélangé à la vapeur d'eau et à l'acide carbonique, est

administré en *bains* dans des appareils analogues à ceux des
bains de caisse. Utilisés à Luchon, Marlioz, Aix-la-Chapelle,

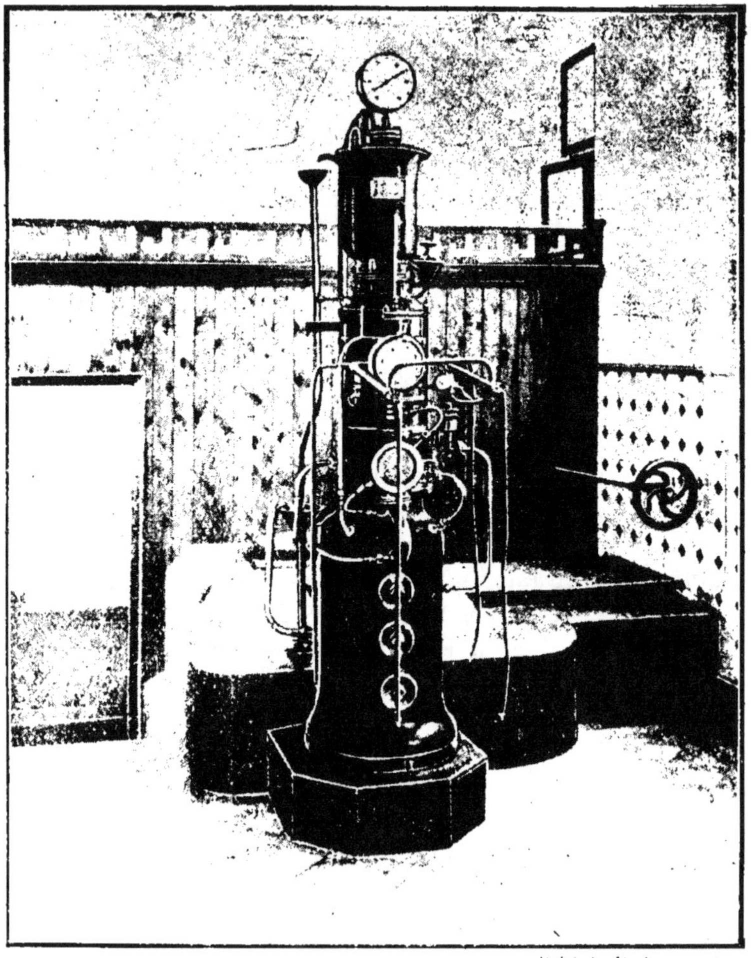

Cliché du Dr Bousquet.

Fig. 50.

Captage de la source Viguerie à Ax et appareil vaporigène
pour l'insufflation dans l'oreille moyenne des gaz sulfureux.

ces bains paraissent avoir une action calmante sur les systèmes
nerveux et vasculaire, ce qui explique leur emploi dans les
névralgies et certaines hyperesthésies.

Les gaz et les vapeurs sulfureuses sont, depuis un certain nombre d'années, employés dans le traitement des inflammations de l'oreille moyenne, où ils sont envoyés par *insufflation* à l'aide d'une sonde d'Itard.

A Luchon, ce mélange sulfureux est envoyé dans un ballon de caoutchouc au moyen d'une poire aspirante et foulante qui est elle-même reliée à l'orifice d'une bouche de humage. A Cauterets, la disposition est analogue. L'installation d'Ax est beaucoup plus importante et n'a d'analogue nulle part ; le *vaporigène*, imaginé par LAJAUNIE et modifié depuis par E. BOUSQUET, est un appareil qui reçoit en charge les gaz pris directement dans le captage de la source Viguerie, dont il est séparé de 50 centimètres à peine ; ces gaz sont comprimés par une pompe aspirante et foulante qu'actionne une turbine et maintenus à une température élevée par une circulation d'eau chaude. On peut ainsi très aisément envoyer dans l'oreille des gaz à la température moyenne de 45° et avec une pression variable selon les cas (fig. 50).

Cette méthode, attaquée injustement, donne des résultats excellents. si elle est appliquée judicieusement aux cas susceptibles d'en bénéficier.

b. *Acide carbonique.* — Recueilli au point d'émergence des sources, dans une cloche ou dans un gazomètre, et amené au lieu d'emploi par des tuyautages, l'acide carbonique est administré dans quelques établissements, en bains, douches inhalations. injections.

Appliqué pour la première fois, en France, à Saint-Alban, sous forme de douches, dans quelques affections de l'utérus, il est utilisé à Vichy. Vals. le Mont-Dore, Saint-Nectaire, Marienbad, Nauheim, etc.

Le *bain* se donne à sec dans une baignoire fermée par un disposif qui emboîte le cou, ou dans des caisses semblables à celles des bains de vapeur. Il peut être pris en commun dans des salles munies de gradins, ou dans des piscines dont le gaz occupe le fond ; on s'arrange pour que la couche monte à peu près à mi-corps. La durée est de dix à vingt minutes. Ces bains ont une action stimulante et sont employés dans les névralgies, certaines paralysies, le rhumatisme musculaire, l'impuissance, la dysménorrhée chez les femmes lymphatiques.

Des dispositifs semblables à ceux employés pour les bains de vapeur partiels permettent de donner des *bains partiels de CO²*.

Les *douches* sont administrées au moyen d'un tube de caout-

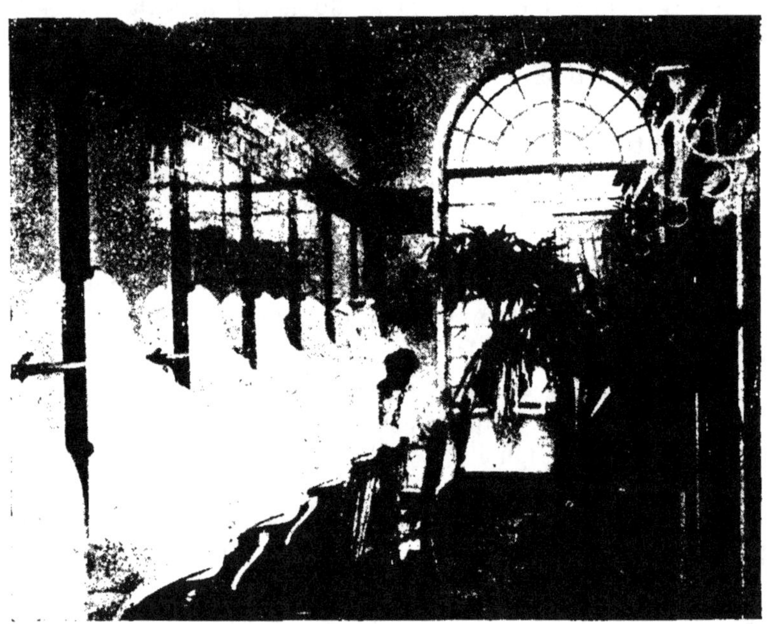

Fig. 31.

Inhalation d'acide carbonique au Mont-Dore.

chouc terminé par un embout différent, suivant le genre de douche que l'on veut donner, vulvaire, vaginale, oculaire, auriculaire, nasale, etc.

Les injections calment parfois très rapidement le prurit vulvaire. Dans certaines affections torpides de l'utérus, elles ont une action excitante remarquable, mais qui doit être surveillée avec soin.

En inhalation, l'acide carbonique doit être mélangé d'air ;

les séances sont courtes, de cinq à dix minutes. On observe d'abord de l'excitation du larynx et des bronches, puis une sédation due à l'action de ce gaz sur le système nerveux (WILLE-MIN). Ces inhalations paraissent donner de bons résultats dans l'asthme nerveux, l'angine granuleuse, et surtout dans les rhinites vaso-motrices, les coryzas aigus ou chroniques.

L'acide carbonique agit comme vaso-constricteur, anesthésique, antiseptique (JOAL).

c. *Bains carbo-gazeux.* — Les bains d'acide carbonique, pris dans des caisses, peuvent être mélangés de vapeur en proportion plus ou moins grande ; on crée ainsi un procédé complexe ayant des propriétés empruntées aux deux éléments mis en action.

Un autre bain complexe, et qui a pris depuis quelques années une importance considérable, est le *bain carbo-gazeux,* c'est-à-dire le bain d'eau minérale renfermant une proportion plus ou moins grande d'acide carbonique.

Les bains carbo-gazeux se donnent en France, à Salins-Moutiers, à Châteauneuf, à Saint-Nectaire, à Châtel-Guyon. A Royat, ils constituent, à l'heure actuelle, un des principaux éléments de la cure ; on y administre des bains modérément gazeux ($0^{gr},38$ de CO^2) à la température de 34°, et des bains très gazeux ($1^{gr},20$ à $1^{gr},70$ de CO^2) à la température de 27° à 30°. Le malade éprouve, à son entrée dans ces derniers, une sensation de froid avec pâleur de la peau : à mesure que les bulles de gaz s'attachent à l'épiderme qui en est bientôt recouvert, cette sensation disparaît et la peau vivement excitée devient rouge.

Cette vaso-dilatation des vaisseaux superficiels retentit sur le cœur, agit par l'intermédiaire des nerfs périphériques sur le centre respiratoire du bulbe, et indirectement sur la nutrition générale.

La pression artérielle est élevée, la fréquence du pouls diminuée ; la ventilation pulmonaire augmentée, ainsi que les échanges respiratoires et les oxydations ; l'hémoglobine est accrue surtout chez les anémiques (20 p. 100 en moyenne), de même que le nombre de globules rouges (600.000 à 1.000.000 ;

11 .

la sécrétion gastrique et la diurèse sont augmentées. Ces phénomènes physiologiques permettent de saisir l'action heureuse du bain carbo-gazeux chez les valvulaires en hyposystolie, chez les cardiopathes artériels, à plus forte raison chez les faux cardiaques par chloro-anémie et par dyspepsie, chez les sujets qui ont des palpitations dites essentielles, chez ceux qui ont du goitre exophtalmique. Ses effets sont excellents chez les neurasthéniques, les obèses, certains goutteux, certains diabétiques, et même certains tabétiques.

2° Vapeurs. — Les vapeurs des eaux minérales, naturelles ou forcées, sont utilisées depuis de longues années.

A. Bains de vapeur. — Ces bains se prennent dans des étuves ou dans des caisses.

a. *Bain d'étuve.* — L'étuve est une chambre où le malade vient séjourner aussi longtemps qu'il peut tolérer la chaleur dégagée par les vapeurs qui la remplissent. Ces vapeurs peuvent être spontanées et, dans ce cas, l'étuve est construite au-dessus ou dans le voisinage du point d'émergence de la source ; ou forcées, c'est-à-dire produites par l'eau chauffée à une température plus ou moins élevée et envoyées dans l'étuve.

Dans certains, la température est invariable ; dans d'autres, elle peut être graduée : cette graduation peut être obtenue au moyens de gradins sur lesquels s'asseoient les malades ; plus on monte, plus l'air est chaud et humide. La température des étuves varie entre 35° et 50° et même plus ; ordinairement, la température de 37° à 42° est la plus recherchée. Ce traitement ne doit pas être pratiqué sans précautions ni surveillance ; le séjour ne doit pas être prolongé au delà de certaines limites, quinze à trente minutes en moyenne. La première sensation de chaleur est difficile à supporter : le patient éprouve une certaine oppression, puis la respiration devient plus libre, et la tête se dégage à mesure que la transpiration s'établit. Le bain d'étuve est suivi d'ordinaire d'une douche plus ou moins froide qui hâte la réaction. Cette réaction doit être faite sur un lit de camp, dans une couverture de laine, à une température assez élevée pour éviter tout danger de refroidissement.

Parmi les étuves naturelles, nous citerons, en France, celles de Luchon et celles de Cransac constituées par des excavations artificielles pratiquées dans le flanc de la montagne et dont l'atmosphère sulfureuse, constante pour chacune d'elles, varie entre 32° et 48°. L'Italie possède des étuves naturelles célèbres : à Vinadio, les grottes ont de 45° à 50° ; celles des *Bagni caldi* de Lucques ont 35° à 40° ; celles de Monsummanno, 27° à 36°.

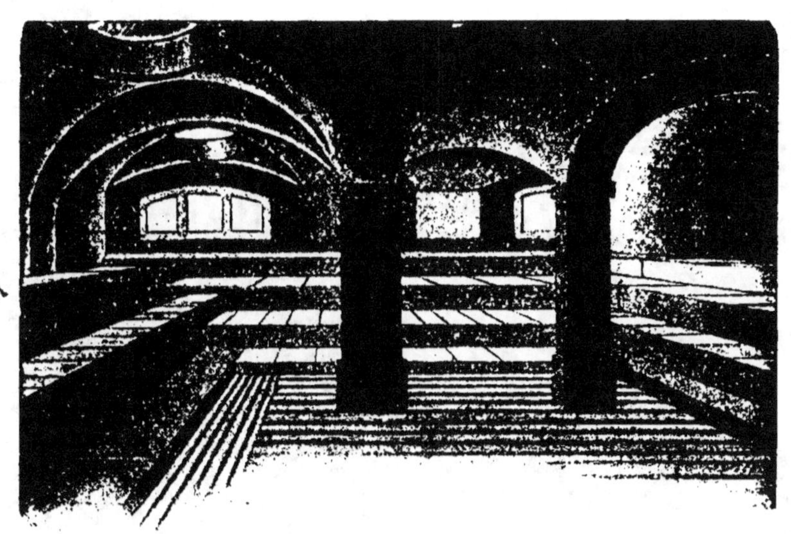

Fig. 52.

Étuves romaines à Plombières.

b. *Bain de caisse*. — Le bain de caisse s'administre au moyen de caisses en bois dans lesquelles s'assied le malade, dont la tête seule reste en dehors. Le cou doit être entouré de linges qui interceptent le passage de la vapeur arrivant dans l'appareil.

Les diverses phases de l'opération peuvent être commodément suivies sur la face ; la rougeur de la peau, l'abondance de la transpiration et le battement des artères temporales, permettent de juger si le bain est bien toléré et doit être continué.

Ce bain a les mêmes effets que le bain d'étuve, mais il est moins pénible, la tête étant constamment rafraîchie par l'évaporation de la sueur, et la muqueuse pulmonaire ne se congestionnant pas, puisqu'elle reste en communication avec l'air frais. Aussi ce bain peut-il être supporté plus longtemps et à une température plus élevée ; il doit néanmoins être très sur-

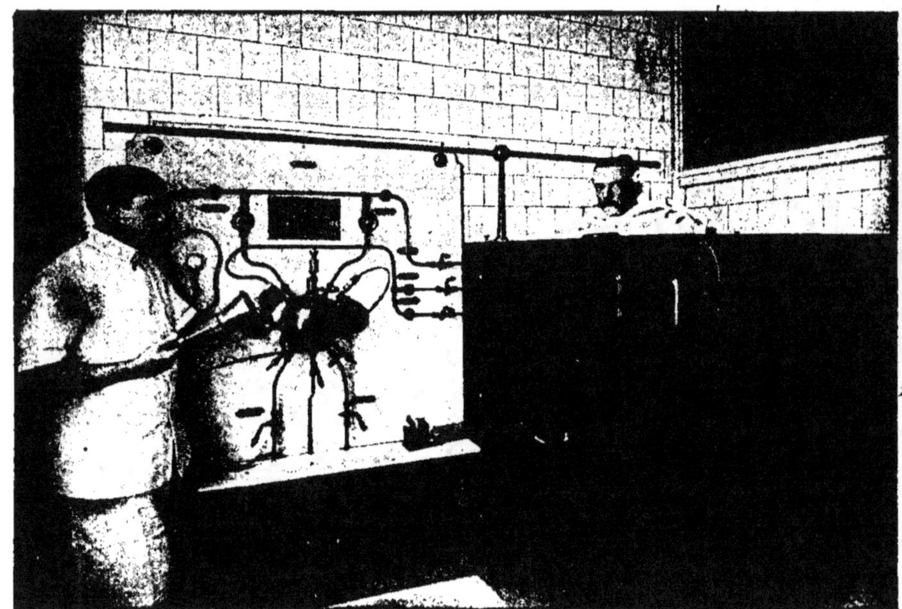

Fig. 53.

Bain de caisse à Contrexéville.

veillé en raison de la vive impression de froid dont les alvéoles pulmonaires sont le siège. Il peut ou non être suivi d'une douche.

Des bains de caisse se rapprochent essentiellement les *bains de couvertures*, qui ont l'avantage de pouvoir être pris dans la position horizontale, la vapeur arrivant entre le lit et la couverture soutenue par des cerceaux. Les bains de caisse et de couvertures peuvent être *partiels*, limités par exemple à un membre.

Les bains de vapeur stimulent la circulation générale et dérivent vers la peau l'afflux sanguin, particulièrement dans les cas de fluxion profonde des viscères ou des articulations ; l'abondante élimination sudorale qu'ils produisent modifie la vitalité des téguments ; ainsi s'expliquent leurs effets favorables dans divers états morbides, affections de la peau, catarrhes chroniques, rhumatismes, névroses. Ces effets seront d'ailleurs plus ou moins excitants ou même sédatifs suivant la température à laquelle aura été pris le bain de vapeur. On combine parfois l'*étuve et le massage* (Aix-les-Bains, Néris, etc.), en alternant les deux opérations : première séance d'étuve, massage dans une pièce voisine moins chaude ; puis dernière séance d'étuve, amenant la sudation et entraînant la détente complète des douleurs.

La combinaison de l'étuve, du massage et de la douche ou de la piscine constitue les *bains turcs, bains russes, bains maures.*

B. Douche de vapeur. — C'est un jet de vapeur que l'on applique au moyen d'un tuyau flexible terminé par une lance, et qui est projeté sur la partie malade, ordinairement articulation ou trajet d'un nerf. La douche de vapeur agit comme le bain, mais son action, localisée, est moins violente ; sa durée est de dix à vingt minutes ; elle est excitante, sudorifique et même révulsive, si elle est prolongée. Ses indications sont les engorgements articulaires, les névralgies, les névrites et même les myélites.

Appliquée sur le thorax et suivie d'une douche froide, elle donne d'excellents résultats comme expectorant et antidyspnéique dans les catarrhes chroniques des bronches (LASSALLE).

3° Boues. — Les boues constituent une médication dont l'activité est remarquable ; elles caractérisent la thérapeutique de certaines stations françaises et, plus encore que chez nous, sont appréciées à l'étranger, en Allemagne, en Italie, en Suède, en Russie.

Leur utilisation est parfois des plus simples ; un simple trou de 1^{m},20 de profondeur, dont les parois sont maintenues par quelques planches, et qui sert de piscine pour les deux sexes.

constitue le bain Jouanin à *Saubusse* ; quelques établissements secondaires de Dax ne sont guère mieux aménagés, et
ont néanmoins parmi les gens de la région, une vogue considérable. En général les installations sont moins primitives.

L'emploi des boues est général ou partiel.

a. *Bains de boues.* — Les bains peuvent contenir plus ou
moins de boue. Ainsi, à *Balaton-Fured*, en Hongrie, on n'ajoute guère que 8 à 10 litres de boue dans
l'eau du bain ; à *Eilsen* et à *Ischl*, on en mêle une
certaine quantité à l'eau minérale. Ordinairement
la boue constitue le seul élément du bain. Nous
avons déjà décrit la disposition adoptée à *Saint-
Amand* : chaque malade garde pendant toute la
durée de son traitement le même compartiment
où la même boue est constamment arrosée par
des filets d'eau thermale et chauffée par un serpentin de vapeur qui permet d'élever la tempéra-

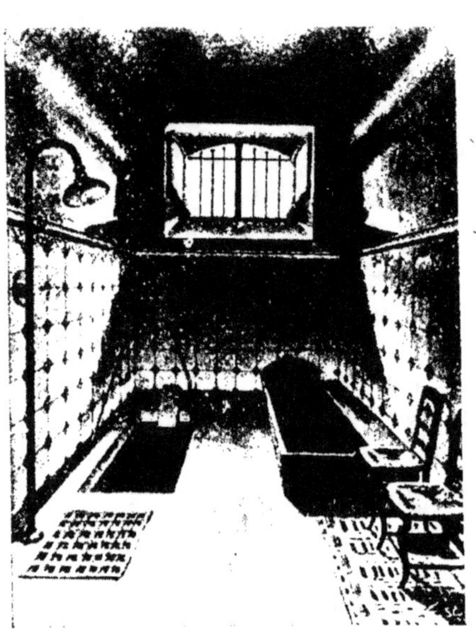

Cliché du Dr Delmas.

Fig. 54.

Une cabine de bains de boues aux
Thermes de Dax.

ture de 28° à 37° et même 45°. L'aspect de la rotonde des
boues est des plus pittoresques lorsque les compartiments
sont occupés, et qu'on ne voit au niveau du sol que des têtes
et quelques bras semblant sortir de terre (fig. 9, p. 66).

Dans certaines stations, à *Neundorf*, par exemple, la boue est
renouvelée trois ou quatre fois dans le cours du traitement. En
Bohême, elle est changée à chaque bain.

Les bains en commun sont de plus en plus abandonnés pour
les bains individuels. A *Dax*, dans les principaux établisse-

ments, ils se donnent dans de petites piscines d'une profondeur de 1 mètre à 1ᵐ,40 environ ; chacune de ces piscines est entourée d'un manchon dans lequel circule nuit et jour l'eau thermale à 59° environ ; tout autour et dans la profondeur viennent s'ouvrir des orifices multiples qui donnent passage à l'eau dont l'excédent s'écoule par un déversoir latéral et supérieur ; le bain ainsi constitué a deux parties : l'une, profonde, très dense, contenant exclusivement de la boue, l'autre, superficielle, formée d'eau plus ou moins boueuse. La température est de 40° à 50° au fond, de 36° à 40° à la surface.

La durée de ces bains est de dix à quinze minutes ; on ressent d'abord une vive chaleur aux membres inférieurs ; puis la chaleur monte à la surface, les vaisseaux cutanés se dilatent, la peau rougit, la pression sanguine augmente, la sueur arrive en général profuse. Si elle tarde à se produire, on ressent des palpitations, de l'angoisse précordiale, la respiration devient plus courte, on entend des cloches, c'est le moment de sortir du bain ; le lavage de la peau est effectué, soit par un bain minéral de quelques minutes, soit par une douche, de température, de forme et de durée variables, suivant les cas. Après le bain, un séjour au lit est nécessaire, pendant lequel la sudation continue ; généralement le sommeil survient, suivi d'une sensation de bien-être.

Mêmes pratiques, même température à *Préchacq*.

A *Barbotan*, il existe des piscines individuelles et une piscine pouvant contenir vingt personnes ; la boue y est apportée du gisement voisin et l'eau minérale y arrive par le fond : la température est moins élevée qu'à Dax : 36° au fond, 26° à la surface.

A *Franzensbad*, les bains de boue se prennent dans des baignoires ; ils contiennent 50 à 60 kilogrammes de terre : leur température varie entre 31° et 37° C. ; leur durée oscille entre quinze et vingt minutes. Ces boues sont transportées par wagons à *Carlsbad* où elles sont utilisées de la même façon.

A *Marienbad*, la boue, délayée avec de l'eau, est chauffée à la vapeur jusqu'à 100° ; on la verse dans des baignoires à roulettes qu'on roule ensuite dans les cabines, et on ajoute de l'eau minérale jusqu'a obtention de la consistance et de la température désirées.

b. *Applications de boues*. — Les applications de boues ou *illutations* peuvent être générales ou partielles. Ce procédé est employé exclusivement dans certaines stations italiennes où les *fanghi* sont très en faveur, Battaglia, Bormio, Ischia, Recoaro, Valdieri, Vinadio, et surtout *Abano* et *Acqui*. Dans la première de ces deux localités, les parties malades sont recouvertes d'une couche d'argile thermale de 10 à 12 centimètres d'épaisseur, dont la température est de 63° à 70° ; cette application détermine une impression de forte chaleur, allant même jusqu'à la sensation de légère brûlure, et une sensation de poids énorme, avec chaleur générale, rougeur, moiteur et sueurs profuses vers la fin.

Des applications analogues, d'argile chlorurée provenant du dépôt des sources, sont faits à *Bourbonne* et à *Balaruc*.

En Hongrie, le limon thermal de *Pystjan*, dont les eaux sont sulfatées calciques sulfhydriquées, est utilisé en applications locales ou générales ; son usage constitue souvent le seul traitement pratiqué.

A *Balaton-Fured*, on fait avec la boue des frictions qui amènent une vive révulsion locale, avec rougeur très intense, cuisson parfois difficilement supportée, et démangeaisons souvent intolérables. Ces phénomènes paraissent dus à l'action mécanique de cristaux de silicate de chaux.

Les applications locales sont en honneur dans toutes les autres stations où se donnent les bains de boues, et dont nous avons cité plus haut les principales : on les utilise, lorsque l'affection est très localisée, ou lorsque l'on veut déterminer une réaction plus énergique sur un point spécial ; elles sont encore indiquées, lorsque l'état général du malade rend impossible ou dangereux l'emploi du bain entier. En général, la température des applications de boue est comprise entre 34° et 46° ; leur durée est de vingt minutes à une heure ; elles sont ordinairement suivies d'une douche ou d'un bain.

c. *Effets des bains de boue*. — Le bain de boue, s'il a au moins 40°, détermine une vive excitation nerveuse à laquelle participe tout l'organisme ; l'appareil circulatoire réagit énergiquement, le cœur bat plus vite, les vaisseaux cutanés se dilatent, la peau devient rouge, turgescente ; une abondante émission sudorale se produit, venant lutter, par évaporation, contre l'apport anormal de chaleur que la boue communique à l'épiderme.

Si la température dépasse 45°, on observe de l'angoisse, des palpitations, de l'oppression, de la gêne respiratoire, des tintements d'oreilles, des étourdissements ; le bain, pris dans ces

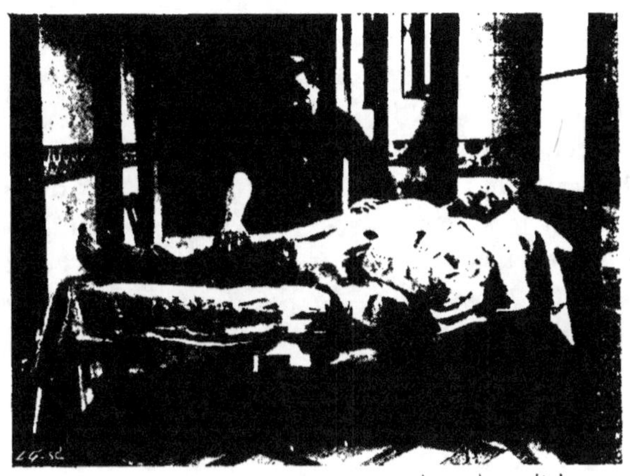

Cliché du Dr Delmas.

Fig. 55.

Application locale de boues à Dax.

conditions, doit être court ; la tête doit être constamment rafraîchie à l'aide de compresses mouillées.

Cet état fluxionnaire de la peau réveille la vitalité des parties malades, et augmente l'activité des échanges nutritifs ; le bain de boue est un agent de révulsion, de dérivation, de décongestion, et par suite de résolution, en même temps qu'un stimulant du système musculaire.

Les causes agissantes sont, non seulement le calorique, mais encore l'action mécanique du bain, la pression qu'il exerce et peut-être aussi d'autres forces mal définies encore, telles que la radioactivité.

Les effets sont subordonnés à la température : le degré

d'excitation augmente avec le degré thermique ; aussi le mode d'emploi sera-t-il différent suivant la constitution des malades et leur affection. Les états morbides, justiciables des boues, peuvent se ranger en cinq groupes : affections articulaires, dermatoses, anémies, névropathies, affections utéro-ovariennes.

4° Topiques. — Les conferves, les sédiments de toute nature, recueillis dans les bassins, les conduits, ou aux griffons, ont servi à la confection de topiques qui ont donné des résultats satisfaisants et qui mériteraient d'être plus fréquemment utilisés, telles les applications locales de conferves employées à Néris et à Bourbon-Lancy contre les névralgies et contre certaines arthropathies ; telle la barégine des eaux sulfureuses appliquée directement sur la peau, plusieurs fois par jour ; la barégine de Cauterets a donné à MIQUEL-DALTON de nombreux cas de guérison de dermatoses (psoriasis, eczéma, dermatite herpétiforme de Dühring) ; tels encore les dépôts de certaines sources ferrugineuses : ceux de Seintein jouissent, parmi les habitants de la région, d'une réputation justifiée dans le traitement des affections de la peau.

Certaines stations utilisent des topiques dont l'origine est étrangère à l'eau minérale : aiguilles de pin à Allevard, à Baden, etc. ; décoction de plantes diverses, d'amidon, de son, etc. Ces bains trouvent leur indication lorsqu'il s'agit, par exemple, d'atténuer des effets trop excitants sur la peau (bains émollients de Luchon).

5° Eaux-mères. — Les eaux-mères (*Mutterlaugen* en Allemagne) sont le résidu ultime de l'évaporation des eaux salées. Elles ont l'aspect d'un liquide épais, poisseux, inodore, d'une saveur très salée et plus ou moins saumâtre.

Leur composition est différente suivant les sources dont elles proviennent : à Salins-du-Jura, c'est le chlorure de sodium qui prédomine ; à Salies-de-Béarn et à Bex, c'est le chlorure de magnésium ; à Kreuznach et à Nauheim, c'est le chlorure de calcium. Les eaux-mères comprennent toujours un chiffre important de bromures, de la soude et du fer, et une petite quantité d'iodure.

Minéralisation des eaux-mères de quelques stations.

STATIONS	TOTAL des matières fixes.	CHLORURES					BROMURES		SULFATES		
		Sodium.	Magnésium.	Calcium.	Potassium.	Lithium.	Sodium.	Magnésium.	Soude.	Magnésie.	Potasse.
Salins-du-Jura..	319.4	168	60,9	»	»	»	»	»	22,0	»	65,6
Salies-de-Béarn.	377,9	44	321,8	»	85,8	1,0	»	10,3	17,8	15	21,8
Bex (Suisse)....	292,5	33,9	142,8	40,4	38,6	»	»	0,6	35,5	»	»
Nauheim (All.)..	300	7.7	28,8	247,4	»	»	»	0,7	»	»	»
Kreuznach (All.).	302,3	»	30,0	230,3	20,2	0,1	0,7	»	»	»	»

Les eaux-mères sont employées, soit dans les stations mêmes
où elles sont produites, pour renforcer la chloruration ou pour
augmenter la dose de bromure, et corriger de ce fait l'action
excitante des bains (Salies-de-Béarn), soit dans d'autres stations, lorsqu'il peut être avantageux pour le malade d'ajouter des principes nouveaux à l'eau qu'il utilise.

La quantité d'eau-mère mélangée à l'eau des bains varie
suivant l'effet cherché ; elle est généralement de 1 à 10 litres :
dans quelques circonstances on va jusqu'à 20 litres. Les bains,
ainsi préparés, produisent des réactions cutanées ou générales,
qui exigent que leur emploi soit surveillé.

On peut aussi employer les eaux-mères en *applications
locales,* au moyen de compresses : c'est là une méthode révulsive qui provoque rapidement une éruption spéciale, et qui
doit être affectée à la recherche d'effets résolutifs.

ARTICLE IV

ADJUVANTS DE LA CURE THERMALE

§ 1. — PROCÉDÉS PHYSIOTHÉRAPIQUES

A côté des pratiques thermales que nous avons envisagées
jusqu'à présent, il est mis en œuvre dans certaines stations

des procédés n'ayant rien de commun avec l'eau minérale sous aucune de ses formes, mais qui n'en concourent pas moins, pour cela, à obtenir le résultat visé, la guérison ou l'amélioration du malade. Ces procédés peuvent être rangés sous la rubrique générale d'*adjuvants de la cure*.

1º Air chaud. — L'emploi de l'air chaud en thérapeutique s'est considérablement généralisé depuis quelques années, surtout en Allemagne et en Angleterre.

L'arrivée d'air chaud, dans des chambres où le baigneur circule en costume léger, constitue l'*étuve sèche*, qui est souvent remplacée par une boîte analogue à celle des bains de vapeur. Le malade se place de la même façon, la tête seule restant en dehors ; une source de chaleur élève la température de la caisse qui ne doit guère dépasser 42º à 45º et, dès que la sudation commence à être abondante, on interrompt l'opération qui se termine par un bain ou une douche plus ou moins froide.

L'air sec surchauffé peut être aussi appliqué localement ; mais la température est alors beaucoup plus élevée. Grâce à des appareils spéciaux, on peut faire agir, sur la partie du corps soumise au traitement, des températures allant jusqu'à 150º, et cela pendant un laps de temps assez prolongé, sans qu'il en résulte pour le malade aucune incommodité. Ces bains calment les douleurs de l'arthrite chronique déformante et rendent mobiles les articulations malades. Ces diverses applications de l'air chaud ont été surtout mises en honneur par BIER qui en a généralisé l'emploi et bien étudié les effets. Dans les déterminations locales du rhumatisme et dans le traitement des névralgies, on utilise encore la *douche d'air chaud*.

2º Bains de sable chaud. — On peut rapprocher du traitement par l'air chaud, l'emploi des bains de sable chauffé à 48º ou 50º, fait par certaines stations allemandes et suisses pour le traitement des rhumatismes et de certaines névralgies rebelles, notamment la sciatique.

3º Bains de lumière. — C'est le même effet que l'on ob-

tient encore avec les bains de lumière généraux et locaux,
dont l'action est particulièrement remarquable dans le traitement de la goutte et qui sont encore utilisés, avec avantage,

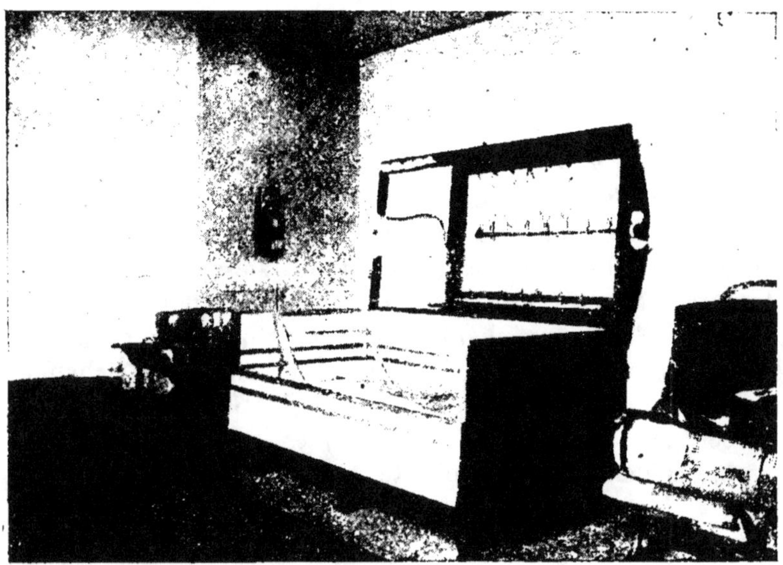

Fig. 56.

Bains de lumière à Vittel.

dans le traitement des autres arthropathies et des névralgies
(Aix, Vichy), ainsi que de l'obésité (Brides).

4° Massage. — Nous n'insisterons pas sur le massage qui ne
présente rien de particulier dans les stations thermales, et
dont on pourrait attendre des effets précieux, s'il était pratiqué
par des médecins, seuls capables d'apprécier les réactions produites chez des malades aussi délicats que les entéritiques ou
les cardiopathes, et de modifier, suivant les effets observés,
les diverses pratiques kinésithérapiques à chaque période de
la cure.

5° Gymnastique. — Certains établissements ont eu l'excellente idée d'installer un gymnase, qui permet d'ajouter aux effets de l'eau ceux d'un exercice rationnel, dirigé, suivant les cas, soit sur certains groupes musculaires qui ont besoin d'être développés, soit sur l'ensemble de l'organisme, en vue d'agir sur les fonctions générales, en particulier sur les appareils circulatoire et respiratoire.

6º Cure de terrain. — La méthode appelée de ce nom par ŒRTEL, et qui consiste dans un exercice gradué sur des chemins en pente régulière plus ou moins accentuée, constitue une des formes de la gymnastique respiratoire, avec ses conséquences sur la circulation. Elle est réalisée dans un assez grand nombre stations françaises et étrangères ; elle fait partie intégrante de la cure d'amaigrissement de Brides ; fréquemment ordonnée à Pougues, à Royat, de même qu'à Nauheim et à Reichenhall en Allemagne et dans les stations de la Bohême, elle paraît tomber en désuétude dans certaines stations allemandes, comme Baden, après y avoir été très en faveur.

7º Mécanothérapie. — Les installations de Vichy, d'Aix-les-Bains, de Vittel, d'Évian, de Châtel-Guyon, de Bourbon-Lancy, etc., viennent compléter de la façon la plus heureuse les ressources thérapeutiques des stations qui les possèdent, et il est à souhaiter qu'elles se généralisent partout où l'on traite les rhumatisants, les goutteux, les obèses, les diabétiques.

8º Rééducation motrice. — Cette méthode, particulièrement en honneur à La Malou, permet de rétablir en totalité ou en partie les fonctions motrices (marche, préhension, écriture, etc.), quand elles sont compromises au cours de certaines maladies nerveuses, ataxie, tics, spasmes, paralysies. L'éducateur fait passer l'attention et la volonté des malades par une série de pratiques qui leur permet de retrouver dans une mesure plus ou moins large les mouvements perdus.

9º Installations électriques. — D'une application très étendue dans les stations allemandes, et employées même dans l⟩ traitement d'affections auxquelles elles ne paraissent guère destinées, comme les troubles cardiaques et circulatoires, les installations électriques trouvent des indications qui justifient

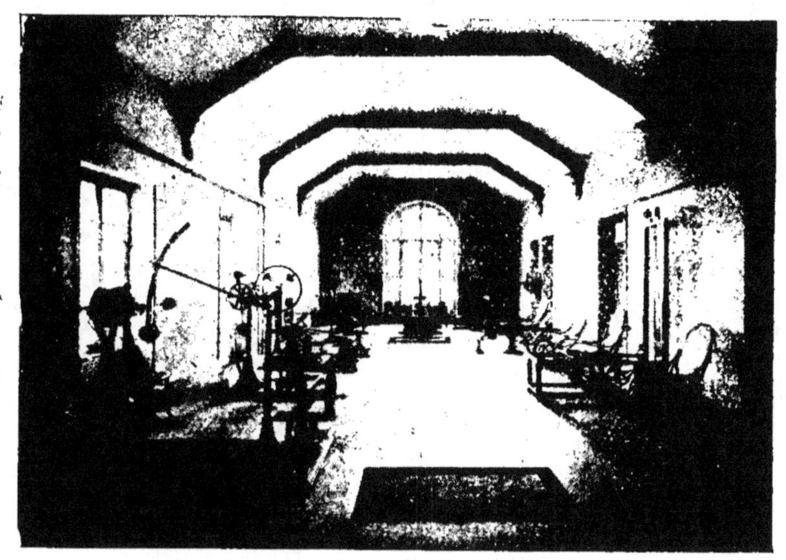

Fig. 57.

Installation mécanothérapique à Vittel.

la faveur dont elles jouissent, à Vichy, à Vittel, à Évian, où l'on trouve des salles d'électrisation statique, de courants de haute fréquence, de bains électriques généraux ou locaux.

10° Rôle des adjuvants. — Le rôle des adjuvants de la cure thermale est diversement interprété et a fait l'objet de discussions importantes, notamment au Congrès d'hydrologie de Clermont-Ferrand en 1896.

Tandis que certains hydrologues exprimaient l'avis très net que la médication thermale devait être strictement limitée aux diverses applications de l'eau minérale, d'autres pensaient que l'emploi des médications accessoires était légitime, si ces médications devaient agir dans le même sens que l'eau pour en renforcer les effets. C'est cette manière de voir que l'on admet actuellement, à la condition toutefois qu'il n'y ait pas d'exagération, et que la médication thermale ne soit pas réléguée au second plan, comme cela a lieu dans certaines stations allemandes ; ce sont plutôt des instituts de physiothérapie que des établissements thermaux ; la cure hydro-minérale n'y est plus que l'accessoire, le prétexte.

Cette tendance fâcheuse a, jusqu'à présent, été évitée chez nous : si les grandes villes d'eaux possèdent des installations électrothérapiques, photothérapiques, thermothérapiques, héliothérapiques, sismothérapiques, mécanothérapiques, etc., c'est parce qu'elles deviennent ainsi plus utiles aux malades ; mais ces installations restent à leur véritable rang qui est celui d'aider l'eau minérale à donner son maximum d'efficacité. Ainsi compris, ces moyens auxiliaires doivent être utilisés chaque fois que leur indication se présente avec netteté et que le malade doit en retirer profit : ils ajoutent leur action propre à celle de l'eau, en même temps que d'autres facteurs, inhérents au séjour dans les stations thermales, que l'on peut réunir sous le vocable de *conditions hygiéniques*.

§ 2. — CONDITIONS HYGIÉNIQUES

1° Changement de milieu. — Une cure thermale comprend forcément un changement d'air, d'habitudes, de climat, de nourriture, un repos moral et intellectuel, dont l'influence ne peut être niée ; on a même voulu attribuer uniquement, à ces changements, les effets favorables observés dans les fonctions de l'organisme après une saison balnéaire. C'est là une exagération qu'il n'y a pas lieu de discuter ; il n'en est pas moins vrai que les influences climatériques ont leur importance ; elles sont d'autant plus marquées que les stations sont situées dans des conditions plus différentes de celles dans lesquelles les malades avaient coutume de vivre.

Aussi, cette question est-elle très importante dans le choix à faire d'une station, et il y aura lieu de tenir compte de la situation en plaine, près de la mer, ou dans la montagne, de l'abri plus ou moins grand contre les vents, de la perméabilité du sol, de la situation à flanc de coteau ou au fond d'une vallée, de l'orientation, de l'insolation, toutes conditions importantes pour certaines catégories de malades. Un sol perméable fait disparaître rapidement toute trace d'humidité et permet les promenades presque immédiatement après une pluie abondante ; les promenades en bateau sur les cours d'eau ou les lacs avoisinants (Léman, Bourget, etc.), peuvent avoir une influence sédative sur certains nerveux ; par contre, il est des personnes qui ne peuvent supporter le séjour dans une vallée étroite ou profondément encaissée entre de hauts sommets : les asthmatiques en particulier supportent mal la disposition dite « en fond de cuvette ».

2º Altitude. — Un facteur dont le rôle est des plus sérieux est l'altitude. Certaines stations, nous l'avons vu, sont très élevées, et cette élévation apporte, à l'ensemble des effets que produira la cure, un élément spécial, caractérisé, on le sait, par une excitation des fonctions de la digestion, de la circulation et du système nerveux. Ces propriétés, éminemment salutaires aux individus affaiblis, aux lymphatiques, particulièrement favorables aux dyspeptiques et aux anémiques, peuvent, par contre, être nuisibles à ceux qui sont prédisposés aux inflammations ou aux congestions actives, ou encore à l'exaltation du système nerveux.

Il y a lieu également de redouter une altitude trop grande chez les tuberculeux sujets aux congestions ou aux hémoptysies, et chez ceux qui ont facilement de la fièvre ; on peut en dire autant des personnes atteintes de lésions du cœur ou des gros vaisseaux, en supposant que ces lésions ne fournissent pas par elles-mêmes une contre-indication formelle à l'emploi des eaux minérales. Dans tous ces cas, on recherchera de préférence des stations d'altitude basse.

Les altitudes moyennes conviendront toutes les fois qu'il n'y a pas un état exagéré d'excitabilité ; ce sont elles que l'on doit généralement préférer, parce qu'elles remontent l'économie en stimulant sans exagération les diverses fonctions.

3º Saisons thermales. — L'étude du climat des stations

a une importance primordiale pour la connaissance des périodes
de l'année où la cure peut y être faite avec le plus d'avantage .

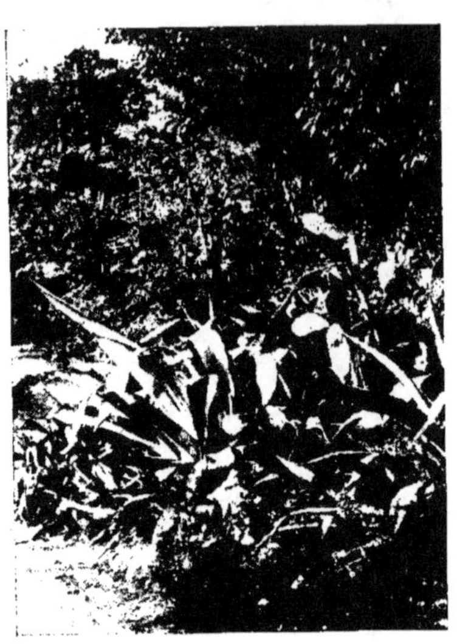

Fig. 57 *bis*.

Végétation tropicale à Amélie-
les-Bains.

Dans certaines, elle peut
être faite toute l'année,
et les installations sont
disposées pour cela : cou-
loirs chauffés, en géné-
ral, par l'eau minérale elle-
même, établissements reliés
directement aux hôtels
(Dax, Amélie, Le Vernet).
D'ailleurs, dans les Pyrénées Orientales, la température de l'hiver se prête
très bien à la cure ther-
male. Dans d'autres, en
particulier dans les stations
de plaine ou de basse
montagne, la saison com-
mence dès le mois de
mai et ne finit qu'à la fin
d'octobre; il est même
préférable, dans certaines
où la chaleur est forte pendant l'été (La Malou, Balaruc), de
faire la cure au printemps ou à l'automne. Dans les stations
de montagne, la saison est plus courte; elle se réduit même
aux seuls mois de juillet et d'août dans certaines, comme le
Mont-Dore et Barèges.

CHAPITRE III

PRATIQUE DES CURES THERMALES

Une cure thermale ne doit pas être faite à la légère, si l'on veut qu'elle soit aussi profitable que possible ; elle doit, au contraire, être sérieusement préparée.

1º Opportunité. — Tout d'abord il importe de savoir si elle est *opportune*. Il y a des états dans lesquels les eaux minérales sont plutôt nuisibles ou tout au moins inutiles ; il en est d'autres, au contraire, qui imposent un traitement thermal. Comment doit se faire ce traitement ?

2º Saison. — Il est une croyance généralement répandue, que les eaux minérales ne peuvent être prises qu'à des époques déterminées : beaucoup de personnes pensent que les plaisirs et les distractions font partie intégrante du traitement, et ne sauraient entrevoir la possibilité de faire leur cure en dehors du moment où elles trouveront ces distractions et ces plaisirs, qui, on le verra plus loin, sont plutôt nuisibles dans bien des cas. Or, les saisons ne peuvent changer en aucune manière l'action intime des eaux, quelque idée que l'on s'en fasse ; elles peuvent seulement apporter des modifications dont il faut tenir compte. Il est évident que la saison froide se prête mal à l'usage des bains, douches et étuves, et que les traitements externes se font mieux en été ; il n'en est pas de même des traitements surtout internes, comme ceux de Vichy, de Vittel, d'Evian, qui pourraient sans inconvénients être suivis à n'importe quelle époque de l'année. Il faut tenir compte également de l'affection à traiter : c'est ainsi qu'on choisira de préférence les moments les plus chauds de l'année pour les rhumatisants, les scrofuleux, les diabétiques ; qu'on devra éviter, au contraire, ces mêmes époques chez les nerveux, chez les malades atteints d'affections du foie et des intestins ; qu'on pourra, au contraire, appliquer le traitement en toute saison, chez les dermopathes, les utérines, etc...

Il importe encore de tenir compte des circonstances de climat, d'altitude ou de localité, qui modifient la durée et l'époque des saisons thermales ; le résultat d'une médication dépend souvent du moment où elle est appliquée, c'est un point qu'il ne faut pas oublier.

3° Avant. — On avait l'habitude, autrefois, de faire précéder le traitement thermal de certaines pratiques, aujourd'hui tombées à peu près en désuétude. On pensait qu'il fallait rechercher l'évacuation des humeurs et on donnait force purgatifs, force dépuratifs. Cette pratique, poussée peut-être trop à l'excès, n'était cependant pas inutile, et M. GARRIGOU a montré avec juste raison combien il est logique de faire précéder un traitement sulfuré, par exemple, appliqué à une affection de l'arbre aérien, d'une cure préliminaire dans une station purgative ou de diurèse, qui prépare admirablement le traitement local sulfuré.

4° Durée. — On admet généralement qu'aller faire une saison, c'est aller passer vingt et un jours dans une station, et bien des malades ne consentent pas à rester un jour de plus. On n'est pas d'accord sur l'origine de cette tradition ; tandis que LABAT y voit comme un reflet des doctrines hippocratiques, une application des jours critiques, qui se chiffrent par septenaires, MAX DURAND-FARDEL a pensé que cette coutume avait pour origine l'intervalle qui sépare deux époques menstruelles. En fait, certains malades présentent, au bout de quinze à dix-huit bains, dans certaines stations surtout, des phénomènes de saturation qui donnent à cette tradition des trois semaines une apparence de logique ; ces malades doivent évidemment être renvoyés à ce moment, mais, la plupart du temps, le traitement peut être supporté beaucoup plus longtemps.

Les baigneurs doivent se prénétrer de cette idée qu'il ne

faut pas venir aux eaux avec une idée préconçue, et que la durée du séjour doit être subordonnée aux effets constatés par le médecin qui dirige la cure. Un traitement peut durer de quinze jours à un mois, et même plus, si l'on est obligé de l'interrompre; il dépend de la nature et du caractère de la maladie, du tempérament, de la force de résistance du malade. En général, une assez grande persévérance est nécessaire pour obtenir des effets radicaux capables de changer profondément la constitution, et un laps de temps trop court est le plus souvent insuffisant, dans les affections d'une certaine gravité, pour amener un résultat quelque peu significatif ; c'est ce qui a été parfaitement compris de l'autre côté du Rhin où les saisons durent de quatre à six semaines en moyenne.

5° Vie journalière. — La vie journalière aux eaux se ressent aussi, chez nos voisins, de leur idée bien arrêtée de se soigner et de mener une existence régulière ; ils suivent leur cure avec méthode, leurs nuits ne sont troublées par aucun bruit ; pas de noctambules, pas de salles de jeux, pas de théâtres se prolongeant tard. Chez nous, au contraire, les stations à la mode donnent plutôt l'impression de colonies de touristes avides de plaisirs, d'émotions, de luxe, le traitement thermal étant relégué au second plan. C'est là une tendance contre laquelle il importe de réagir, si l'on veut obtenir des cures thermales tout ce qu'on est en droit d'en attendre.

L'exercice en plein air, surtout la marche, doit être la principale distraction des villes d'eaux, rien n'étant plus funeste que le séjour prolongé dans les salons d'hôtel ou de casino : il convient toutefois d'éviter les courses exagérées, les excursions fatigantes, et il ne faut pas oublier que les effets des eaux ont besoin d'être accompagnés de deux adjuvants essentiels, le repos du corps et celui de l'esprit.

Il est des précautions que commande la situation de certaines stations : celles, dont l'altitude est élevée, ont un climat variable, qui exige une hygiène particulière, telle que le port de vêtements chauds, sous peine de voir les progrès de la cure entravés par quelque affection intercurrente.

12.

Il est généralement recommandé d'éviter les préparations pharmaceutiques comme complément pendant la cure thermale ; on doit laisser celle-ci agir seule ; il n'y a guère qu'une exception à ce principe, c'est l'emploi chez les syphilitiques des préparations mercurielles, dont on obtient mieux la tolérance.

6° Chirurgie. — A moins de nécessité absolue, d'urgence bien établie, les médecins des villes d'eaux doivent éviter de pratiquer aucun acte opératoire sur des malades dont ils ont la direction temporaire, dans un but déterminé. Outre la faute déontologique qu'ils commettraient, ils pourraient faire courir des risques à ces malades, les conditions d'hygiène indispensables après une intervention chirurgicale n'existant pas dans les villes d'eaux, et la cicatrisation des surfaces cruentées pouvant être empêchées par l'action des eaux.

La même réserve doit être observée, en ce qui concerne certains soins spéciaux, tels que la cautérisation des muqueuses nasales et pharyngées, les pansements utérins ou autres moyens mis parfois en usage.

7° Régime. — Il est une question de la plus haute importance parce qu'elle est souvent une cause d'insuccès des cures thermales : c'est celle de l'alimentation défectueuse dans les villes d'eaux. Si l'on songe que la majeure partie de la clientèle des stations balnéaires se compose de personnes dont la nutrition est ralentie, obèses, goutteux, rhumatisants, graveleux, herpétiques, ou dont les viscères sont engorgés, et si l'on examine le menu ordinaire des tables d'hôte, avec ses mets trop azotés et épicés, dans lesquels entrent trop fréquemment les sauces savantes, les galantines, les champignons, les truffes, les crustacés, le gibier faisandé, les sucreries et les pâtisseries ; si l'on considère que le service se fait lentement et que l'appétit des baigneurs est stimulé par l'air pur et le jeûne du matin nécessité par le traitement, on comprendra sans peine que la nourriture absorbée est trop copieuse. Aussi a-t-on pu dire avec raison « que les fatidiques vingt et un jours de cure équivalaient tout bonnement à quarante-deux dîners en ville » (Monin), consécutifs encore, aurait-il fallu ajouter comme circonstance aggravante. Et dire que cette méthode irrationnelle est pratiquée dans certains hôtels, dépendant d'établissements où l'on traite spécialement les rhumatismes ou les maladies gastro-intestinales !

Un premier remède a été apporté par la suppression, dans certaines villes d'eaux, des tables d'hôte, remplacées par les petites tables où le service est un peu plus rapide, et où il est plus facile de supprimer certains plats.

En Allemagne, où l'on s'est préoccupé depuis longtemps de cette question, le service est presque partout fait à la carte ; les menus sont assez variés pour satisfaire aux exigences de la santé des malades. A Carlsbad, on trouve jusqu'à des friandises à la saccharine ; à Kissingen, une table est dressée par les médecins de la station des mets permis et des mets défendus ; en général, le régime prescrit peut se résumer ainsi : éviter les aliments gras, les mets salés ou acides, les viandes trop molles et les fruits crus.

L'impulsion a été suivie en France depuis quelques années, et dans nombre de stations, Vichy, Châtel-Guyon, Plombières, Saint-Nectaire, Vittel, Contrexéville, Martigny, l'observation des prescriptions alimentaires commence à se faire, grâce aux efforts de tous, d'une manière plus satisfaisante. Il faut que, de plus en plus, les repas à menu fixe disparaissent des hôtels des villes d'eaux, et qu'ils soient remplacés par des repas à la carte permettant de faire suivre aux malades le régime le mieux approprié à leur état ; il faut que partout s'imposent les *cartes de régime* (Dedet), c'est-à-dire les aliments choisis dans la limite permise par les approvisionnements et préparés de la façon la plus favorable à la cure.

Nous disons *cartes de régime* et non *tables de régime*, nom sous lequel on désigne des tables d'hôte organisées dans certains hôtels à côté de la table d'hôte ordinaire, excluant certains mets et admettant les autres, préparés suivant les indications des médecins de la station ; cette organisation laisse à désirer, elle manque de souplesse, trop lâche pour les uns, trop sévère pour les autres ; elle peut obliger les membres d'une même famille à se séparer ; elle offre un caractère obligatoire qui répugne à beaucoup de personnes.

Enfin, dans quelques stations, Hombourg, Saint-Gervais, Évian, Châtel-Guyon, se sont créées, avec un plein succès, des *maisons de régime*, placées sous la direction immédiate d'un médecin.

Quel que soit le système adopté, l'observation stricte de l'hygiène alimentaire rationnelle est des plus utiles pour aider la cure à produire son maximum d'effets ; de plus, c'est une excellente école d'éducation digestive, qui peut amener le malade à faire définitivement table rase de ses erreurs gastronomiques, qu'il apprend ainsi à connaître. A ce titre, la maison de régime réalise au maximum cette éducation et doit être encouragée.

8° Cures de petit-lait, de raisin, etc. — De la question des régimes, il faut rapprocher celle de l'emploi du petit-lait, usité en France à Allevard depuis de longues années, et surtout en Suisse, dans le Tyrol, et dans la Haute-Autriche où l'on trouve plusieurs centaines de stations pratiquant cette cure. Le petit-lait contient une proportion remarquable de sels analogues à ceux que l'on rencontre dans le sérum sanguin : il est reconstituant, apéritif et stimulant des fonctions digestives.

La cure de raisins a des effets analogues, les sels contenus dans ce fruit étant aussi, avant tout, reconstituants ; la cure produit de légères purgations, elle facilite la réparation des tissus. Les établissements spéciaux pour la cure de raisins sont communs en Suisse et en Allemagne : il n'en existe pas en France.

9° Direction médicale. — Une faute grave que commettent beaucoup de malades, c'est de penser qu'il est inutile de consulter un médecin pour se faire administrer des choses aussi simples que des bains ou des douches, ou pour boire quelques verres d'eau froide ou chaude ; ils croient faire une économie bien comprise, en se bornant à se renseigner avant leur départ auprès d'amis ayant déjà fait une saison dans le même endroit ; ils imitent les autres buveurs d'eau, glanant de ci de là un conseil, au hasard des relations d'un jour. D'ailleurs, les anciens clients des stations sont les premiers à se flatter de pouvoir donner des conseils, voire même des consultations, aux nouveaux arrivants, sans se douter que le traitement, qui les a soulagés et même guéris, peut être funeste à ceux à qui ils l'indiquent et qui ont la mauvaise inspiration de les écouter. Les médecins qui envoient aux eaux leurs clients de la classe moyenne, car ce sont ceux-là surtout qui commettent cette imprudence, doivent leur signaler les dangers de ces *consultations de table d'hôte*, et leur faire comprendre de quelle importance, pour leur santé, est l'application rationnelle des eaux minérales, même les plus inoffensives en apparence.

Il est un autre cas, tout aussi fâcheux, qui se produit plus fréquemment encore : un malade a été envoyé avec discernement dans une station déterminée ; il a consulté le médecin auquel il était adressé ; il a retiré un bénéfice de son séjour et il revient l'année suivante, mais se dispense de revoir le médecin qui lui avait déjà donné des conseils, sous le prétexte qu'il n'a qu'à suivre le même traitement, et sans se rendre compte que sa maladie peut n'avoir plus le même caractère qu'auparavant et que le traitement doit être accentué ou au contraire atténué ; il arrive souvent, dans ces conditions, que le résultat obtenu n'est pas aussi favorable que le précédent. Les médecins des villes d'eaux devraient s'attacher à bien faire comprendre aux malades l'importance qu'il faut attribuer à des prescriptions qui peuvent paraître puériles au premier abord, mais qui ont souvent une grande importance. Il serait désirable que l'exemple de *Baden* d'Argovie soit suivi partout : dans cette station, est affichée sur les murs de l'établissement une note en plusieurs langues : « Les étrangers, qui font usage des eaux, sont priés de recourir, avant le commencement du traitement, dans leur propre intérêt, et pour le choix des bains qui conviennent à leur état, aux conseils d'un médecin ».

10° Administration des eaux. — Rien n'est plus variable que la tolérance des divers sujets pour les eaux ; il en est dont l'excitabilité est inouïe, et chez lesquels les premiers verres d'eaux, les premiers bains suffisent pour amener des phénomènes très vifs de réaction. Ce sont surtout les habitants des villes, où dominent les névropathes, qui sont le plus exposés à se laisser impressionner : les habitants des campagnes, eux, absorbent parfois de grandes quantités d'eaux, sans paraître ressentir le moindre effet ; en en voit faire de véritables *tours de force* en fait de doses, sans que rien ne leur fasse supporter la peine de leur ignorance et de leur aveuglement. Il n'en est pas toujours ainsi, et l'usage intempestif ou immodéré ne tarde pas à entraîner des accidents parfois redoutables (hémoptysies, congestions cérébrales, etc.), preuve de la puissance médicamenteuse de certaines eaux.

Aussi faut-il observer avec soin les moindres phénomènes de stimulation ou autres survenant pendant la cure, car ils indiquent dans quel sens elle doit être dirigée. Parmi ces phénomènes, il en est qui ont un caractère de généralité tel qu'ils doivent être décrits ; ce sont : la *fièvre thermale*, la *poussée* sous ses diverses formes, les *excitations* ou *réactions locales* sur divers organes.

11° Fièvre thermale. — Au bout de peu de jours de traitements, les malades accusent une certaine agitation nocturne et de l'*insomnie* ; il n'y a pas d'accélération du pouls, ni d'hyperthermie appréciables. Ces accidents se produisent le plus souvent dans les premiers huit jours (crise thérapique de PEYROT) : ils paraissent dus à un retentissement un peu brusque sur le système circulatoire. Les anciens médecins cherchaient à provoquer cette crise thermale, qu'ils considéraient comme le signe d'une action réelle sur l'organisme ; elle paraît, au contraire, être une entrave à la bonne application du traitement, et on doit autant que possible chercher à l'éviter. Quand elle se produit, il suffit, en général, d'une interruption de traitement de quelques jours pour la faire disparaître. Signalée comme se produisant dans les stations alcalines, elle est surtout fréquente aux eaux sulfureuses ; elle s'observe aussi aux eaux oligo-chrématiques, et, d'après FLEURY, pourrait être imputée à la présence de l'hélium dans ces eaux, qui sont précisément les plus radioactives ; elle est généralement suivie de l'amendement des symptômes morbides, de la disparition des douleurs, de l'amélioration de l'état général.

Cette fièvre thermale se produit quelquefois à la fin du traitement (crise athérapique de PEYROT) ; elle indique d'ordinaire que le traitement a été conduit avec un peu trop d'intensité et qu'il y a lieu de le cesser.

12° Poussée. — Phénomène de même nature, en ce sens qu'il indique souvent qu'il se fait une réaction générale, il est parfois aussi le résultat d'une excitation locale de la peau. La poussée peut être due au séjour prolongé dans le bain ou les piscines : c'est ce qui se passe à *Louèche,* où l'on reste plusieurs heures dans l'eau ; d'autres fois, elle reconnaît pour cause l'action irritante de certaines sources, par exemple *Kreuznach* et *Baden* (Argovie), où l'on voit se produire des éruptions chez les gens de service, au niveau des parties en contact avec l'eau.

Les caractères de l'éruption varient avec les stations et suivant les individus : à *Louèche,* elle est érythémateuse ; à *Kreuznach,* elle a une forme miliaire, pustuleuse ; à *Néris,* elle est papuleuse et prurigineuse ; à *Saint-Christau,* elle est papuleuse, acnéiforme, erythémateuse, quelquefois vésiculeuse et même furonculeuse. La peau, dans son ensemble, peut en être le siège, ou bien telle ou telle partie, le voisinage des articulations en particulier. Un même malade peut avoir, à chacune de ses saisons dans la même station, des éruptions différentes. On a constaté qu'il est des années où la poussée est plus fréquente que d'autres ; on observe parfois, à *Bourbon-l'Archambault* notamment, l'apparition de poussées consécutives au traitement.

13° Réactions locales. — Elles peuvent être dues à l'action directe de l'eau : telles certaines angines provoquées par le gargarisme ; telles certaines congestions de la muqueuse vaginale, du col utérin, à la suite d'irrigations ou de douches locales ; mais, dans d'autres cas, c'est par une sorte de spécialisation, d'*action élective*, qu'un organe ressent plus particulièrement les atteintes de l'eau minérale. Les bronches, les intestins, le foie, les voies urinaires, peuvent être le siège de ce redoublement d'activité ; ainsi peuvent revenir, avec une violence momentanée, les coliques hépatiques ou néphrétiques, souvent suivies de l'expulsion de calculs ; ainsi surviennent des grippes thermales chez des sujets atteints de catarrhes des bronches, de bronchite chronique. On a même pu voir ces phénomènes se produire, pour ainsi dire physiologiquement, chez des sujets qui n'offraient pas antérieurement d'affection des voies respiratoires : on a vu des angines se développer chez des personnes qui, n'ayant pas la gorge malade, se gargarisaient par précaution.

14° Saturation. — Enfin, au bout d'un certain temps, souvent du vingtième au vingt-cinquième jour, il peut se produire un dégoût de l'eau minérale ; le fait de l'approcher des lèvres provoque des nausées ; il peut se produire en même temps des phénomènes qui rappellent assez ceux de la fièvre thermale, symptômes d'anorexie, troubles digestifs, abattement extrême, ou, au contraire, excitation, phénomènes nerveux divers. Ce sont là des signes qui montrent que l'organisme est saturé et que la cure doit être immédiatement interrompue. Si l'opportunité d'une deuxième saison se fait sentir, un intervalle de repos est nécessaire.

15° Saisons successives. — Quelques malades font deux saisons dans une même année, l'une au printemps, l'autre à l'automne : c'est là une pratique tout à fait recommandable, car l'intervalle d'une année est souvent trop grand et les effets de la saison antérieure trop atténués, au moment de la cure suivante ; de plus, elle permet d'abréger le séjour et d'éviter la possibilité de phénomènes de saturation ou de fatigue, dus à un traitement trop prolongé.

16° Cures complexes. — Dans une même localité thermale,

s'il existe des sources de nature différente, on peut avoir intérêt
à les employer concurremment ; par exemple, à Vals, on emploie simultanément et avec avantage, pour certains cas, les
sources alcalines et *la Dominique* qui est ferro-arsenicale ; à
Bagnères-de-Bigorre, on associe souvent la cure sulfureuse de
Labassère à la cure sulfatée calcique des autres sources ; les
bains salés de Salins-Moutiers complètent fréquemment et
avec avantage le traitement de Brides.

On peut faire aussi des cures concomitantes avec l'eau
d'une station transportée, par exemple l'eau de Vittel à Bourbonne, l'eau de Saint-Simon à Aix-les-Bains, les eaux de Contrexéville, Vittel, ou Vichy à la Bourboule (VEYRIÈRES) ; les
eaux ferrugineuses, Orezza, Spa ; les eaux digestives, Saint-Galmier, Condillac, dans d'autres stations.

A l'extérieur, on a conseillé d'ajouter à certaines eaux
d'autres produits minéralisés, par exemple des eaux fortement
salées ou des eaux-mères, afin de combattre les effets excitants
des unes ou de donner plus d'activité tonique aux autres ;
cette médication *thermo-minérale mixte*, préconisée par GARRI-
GOU, conseillée également par DUHOURCAU, a de nombreux
adversaires ; elle paraît pourtant se justifier par les bons
résultats obtenus à la suite de son emploi.

17° Cures successives. — Peut-on conseiller à un même
malade *deux cures successives à deux stations différentes?* Cette
question n'est pas encore résolue définitivement. Certains faits
semblent défavorables à cette pratique, notamment les effets
fâcheux des cures sulfurées après les cures alcalines. Il paraît
toutefois en être autrement, lorsqu'une cure externe est suivie
d'une cure interne, Plombières ou Aix, par exemple, puis
Vittel ou Évian. Les traitements interne et externe combinés ont la meilleure influence sur la résorption des exsudats
articulaires, sur l'intensité des douleurs et la fréquence des
accès (BOULOUMIÉ). On a constaté que certains dermopathes
ont intérêt à faire deux cures, l'une à La Bourboule, l'autre à
Vichy ; que les utérines dyspeptiques se trouvent bien de la
cure alcaline, d'une part, et de la cure de Néris, d'autre part

(A. Robin). Il est des cas où il est nécessaire de combattre successivement des phases de la même affection ; dans les lithiases, par exemple, on peut chercher en premier lieu à diminuer la quantité des matériaux concrescibles contenus dans le sang, pour s'attacher ensuite à provoquer l'élimination des concrétions formées ; on peut être amené à attaquer l'une après l'autre deux affections différentes, deux effets d'une même cause générale, que ces deux affections aient préexisté et ne soient pas justiciables des mêmes moyens, ou que, par une sorte de jeu de bascule, à la première ait succédé la seconde, comme dérivatif, et qu'il faille modérer l'intensité de celle-ci. En somme, il ne peut être arrêté de conduite bien absolue, les questions d'espèce devant dicter ce qui sera le plus utile aux malades. Ce qui est certain, c'est que cette pratique des cures successives est en grand honneur en Allemagne, et paraît suivie d'effets satisfaisants. Ces cures devront toujours être faites dans des stations similaires ou complémentaires, après avoir laissé écouler entre les deux traitements un certain laps de temps.

18° Après la cure. — Au retour des eaux, il convient d'observer quelques **règles d'hygiène**. nécessitées par l'état particulier d'impressionnabilité du système nerveux et des fonctions organiques après le traitement : on recommande généralement de s'abstenir de toute médication pendant un certain temps, qu'on appelle judicieusement la convalescence de la cure, et de vivre, pendant ce temps. dans le calme le plus complet. Les résultats obtenus pendant le traitement donnent rarement la mesure des effets définitifs ; il peut même se produire des troubles assez sérieux : lassitude ou excitation du système nerveux, insomnies. fièvre. dérangements d'estomac ou d'intestin, éruptions. qui constituent une crise tardive (crise postthermale de Peyrot), après laquelle l'amélioration se poursuit silencieusement, pour ne se montrer définitive que quelques semaines ou quelques mois plus tard.

19° Cure complémentaire. — C'est pour réaliser plus

facilement cette période de repos, de vie en plein air et d'hygiène alimentaire, que les Allemands ont adopté la pratique des *cures complémentaires* (after-cure, nacht-cure, post-cure). Au lieu de retourner immédiatement chez eux, ils se rendent dans une région agréable, dans une station de montagne peu éloignée de la ville d'eaux où ils ont fait leur traitement.

Pendant cette cure complémentaire, il se fait, comme dans la convalescence d'une maladie, une reconstitution des tissus débarrassés, par le traitement thermal, des matières toxiques accumulées ; des matières nouvelles viennent prendre la place de celles qui ont été éliminées. En négligeant ces précautions, le malade peut s'exposer à perdre tous les effets du traitement.

Le choix de la station de cure complémentaire n'est pas sans importance : certains malades ne peuvent supporter une altitude élevée, sans y perdre l'appétit et y maigrir ; en dehors de ces cas, et lorsque le cœur fonctionne bien, il est recommandé de choisir des localités à une certaine hauteur ; ces localités sont très nombreuses en Suisse ; les Alpes françaises commencent à avoir quelques stations d'altitude où l'on trouve des installations confortables : citons Montanvert, le Mont-Revard, Pralognan, etc. ; signalons aussi dans le Massif Central, le Lioran ; dans les Pyrénées, Gavarnie, Font-Romeu et bientôt Superbagnères.

Les malades, dont le cœur et les vaisseaux sont atteints, doivent éviter les hautes altitudes et les terrains accidentés : ils choisiront de préférence les altitudes moyennes, qui leur permettront de faire de l'exercice en terrain plat ou en pente douce ; les stations favorables sont très nombreuses.

Un séjour au bord de la mer est regardé comme utile après un traitement thermal ; mais on s'accorde à penser que les bains de mer doivent être évités. Ce n'est guère qu'après un intervalle de six semaines à deux mois qu'on les permettra. Il n'y aurait peut-être pas un très grand inconvénient à raccourcir ce délai, si cette balnéation était réglementée et dirigée prudemment, mais c'est là le point le plus difficile à obtenir, le public considérant trop souvent les bains de mer comme un de ces moyens auxquels on peut recourir sans direction médicale.

Quoi qu'il en soit, et quelle que soit la localité adoptée, l'essentiel est que les malades aient bien présent à l'esprit qu'il est nécessaire de rester un laps de temps aussi considérable que possible au repos en plein air, en évitant la fatigue et les refroidissements, en observant un régime sévère.

CHAPITRE IV

LES CURES THERMALES EN GÉNÉRAL

§ 1. — ACTION DES EAUX MINÉRALES

La médication hydro-minérale est la « médication la plus importante dont la médecine puisse disposer, à en juger par la place qu'elle prend chaque jour dans la pratique, au grand soulagement de ceux qui s'y confient » (L. LANDOUZY) ; mais il faut qu'elle soit appliquée judicieusement, en temps utile, et que ses indications soient bien posées. Ces indications sont, à l'heure actuelle, très précises, grâce aux *recherches cliniques* entreprises depuis un siècle, grâce à l'observation rigoureuse des résultats obtenus, grâce aussi aux découvertes de la *médecine expérimentale*, qui ont permis de bien connaître ce qu'on est en droit d'attendre des agents tels que le massage, 'hydrothérapie, la gymnastique, l'air chaud sec et humid e grâce encore aux applications, à la thérapeutique hydro-minérale, de la *chimie biologique*. L'étude urologique, celle des autres grandes fonctions physiologiques, du chimisme stomacal par exemple, ont permis de définir l'action des eaux minérales et des traitements thermaux sur la nutrition. La *minéralogie biologique*, en montrant le rôle que doit jouer et la place que doit prendre le minéral dans l'étude de la chimie des échanges, peut aider à définir avec plus de certitude les substances que l'organisme a en excès ou en défaut, celles qu'il faut lui donner, ou essayer de lui soustraire.

Ces divers facteurs, en précisant la science hydro-minérale, en précisent aussi les applications, lorsqu'ils montrent que les diverses sources s'adressent plus spécialement à des états morbides déterminés. Toute eau minérale, en effet, *peut et doit se spécialiser*, à la condition toutefois qu'on entende la spécialisation dans son sens le plus large, c'est-à-dire non seulement au

point de vue de l'action directe, locale, de l'eau sur tel ou tel
organe, mais encore dans ses effets sur l'organisme tout entier,
sur la nutrition.

1° Action locale. — L'action des eaux sur les organes se
fait par substitution ou par résolution, expressions archaïques
qui doivent néanmoins être conservées, faute de mieux.

a. *Action substitutive.* — Cette action s'exerce sur les grandes
surfaces muqueuses ou cutanées, pour les modifier dans leur
texture et leur activité, pour *substituer* des tissus sains aux
tissus malades. Les eaux sulfurées sont les agents les plus
ordinaires de cette médication ; les maladies de la peau et les
affections catarrhales en sont l'objet le plus habituel.

Cette action peut dans une certaine mesure s'expliquer par
la thermalité, l'isotonie, la radioactivité, l'ionisation, l'état
colloïdal, et mieux encore par le pouvoir kératoplastique ou
antiseptique de certains éléments. Ce dernier est incontestable
pour les eaux sulfureuses, comme nous le verrons à propos de
cette catégorie d'eaux ; il est probable pour les eaux arsenicales
et les eaux silicatées ; les silicates ont des propriétés antifermentescibles et antiparasitaires prouvées depuis longtemps
déjà ; ils se comporteraient dans certaines eaux à la manière
d'un véritable pansement (MERCIER). Le pouvoir kératoplastique, bien démontré pour les eaux arsenicales et sulfureuses,
favorise la réparation de l'épiderme par l'apport des éléments
de sa composition habituelle qui lui manquent au niveau des
lésions. L'état colloïdal, l'isotonie, la radioactivité surtout,
peuvent expliquer les effets antiprurigineux de certaines
sources ; la thermalité de son côté active les fonctionnements
glandulaires et la circulation.

b. *Action résolutive.* — Cette action s'exerce sur les organes
eux-mêmes ou sur les productions morbides dont ils sont
affectés, par l'introduction de changements intimes dans la
nutrition des tissus. Les eaux chlorurées sodiques et bicarbonatées sodiques sont d'un emploi courant pour combattre
les engorgements articulaires ou ganglionnaires, ceux du foie,
de la rate, de l'utérus. La résolution ne s'obtient parfois

qu'après la production d'une poussée aiguë provoquée par le traitement. Lorsque cette poussée n'arrive pas, c'est que la persistance des engorgements est due à l'existence d'un état diathésique prononcé, ou d'un affaiblissement de l'organisme ; les effets résolutifs sont alors subordonnés aux effets généraux sur la nutrition.

2º Action générale. — Les effets des eaux minérales sur la nutrition peuvent s'expliquer par leur action altérante, et leur action dynamique.

a. *Action altérante*. — L'action altérante est celle qui change d'une manière insensible l'état des liquides de l'organisme, amenant ainsi la modification du métabolisme des tissus et transformant les états constitutionnels. Elle se produit par *reconstitution* du sang (fer), par *action spécifique* sur certains organes, par exemple le système glandulaire (iode, brome, chlorures alcalins) et la peau (arsenic, soufre), ou encore par *dilution* du sang, de la bile, des urines.

Dans ce dernier cas, il y a surtout *action éliminatrice*, due à l'eau elle-même et à la chaleur pour la peau, aux sulfates de soude et de magnésie ainsi qu'au chlorure de sodium pour les intestins, aux carbonates et aux sulfates alcalino-terreux en même temps qu'aux phénomènes osmotiques pour les reins.

Si la modification de l'état d'un organe, cerveau, poumon, foie, par exemple, ne se fait pas par action directe sur cet organe, mais par une action exercée à distance, sur la peau, les intestins ou les membres inférieurs, il y a alors mise en œuvre d'une altération obtenue par *action révulsive*.

Pour l'obtention de ces divers effets, ce sont parfois les eaux les plus minéralisées qui doivent être mises en action, les sulfurées les plus fixes, les chlorurées fortes, les bicarbonatées sodiques ; ou, au contraire, les eaux moins riches en principes fixes, les sulfatées calciques, les thermales simples, les eaux faiblement minéralisées.

b. *Action dynamique*. — L'action dynamique, la plus importante peut-être de toutes, est aussi la plus mystérieuse :

nous avons précédemment **exposé** les faits expérimentaux sur lesquels il est permis à l'heure actuelle de s'appuyer pour l'expliquer. Elle repose essentiellement sur la propriété qu'ont les eaux minérales de supprimer ou de diminuer l'anaphylaxie par l'impulsion plus normale qu'elles donnent à la phagocytose, soit par stimulation, soit par sédation.

Si, dans la convalescence des maladies aiguës, l'évolution des maladies chroniques, on observe de la langueur de l'économie, de la torpeur des fonctions, en un mot de l'atonie générale, on pourra recourir aux eaux les plus minéralisées, arsenicales, sulfurées, chlorurées sodiques, bicarbonatées sodiques, ferrugineuses, dont l'action est généralement *stimulante.*

Mais si à l'affaiblissement de l'organisme s'ajoute une excitabilité particulière du système nerveux, s'il y a lieu de rechercher plutôt une *action sédative*, ou aura plutôt recours aux eaux faiblement minéralisées, en se rappelant toutefois que l'état névropathique est presque toujours entretenu ou exaspéré par quelque autre condition morbide, faiblesse ou altération de la nutrition, altération de la composition du sang. On devra donc rechercher la véritable cause des troubles nerveux et leur appliquer les eaux qui paraissent le mieux en rapport avec cette cause, en choisissant celles qui en représentent l'expression la plus affaiblie. La prédominance calcique offre ce caractère remarquable d'amoindrir les propriétés excitantes, en même temps que l'activité thérapeutique, qui appartiennent aux eaux sodiques les plus rapprochées. Parmi les eaux revendiquées par la médication sédative, il faut ranger les sulfatées calciques, certaines sulfurées dégénérées, enfin les thermales simples dans lesquelles la radioactivité paraît jouer un rôle important.

Quoi qu'il en soit de ces diverses actions, leur aboutissant commun est toujours la transformation de l'état diathésique, amenant à sa suite la modification des lésions anatomo-pathologiques, des symptômes généraux ou locaux. Tantôt c'est sur les voies respiratoires que se porte cette action, tantôt sur les voies urinaires; d'autres fois, c'est la peau qui est le siège de la modification, ou bien les organes génitaux, et cela par une action élective souvent mystérieuse, par une *spécialisation naturelle*.

L'action plus spéciale sur un organe peut aussi être liée au mode d'administration de l'eau, par exemple la résolution des engorgements articulaires par les douches-massage, les bains ou les applications de boues : *spécialisation du mode d'emploi*.

3° Inversion des effets. — Cette spécialisation des effets des sources suivant leur composition peut néanmoins être modifiée dans certains cas, qui trouvent leur raison d'être, par exemple quand le malade a été adressé à tort dans une station et qu'il est difficile de ne pas lui faire suivre un traitement, ou quand plusieurs membres d'une même famille se trouvent dans une ville d'eaux et n'ont pas exactement les mêmes effets thérapeutiques à retirer de cette localité.

Cette inversion des effets peut être obtenue par la *thermalité* qui rend une même cure hydro-minérale excitante ou sédative, suivant la température à laquelle on administre les bains et les douches ; par les *pratiques balnéaires* qui peuvent créer à volonté l'excitation ou la sédation, suivant les conditions d'application (durée plus ou moins longue des bains, pression plus ou moins forte des douches, etc.) : par *certaines pratiques*, sortant du mode d'emploi habituel de la station. Nous citerons comme exemple les *bains hypergazeux* et les *douches gazeuses sous-marines*, administrées à Néris avec les gaz des sources recueillis et comprimés, grâce auxquels on obtient des effets de résolution locale et de stimulation générale, que n'aurait pas produit le traitement ordinaire (AUBEL).

Toutefois cette extension des propriétés thérapeutiques des stations doit rester au second plan : les notions premières, les données circonscrites, qui sont la caractéristique de chaque station, doivent au contraire être bien mises en évidence ; on doit, en un mot, s'efforcer de dégager les *indications formelles ou positives* (BOUCHINET), qui seront *génériques* si elles s'appliquent à un groupe, ou *spéciales* si elles sont l'apanage d'une seule source, d'une seule station. Ces indications montrent quels sont les malades qu'*on doit* envoyer dans ces stations ; les indications accessoires, éventuelles, montrent en second lieu les malades qu'*on peut* y envoyer.

§ 2. — INDICATIONS ET CONTRE-INDICATIONS DES CURES THERMALES

1º Indications. — Les développements qui précèdent montrent que les eaux minérales constituent un mode de traitement qui, dans certains cas, ne peut être remplacé par aucun autre (J. ROCHARD).

Après les maladies aiguës, on pourra les employer avec le plus grand avantage, soit qu'il y ait lieu d'activer ou de compléter une convalescence paresseuse, soit qu'il s'agisse de remédier à un de ces nombreux troubles fonctionnels qu'une infection aiguë laisse si souvent derrière elle ; leur indication sera d'autant plus nette qu'on aura davantage à craindre le passage à la chronicité, et cela, en raison des influences diathésiques qu'on aura constatées chez le malade.

Mais c'est principalement dans les *maladies chroniques*, dans les affections à résolution ou à réparation lentes, qu'elles trouvent leur champ d'action le plus vaste, surtout lorsque ces maladies sont sous la dépendance d'une diathèse ; à plus forte raison s'adressent-elles aux *diathèses* elles-mêmes.

La conception de la diathèse, aussi ancienne que la littérature médicale, a survécu aux découvertes de l'anatomie pathologique et de la microbiologie, qui en ont délimité le domaine. Ce domaine est encore assez vaste puisqu'il comprend tous les états, et ils sont nombreux, qui sont dus à des intoxications microbiennes ou autres : tuberculose, syphilis, impaludisme, alcoolisme, saturnisme, hydrargyrisme (*diathèses exogènes*), ou qui résultent d'une altération de la nutrition cellulaire sous la dépendance d'infections créées dans notre organisme, d'auto-intoxications (*diathèses endogènes* ou *diathèses proprement dites*).

Dans ce dernier groupe rentrent seulement l'arthritisme et

la scrofule, et encore la scrofule est-elle rattachée par certains
à la tuberculose, de telle sorte qu'en définitive le mot diathèse
devient pour ainsi dire synonyme d'arthritisme.

Le *lymphatisme* n'est pas une diathèse ; ce n'est qu'un état
transitoire, caractérisé anatomiquement par une prolongation
anormale de la vie embryonnaire des cellules et cliniquement
par une débilité générale avec localisations cutanées, muqueuses, ganglionnaires.

Lorsque les poussées fluxionnaires ne sont pas suivies de
résolution complète, lorsque les ganglions s'engorgent de plus
en plus, que les tissus s'empâtent à leur tour, le lymphatisme fait place à la *scrofule*, et, si le mal n'est pas arrêté dans
sa marche envahissante, les os, les articulations, les viscères
sont frappés à leur tour ; un élément nouveau apparaît,
infectieux celui-là, le tubercule : c'est la *scrofulo-tuberculose*. La
scrofule finit où commence la tuberculose. Est-elle une
entité morbide .différente, ou bien n'est-elle que le premier
stade du processus tuberculeux? les avis sont partagés ; mais,
en thérapeutique hydro-minérale, il convient de la considérer
comme un état diathésique distinct.

Tous les lymphatiques heureusement ne versent pas dans la
scrofule, mais c'est souvent pour tomber dans l'*arthritisme*.

La transition du lymphatisme à l'arthritisme est insensible,
les premières manifestations de cette diathèse sont identiques.
Ce sont toujours les mêmes accidents du côté de la peau, les
mêmes fluxions sur les muqueuses.

Un peu plus tard, des accidents analogues se reproduisent
encore : coryzas à répétition, épistaxis, congestions pulmonaires fugaces ; puis c'est la céphalagie périodique, les vomissements cycliques, la fièvre arthritique (COMBY) : bientôt
arrivent les migraines, les dyspepsies.

Chez certains sujets, ce sont les accidents cutanés qui dominent la scène : dermatoses variées, toujours accompagnées de
prurit, érythème polymorphe, érythème noueux, urticaire,
eczéma squameux, psoriasis, acné, prurigo, etc. Chez l'adulte,
les accidents gastriques, dyspepsies, dilatation, s'accentuent,
on voit survenir des troubles de la fonction hépatique, la li-

thiase biliaire ; les migraines persistent, les cheveux tombent ou blanchissent prématurément ; ce sont encore les mêmes inflammations des muqueuses respiratoires, les mêmes congestions pulmonaires, l'asthme ; les veines sont malades (varices, hémorroïdes) ; les reins sont obstrués de sable, de gravelle ; l'obésité apparaît ; d'autres fois, c'est le diabète, la goutte, le rhumatisme ; et, en dernier ressort, l'artério-sclérose, les affections du cœur et des artères, la néphrite interstitielle.

La parenté de ces divers accidents, sur l'origine et le point de départ desquels ce n'est pas le lieu de nous appesantir, paraît certaine. Ils peuvent se succéder, alterner chez un même individu ; on trouve tantôt les uns, tantôt les autres, chez les divers membres d'une même famille, d'où la légitimité de la conception d'une diathèse unique, se définissant ainsi : « Disposition héréditaire de l'organisme, capable de donner naissance à certaines affections internes ou externes, viscérales ou cutanées, qui toutes s'enchaînent, qui peuvent se succéder ou se remplacer chez le même individu ou chez les membres d'une même famille, et qui toutes sont dues à la même altération humorale ».

Les types cliniques de l'arthritisme peuvent être établis de la manière suivante, sans que ces divisions puissent avoir rien d'absolu, les formes étant rarement tranchées d'une façon mathématique :

L'*arthritisme proprement dit*, comprenant le rhumatisme et la goutte, auxquels il convient de réunir la gravelle, intimement liée à cette dernière, et relevant du même traitement hydriatique ;

L'*arthritisme gastro-hépatique* ou *abdominal*, comprenant toutes les altérations du tube digestif, de ses annexes, depuis les dyspepsies jusqu'au diabète, en passant par la lithiase biliaire et l'obésité. Ce groupe répond plus particulièrement à l'*hépatisme* : c'est peut-être exclusivement à lui qu'il y aurait lieu d'appliquer ce terme ;

L'*arthritisme respiratoire* ou thoracique, dans lequel rentrent toutes les affections broncho-pulmonaires, relevant de la diathèse, y compris l'asthme ;

L'*arthritisme cutané*, comprenant toutes les dermopathies et constituant une branche importante, si importante qu'on a voulu en faire une diathèse particulière. Or, il faut le reconnaître, les caractères invoqués pour séparer l'*herpétisme* de l'arthritisme sont illusoires ; tout au plus peut-on reconnaître deux types d'arthritiques : les arthritiques gras à tendances goutteuses ; les arthritiques maigres, herpétiques ou scléreux. Le cadre des affections cutanées de l'arthritisme sera complet, si l'on y fait rentrer les lésions des muqueuses des orifices, si l'on comprend dans l'herpétisme les inflammations de la muqueuse buccale, du pharynx même, ainsi que celles du vagin et de l'urètre ;

L'*arthritisme nerveux* ou *neuro-arthritisme*, qui comprend la série des névroses, la neurasthénie, et cette classe si nombreuse et si désespérante des fausses utérines ;

L'*arthritisme circulatoire*, avec ses deux variétés : lésions cardiaques et artérielles d'une part, troubles du système veineux de l'autre.

Ce sont, en somme, toutes les maladies de la nutrition que réclame la thérapeutique thermale, et le plus souvent les lésions d'organes ne sont améliorées que parce que l'état constitutionnel est lui-même modifié. En agissant sur l'organisme, la cure hydro-minérale peut rétablir, dans leur intégrité, des organes altérés, et son application opportune ferait souvent éviter des interventions sur le larynx, le naso-pharynx, l'appareil génital, chez des malades présentant des manifestations goutteuses, herpétiques ou rhumatismales.

Cette action sera d'autant plus profonde qu'elle s'exercera plus tôt, avant que les troubles fonctionnels aient fait place à des altérations organiques. Aussi dirons-nous avec le professeur LANDOUZY : « Il faut que les médecins comprennent que, de toutes les médications, la plus puissante est la médication hydro-minérale ; que celle-ci, au lieu d'être employée par eux tout à fait en dernier ressort et comme cure minima, devienne enfin pour eux, au contraire, une véritable cure optima. S'ils veulent pour leurs malades le *tuto et jucunde*, c'est à la condition qu'eux-mêmes y mettent le *cito* ; hors de cela, il est inutile d'espérer des guérisons définitives, et on aura tout au plus des améliorations, très précieuses certes, mais de courte durée. »

Chez les enfants, la médication hydro-minérale acquiert toute son intensité d'action, et cela est trop oublié. Si on voulait l'employer dès le bas âge, on détruirait dans leur germe toutes les aptitudes morbides et les vices héréditaires ; on aurait un des moyens les plus précieux de faire de la puériculture et de régénérer la race ; on arriverait à produire des hommes sains qui, à leur tour, pourraient procréer des enfants vigoureux, de plus en plus exempts de tares.

2° Contre-indications. — Les contre-indications des cures thermales sont : les unes absolues, les autres relatives.

Parmi les premières, il faut ranger *tous les états aigus*. Il faudra toujours attendre le passage à l'état chronique d'une entérite ou d'une bronchite avant d'appliquer le traitement thermal. Les poussées aiguës du rhumatisme sont une contre-indication formelle, de même que les accès de goutte, ou les périodes aiguës des maladies cutanées.

La thérapeutique hydro-minérale sera proscrite dans tous les états *cachectiques*, en particulier dans le *cancer* à toutes ses périodes ; dans les cas de *grande faiblesse*, dans les anémies graves, progressives ou pernicieuses, dans la chlorose fébrile ou accompagnée de lésions cardiaques ou encore d'hémorragies sérieuses ; chez les *vieillards trop affaiblis* pour réagir sous l'influence de la cure, ou atteints d'usure générale.

En dehors de ces conditions, l'âge n'est pas une contre-indication au traitement thermal. Les sujets les plus jeunes, les nourrissons peuvent en bénéficier, de même que les vieillards, à la condition que la surveillance soit très étroite et les pratiques thermales administrées avec modération.

Les maladies du cœur et des gros vaisseaux passaient autrefois pour incompatibles avec le traitement thermal. Cela est incontestable, s'il existe un anévrisme de l'aorte par exemple, ou de l'angine de poitrine ; cela est vrai aussi, lorsque les cardiopathies ne sont pas compensées, lorsqu'il existe de l'artériosclérose confirmée, et en particulier, quand la perméabilité rénale est compromise. Lorsque, au contraire, les lésions cardiaques sont bien compensées, les cures thermales appropriées peuvent être d'une réelle utilité. La limite de l'indication est fournie, chez les valvulaires par la résistance du myocarde, chez les artériels par la perméabilité rénale.

Cela nous amène à dire qu'il y aura contre-indication dans les maladies des reins, et en particulier dans la néphrite interstitielle, lorsque l'imperméabilité des reins est prononcée.

Les affections du système nerveux, telles que l'hystérie, l'épilepsie, le tabes, la paralysie générale, ne sont pas des contre-indications au traitement, dont elles relèvent plutôt.

Par contre, l'hémorragie cérébrale et le ramollissement le sont fréquemment ; le ramollissement cérébral est une contre-indication presque absolue. En dehors de ces cas, lorsqu'il existe un état congestif du cerveau, on peut obtenir des effets favorables par un traitement dérivatif sur l'intestin.

Lorsqu'il y a hémiplégie, il ne faut recourir au traitement thermal que plusieurs mois après l'accident, et s'il n'y a pas de menace nouvelle.

La *grossesse* est une contre-indication relative ; il est toutefois beaucoup plus prudent de s'abstenir d'un traitement susceptible d'avoir une action perturbatrice. Les eaux toniques, excitantes, sont contre-indiquées ; seul, l'emploi modéré d'eaux à action sédative peut se justifier dans certains cas, ainsi que celui d'eaux alcalines, s'il existe des troubles digestifs.

Les *tuberculeux pulmonaires*, aux premières périodes ou à lésions localisées, seront sans crainte dirigés vers les stations thermales ; il n'y aura contre-indication que dans les formes éréthiques avec hémoptysies fréquentes, ou dans les formes fébriles, à marche rapide. Les lésions tuberculeuses du tube digestif ne retireront aucune modification favorable du traitement qui devra être proscrit dans ces cas ; il en est de même des lésions tuberculeuses des reins ou de la vessie.

Parmi les maladies du tube digestif, il y aura lieu d'être réservé dans le cas d'ulcus de l'estomac en activité, dans les altérations organiques du foie.

CHAPITRE V

DES CURES THERMALES EN PARTICULIER

Dans la description des divers groupes d'eaux minérales nous suivrons l'ordre que nous avons proposé dans notre tableau de la page 119 ; nous nous efforcerons de montrer qu'à chacun d'eux correspondent des caractères spéciaux, et des propriétés différentes qui légitiment leur adoption. Nous passerons successivement en revue l'origine géologique et la situation géographique des principales sources qui les composent, les caractères physiques et chimiques de ces sources, leurs modes d'emploi, leurs effets physiologiques, leurs indications et contre-indications.

ARTICLE PREMIER

EAUX OLIGOCHRÉMATIQUES

Au bas de l'échelle de minéralisation des eaux employées en thérapeutique, se trouvent des sources froides ou chaudes, ne différant guère par leur composition chimique de l'eau ordinaire, souvent même moins riches en sels minéraux que les eaux potables.

Les Allemands avaient désigné ces eaux sous le nom d'*eaux indifférentes*, d'eaux sauvages (*Wildbader*), d'eaux alpestres ; GUBLER, sous celui d'*eaux inermes*; ROTUREAU les nommait *amétallites* ; DURAND-FARDEL les a appelées plus justement *indéterminées*. A l'étranger, on les désigne encore sous le nom d'*acratothermen* (de ακρατος, non mélangé), lorsqu'elles sont chaudes, d'*acratopegen*, lorsqu'elles sont froides. DE LA HARPE, FLEURY ont adopté le vocable d'*oligo-métalliques* qui rappelle leur pauvreté en principes minéraux. Nous exprimons la même idée par l'expression d'*oligo-chrématiques*. « pauvres en substances » (χρῆμα, substance), qui nous paraît répondre mieux par son caractère plus général aux idées actuelles sur la composition des eaux minérales.

Celles dont la température est élevée seront les *thermales simples*; les froides seront les eaux *faiblement minéralisées*

§ 1. — EAUX THERMALES SIMPLES
(Eaux physiques.)

L'expérience, due à un long usage, a montré que ces eaux ont une action physiologique et thérapeutique parfois surprenante, que leur composition chimique ne peut expliquer.

1° Caractères physiques. — L'attribution, à la thermalité et aux moyens balnéo-thérapiques, de ces propriétés, ne pouvait satisfaire entièrement l'esprit. Aussi est-ce pour ces eaux surtout que l'on invoqua, d'abord les phénomènes électriques, puis l'action des divers métaux qu'on y découvrit à dose infinitésimale, surtout lorsqu'on vit qu'ils s'y trouvaient à l'état colloïdal : c'est à ces eaux que l'on appliqua principalement la théorie de la dissociation des sels ; on fit aussi remarquer qu'à l'émergence, toute source thermale se trouve mise brusquement dans des conditions de température et de pression différentes de celles où elle se trouvait précédemment, ce qui produit des réactions chimiques et physiques, des corps à l'état naissant (A. ROBIN) et provoque un dynamisme spécial, un état vivant ; toutes ces conditions font comprendre, si elles ne l'expliquent pas, l'action puissante de ces eaux.

Enfin, le fait que ces eaux sont généralement celles où l'on trouve au plus haut degré l'émanation du radium, a amené à penser que c'était là le facteur le plus important de leur action : il faut reconnaître qu'à l'heure actuelle nous sommes encore insuffisamment renseignés sur les rapports qui existent entre la radioactivité des eaux minérales et leurs effets thérapeutiques,

Peut-on, en effet, conclure du fait que le radium impressionne les éléments cellulaires et la circulation, qu'il joue un rôle dans les modifications imprimées à la nutrition par les eaux minérales? Peut-on invoquer l'action bactéricide des émanations pour expliquer les résultats obtenus dans certaines stations, pour le traitement des maladies des voies respiratoires, de la tuberculose en particulier? Peut-on **rapprocher** les effets du radium dans le traitement des dermatoses, des guérisons de ces maladies, à la suite des cures thermales? Peut-on identifier les résultats obtenus par le radium dans le traitement du **rhumatisme** (Soupault) avec ceux des eaux minérales ? Peut-on enfin mettre en parallèle **les effets** analgésiques et sédatifs de la radioactivité avec ceux **de certaines** sources? S'il n'est pas permis de répondre d'une façon certaine à toutes ces questions, il faut bien reconnaître que la corrélation est possible.

En ce qui concerne la sédation, en particulier, on est frappé de ce fait que les eaux les plus radioactives sont généralement des eaux peu minéralisées, dont les propriétés sédatives ont été depuis longtemps remarquées ; et il est curieux de constater que ces propriétés disparaissent de ces eaux, à mesure que s'éloigne leur sortie des entrailles de la terre, et que disparaît aussi progressivement leur pouvoir radioactif.

Les eaux thermales simples renferment généralement une grande quantité d'azote, associée à l'hélium et à l'argon ; avant la découverte du radium, c'est à l'azote qu'on attribuait leur caractère sédatif ; les médecins espagnols avaient même créé une classe d'*eaux azotées* dont les principaux types sont *Panticosa, Urberruaga de Ubilla, Caldas de Montbuy*. Il n'est d'ailleurs nullement démontré que l'azote lui-même soit aussi inactif qu'on le pense.

2° Constitution chimique et situation. — En France, les régions où se rencontrent la plupart des eaux thermales simples sont le Plateau central et les Vosges. Dans la première, elles émergent généralement de terrains granitiques et gneissiques, granitiques et porphyriques, ou basaltiques. Leur minérali-

sation se ressent de cette origine par la présence de silicates
(0^{gr},05 à 0^{gr},11), de carbonates (0^{gr},20 à 0^{gr},50), et souvent
d'acide carbonique libre. Les stations de cette catégorie sont :
Néris, Evaux, Saint-Laurent, Chaudesaigues, dont la température est fort élevée et atteint 81° à la source du Par, *Sail-
les-Bains* qui n'a qu'une proportion minime de carbonates et
0^{gr},10 de silicates.

Dans les Vosges, les stations de *Plombières* et de *Bains* sont
caractérisées par une teneur élevée en silice (0^{gr},07 à 0^{gr},12),
qui, avec une faible proportion de sulfate de soude (0^{gr},05 à
0^{gr},15), constitue la minéralisation dominante ; pour *Luxeuil*, à
ces éléments s'ajoute une certaine quantité de chlorure de sodium, qui toutefois ne dépasse pas 0^{gr},75 dans la source la plus
forte et ne justifie pas le classement de cette station parmi les
eaux salées ; *Plombières* possède une très petite quantité d'arséniate de soude (0^{gr},0002) qui ne justifie pas non plus sa place
parmi les eaux arsenicales.

Dax et *Préchacq,* dans les Landes, dont la minéralisation
atteint 1 gramme, pourraient à la rigueur être rangées parmi
les sulfatées calciques ; toutefois cette interprétation ne
paraît pas justifiée par la teneur en sulfate de chaux qui dépasse à peine 0^{gr},35 et doit être mise en opposition avec un
chiffre à peu près égal de chlorure de sodium. De plus, le mode
d'emploi, surtout externe, de ces eaux rend plus légitime leur
rangement parmi les thermales simples.

Les autres stations françaises, *Alet, Campagne,* dans l'Aude,
Aix-en-Provence, ont, comme élément dominant une petite
quantité de bicarbonates de chaux et de magnésie (0^{gr},37,
0^{gr},53 et 0^{gr},20) ; *Ginoles,* station de l'Aude en voie de développement, a, pour une minéralisation totale de 0^{gr},65, une
proportion à peu près égale de bicarbonates et de sulfates de
chaux et de magnésie : *Bagnoles-de-l'Orne* est surtout remarquable par la faiblesse de sa minéralisation dont le total
ne dépasse pas 0^{gr},13 : c'est avec Panticosa une des eaux
les moins minéralisées que l'on connaisse, si l'on en excepte
quelques eaux de table (La Châteline, Asper) dont la teneur
en principes fixes est presque nulle.

A l'étranger, la minéralisation est généralement faible ; le tableau suivant en donnera l'idée générale :

TABLEAU DES PRINCIPALES EAUX THERMALES SIMPLES
PAR ORDRE DE MINÉRALISATION

NOMS DES SOURCES	Température.	Radioactivité à l'émergence.	Minéralisation totale.	Bicarbonates.	Sulfates.	Chlorures.	Silice.
Monsummano (Italie)	35		1,80	0,50	0,90	0,25	
Hammam-Meskoutine (Algérie)	95		1,45	0,30	0,55	0,50	0,07
Evaux (Creuse)	56		1,43	0,30	0,80		0,11
Néris (Allier)	52	0,92	1,30	0,60	0,35		0,11
Caldas de Montbuy (Espagne)	70		1,23			0,90	
Dax (Landes)	61	2,92	1,17	0,15	0,60	0,30	0,05
Préchacq (Landes)	60		1.16	0,10	0,65	0,34	0,01
Luxeuil (Haute-Saône)	52	1,24	1,16		0,16	0,75	0,10
Bormio (Italie)	39		1		0,65		
Campagne (Aude)	26		0,99	0 53			
Buda-Pesth (Autriche)	65		0,97	0,45			
Chaudesaigues (Cantal)	81		0,81	0,60			0,10
Alhama de Aragon (Espagne)	34		0,74				
Teplitz-Schœnau (Bohême)	46		0,72	0,45			
Saint-Laurent (Ardèche)	53		0,68	0,50			0,05
Wildbad (Wurtemberg)	40		0,56	0,20		0,25	
Alet (Aude)	39	0,20	0,51	0,37			
Sail-les-Bains (Loire)	34		0,45				0,10
Plombières (Vosges)	72	11,44	0,36		0,12		0,12
Badenweiler (Allemagne)	27		0,35				
Gastein (Autriche)	49	79,2	0,34		0,20		
Schlangenbad (Allemagne)	37		0,35			0,22	
Buxton (Angleterre)	28		0,32				
Urberruaga de Ubilla (Espagne)	27		0,31				
Bains (Vosges)	50	3,52	0,30		0,11		0,07
Ragatz-Pfæfers (Suisse)	37,5		0,30				
Aix-en-Provence (B.-du-Rh.)	36,5		0,25	0,20			
Valdieri (Italie)	69		0,25				
Bagnoles-de-l'Orne (Orne)	27	0,72	0,13			0,06	
Panticosa (Espagne)	28		0,12				

A la limite des eaux thermales simples, et des eaux froides faiblement minéralisées, se trouve *Saxon* (Suisse), qui possède 0 ^{gr},95 d'éléments fixes, composés de bicarbonates et de sulfates, et qui contient en outre une quantité très remarquable d'iodures (0 ^{gr}, 11) et de bromures (0 ^{gr}, 04) de calcium et de magnésium.

3º Modes d'emploi. — Les eaux thermales simples ne sont guère employées en *boisson*, et leur action à l'intérieur ne paraît guère différer de celle de l'eau chaude administrée méthodiquement. C'est d'une façon *accessoire* qu'elles sont données à l'intérieur, lors d'une cure balnéaire, quand il existe certains troubles dyspeptiques légers, ou comme lavage dans les catarrhes de la vessie et du bassinet, dans la diathèse urique et la goutte.

L'*usage externe* constitue le mode d'emploi presque exclusif sous ses diverses formes ; bains, douches, vapeur, boues, etc. Plus les installations seront complètes et perfectionnées, plus le personnel, chargé des douches, du massage et autres pratiques, sera expérimenté, mieux pourront être remplies les indications très variées et souvent délicates de ces eaux, puisque, suivant le mode d'administration, on peut obtenir des effets sédatifs ou, au contraire, toniques et stimulants et même énergiquement révulsifs.

4º Indications. — Leur action sédative les rend précieuses, chaque fois qu'il est indiqué de calmer le système nerveux, dans tous les états qui s'accompagnent d'excitation, d'éréthisme, ou d'un élément douloureux. Leur emploi s'impose nettement dans les névroses, dans la neurasthénie, dans les névrites, les névralgies, la sciatique, dans les paralysies consécutives aux apoplexies, dans les affections médullaires, et en particulier dans le tabes dont elles calment les douleurs.

Parmi leurs indications, les plus importantes sont : le rhumatisme chronique, la goutte, les séquelles des inflammations et des traumatismes, dont elles activent la résorption.

Elles donnent également d'excellents résultats dans les affections gynécologiques et doivent être, dans ces cas, préférées aux eaux chlorurées sodiques, lorsque prédomine l'élément douleur.

Enfin, leur action sur certaines dermatoses est indéniable que cette action soit due à la radioactivité ou qu'elle soit la conséquence de la modification imprimée au système nerveux périphérique et cutané.

§ 2. — **EAUX FAIBLEMENT MINÉRALISÉES**
(Eaux diurétiques.)

1° Caractères physiques et chimiques. — Sous ce vocable doivent être rangées des eaux froides, dont la teneur en principes minéraux est trop faible pour qu'on puisse attribuer à un ou plusieurs d'entre eux l'activité thérapeutique constatée.

Certaines sont employées seulement comme eaux de table, et se recommandent surtout par leur pureté ; parmi elles, il convient de citer *La Chateline* (Haute-Vienne), les *Deux-Reines* à Aix-les-Bains, l'eau d'*Asper* (Ardèche).

D'autres sont employés à l'intérieur et à l'extérieur, mais par une clientèle surtout locale : par exemple *Aurensan* (Gers), *Foncirgue* (Ariège), *Ganties* (Haute-Garonne), *La Roche-Posay* (Vienne), cette dernière en voie de développement sérieux.

Les mieux étudiées, celles qui doivent par conséquent servir de type, sont les trois stations limitrophes, situées au sud du lac Léman, sur la rive française, Évian, Thonon, Amphion. Leurs diverses sources ont une minéralisation analogue, ne dépassant pas 0^{gr},40 à 0^{gr},60, dont 0^{gr},30 à 0^{gr}.40 de bicarbonates terreux. L'absence presque complète d'acide carbonique libre ne permet pas toutefois de les ranger, comme l'ont fait quelques auteurs, parmi les bicarbonatées calciques, dont le nom seul évoque l'idée d'eaux gazeuses ; d'ailleurs, leur physionomie thérapeutique est toute autre que celle de ces dernières. Elles sont pour ainsi dire privées de chlorures, ont une concentration moléculaire très faible ($\Delta = 0,024$ pour la source Cachat d'Évian) : leurs sels sont entièrement dissociés, sauf le carbonate de chaux qui ne l'est qu'incomplètement (CHIAÏS). Le traitement consiste surtout dans la cure de boisson ; néanmoins il existe des installations balnéaires et hydrothérapiques simples à Thonon et à Amphion, très complètes et très luxueuses à Évian, où se trouvent aussi des services annexes d'électrothérapie, de mécanothérapie, etc.

| SOURCES | Minéralisation totale. | CARBONATES | | Chlorure de sodium. | Sulfates. |
		Chaux.	Magnésie.		
Évian (Hte-Savoie)......	0,31	0,19	0,08	0,003	0,01
Thonon (Hte-Savoie)...	0,34	0,19	0,06	0,0003	0,03
Amphion (Hte-S voie)..	0,27	0,16		0,01	
La Roche-Posay (Vienne)	0,60	0,32		0,03	0,07
La Chateline (Hte-Vienne)	0,035	0,003	0,002	0,01	0,005
Asper (Ardèche)	0,08	0,02	0,007	0,016	
Aurensan (Gers)	0,30	0,03	0,007	0,03	0,08
Foncirgue (Ariège)......	0,31	0,18	0,01		0,05

2° Modes d'emploi.— La caractéristique du groupe d'Évian, dont le type est la source Cachat, caractéristique paraissant s'appliquer aux autres eaux de minéralisation identique, comme celles qui ont été citées, peut se formuler ainsi : *rapide absorption par les voies digestives ; rapide circulation dans les éléments cellulaires ; rapide élimination par les reins.* La production de la diurèse est la raison d'être du traitement, et la cure est d'autant plus favorable que cette diurèse est plus abondante et plus rapidement réalisée. Tous les efforts doivent donc tendre à l'obtenir, et c'est ainsi que, les travaux de LINOSSIER et LEMOINE ayant montré qu'elle est généralement plus facile dans le décubitus dorsal que dans la station verticale, on pratique la cure de boisson au lit, dans certains cas que COTTET a précisés. D'autre part, pour que l'action totale se réalise, il faut que l'eau soit prise méthodiquement à jeun et qu'on arrive à faire éliminer, par les reins, une quantité d'urine supérieure de 300 à 500 centimètres cubes à la quantité totale des liquides absorbés dans les vingt-quatre heures.

Le traitement se fait de la manière suivante : le matin, à

jeun, l'eau est absorbée par doses de 100 à 200 grammes à intervalles de dix à quinze minutes. On commence généralement par 200 à 300 grammes, et on augmente progressivement, suivant les effets obtenus, jusqu'à un litre ou un litre et demi, exceptionnellement jusqu'à deux et même trois litres ; chez certaines malades, les scléreux principalement, on ne dépasse pas trois ou quatre verrées, sans quoi on risquerait de congestionnner les reins et de provoquer des accidents. Il est des cas, par exemple chez les graveleux, où il y a avantage à donner des doses assez fortes et très rapprochées, qui faciliteront la chasse des concrétions solides ; au contraire, chez les prostatiques, les scléreux, chez les sujets atteints de cystite, il est préférable de répartir le traitement entre la matinée et l'après-midi, de manière à ne pas faire absorber une trop grande quantité à la fois.

Il est des malades qui supportent mal l'eau froide, surtout le matin, et qui éprouvent après son ingestion de l'angoisse précordiale, de la tension épigastrique, de la céphalée ; dans ces cas, on réchauffe les premiers verres au bain-marie, ou on ajoute quelques gouttes d'eau bouillante.

3º Effets physiologiques. — L'ingestion de l'eau est rapidement suivie, chez l'homme sain, de l'émission d'une urine pâle, de densité très faible, (généralement inférieure à 1 005), pauvre en urée, en corps xanthiques et en chlorures, et supérieure en quantité à la dose d'eau absorbée. Cette *polyurie de cure*, qui se produit dans les deux ou trois heures qui suivent l'ingestion du premier verre d'eau, est suivie d'émissions d'urine plus colorée, de densité assez grande, et dont la teneur en chlorures et en substances azotées est élevée.

Chez les malades, les choses se passent de même, mais la polyurie est souvent plus tardive, n'arrivant qu'à la fin des ingestions (*opsiurie* de GILBERT), pendant la journée et même la nuit (*nycturie*). Ce phénomène s'observe chez les graveleux (10 p. 100), et surtout chez les sujets dont les reins sont scléreux ; il peut être attribué à un retard de l'absorption par gêne intrahépathique et hypertension portale, à de l'insuffisance

cardiaque, à de l'imperméabilité rénale par congestion ou par
lésion (Cottet) ; il est parfois modifié par la position horizontale qui facilite l'évacuation de l'estomac, diminue la stase

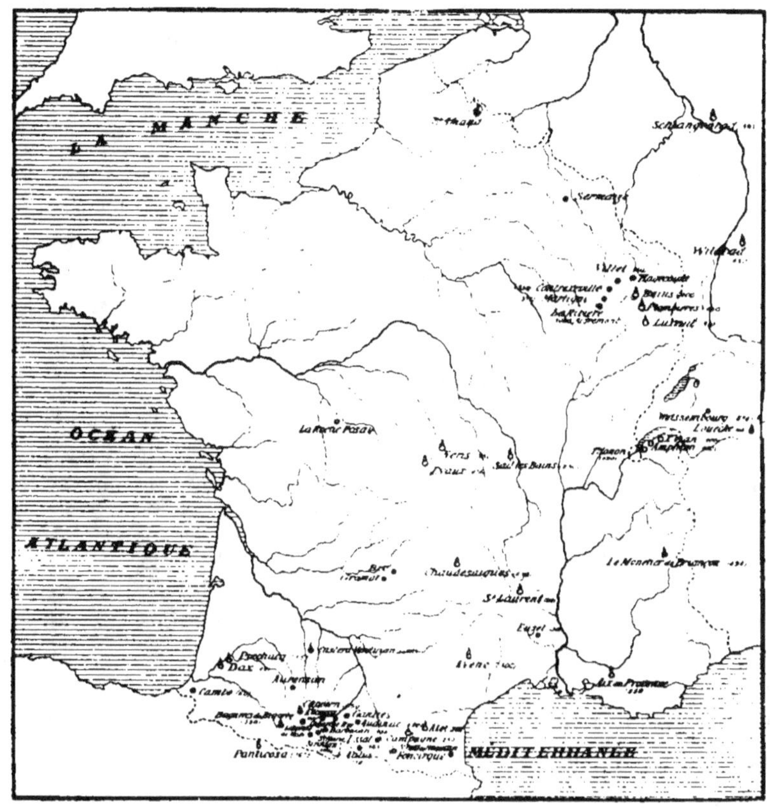

Fig. 58.

Carte des principales eaux thermales simples, athermales faiblement minéralisées et sulfatées calciques de la France et des
régions limitrophes.

Les thermales simples et les faiblement minéralisées, sont figurées par un   ;
les sulfatées calciques par un ●. Les sources chaudes sont surmontées d'une flamme.

portale, allège le cœur. C'est dans ces cas qu'il y a avantage
à faire étendre les malades dans l'intervalle de leurs prises
d'eau ; on peut ainsi faire poursuivre avec profit une cure qui
sans cela aurait été inutile ou même dangereuse.

Une perturbation aussi marquée dans la sécrétion urinaire doit nécessairement être accompagnée de changements dans la composition de ce liquide. En effet, on observe des modifications qui se traduisent chez les malades de la façon suivante : chez les arthritiques, les goutteux, les obèses dont l'urine a une densité élevée, une acidité forte, des matières extractives en excès, on note toujours de la diminution des produits xantho-uriques, de l'urobiline, des pigments et acides biliaires, s'il existe en même temps un état congestif du foie ; au contraire, les chlorures sont augmentés dans de sensibles proportions : l'urée, l'acide phosphorique, les rapports urologiques reviennent au taux physiologique.

Ces mêmes modifications se retrouvent chez les néphritiques chroniques, chez les brightiques, avec la diminution ou même la disparition de l'albuminurie.

Cette action diurétique se produit constamment sans secousses, sans fatigue aucune, même chez les malades les plus sérieusement atteints, si la cure est rigoureusement surveillée.

Mais là ne s'arrête pas l'action de ces eaux : les modifications urinaires ne sont pas l'effet d'un simple entraînement mécanique, d'un simple lavage, mais bien le résultat d'un meilleur et plus actif fonctionnement des cellules de l'organisme ; et c'est ce qui permet de comprendre les modifications exercées sur d'autres organes.

Sur l'appareil digestif, on observe une stimulation de l'appétit, une activité plus grande de la digestion, une diminution dans les fermentations de l'intestin ; le foie congestionné diminue sous leur influence, la teinte terreuse de la peau disparaît, les symptômes urinaires de l'insuffisance hépatique s'amendent. Les circulations hépatique, vasculaire et cellulaire se trouvent régularisées : la réduction de l'oxyhémoglobine devient, sous l'ongle du pouce, pendant la circulation rapide de l'eau dans les éléments anatomiques, trois fois plus active qu'avant le traitement (CHIAÏS).

En résumé, les eaux de ce groupe tirent leurs effets d'un *dynamisme* spécial, dû à leur ionisation, qui, porté au contact des cellules et des humeurs altérées et viciées, les trans-

forme et les vivifie (LANDOUZY) : de leur *faible minéralisation*
d'où découlent leurs propriétés osmosantes qui leur permettent de traverser facilement l'économie, de dissoudre et d'entraîner au dehors, sans fatigue aucune, les déchets, condition-
nant ainsi la lixiviation cellulaire (LANDOUZY) ; de leur *pureté
et de leur asepsie parfaite* qui en font un adjuvant précieux
dans la cure des affections du tube digestif et en particulier
des infections intestinales (COMBE).

4° Indications et contre-indications. — Les *indications
thérapeutiques* des eaux faiblement minéralisées découlent des
effets physiologiques qui viennent d'être indiqués :

Leur *rapide élimination par les reins* montre les effets que
l'on peut en attendre chaque fois qu'il faut faire un lavage des
voies urinaires ; elles s'éliminent 15 à 16 fois plus vite que les
tisanes diurétiques réputées les plus actives (CHIAÏS). Cette rapide sécrétion entraîne des calculs de petit volume, des bouchons muco-purulents, calme les troubles fonctionnels se com-
pliquant d'irritabilité douloureuse : d'où l'utilité du traitement dans les pyélites, les pyélo-néphrites, les cystites, les
uréthrites.

Leur *rapide absorption par les voies digestives* indique leurs
effets favorables, dans le traitement de la parésie stomacale,
dans l'atonie sécrétoire de l'estomac et du pancréas ; l'estomac
reprend son élasticité et sa tonicité ; les troubles infectieux,
liés aux fermentations, disparaissent ou s'amendent ; l'appétit
se réveille.

Leur *rapide circulation dans les éléments cellulaires* de tous
les organes, de tous les tissus dont elles réveillent l'activité, dont
elles excitent les nerfs, dont elles stimulent les échanges,
permet de comprendre pourquoi ces eaux modifient favorablement les dyspepsies par atonie nerveuse et musculaire, pourquoi elles diminuent l'insuffisance hépatique, pourquoi elles
amendent les maladies par ralentissement de la nutrition,
les chloroses avec état infectieux, l'artériosclérose en évolution, les maladies avec excès d'acide urique, celles qui
s'accompagnent d'élimination lente des chlorures.

Les *contre-indications* de ces eaux découlent des mêmes phénomènes physiologiques. Leur rapide élimination doit les faire rejeter dans les cas de congestion active ou d'inflammation des reins ; leur rapide passage dans l'intestin étant nécessaire à leur activité, toutes les causes qui empêchent ce passage (rétrécissement du pylore, paralysie de l'estomac, etc.) doivent contre-indiquer leur emploi ; l'hyperchlorhydrie est aussi une contre-indication, puisqu'elles sont un excitant direct de la sécrétion gastrique ; dans l'acidité gastrique par fermentations, le traitement doit être conduit avec modération. Sont aussi des contre-indications tous les états qui s'accompagnent d'azoturie, d'augmentation de la réduction de l'oxyhémoglobine et, bien entendu, tous les états aigus, tous les états fébriles, tous les états cachectiques.

ARTICLE II

EAUX SIMPLES OU MONOCHRÉMATIQUES

Les trois premiers groupes sont caractérisés par le soufre combiné aux bases sodiques, calciques et magnésiennes, sous forme de sulfates et de sulfures ; les groupes suivants sont les chlorurées sodiques, les bicarbonatées sodiques et calciques, les ferrugineuses.

§ 1. — EAUX SULFATÉES CALCIQUES
(Eaux diurétiques.)

Du groupe des eaux faiblement minéralisées, eaux de diurèse par excellence, doit être rapproché le groupe sulfaté calcique, qui constitue également un facteur important de la cure de diurèse.

Les eaux sulfatées calciques sont caractérisées par la prédominance, dans leur minéralisation, de l'acide sulfurique comme élément électro-négatif et du calcium comme élément électro-positif ; ce sont des eaux généralement froides, mais parfois chaudes, ou même hyperthermales (Bagnères-de-Bigorre, Louèche) ; elles se rencontrent en général à des altitudes moyennes, souvent en plaine (Saint-Amand) ; quelques-unes cependant sont très élevées (Louèche, 1 400 mètres) ; il résulte de cette diversité de situation une grande variété de climats et des différences marquées dans l'utilisation qui peut être, pour certaines, limitée à la saison chaude, et s'étend pour d'autres à toute l'année.

Le *mode d'emploi* est également très différent suivant que les eaux sont chaudes ou froides. Les stations de la première catégorie sont caractérisées par la prédominance du traitement externe : bains à eau courante (Ussat), bains de piscine (Louèche). A l'emploi de l'eau vient, dans certaines, s'ajouter l'usage des boues (Saint-Amand) ; quelquefois le traitement est à la fois interne et externe (Bagnères-de-Bigorre, Capvern). Les stations à eaux froides sont surtout utilisées en boisson.

1° Caractères physiques. — Ces eaux, dont la densité est très faible, sont généralement incolores, limpides, laissant quelquefois de légers dépôts ferrugineux ; ordinairement inodores, elles exhalent parfois une odeur sulfhydriquée plus ou moins accentuée, due à l'oxydation de leurs sulfates et à la production d'une quantité infime d'H^2S ; au goût, elles produisent une impression généralement agréable, mais fade et même un peu amère, si la teneur en magnésie est accentuée ; la saveur devient styptique, lorsqu'il y a du fer ; certaines sont onctueuses, laissant à la peau une impression de douceur et de velouté qui leur a fait donner le nom de *savonneuses*.

2° Constitution chimique. — C'est pour les eaux de cette classe que l'analyse chimique se montre particulièrement impuissante à expliquer les effets physiologiques et thérapeutiques ; la reconstitution des sels ne semble en aucune façon répondre à la réalité. En effet le principe dominant est le *sulfate de chaux*, c'est-à-dire le plâtre, substance considérée en général comme inerte, et rendant les eaux potables qui la renferment crues et indigestes, impropres par suite aux usages domestiques. Les eaux dites séléniteuses, contiennent à peine 0^{gr},50 de sels de chaux (0^{gr},20 de sulfate de chaux), et celles qui renferment 0^{gr},15 à 0^{gr}.20 de sels de magnésie présentent le même inconvénient ; or les eaux minérales de ce groupe renferment souvent plus de 1^{gr},50 de sulfate de chaux et parfois plus de 0^{gr},50 de sulfate de magnésie, indépendamment des quantités de chaux et de magnésie qu'elles contiennent, unies à l'acide carbonique. Cependant ces eaux se digèrent sans difficulté, sans fatigue pour l'estomac ; certaines, au surplus, améliorent les fonctions de cet organe (CARLES).

Le tableau de la minéralisation des principales sources du groupe à la page suivante ne pourra prétendre qu'à indiquer la richesse plus ou moins grande de ces sources en chaux et en magnésie, exprimée conventionnellement en sulfate.

Aux sources froides, indiquées dans le tableau ci-contre, il faut ajouter *Labarthe-de-Neste*, *Labarthe-Rivière*, *Sainte-Marie*, dans les Pyrénées ; *Hagécourt*, *La Rivière-sous-Aigremont*, en Lorraine ; *Bio*, *Gramat*, dans le Lot.

Outre Hammam R'hira qui a un établissement et des hôtels très confortables, l'Algérie possède de nombreuses sources sulfatées mal ou pas du tout aménagées.

Le sulfate de chaux n'exprime généralement pas la teneur totale en chaux, car ces eaux contiennent toutes une certaine quantité de bicarbonate de chaux, arrivant parfois à près de 0^{gr},60 par litre. Elles renferment aussi un peu de chlorure de sodium atteignant exceptionnellement 0^{gr},50 (Le Monetier, Hammam R'hira). P. CARLES y a trouvé de la baryte à l'état de bicarbonate soluble en présence des sulfates alcalins ; d'après lui, le plomb, le strontiane, la chaux et la baryte à l'état de carbonates solubles dans ces eaux sont la conséquence de réactions qui montrent que nous ne sommes pas fixés sur la nature des combinaisons qu'y affectent les métaux ; il en conclut que, si ces eaux n'étaient pas bicarbonatées par divers oxydes, si les sulfates n'étaient pas unis à d'autres sels, elles se comporteraient comme les eaux séléniteuses et ne seraient pas tolérées par l'estomac.

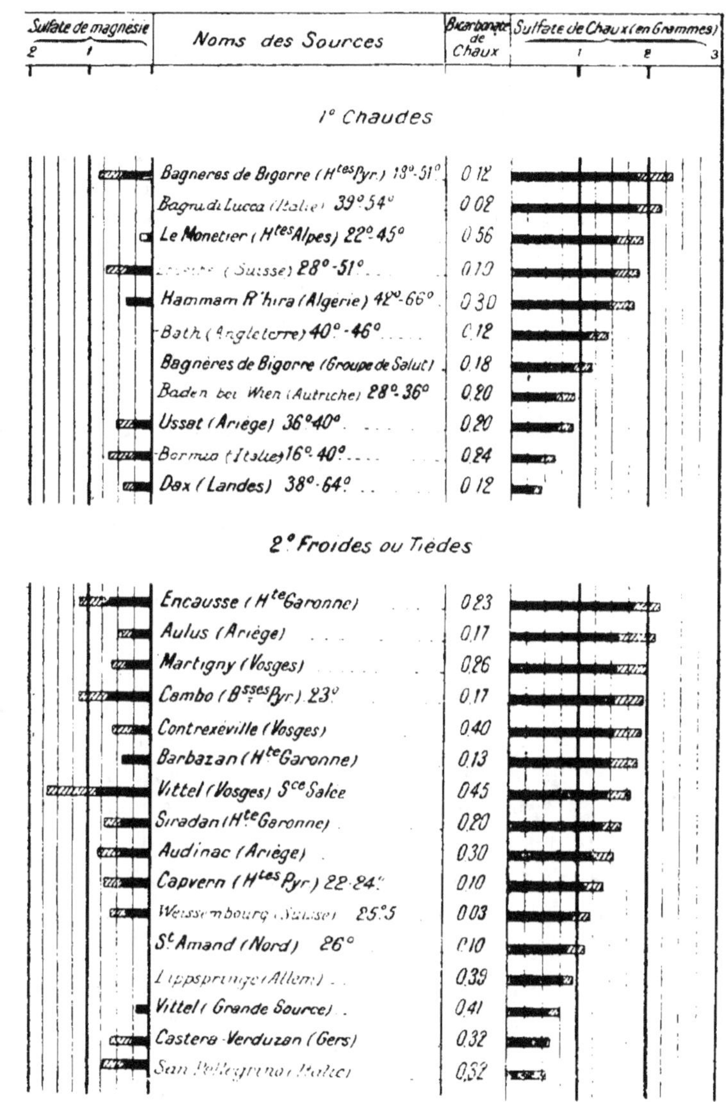

Fig. 59.

Principales stations sulfatées calciques.

Les stations de Dax et de Bormio, quoique décrites parmi les thermales simples, figurent dans ce tableau, afin de montrer la nature calcique de leurs eaux.

Le trait noir indique la teneur en sulfates anhydres, la partie hachée le chiffre des sulfates hydratés.

En réalité, ces eaux doivent être simplement considérées comme des *eaux riches en calcium et en soufre, sans qu'il soit nécessaire ni même rationnel de chercher sous quelle forme s'y trouvent ces éléments.*

Certaines sources ont une odeur nettement sulfhydriquée (Cambo, Castéra-Verduzan, Euzet) ; elles contiennent, en effet, une faible quantité d'hydrogène sulfuré dû à l'oxydation des sulfates au contact des matières organiques. On peut se demander s'il ne se produit pas une décomposition analogue dans l'organisme et si l'action des eaux sulfatées calciques ne présente pas quelque analogie avec celle des sulfurées ; on est tenté de le croire, si l'on envisage les effets très nets de certaines d'entre elles sur les muqueuses et sur la peau, et si l'on se rappelle que les modifications exercées sur les muqueuses et sur la peau par certaines sources de Vichy sont attribuées par quelques auteurs au soufre qu'elles possèdent. Ce qui est certain, c'est que l'ingestion de plusieurs verres d'eau sulfatée calcique amène des selles liquides ayant une odeur sulfureuse très prononcée.

3° Action physiologique. — Elle s'exerce à la fois sur la sécrétion urinaire, les organes digestifs et la nutrition.

a. *Action sur la sécrétion urinaire.* — Les effets les plus apparents de ces eaux sont ceux qu'elles exercent sur les voies urinaires : elles constituent un des groupes les plus précieux pour la *cure de diurèse*; elles excitent les fonctions rénales, rendent les urines plus abondantes et plus claires, entraînent les mucosités, les sables et les graviers ; elles réveillent la contractilité de la vessie.

Leur ingestion est suivie des mêmes effets que ceux produits par l'absorption des eaux faiblement minéralisées du groupe précédent. Il est donc inutile de répéter ce qui a été dit ; mais il convient de faire remarquer qu'autrefois on administrait dans les stations sulfatées calciques de grandes quantités d'eau, jusqu'à vingt et trente verres par jour .

Ces quantités ont été considérablement réduites et avec raison, car elles n'étaient pas sans danger, et, de plus, elles étaient toujours inutiles, la diurèse se produisant souvent beaucoup mieux avec des doses faibles. Sauf dans quelques stations de second ordre, où les anciens errements subsistent encore, on suit à peu près la même méthode qu'à Évian, c'est-à-dire qu'on débute par 2 à 300 grammes et qu'on augmente jusqu'à un litre ou un litre et demi suivant les effets obtenus ; il est rare qu'on atteigne deux litres. Plus encore que pour les eaux du groupe précédent, une direction médicale ne saurait trop être recommandée pendant le traitement ; c'est souvent à leur détriment que les malades la suppriment.

En effet, les eaux sulfatées calciques déterminent une élévation transitoire de la tension artérielle, qui dans les stations vosgiennes atteint 1 à 2 centimètres au Potain et au Gaertner (MONSSEAUX), et s'efface ensuite, dès que la diurèse s'établit, pour faire place à une hypotension plus ou moins accentuée ; il faut donc surveiller la production de la diurèse, afin de prévenir une augmentation trop forte de la tension artérielle, dont les moindres inconvénients sont de déterminer des bouffées, de l'accélération du pouls, des sueurs profuses, et qui peut aboutir à des congestions locales ou même cérébrales. On verra plus loin qu'il y a une congestion passagère du foie, une excitation de l'intestin pouvant aboutir au spasme, tous phénomènes qu'il convient de tenir dans une certaine limite, sous peine de compromettre la réaction consécutive, qui est la raison d'être de la cure.

b. *Action sur le tube digestif et la nutrition.* — Les eaux sulfatées calciques ne bornent pas leur rôle à un simple lavage des voies urinaires ; elles les modifient, en outre, et préviennent ainsi le retour des accidents. Cette action ne peut s'expliquer que par une modification profonde de la nutrition, que l'hypothèse de la réduction des sulfates dans l'organisme en produits sulfurés fait assez bien comprendre, car elle explique les effets produits sur le tube digestif et ses annexes.

Du côté de l'estomac et de l'intestin on observe une augmentation de la sécrétion des glandes ; le taux de l'HCl libre de l'estomac est généralement relevé, ce qui contre-indique leur emploi chez les hyperpeptiques ; les contractions sont excitées d'où la disparition de la constipation quand elle existe ; on peut même voir survenir du spasme intestinal ; les sujets atteints d'entérite spasmodique doivent en conséquence faire une cure prudente à ces stations.

Mêmes effets stimulants sur le foie : la sécrétion de la bile est augmentée, les canaux biliaires se contractent plus énergiquement, d'où expulsion des concrétions, sables et calculs biliaires.

Ces modifications sur le tube digestif et ses annexes ont une répercussion sérieuse sur la circulation abdominale, et ainsi s'expliquent les heureux résultats de l'emploi de ces eaux dans les états hémorroïdaires, dans les congestions utéro-ovariennes.

L'action sur la nutrition qu'on peut attendre de ces eaux est indiquée par les modifications qu'elles produisent sur l'urine : chez les uricémiques, l'acidité urinaire diminue ; les sujets dont les urines sont alcalines ont, au contraire, un retour à l'acidité normale (DEBOUT D'ESTRÉES). L'urée augmente, de même que le rapport azoturique, et surtout le rapport de l'acide urique à l'urée. Vers la fin de la première semaine du traitement, les urines déposent du sable rouge (action expultrice de DURAND-FARDEL) ; quelquefois cette élimination se fait par plusieurs décharges successives, pouvant même se répéter après la fin de la cure.

La teneur des urines en acide urique s'abaisse pendant plusieurs mois, ce qui montre bien l'action profonde sur la nutrition (action altérante de DURAND-FARDEL).

4° Indications thérapeutiques. — Les indications des eaux sulfatées calciques peuvent s'exprimer ainsi :

a. *Affections des voies urinaires :* gravelle, coliques néphrétiques, cystites. — La quantité d'eau prescrite est généralement assez considérable, la cure se fait le matin ; elle n'amène généralement pas de crise de colique pendant sa durée ; si les reins ou la vessie sont enflammés, si les urines sont purulentes, la cure doit être plus discrète et plus prolongée.

b. *Affections de l'appareil digestif et biliaire :* dyspepsie, gastrite, gastralgie, entérite et entéralgie, congestion du foie, lithiase biliaire, coliques hépatiques, cholémie. — Les résultats sont surtout favorables chez les lithiasiques biliaires en même temps graveleux, et chez les malades constipés par insuffisance de flux biliaire.

c. *Etats diathésiques liés aux affections précédentes :* goutte, diabète goutteux, artério-sclérose, névropathies, dermatoses. — Les décharges d'acide urique montrent suffisamment l'effet chez les goutteux ; ces décharges sont toujours suivies d'abaissement de la tension vasculaire (BOULOUMIÉ) qui explique l'action bienfaisante chez les artério-scléreux à la première période : lorsque la maladie est plus avancée, on ne peut plus espérer abaisser beaucoup la tension, mais il reste les effets de désintoxication que montrent l'augmentation des éléments solides de l'urine, le soulagement du myocarde et des reins par la diurèse obtenue. La cure doit toujours être conduite prudemment et la quantité d'eau modérée, inférieure à un litre.

Dans les névropathies, on mettra surtout en œuvre l'action sédative des sources chaudes, employées principalement en bains plus ou moins prolongés ; ces sources sont indiquées dans tous les états nerveux dépendant de l'arthritisme, et dans les dermatoses des sujets irritables.

Louèche surtout est caractéristique par ses bains prolongés, administrés d'une façon méthodique jusqu'à production de la *poussée*, que l'on considère dans cette station, sinon comme indispensable au succès du traitement, du moins comme un des phénomènes favorables à la guérison, par les effets substitutifs (dermatoses) ou révulsifs (rhumatismes) qu'elle produit.

5° Contre-indications. — Elles découlent de l'état des reins. Si ces organes ne peuvent laisser passer l'eau ingérée avec la rapidité désirable, ils se congestionnent en même temps que se produit de la pléthore vasculaire non sans danger ; la cure doit donc être abandonnée. Elle doit être également déconseillée, si l'estomac ne se prête pas à l'absortion de grandes quantités d'eau (hypersthénie, ulcus, sténose pylorique), si le foie est dégénéré (cirrhose), si le cœur est incapable de supporter l'augmentation de travail imposée par la circulation de l'eau ; si, du côté de la prostate ou de l'urètre, il existe un obstacle à l'évacuation facile. La présence de calculs dans le bassinet ou dans la vessie constitue également une contre-indication, à plus forte raison les altérations des reins ou de la vessie d'origine cancéreuse ou tuberculeuse.

§ 2. — EAUX SULFATÉES SODIQUES ET MAGNÉSIENNES
(Eaux purgatives.)

On rencontre en divers endroits, mais surtout en Hongrie, en Bohême et en Espagne, des sources dont la minéralisation est essentiellement constiuée par des sulfates magnésiques et sodiques, accompagnés de petites quantités de sulfate de chaux et de chlorure de sodium, et parfois d'un peu de chlorure de magnésium ou de carbonates alcalino-terreux.

Ces sources, employées en raison de leur action purgative, ne peuvent pas, d'une façon générale, être considérées comme de véritables eaux minérales ; ce sont des eaux superficielles qui se chargent artificiellement de principes minéraux, au contact des terrains qu'elles traversent. En Bohême, à Pullna, notamment, les eaux pluviales lessivent les marnes salifères et s'accumulent dans des puits profonds de quelques mètres seulement ; une fois arrivées à un degré déterminé de densité, elles sont mises en réserve dans des bassins. Celles de Hongrie s'étendent au sud-ouest de Buda-Pesth, sur une étendue de 4 à 5 kilomètres, dans une plaine ondulée ; dans les parties déclives ont été forés de nombreux puits où s'assemblent les eaux de pluie qui baignent les marnes salifères. A Birmenstorff, en Suisse, les fragments de roches sont jetés dans de grands bassins remplis d'eau, jusqu'à ce que leur dissolution ait atteint la densité voulue.

Conditions à peu près analogues en Espagne ; à Villacabras par exemple, la source sort d'une crevasse dont les parois sont tapissées de cristallisations ; celles de Rubinat viennent d'une colline de gypse cristallin contenant des dépôts de glaubérite.

D'une façon générale, ces eaux ne sont pas utilisées sur place

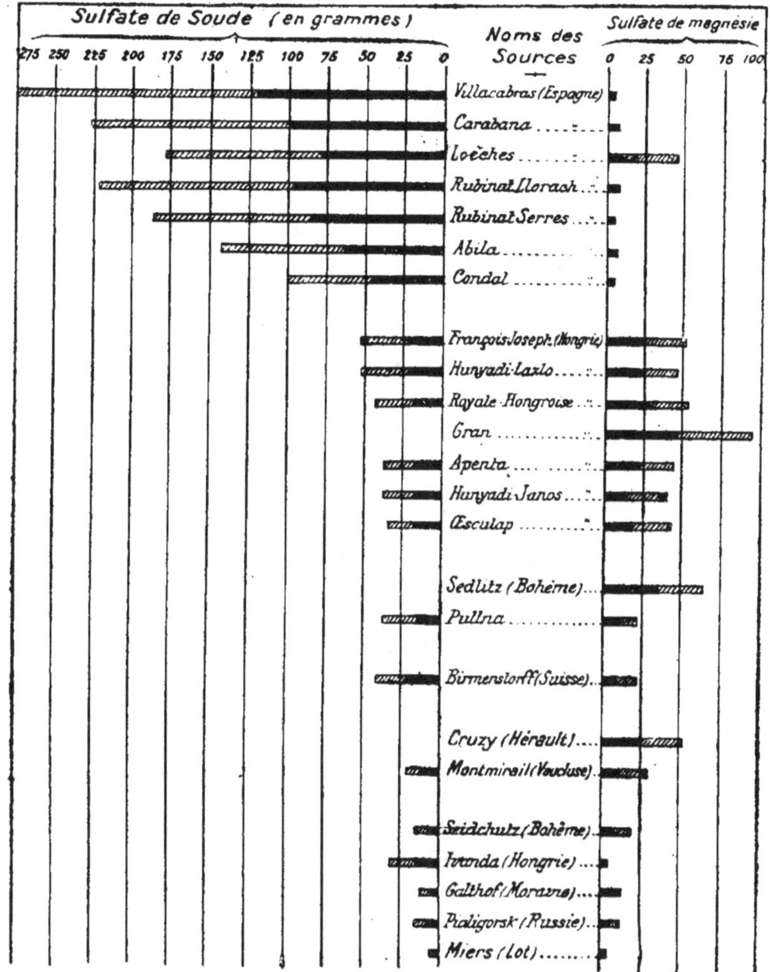

Fig. 60.

Principales sources purgatives.

mais surtout exportées ; en réalité, elles ne diffèrent guère de solutions de sulfates en proportions analogues. Quoi qu'il en soit, leur usage si répandu exige qu'elles soient énumérées, et que leur minéralisation soit indiquée. C'est ce qui a été fait dans le tableau (fig. 63) qui montre la teneur en sulfate de soude et en sulfate de magnésie des principales sources ; on a indiqué à la fois le chiffre exprimé en sels anhydres et en sels hydratés.

On remarquera que les sources espagnoles sont de beaucoup les plus minéralisées, mais qu'elles contiennent presque exclusivement du sulfate de soude, sauf Loèches qui a une quantité appréciable de sulfate de magnésie. Les sources de Hongrie renferment les sulfates de soude et de magnésie en quantité à peu près égale ; l'eau de Gran, toutefois, est minéralisée exclusivement par du sulfate magnésique. C'est également ce sel que renferment les sources de Sedlitz en Bohême, tandis que celles de Pullna contiennent les deux sulfates dissous en quantité à peu près semblable.

Même minéralisation mixte en Suisse, à Birmenstorff, et en France, à Montmirail ; l'eau de Cruzy, dans l'Hérault, ne contient, elle, que du sulfate de magnésie.

La Moravie possède la source de Galthof peu minéralisée ; la Russie, l'eau purgative du Caucase. En Angleterre sont les sources de Victoria Spa, Purton Spa, Cherry-Rock, Scarborough ; l'eau d'Epsom, qui, en Angleterre, a donné son nom au sulfate de magnésie, n'est plus employée.

Au point de vue pratique, il est bon de retenir que la minéralisation des principales sources du groupe, exprimée en sels hydratés, est la suivante :

Teneur de 100 *grammes* (*un verre à Bordeaux*)
exprimée en sulfates hydratés.

Villacabras........	28 grammes		Sulfate de soude, à peu près exclusivement.
Carabana.........	23	—	*Id.*
Loèches	22	-	Sulfate de soude, 17 grammes ; sulfate de magnésie, 5 grammes.
Rubinat-Llorach ..	22	—	Sulfate de soude, à peu près exclusivement.
Rubinat-Serres ...	18	- -	*Id.*
Abila............	14	—	*Id.*
Condal	11	—	*Id.*

François-Joseph ..	10 grammes	Sulfate de soude, 5 grammes ; sulfate de magnésie, 5 grammes.
Hunyadi-Lazlo ...	10 —	*Id.*
Royale Hongroise .	10 —	Sulfate de soude, 4 grammes ; sulfate de magnésie, 6 grammes.
Gran	9 —	Sulfate de magnésie, exclusivement.
Apenta	8 —	Sulfate de soude, 3 grammes ; sulfate de magnésie, 5 grammes.
Hunyadi-Janos....	7 —	Sulfate de soude, $3^{gr},50$; sulfate de magnésie, $3^{gr},50$.
Œsculap	$6^{gr},50$	Sulfate de soude, 3 grammes ; sulfate de magnésie, $3^{gr},50$.
Sedlitz	$6^{gr},50$	Sulfate de magnésie, exclusivement.
Pullna...........	6 —	Sulfate de soude, $3^{gr},50$; sulfate de magnésie, $2^{gr},50$.
Birmenstorff	6 —	*Id.*
Cruzy	5 —	Sulfate de magnésie, exclusivement.
Montmirail........	5 —	Sulfate de soude, 2 grammes ; sulfate de magnésie, 3 grammes.

Les eaux purgatives possèdent une pression osmotique élevée. Leur point cryoscopique, voisin de celui du sang à Pullna, 0.58, atteint 0.75 à Birmenstorff, 1° à Hunyadi Janos et s'abaisse jusqu'à 2,32 à Villacabras. Ce sont des eaux hypertoniques, qui séjournent relativement un temps assez long dans l'estomac.

Cette durée a son utilité, car elle empêche un accroissement trop rapide de la pression osmotique du sang (H. Strauss). Elles paraissent arrêter la sécrétion du suc gastrique et abaisser l'acidité du contenu stomacal (Bickel et Pewsner). Difficilement résorbées dans l'intestin en raison de leur haute tension osmotique, elles provoquent des contractions péristaltiques et un déversement de liquides de la paroi de l'intestin : elles arrivent avec les liquides ainsi produits, à la partie inférieure de l'intestin et amènent ces selles liquides ou pulpeuses caractéristiques des purgations salines. On n'est pas encore très bien fixé concernant leur action sur la sécrétion biliaire ; leurs effets sur le métabolisme des tissus sont encore controversés ; il semble que le sulfate de soude favorise le dédoublement des graisses (Lœvy).

§ 3. — EAUX SULFUREUSES
(Eaux anticatarrhales.)

Les sources sulfureuses, facilement reconnaissables à leur odeur, contiennent de l'hydrogène sulfuré en plus ou moins grande abondance et des sulfures de sodium et de calcium ; ces deux sels peuvent exister simultanément, mais ordinairement les eaux sont ou sulfurées sodiques ou sulfurées calciques.

1° Sulfurées sodiques. — Les sulfurées sodiques se rencontrent surtout dans les Pyrénées, en particulier sur le versant français où elles forment un groupe considérable, dont on ne retrouve nulle part l'équivalent. Sur une longueur de 240 kilomètres, entre la Méditerranée et la vallée d'Ossau à l'ouest, on ne rencontre pas moins de 230 sources, presque toutes exploitées, situées à des altitudes très différentes allant de 250 mètres (Amélie-les-Bains) à 1 350 mètres (Les Escaldas), d'où des différences notables de climat, qu'accentuent encore l'orientation, la largeur, la latitude des vallées où se trouvent les stations, d'où par suite une grande diversité dans la durée de la saison thermale, les indications et les contre-indications spéciales.

A. ORIGINE. — Les eaux sulfurées sodiques s'échappent du sol par des failles situées à la limite des terrains paléozoïques et des roches cristallophylliennes ; il est généralement admis que leurs réservoirs sont situés à de grandes profondeurs, 1 500 à 2 500 mètres.

B. CARACTÈRES PHYSIQUES. — Les eaux sulfurées sodiques ont en général à l'émergence une *odeur* faible, rappelant celle des œufs sur le plat ; cette odeur s'accentue par leur décomposition à l'air et devient alors réellement sulfureuse ; elle ont une *saveur* hépatique, une *couleur* légèrement jaune verdâtre, plus prononcée lorsqu'elles contiennent des polysulfures.

Leur *température* est généralement assez élevée, 30° à 45° ;

quelques-unes atteignent 80° ; leur débit est presque toujours important, quelquefois considérable.

Toutes présentent à leur émergence des *réactions électriques* :

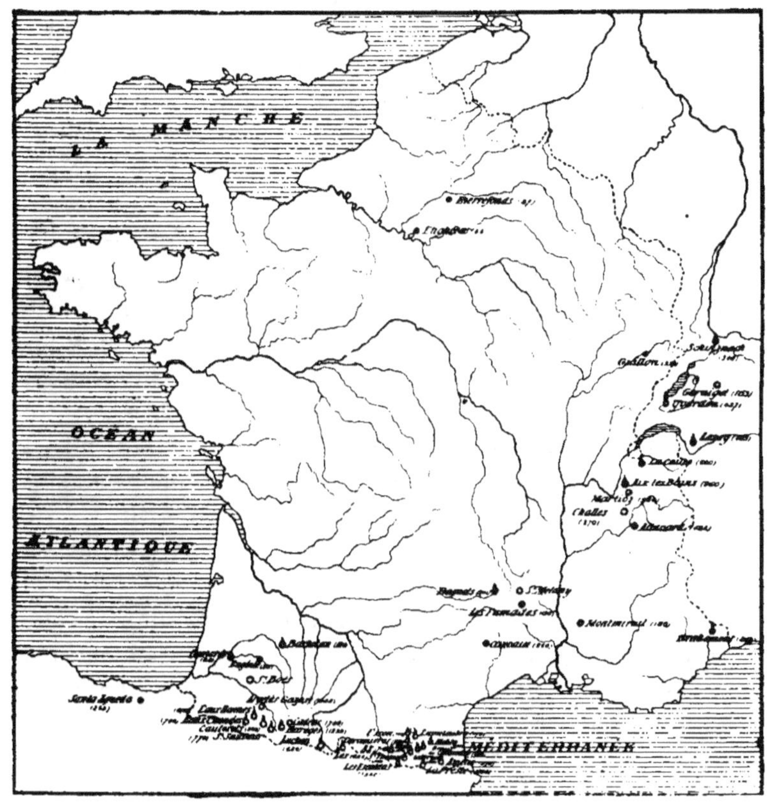

Fig. 61.

Carte des principales stations sulfureuses de France et des régions limitrophes.

Les sulfurées sodiques sont figurées par un ○ ; les sulfurées calciques par un ●. Les sources chaudes sont surmontées d'une flamme.

celles qui dévient le plus fortement l'aiguille du galvanomètre sont les plus excitantes au point de vue physiologique.

La plupart de celles qui ont été examinées relativement à la *radioactivité* ont fourni des résultats positifs ; pour certaines

(Luchon, Ax), les chiffres obtenus sont très élevés ; il est très intéressant de constater que les plus radioactives sont en même temps les plus sédatives (MOUREU et LEPAPE).

C. COMPOSITION CHIMIQUE. — La teneur en principes fixes de toutes les eaux sulfurées sodiques est à peu près la même : $0^{gr},20$ à $0^{gr},30$ par litre, s'élevant parfois à $0^{gr},60$ ou $0^{gr},70$ dans certaines sources par suite d'une proportion plus grande de chlorure, et à $1^{gr},30$ à Challes, en raison de la présence exceptionnelle de carbonates alcalins. L'élément minéralisateur dominant est le sulfure de sodium.

a. *Éléments sulfurés.* — Le soufre est-il contenu dans les eaux sulfurées sodiques à l'état de monosulfure de sodium (ANGLADA, FILHOL, WÜRTZ, LEFORT), ou de sulfhydrate de sulfure (FONTAN, GARRIGOU)? C'est là une question difficile à résoudre, étant donnée l'altérabilité extrême de ce principe sulfuré qui peut produire un *polysulfure* (Barèges), ou un *polysulfure avec dégagement d'hydrogène sulfuré* (Luchon) ; qui peut se transformer en *sulfite*, *hyposulfite*, ou même en *sulfate de soude* (eaux sulfureuses dégénérées) ; qui peut *mettre du soufre en liberté* (eaux blanchissantes d'Ax et surtout de Luchon, véritables émulsions de soufre).

Certaines eaux présentent une fixité relative ; d'autres, au contraire, laissent *dégager spontanément de l'hydrogène sulfuré* (Luchon, Ax), caractère qui les rend précieuses pour leur introduction dans les voies respiratoires par le humage.

Évalué pour la commodité des comparaisons en monosulfure, le principe sulfuré existe en général à la dose de 1 à 3 centigrammes par litre : il atteint 4 centigrammes à Barèges, 4 centigrammes et demi à Labassère, plus de 7 centigrammes à Luchon et à Cadéac, 13 centigrammes à Saint-Boès (GARRIGOU), et 50 centigrammes à Challes, chiffre absolument exceptionnel, correspondant à $0^{gr},36$ de sulfhydrate de sulfure, forme sous laquelle il existe vraisemblablement dans cette source.

Dans le tableau, la totalité du trait indique le chiffre de la source la plus minéralisée, tandis que le trait noir s'arrête à la source la moins riche en sulfure. On voit ainsi aisément,

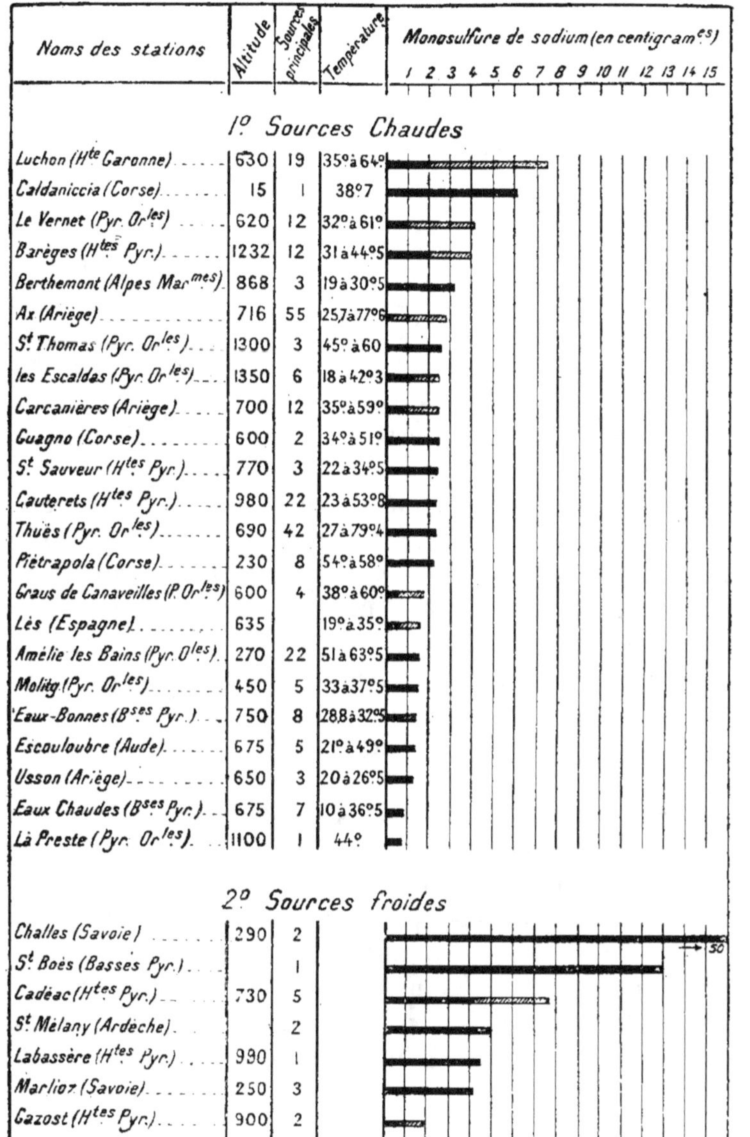

Noms des stations	Altitude	Sources principales	Température
1° Sources Chaudes			
Luchon (H^te Garonne)	630	19	35° à 64°
Caldaniccia (Corse)	15	1	38°7
Le Vernet (Pyr. Or^les)	620	12	32° à 61°
Barèges (H^tes Pyr.)	1232	12	31 à 44°5
Berthemont (Alpes Mar^mes)	868	3	19 à 30°5
Ax (Ariège)	716	55	25,7 à 77°6
St Thomas (Pyr. Or^les)	1300	3	45° à 60
les Escaldas (Pyr. Or^les)	1350	6	18 à 42°3
Carcanières (Ariège)	700	12	35° à 59°
Guagno (Corse)	600	2	34° à 51°
St Sauveur (H^tes Pyr.)	770	3	22 à 34°5
Cauterets (H^tes Pyr.)	980	22	23 à 53°8
Thuës (Pyr. Or^les)	690	42	27 à 79°4
Piétrapola (Corse)	230	8	54° à 58°
Graus de Canaveilles (P. Or^les)	600	4	38° à 60°
Lès (Espagne)	635		19° à 35°
Amélie les Bains (Pyr. O^les)	270	22	51 à 63°5
Molitg (Pyr. Or^les)	450	5	33 à 37°5
Eaux-Bonnes (B^ses Pyr.)	750	8	28,8 à 32°5
Escouloubre (Aude)	675	5	21° à 49°
Usson (Ariège)	650	3	20 à 26°5
Eaux Chaudes (B^ses Pyr.)	675	7	10 à 36°5
Là Preste (Pyr. Or^les)	1100	1	44°
2° Sources froides			
Challes (Savoie)	290	2	
St Boès (Basses Pyr.)		1	
Cadéac (H^tes Pyr.)	730	5	
St Mélany (Ardèche)		2	
Labassère (H^tes Pyr.)	990	1	
Marlioz (Savoie)	250	3	
Gazost (H^tes Pyr.)	900	2	

Fig. 62.

Principales sources sulfurées sodiques françaises.

L'extrémité de la ligne noire exprime la teneur en monosulfure de la source la moins minéralisée ; l'extrémité des hachures, celle de la source la plus sulfureuse d'une même station.

par la longueur plus ou moins étendue de la partie ombrée, que toutes les sources de certaines stations ont à peu près la même sulfuration, tandis que, dans d'autres, il y a une gamme très étendue (Luchon). Toutefois le degré d'activité d'une source ne peut être déterminé par le rang qu'elle occupe, témoin la *Raillère* de Cauterets, la *Source Vieille* d'Eaux-Bonnes, la source *Viguerie* d'Ax, dont la puissance d'action est indiscutable et qui ne renferment guère que 1 à 2 centigrammes de monosulfure.

Les sulfurées sodiques étrangères n'ont pu trouver place dans ce tableau, étant donnée l'incertitude de leur analyse ; l'Espagne notamment en possède un certain nombre, parmi lesquelles il convient de citer *La Puda, Ledesma, Caldas de Cuntis, Montemayor*, sources chaudes généralement riches en chlorures ; en Suisse, il convient de citer *Yverdon ;* les sources des *Thermopyles* et de *Petradjik*, en Grèce, sont sulfureuses ; du Caucase sortent également des sources sulfurées sodiques, parmi lesquelles *Piatigorsk, Sergievsk.*

A côté du sulfure sodique, on rencontre dans toutes les sources une certaine quantité de sulfites et d'hyposulfites ; l'hyposulfite de soude y est généralement à la dose de 5 à 15 milligrammes.

b. *Autres éléments.* — Les autres substances que l'on trouve dans les eaux sulfurées sodiques sont : 1° des sels alcalins, carbonates et silicates de soude, de potasse, de chaux et de magnésie, qui forment ce que l'on désigne sous le nom *d'alcalinité indépendante du sulfure* : à Challes, ils arrivent à un chiffre tout à fait exceptionnel (plus d'un gramme) ; 2° du chlorure de sodium, contenu généralement à dose faible et atteignant dans certaines stations un chiffre plus élevé, au point de légitimer une subdivision (chlorosulfurées de Jacquot et Willm) ; 3° des sulfates alcalino-terreux ; 4° du fer, de l'alumine, des traces d'arsenic, d'iodure, de bromure, de lithium, de manganèse ; 5° des métaux à dose impondérable : argent, plomb, cuivre, zinc, or, platine, étain, mercure, cobalt, baryum, etc. (Garrigou).

c. *Gaz.* — De presque tous les griffons des sources sulfurées sodiques s'échappent des gaz qui viennent crever à la surface

en bulles plus ou moins nombreuses, plus ou moins grosses,
et qui ont été considérés d'abord comme étant presque exclusivement composés d'azote, auquel on attribuait les propriétés
sédatives de certaines stations.

Les recherches récentes (BOUCHARD et TROOST, MOISSAN,
MOUREU) ont montré qu'à côté de l'azote se rencontraient des
gaz rares (argon, néon, crypton, hélium) généralement contenus
dans les proportions suivantes : azote, 96 à 98,79 p. 100 ;
gaz rares en bloc, 1,21 à 1,80 p. 100 ; hélium, 0,06 à 0,61 p. 100.
MOISSAN a trouvé du formène (1,22 p. 100) dans la source *Bordeu* de Luchon. On trouve dans quelques sources une petite
quantité d'acide carbonique.

2° Sulfurées calciques. — Très différentes des sulfurées
sodiques sont les eaux sulfurées calciques ou hydrosulfurées,
par leur minéralisation, leur origine géologique et leur distribution géographique.

Ce sont, en effet, des eaux généralement riches en sulfates
terreux, devenues sulfureuses, par la réduction de ces sulfates,
en présence de certains corps avides d'oxygène, sous l'influence
probable de certaines bactéries. Cette réduction se fait pendant le passage de ces eaux au milieu de substances bitumineuses ou de matières organiques ; l'oxygène des sulfates brûle
la matière organique, et le soufre se combine au calcium sous
forme de sulfures. Pour marquer cette origine, FONTAN avait
proposé la dénomination de *sulfureuses accidentelles* qui ne
doit pas être conservée, car elle semble indiquer un phénomène
éphémère peu en rapport avec l'existence séculaire de certaines de ces sources. Le sulfure de calcium, issu de la réduction des sulfates, n'existe qu'à l'état théorique ; aussitôt formé,
il est attaqué par l'acide carbonique qui existe toujours en notable proportion ; il se produit du carbonate de chaux et de
l'hydrogène sulfuré. Le terme de sulfhydriquées ou d'hydrosulfurées est celui qui paraît le plus exactement définir ces
eaux.

Beaucoup d'entre elles devraient même être rangées parmi
les eaux mixtes, sous le nom de *sulfatées sulfurées*, en raison de

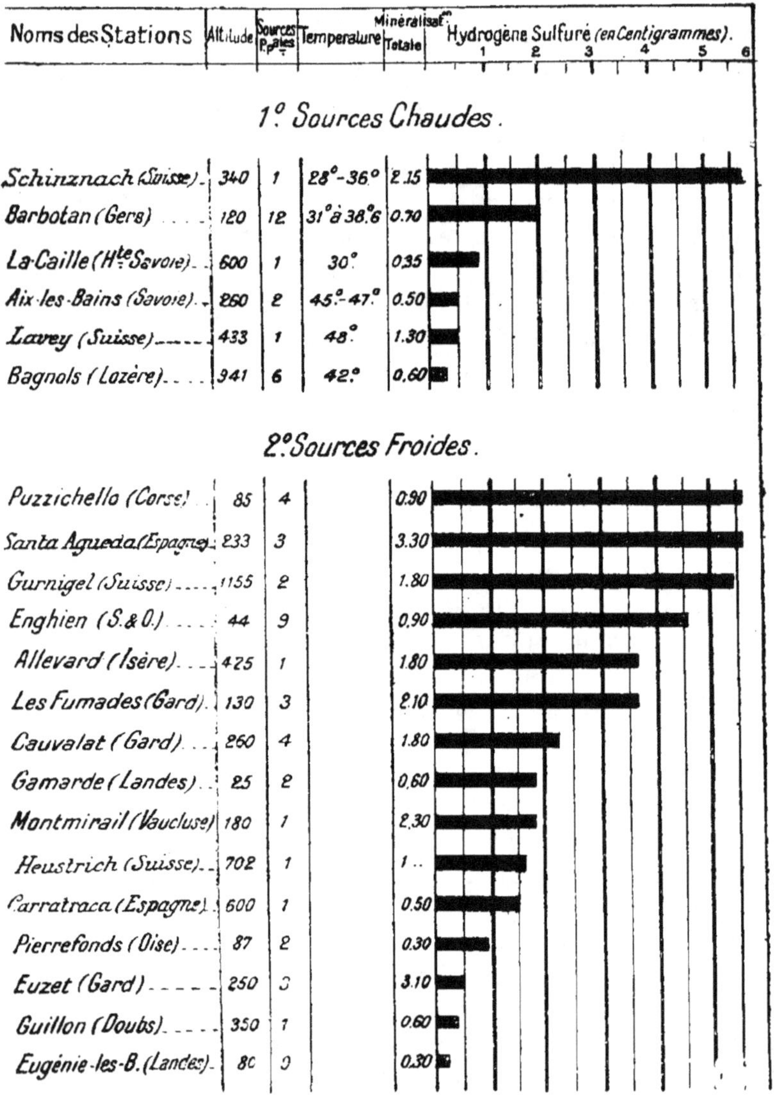

Fig. 63.

Principales sources sulfurées calciques de France, de Suisse et d'Espagne.

En raison de leur faible sulfuration et de leur forte teneur en sulfates terreux, les sources d'Euzet doivent être rangées préférablement parmi les eaux sulfatées calciques.

leur teneur élevée en sulfates ; celles dont l'élément sulfureux paraît jouer un rôle prépondérant seront néanmoins décrites ici, les autres ont été rangées parmi les sulfatées.

Les autres éléments intéressants des eaux sulfhydriquées sont le chlorure de sodium, dont le chiffre est quelquefois assez élevé, et les bicarbonates terreux. Quelques-unes contiennent une certaine quantité de bicarbonate de soude. Certaines eaux suisses, en particulier Heustrich, sont à ce point de vue tout à fait remarquables, leur minéralisation étant presque exclusivement sodique ; Heustrich renferme même du sulfure de sodium en quantité notable ($0^{gr},03$) ; elle doit être néanmoins classée parmi les sulfhydriquées, à cause de la forte proportion d'H^2S, par litre, qu'elle contient. Certaines sources sont intéressantes par leur teneur en matières bitumineuses (Les Fumades).

Tandis que les sulfurées sodiques ont une origine profonde, et sont généralement chaudes, les sulfhydriquées viennent des terrains les plus divers, trias ou terrains tertiaires, souvent d'une faible profondeur, ce qui explique que la plupart soient froides.

Au lieu de se rencontrer comme les premières dans les régions montagneuses exclusivement, elles prennent naissance en plaine aussi bien que dans la montagne ; dans ce dernier cas, elles sont plutôt à la base et à une altitude moyenne

3° Modes d'administration des eaux sulfureuses. — Les eaux sulfureuses s'emploient à l'intérieur et à l'extérieur. En *boisson*, on n'absorbe jamais de très grandes quantités ; certaines sources sulfurées sodiques doivent même être bues avec prudence, à la dose de 2 à 300 grammes au plus ; les eaux dégénérées et les hydrosulfurées peuvent être prises en quantités plus grandes.

Les pratiques externes n'offrent rien de particulier à noter, sauf celles qui constituent la base de la médication d'Aix-les-Bains.

Les pratiques mixtes ont, au contraire, une grande importance. Par le gargarisme, les pulvérisations, l'inhalation et le humage, on introduit directement dans les voies respiratoires l'eau poudroyée, les vapeurs naturelles, les gaz.

4° Action physiologique. — Cette action peut être rapportée d'une part, à la thermalité, à l'électricité, à la radioactivité, aux gaz rares, d'autre part à la composition chimique.

a. *Soufre et ses dérivés*. — Le soufre, sous quelque forme qu'il soit absorbé, se transforme partiellement, en arrivant dans le tube digestif, en sulfures alcalins[1]. Ces sulfures alcalins se décomposent en partie, au contact de l'acide chlorhydrique de l'estomac, et mettent de l'hydrogène sulfuré en liberté. Une certaine quantité de cet hydrogène est rejetée par les émissions gazeuses qui suivent presque toujours l'absorption d'eaux sulfureuses ; le reste passe dans le sang où il subit des transformations assez obscures, mais que la connaissance du *philothion*, diastase hydrogénante, découverte par DE REY PAILHADE et qui se se rencontre dans tous les tissus animaux, à dose variable, permet de saisir assez vraisemblablement.

Lorsque l'hydrogène sulfuré arrive en présence de l'oxygène libre du sang et des humeurs, il y a action réciproque, qui produit du soufre libre insoluble et de l'eau, avec petit dégagement de chaleur et petite production d'acide sulfurique. Le soufre précipité se dépose sur les tissus, et le philothion, entrant en jeu, enlève de l'hydrogène à ces tissus pour reformer de l'H^2S, qui s'oxyde de nouveau, en produisant encore du soufre, lequel s'empare de nouveau de l'hydrogène pour se reconstituer en H^2S ; cela dure jusqu'à ce que tout l'hydrogène sulfuré soit éliminé par les poumons, ou oxydé, ou peut-être incorporé aux matières albuminoïdes de nouvelle formation.

Cette théorie explique comment la médication sulfurée agit sur toutes les parties de l'organisme, et comment une dose trop forte altère à la longue les tissus en leur enlevant trop d'hydrogène, et en détruisant l'équilibre chimique ; elle montre

---

1. Pour FRANKL (*Wien. Klin. Wochensch.*, 1911) le soufre est d'abord oxydé dans l'intestin en acide sulfureux (SO^2), puis en acide sulfurique, et même il se fait une synthèse d'éther sulfo-conjugué.

que la caractéristique de cette médication est d'exciter l'organisme, et, par réaction secondaire, de le tonifier, de le remonter ; elle permet aussi de comprendre pourquoi les eaux sulfureuses doivent être employées avec prudence dans certaines maladies, par exemple dans les affections hépatiques, parce que la cellule hépatique retient trop de soufre.

Il est un autre fait qui doit être mis en évidence : à côté de l'hydrogénase (philothion), il existe dans toutes les cellules une oxydase (laccase) ; l'action combinée de ces deux diastases produit de l'acide carbonique, et la rupture de l'équilibre de l'une entraîne la même rupture pour l'autre. La médication sulfurée, en excitant le philothion, ramène progressivement le relèvement du taux de l'oxydation.

Les explications qui précèdent sont d'accord avec la clinique qui a toujours montré que la médication sulfurée sodique était stimulante ; elles sont d'accord avec les recherches expérimentales de MAURICE FAURE qui ont montré qu'à Saint-Sauveur il se produisait un accroissement rapide de la teneur du sang en hémoglobine et une augmentation de la valeur globulaire ; elles confirment les recherches de HÉNOCQUE et PORGE, celles de MARCEL LABBÉ à Luchon, celles de CL. SIMON et AMEUILLE à Uriage qui ont fait voir que le humage des vapeurs sulfureuses et, plus lentement, il est vrai, l'absorption simple d'eaux sulfureuses accroissent dans la proportion d'un tiers l'activité de réduction de l'hémoglobine dans les tissus.

L'absorption de 500 grammes par jour d'eau sulfureuse augmente le taux du soufre oxydé et des sulfates urinaires (CL. SIMON et AYRIGNAC).

C'est pourquoi il n'est pas possible de laisser passer sans protestation les affirmations de certains hydrologues étrangers qui se refusent à prescrire les eaux sulfureuses à cause de l'action délétère de l'H_2S sur le sang dont il décomposerait l'hémoglobine, ou qui, au contraire, ne reconnaissent, dans l'action thérapeutique de la plupart d'entre elles, rien qui les différencie des thermales simples.

Les sulfites et les hyposulfites ont la même action que les sulfures, mais à un degré moindre ; ils ont, en outre, une action fluidifiante sur les matières mucoïdes ou albuminoïdes. Ce sont eux qui légitiment l'emploi des eaux sulfureuses dans le traitement de la syphilis ; en rendant solubles les composés albumino-mercuriels accumulés dans l'organisme à la suite de l'ingestion du mercure, ils permettent une médication plus intensive et plus efficace.

A l'*extérieur*, le soufre et ses dérivés ont une action parasiticide connue depuis les temps les plus reculés.

Ils déterminent une exagération du travail sécrétoire de la peau, et par suite une modification des cellules ; ils produisent une excitation sur l'extrémité terminale des nerfs cutanés qui, par voie réflexe, amène une plus grande activité des tissus malades.

D'après UNNA. le soufre provoque un véritable clivage de la couche cornée et peut même, en soustrayant de l'oxygène aux endothéliums vasculaires, devenir le point de départ d'une action antiphlogistique et révulsive, lente mais profonde. Pour M. GOLODETZ, lorsqu'on applique du soufre à la surface des téguments. il se produit de l'hydrogène sulfuré ; ce phénomène est dû à la présence de cystéine dans la couche cornée de l'épiderme ; cette cystéine en face du soufre se transforme en cystine par une réaction qui produit de l'hydrogène sulfuré à l'état naissant.

b. *Principes alcalins.* — Les carbonates sont à trop faible dose dans les eaux sulfureuses pour que leur action soit appréciable ; par contre, les silicates ont peut-être une action antifermentescible, antiputride, exerçant des effets favorables sur les affections de la peau et les inflammations purulentes des muqueuses.

c. *Métaux.* — Il suffira de rappeler que les nombreux métaux, signalés dans les eaux sulfureuses, y sont vraisemblablement à l'état colloïdal, et de renvoyer à ce qui a été dit des colloïdes des eaux minérales.

Quelle que soit la part réservée à chacun de leurs éléments, les eaux sulfureuses produisent une stimulation de tout l'organisme, qui se traduit en premier lieu sur les systèmes nerveux et circulatoire. Le pouls devient plus rapide, la pression sanguine augmente, la température s'élève, la quantité d'urine est plus abondante. Cette stimulation peut même devenir de l'excitation, si le traitement n'est pas surveillé, et l'on peut voir apparaître la *poussée* et *la fièvre thermale.*

Pendant ce temps, les sécrétions glandulaires de la peau et des muqueuses sont exagérées, exagération qui est ensuite suivie de retour à l'état physiologique. Il se fait un véritable *décapage* (LANDOUZY), à la suite duquel les épithéliums dégénérés ou septiques sont éliminés et remplacés par des éléments jeunes et résistants ; c'est ainsi que s'expliquent l'amélioration et la disparition des catarrhes et la résistance plus grande aux inflammations.

5° Indications et contre-indications. — L'action parasiticide des eaux sulfureuses fait comprendre leur action dans le traitement des affections parasitaires de la peau.

Leur action stimulante sur tous les organes, provoquant des phénomènes réactionnels plus ou moins intenses et se terminant par résolution ou substitution, montre comment elles se comportent chaque fois qu'elles sont dirigées contre des irritations torpides, des inflammations chroniques de la peau ou des muqueuses. Le traitement de ces états morbides constituera la principale spécialisation des eaux sulfureuses ; leur emploi est formellement indiqué dans les maladies des bronches et des poumons, du larynx, du pharynx, des fosses nasales, ainsi que dans les affections des organes génitaux de la femme, secondairement dans certaines altérations des muqueuses gastrique et intestinale. Les affections de la peau sont surtout justiciables du traitement, lorsqu'elles s'accompagnent d'une irritation passive, et qu'elles sont greffées sur un terrain lymphatique ; les indications sont nettes dans les cas d'ulcères, les affections traumatiques, les vieilles blessures, les corps étrangers des tissus.

C'est l'excitation qu'elles provoquent dans tout l'organisme qui fait comprendre leur action spéciale sur les localisations de la scrofule, que ces localisations soient superficielles (peau ou muqueuses), ou profondes (os et articulations).

C'est encore cette excitation, jointe à leur action sur la teneur du sang en hémoglobine, qui justifie leur emploi chez les anémiques et les chlorotiques.

L'augmentation de la vitalité de toutes les cellules de l'organisme, sous l'influence des réactions qui se passent à leur niveau, accélère la nutrition, rendant formelle l'indication des eaux sulfureuses dans le traitement de l'arthritisme. Mais il ne faut pas perdre de vue que cette accélération, toujours accompagnée de stimulation, ne convient pas aux arthritiques excitables, tels que les goutteux ou les asthmatiques, chez qui domine l'élément spasmodique ; la médication sulfureuse est d'autant plus indiquée chez ces derniers que domine l'élément catarrhal.

Les herpétiques trouvent dans les eaux sulfureuses un agent modificateur essentiel, modifiant la nutrition cellulaire de leur peau, aseptisant les surfaces malades, et diminuant les fermentations gastro-intestinales, cause souvent principale des accidents cutanés.

Dans les intoxications, saturnisme, syphilis, le soufre agit comme stimulant et tonique ; il remonte l'organisme affaibli, et il vient en aide à la médication spécifique en favorisant l'élimination plombique et mercurielle et en permettant le traitement intensif. Chez les tuberculeux, la médication sulfureuse agit, d'une part en stimulant et en relevant la nutrition, et d'autre part, localement, à titre décongestionnant et résolutif.

Ici encore, il ne faut jamais perdre de vue l'action excitante, et n'employer cette médication qu'avec la plus grande réserve chez les tuberculeux pulmonaires éréthiques, chez ceux qui ont de la fièvre, de la tendance aux poussées congestives, de l'excitabilité cardio-vasculaire ; dans les formes torpides, au contraire, on obtiendra les effets le plus surprenants, surtout dans les formes catarrhales. Les résultats seront certains chez les prétuberculeux, le terrain étant rendu moins vulnérable et la germination étant empêchée.

Il convient d'ajouter que, si la stimulation est la règle générale du traitement sulfureux, cette stimulation peut toujours être graduée ; que certaines eaux, parmi lesquelles il suffira de citer Saint-Sauveur, les Eaux-Chaudes, certaines sources d'Ax et de nombreuses sources des Pyrénées-Orientales, sont éminemment sédatives et peuvent être employées dans des cas déterminés où la réaction doit être évitée (goutte, névroses, inflammations des voies urinaires, etc.).

§ 4. — EAUX CHLORURÉES SODIQUES
(Eaux résolutives.)

1° Origine. — La mer constitue la première eau minérale formée à la surface du globe; elle est aussi, par son abondance, la plus importante des eaux chlorurées sodiques, et c'est d'elle que dérivent toutes les autres. En effet, lors des soulèvements et des effondrements successifs de l'eau terrestre, des océans entiers abandonnèrent leurs dépôts qui vinrent former de nouvelles couches de terrain imprégnées de substances salines.

C'est dans ces terrains secondaires, dans les étages jurassique, crétacé et surtout triasique, que se trouve le chlorure de sodium, souvent mélangé avec le carbonate et le sulfate de chaux, pour constituer l'argile salifère.

Les eaux chlorurées sodiques ont donc leur origine géologique étroitement liée à celles des eaux calciques et magnésiennes ; les mêmes régions donnent naissance à ces diverses sources, et ces régions sont nombreuses, car les terrains d'où elles dérivent sont répandus en des points très divers, comme altitude et comme situation géographique.

Les eaux sulfatées calciques et magnésiennes sont toutefois plus nombreuses que les chlorurées sodiques, les éléments de leur minéralisation faisant partie intégrante des roches qui constituent ces terrains, tandis que les gîtes salifères ne forment que des lentilles plus ou moins épaisses.

2° Situation. — Très variées sont les altitudes et la situation des sources chlorurées sodiques : les unes sont au bord de la mer (Balaruc, Biarritz); le plus grand nombre, en plaine ou dans des pays de coteaux ; d'autres, dans les montagnes, sur le flanc des Vosges, de la Côte d'Or, du Jura, sur les derniers

contreforts des Alpes, au pied des Pyrénées. On en trouve en
Angleterre, en Allemagne, en Autriche, en Hongrie, en Suisse,
en Espagne, en Italie, et de ces situations si diverses découlent

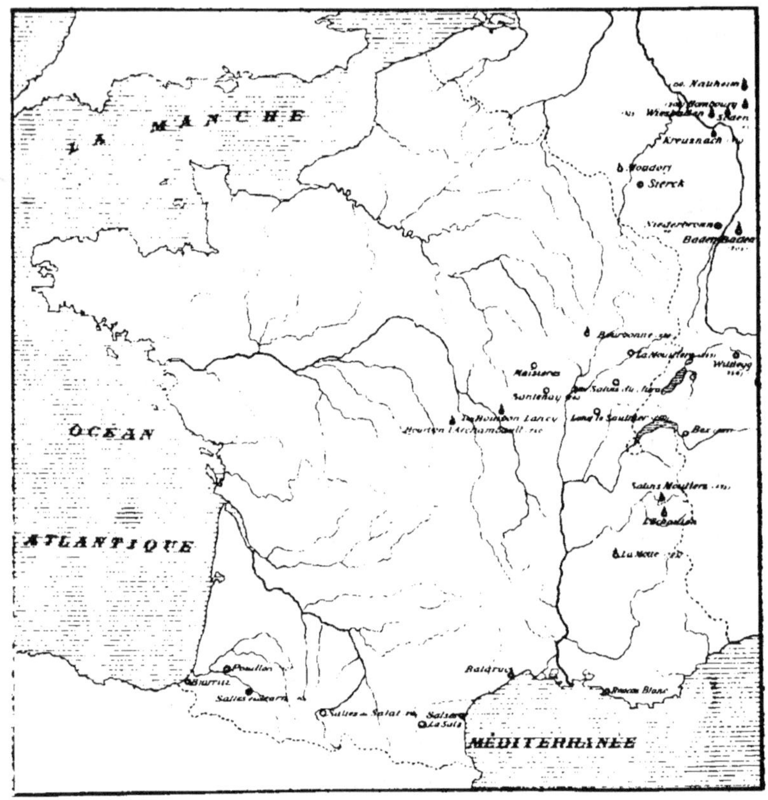

Fig. 64.

Carte des principales sources chlorurées sodiques de la France
et des régions limitrophes.

Les chlorurées sodiques non gazeuses sont figurées par ○ ; les chlorurées sodiques
carbogazeuses par ● ; les sources chaudes sont surmontées d'une flamme.

des climats très différents, tantôt chauds et secs comme à
Balaruc, océaniens et excitants comme à Biarritz, le plus souvent continentaux plus ou moins chauds, plus ou moins toniques, plus ou moins sédatifs.

3° Caractères physiques. — Les eaux salées sont froides ou chaudes ; certaines possèdent en dissolution une certaine quantité d'acide carbonique, d'où une division de ces eaux en deux groupes : les eaux chlorurées peu ou pas gazeuses et les chlorurées gazeuses.

Les chlorurées peu ou pas gazeuses, chaudes, souvent même hyperthermales, ne sont généralement pas très minéralisées ; les froides possèdent, au contraire, de fortes minéralisations atteignant presque la saturation.

Les chlorurées gazeuses, généralement répandues en Allemagne, acquièrent du fait de leur teneur en acide carbonique une physionomie spéciale et certaines propriétés thérapeutiques qui légitiment pour elles une division particulière.

Les eaux chlorurées sont généralement limpides : quelques-unes blanchissent par le refroidissement ; certaines laissent déposer un sédiment ocracé. Elles n'ont généralement pas d'odeur. Leur saveur, fade quand la minéralisation est très faible, devient plus ou moins salée suivant leur teneur en chlorure de sodium ; elle est parfois un peu amère, un peu aigrelette quand la quantité de gaz carbonique est élevée. Les bassins de certaines sources sont tapissés de conferves.

4° Constitution chimique. — L'élément dominant est le chlorure de sodium dont la proportion varie dans des proportions considérables, comme il est facile de s'en rendre compte par les tableaux suivants.

Les unes contiennent guère plus de 1^{gr},25, tandis que d'autres en renferment 300 grammes par litre : de telles différences légitiment une division en *chlorurées faibles* contenant par litre moins de 10 grammes, *chlorurées moyennes* de 10 à 50 grammes, *chlorurées fortes* celles qui dépassent 50 grammes. On pourrait même conserver pour celles dont la minéralisation approche de la saturation l'expression typique de *gravides* (A. DE FLEURY).

Ces dernières constituent un groupe bien défini, réparti en diverses régions, composé exclusivement de sources froides dont la minéralisation en chlorure de sodium est comprise entre 130 et 310 grammes. Les principales sont :

Rheinfelden (Suisse)	311	grammes.
Nautwich (Angleterre)	310	—
Droitwich (Angleterre)	310	—
Schweizerhalle (Suisse)	307	—
Lons-le-Saunier (Jura) Saline de Perrigny.	305	—
Biarritz (Bses-Pyr.). Saline de Briscous...	295	—
Salies-de-Béarn (Basses-Pyrénées)	293	—
Dax (Landes). Saline	292	—
Salies-du-Salat (Haute-Garonne). Saline	285	—
La Mouillère (Doubs)	283	—
Bex (Suisse)	275	—
Reichenhall	240	—
Aussée (Autriche)	233	—
Baltatzesci (Roumanie)	237	—
Szovata (Hongrie)	193	—
Pintak (Hongrie)	180	—
Salso Maggiore (Italie)	131	—

Ce groupe est d'autant mieux défini qu'il existe une lacune considérable dans l'échelle de minéralisation, comme le montre le graphique de la page suivante (fig. 65).

En dehors du chlorure de sodium, les eaux salées contiennent quelquefois du chlorure de potassium (2 grammes à 2^{gr},50 au maximum), ainsi que du chlorure de magnésium. Certaines sources chaudes possèdent des bicarbonates de chaux et de soude à doses minimes. Toutes renferment des sulfates de soude, de potasse, de magnésie, et surtout de chaux, ce dernier à la dose de 1,2 et même 4 grammes. On constate souvent la présence de fer, de lithium, de bromures de sodium et de potassium ; enfin on a trouvé du cuivre à Balaruc.

5° Eau de mer. — La plus importante des eaux chlorurées sodiques, la mer, renferme en moyenne 27 grammes de chlorure de sodium, avec des chlorures alcalino-terreux, des sulfates, des carbonates, du brome et de l'iode, formant une minéralisation totale de 36 grammes pour 1000.

Employée à peu près exclusivement *en bains*, jusqu'à ces

dernières années, l'eau de mer est utilisée maintenant à l'inté-

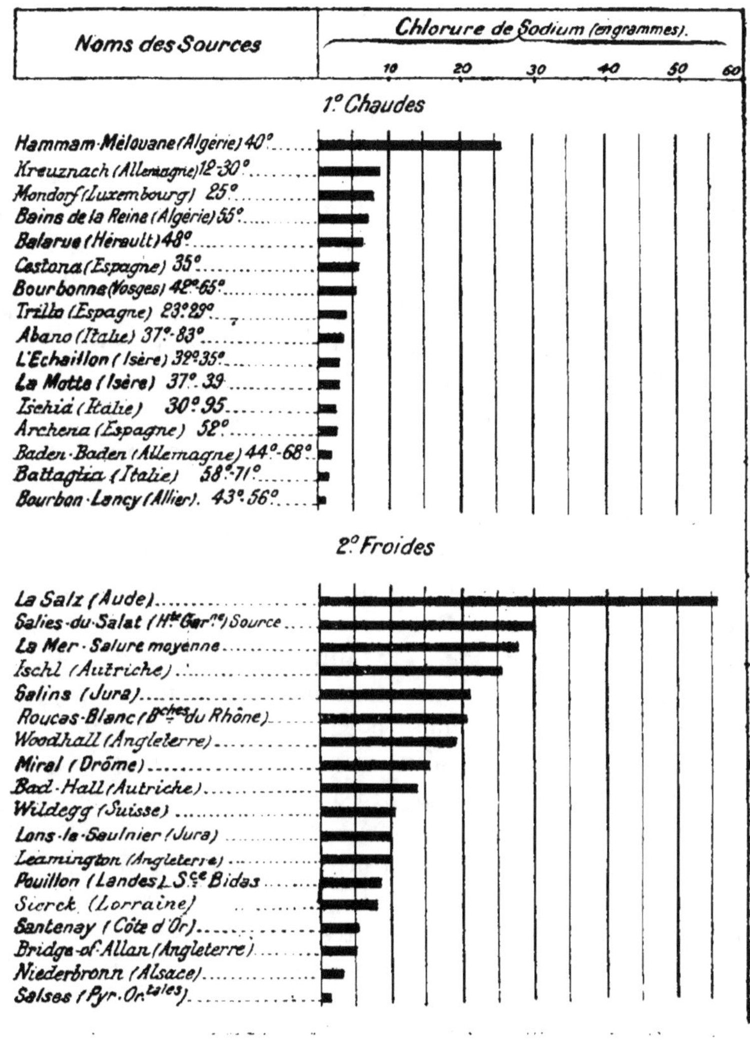

Fig. 65.

Principales sources chlorurées sodiques.

rieur, soit par ingestion, soit par injection sous-cutanée ou intraveineuse. Le *sérum marin* paraît répondre par ses effets aux espérances de son promoteur René Quinton pour qui il représente le milieu vital par excellence.

6° Modes d'emploi. — Très variable suivant les stations, l'utilisation des eaux salées comporte l'ingestion et les pratiques externes.

a. *Boisson.* — La cure de boisson joue un rôle important en Allemagne. En France, ce n'est guère que dans les stations dont les eaux n'ont qu'une faible teneur en chlorure de sodium que l'usage interne est d'une pratique habituelle (Bourbon-Lancy, Bourbonne). A Balaruc, on fait prendre pendant le bain, dans un but purgatif, un quart, un demi, ou un verre plein ; à Salins-du-Jura, on donne avant et après le bain une certaine quantité d'eau, inférieure toutefois à deux verres.

Les essais entrepris à Salies-de-Béarn et à la Mouillère ont dû être abandonnés, en raison des phénomènes d'intolérance constamment observés.

b. *Applications externes.* — L'usage externe comprend surtout la balnéation. Les eaux faibles et moyennes s'emploient pures (Bourbon-Lancy, Balaruc, Salins-du-Jura).

Les eaux fortes doivent être diluées : à Salies-de-Béarn, à Biarritz, on débute ordinairement par des bains à 6-7 p. 100, pour arriver progressivement à 12-15 p. 100, et même 22 à 25 p. 100, c'est-à-dire à la salure complète. On emploie généralement les expressions de bain au quart, au demi, entier, qui ne doivent pas être généralisées, mais devraient être uniformément remplacées pour toutes les stations par celles de bain à salure de 5, 10, 15, etc. p. 100, plus précises et susceptibles d'être appliquées à toutes les stations.

La température des bains peut varier un peu suivant l'effet recherché ; elle sera élevée (37°-38°) si l'on poursuit un but résolutif; basse (30°), si l'on veut obtenir une action tonique et reconstituante. L'état d'éréthisme des sujets devra entrer en ligne de compte : les pléthoriques devront prendre des bains frais ; les torpides, les lymphatiques, des bains plus chauds.

La durée varie suivant les cas : chez les enfants, on débute généralement par des bains de dix minutes qu'on prolonge jusqu'à vingt-cinq et trente minutes ; chez les adultes, on commence à quinze ou vingt minutes, pour arriver à quarante et quarante-cinq minutes. Les bains sont ordinairement administrés le matin ; on les fait prendre tous les jours, mais il est souvent nécessaire d'interrompre pendant quelques jours. surtout s'il survient, ce qui est fréquent, un peu d'embarras gastrique. Le repos après le bain est nécessaire pour beaucoup de malades, indispensable pour d'autres, notamment pour les femmes atteintes d'affections utéro-annexielles.

Les bains salés forts ne doivent être pris que sous une surveillance médicale très étroite.

c. *Eaux-mères*. — Au bain salé plus ou moins dilué on peut ajouter une certaine quantité d'*eau-mère*. On nomme ainsi le liquide restant, lorsque, par une concentration progressive de l'eau salée, le chlorure de sodium a été précipité en partie ou en totalité.

A la mer, le sel est extrait par l'évaporation naturelle dans des bassins creusés le long des plages et appelés marais salants ; l'eau se concentre graduellement et laisse cristalliser son chlorure de sodium. Avant la fin de la cristallisation, on enlève l'eau-mère avant que les sels de magnésie qu'elle contient se précipitent à leur tour, ce qui arriverait infailliblement si la concentration dépassait 28° Baumé.

Dans les salines du Sud-Ouest, on chauffe l'eau des sources salées dans de grandes cuves après l'avoir clarifiée à l'aide de chaux blanche éteinte.

Cette ébullition est précédée, dans d'autres régions où les eaux salines sont moins riches en chlorure de sodium, d'un premier travail d'évaporation à l'air libre. On emploie, pour cela, de vastes hangars ouverts de tous côtés, dits *bâtiments de graduation*, sous lesquels sont entassés des fagots d'épines, qui forment des murailles de 3 à 400 mètres de long sur 6 de large et 12 à 15 de haut. A la partie supérieure, passe un canal horizontal percé de petites ouvertures, le long des parois latérales. L'eau, amenée à ce canal par une pompe, s'échappe par ces trous, descend lentement le long des fagots, se répandant en couches minces qui présentent au vent une grande surface d'évaporation ; elle se concentre peu à peu et se réunit dans un bassin, d'où elle est renvoyée dans le canal. Au septième ou au huitième cycle environ, elle marque 18° à l'aréomètre Baumé ; elle devient la *Soole* ou eau graduée des Allemands et contient encore tout son sel. Elle est alors soumise à l'ébullition et commence à perdre son sel, qui est enlevé au moyen d'écumoires. La presque totalité est déposée quand la concentration atteint 28°, et il ne reste plus que l'eau-mère (*Mutterlauge*) qui contient une quantité plus ou moins grande de chlorure de sodium, des chlorures de magnésium, de potassium, de calcium, des bromures et des iodures, des sulfates de potasse, de soude et de magnésie.

A Nauheim, à Kreuznach, c'est le chlorure de calcium qui domine ; à Biarritz, Dax, Salies-de-Béarn, c'est le chlorure de magnésium ; à Salins-du-Jura, Salins-Moutiers, La Mouillère, c'est le chlorure de sodium. Cette diversité de minéralisation entraîne des indications différentes : dans certaines stations, l'eau-mère sert à augmenter la minéralisation trop faible du bain ; dans d'autres, au contraire, son emploi a pour but de corriger l'effet excitant des bains ou de provoquer une action résolutive. Pour ce dernier cas, on emploie dans le sud-ouest de la France, des eaux-mères concentrées, pesant 36° à l'aréomètre Baumé et contenant par litre 375 grammes de chlorure de magnésium, 10 grammes d'iodure et presque pas de chlorure de sodium. Six litres environ de ces eaux-mères représentent 50 litres des eaux-mères ordinaires.

d. *Applications locales.* — Les applications locales ou compresses, très usitées en Allemagne (*Soolumschlag*), sont aussi d'un emploi courant chez nous, notamment à Salies et à Biarritz, lorsque l'on veut obtenir un effet résolutif ou révulsif.

Dans ce dernier cas, on trempe une compresse, soit dans de l'eau-mère pure et froide qui provoque de l'hyperémie secondaire et même des éruptions papulo-érythémateuses, soit dans de l'eau-mère chaude qui amène une rougeur rapide de la peau. Pour obtenir un effet résolutif, on emploie 1 partie d'eau-mère pour 2 ou 3 parties d'eau, et on augmente progressivement en surveillant la résistance de la peau.

e. *Inhalations.* — Ce mode d'emploi, qui est réalisé tout naturellement au bord de la mer, est usité dans les stations d'Allemagne. On utilise pour cela les bâtiments de graduation (*Gradirhaus*), le long desquels on a aménagé de larges et longs promenoirs où les malades, couverts de vêtements hydrofuges et de bonnets de toile gommée, passent plusieurs heures par jour. Dans certaines stations, comme Kreuznach, il existe, en outre, des salles fermées, dans lesquelles sont des appareils de humage, qui envoient dans les voies respiratoires, de l'eau poudroyée, soit au moyen d'appareils particuliers, soit au moyen de vastes pulvérisateurs emplissant la salle d'eau vaporisée.

f. *Injections.* — Les injections vaginales, vésicales, rectales, nasales, auriculaires, les irrigations dans le bain avec ou sans spéculum ne présentent aucun caractère spécial.

g. *Douches.* — Rien non plus à dire des divers adjuvants de la cure salée, hydrothérapie, massage, gymnastique, etc.

h. *Durée du traitement.* — La durée du traitement est généralement assez longue, de quatre à six semaines ; il est quelquefois utile de partager les bains en plusieurs séries par quelques jours de repos ; il est parfois indiqué de faire deux cures dans la même année, séparées par un intervalle de quelques mois.

7º Effets physiologiques. — Nous étudierons ceux de l'ingestion et ceux de la balnéation :

a. *Boisson.* — L'ingestion d'eau salée excite la salivation, et détermine du côté de l'estomac une augmentation de la sécrétion du suc gastrique, de l'acidité totale, du chlore combiné aux matières organiques, du chlore total, et une diminution des chlorures fixes, diminution due à une transformation du $NaCl$ en acide chlorhydrique libre. Ces eaux ne conviennent donc pas aux hyperchlorhydriques, qui ont déjà de l'HCl en surproduction ; elles sont au contraire nettement indiquées chez les hypochlorhydriques. Celles qui renferment des sels de magnésie en quantité notable ont une action moins marquée, le sulfate de magnésie, en particulier, diminuant la sécrétion.

L'excitation de la sécrétion est surtout manifeste, lorsqu'on fait prendre un repas une demi-heure après l'administration de l'eau.

Outre cette influence sur le chimisme gastrique, les eaux chlorurées sodiques ont une action excito-motrice, provoquant des contractions péristaltiques de l'estomac et de l'intestin qui, jointes à l'excitation sécrétoire des glandes, amènent des effets purgatifs. De plus, elles accélèrent la dissolution de la fibrine par la pancréatine, améliorent la faculté de résorption de l'intestin grêle en modifiant l'épithélium, facilitant aussi la circulation des liquides nutritifs, d'où une excrétion plus abondance d'urée et une activité plus grande des échanges azotés.

Dans le sang, le chlorure de sodium absorbé rend plus grande la quantité qu'en contient ordinairement le sérum, et favorise l'oxydation des globules rouges.

Les eaux trop fortement minéralisées sont lourdes à l'estomac ; les plus appropriées à la boisson sont celles qui ne renferment qu'une quantité modérée de sels.

b. *Balnéation chlorurée.* — La balnéation salée, que l'on admette l'absorption du chlorure de sodium, ou que l'on ne lui accorde qu'une simple *impression physique de contact*[1], produit des effets bien étudiés par le professeur ALBERT ROBIN à la suite des expériences de GAULY à Salies-de-Béarn.

Ces effets sont d'abord une activité plus grande de la circulation périphérique, qui se révèle par la rougeur de la peau et qui peut même provoquer des éruptions, généralement légères. A cette stimulation de la circulation périphérique s'ajoute bientôt celle de la circulation centrale, qui va agir sur les organes, glandes salivaires, foie, pancréas, glandes digestives, et stimuler l'appétit, la digestion, exciter les fonctions glan-

---

1. Après un bain d'eau chlorurée sodique, la peau est recouverte d'une couche de petits cristaux de sel qui se logent dans les sillons, et dans les conduits excréteurs des glandes. Grâce à l'excitation que ces cristaux exercent, l'hyperémie persiste plus longtemps ; par la répétition des bains, cette hyperémie a une influence favorable sur la circulation et peut provoquer la résorption d'exsudats inflammatoires des articulations et des cavités du corps (HILLER).

dulaires, accroître la thermogenèse, augmenter les forces.

L'excrétion de l'urée est augmentée, la quantité d'oxyhémoglobine accrue. L'activité des échanges nutritifs est traduite par l'augmentation de l'oxygène inspiré (15 p. 100) et de l'acide carbonique expiré (6 p. 100 et plus).

Le système lymphatique est fortement impressionné par ces modifications; les exsudats et les engorgements de la scrofule se résorbent.

L'action des bains salés doit être surveillée avec soin; il faut éviter d'amener trop tôt des phénomènes de saturation, et c'est pour cela qu'il faut savoir parfois imposer quelques interruptions pendant le cours de la cure. Cette saturation, qui se produit ordinairement vers le trentième bain, se traduit par de l'agitation, ou au contraire par de l'abattement, des maux de tête, des vertiges, des palpitations, de l'anorexie et quelquefois de la fièvre.

8º Indications et contre-indications. — Trois indications principales ont été formulées par le professeur Albert Robin : 1º tous les états morbides dans lesquels il y a *hypo-azoturie* : 2º tous ceux qui se caractérisent par une *diminution des oxydations azotées* : 3º ceux qui réclament une *action d'épargne*, que la balnéation salée exerce sur les tissus riches en phosphore, sur ceux qui sont riches à la fois en phosphore et en azote.

Ces divers effets peuvent être obtenus en variant le degré de concentration saline des bains.

L'expérience a montré que les bains à 5 p. 100 (bains au quart de Salies-de-Béarn) sont indiqués chaque fois qu'il n'y a lieu d'augmenter ni les échanges azotés, ni les oxydations, par conséquent chez les malades qui ont une tendance à maigrir, chez ceux qui fabriquent de l'acide urique en excès.

Le bain à 12 ou 15 p. 100 (demi-sel de Salies) doit être ordonné aux malades chez lesquels il y a lieu de relever vivement les échanges azotés sans accroître sensiblement les oxydations. Ce bain convient aux porteurs d'affections ganglionnaires torpides, de manifestations scrofuleuses, de périostites, d'arthrites chroniques ; il est contre-indiqué chez les uricémiques.

Les bains à 20 ou 25 p. 100 (pur sel de Salies) agissent fortement sur les oxydations et sont particulièrement recommandables chez les malades à oxydations retardées, à déchéances nerveuses, à lésions osseuses, chez les rachitiques, certains anémiques, certains arthritiques uricémiques, chez tous ceux en un mot dont il faut reconstituer le système nerveux par voie d'épargne, tout en accélérant les mutations azotées : toutes les fois en un mot qu'il faut accélérer l'assimilation, tout en restreignant les actes désassimilateurs.

Cette action d'épargne du système nerveux est considérablement augmentée par l'addition d'eaux-mères chlorurées magnésiennes, qui ralentissent tous les phénomènes de nutrition, en diminuant l'activité des échanges azotés et l'intensité des oxydations intra-organiques, et qui ont par conséquent une action diamétralement opposée à celle de la balnéation chlorurée sodique (GALLARD).

A ce sujet, il y a lieu de bien établir la différence qui existe entre ces eaux mères et les eaux mères sodiques ou calciques qui, elles, ne servent qu'à augmenter la minéralisation et à accentuer les effets excitants de l'eau chlorurée sodique.

Ces données générales précisent les indications de la médication qui sont : le rachitisme, le lymphatisme, la scrofule, les tuberculoses locales, certaines formes d'anémies.

Les sujets affaiblis à la suite de maladies générales, ceux qui ont des affections chroniques des os et des articulations, ceux qui ont des suppurations intarissables, des exsudats, ou des résidus d'inflammations chroniques auront recours, avec avantage, au traitement. Il en sera de même des lymphatiques atteints de rhumatisme articulaire chronique, des goutteux atones et torpides, et de certains diabétiques.

Les jeunes femmes lymphatiques ou scrofuleuses, atteintes de phlegmasies pelviennes, trouveront dans le traitement chloruré sodique le soulagement, à la condition que l'inflammation soit nettement torpide. Il va de soi que les troubles menstruels, liés à l'anémie et à la chlorose, en sont éminemment justiciables.

La balnéation chlorurée sodique a acquis une légitime réputation dans les cas de fibromes utérins, dont l'évolution est souvent modifiée, sinon enrayée ; dans les formes hémorragiques, l'indication est formelle.

Certaines affections locales sont justiciables du traitement chloruré sodique, en raison de certains modes d'emploi spéciaux, particulièrement usités en Allemagne. Les inhalations et les pulvérisations sont utilisées dans les affections des voies respiratoires, des fosses nasales et des oreilles, dans le lupus, les granulations pharyngiennes ; les douches nasales sont efficaces dans les catarrhes chroniques de la muqueuse nasale chez les enfants, dans l'ozène à ses débuts.

Les contre-indications sont : la tuberculose pulmonaire, l'asthme, les lésions cardiaques ou rénales.

Les plaies ou abcès étendus, les suppurations abondantes, en rendent parfois l'application difficile, à cause des douleurs qu'elle provoque, et il y a lieu souvent de préférer, dans ces cas, les eaux sulfureuses fortes telles que Barèges. Le traitement chloruré n'est pas toujours bien supporté par les herpétiques, surtout au bord de la mer.

§ 5. — EAUX ALCALINES
(Eaux digestives.)

Les eaux alcalines ont leur minéralisation constituée essentiellement par des bicarbonates alcalino-terreux avec excès d'acide carbonique : ce sont des eaux gazeuses. Leur type le plus parfait est réalisé par les *bicarbonatées sodiques*, qui contiennent une proportion de bicarbonate de soude dominant les autres éléments, et à côté de celui-ci est une quantité plus ou moins importante de bicarbonates terreux.

Lorsque la teneur en bicarbonates alcalins et en bicarbonates terreux s'équilibre, on est en présence des eaux *bicarbonatées mixtes*, et si la proportion de bicarbonate de chaux s'accentue, des *bicarbonatées calciques*. Lorsqu'au contraire les bicarbonates ne se rencontrent plus qu'en faible quantité, l'acide carbonique restant abondant, les eaux ne sont plus que des *acidules* ou *carbo-gazeuses*.

16.

Au point de vue géologique, les eaux alcalines sont sous la dépendance des terrains d'origine volcanique ; elles se rencontrent au voisinage des volcans actifs, dans la région des volcans

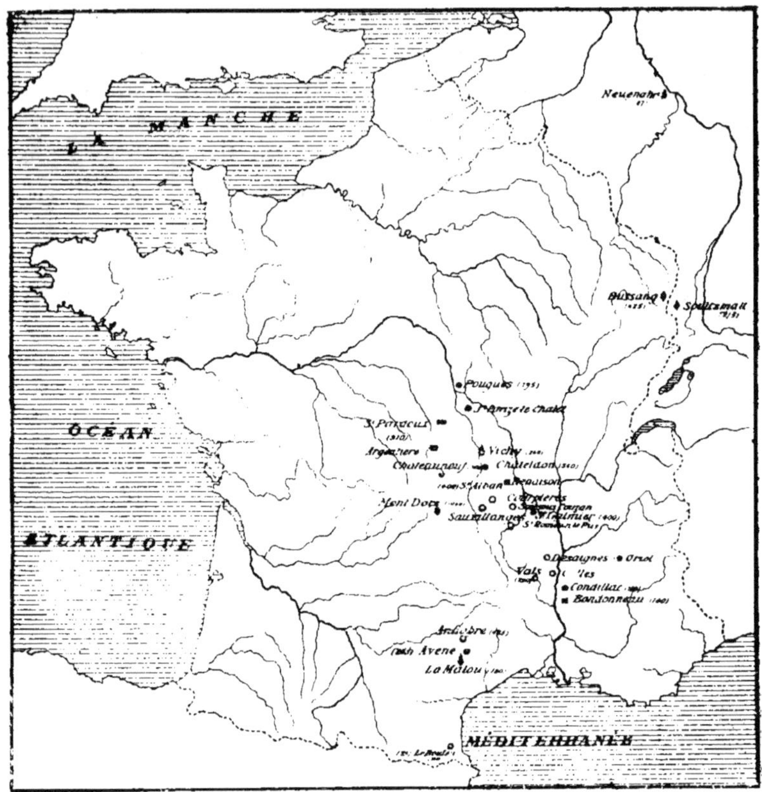

Fig. 66.

Carte des principales sources alcalines de France et des régions
limitrophes.

Les bicarbonatées sodiques sont figurées par ○ ; les bicarbonatées calciques
par ● ; les bicarbonatées mixtes par un losange ; les carbo-gazeuses par un rectangle.
Les sources chaudes sont surmontées d'une flamme.

quaternaires, et surtout au voisinage des roches tertiaires ;
elles sont généralement en relation avec des phénomènes
ignés, se poursuivant encore dans la profondeur, selon toute
probabilité.

1° Bicarbonatées sodiques. — Nous étudierons d'abord les bicarbonatées sodiques, les plus importantes du groupe alcalin.

a. *Situation*. — Les eaux bicarbonatées sodiques ne se rencontrent en France que dans trois régions, l'Auvergne, le Vivarais et les Albères à l'est des Pyrénées ; il y a donc trois groupes de sources que l'on peut désigner sous les noms de groupe de *Vichy*, groupe de *Vals*, groupe du *Boulou*.

Le premier, seul, possède des sources chaudes.

À l'étranger, les principales sources bicarbonatées sodiques sont : *Soultzbach* (Haute-Alsace), *Salzbrunn* (Silésie), *Apollinaris*, *Neuenahr* (Prusse Rhénane), *Passugg* (Suisse), *Bilin*. *Giesshuhl-Puschstein* (Bohême), *Kovaszna* (Hongrie), *Borjom* (Caucase).

Les sources de Borjom, de Passugg et de Bilin ont une très grande analogie avec celles de Vichy ; à Kovaszna, la teneur en bicarbonate de soude est très élevée ; les autres stations ont une minéralisation beaucoup plus faible.

Le groupe de Vichy comprend un très grand nombre de sources, 150 environ, disséminées sur une étendue de 12 kilomètres, de chaque côté de l'Allier, non seulement dans la vallée principale, mais encore dans les vallées secondaires.

Du sud au nord on trouve, sur la rive droite : la commune de Saint-Yorre, située sur les bords de l'Allier, sur le territoire de laquelle ont été forés 75 puits, constituant autant de sources froides de minéralisation à peu près identique ; Abrest, où se trouvent les sources les plus chaudes du bassin (Dôme thermal 60°) ; Vichy, petite ville située, elle aussi, sur les bords de l'Allier, à l'altitude de 260 mètres, qui possède sur son territoire 12 sources, parmi lesquelles sont les sources chaudes du *Puits Chomel* (43°), de la *Grande-Grille* (41°), de l'*Hôpital* (33°), *Lucas* (28°), et la source froide des *Célestins*, les seules spontanées, toutes les autres n'ayant jailli qu'à la suite de forages.

À l'est de Vichy, sur le territoire de Cusset et sur les bords du Sichon, émergent également une vingtaine de sources froides, dont l'une, la source *Mesdames*, a été conduite à Vichy, où a été installée sa buvette.

Sur la rive gauche de l'Allier et le long d'affluents de cette
rivière, se rencontrent, sur les territoires de Saint-Priest-Bra-
mefaut, Saint-Sylvestre, Brughéas, une trentaine de sources

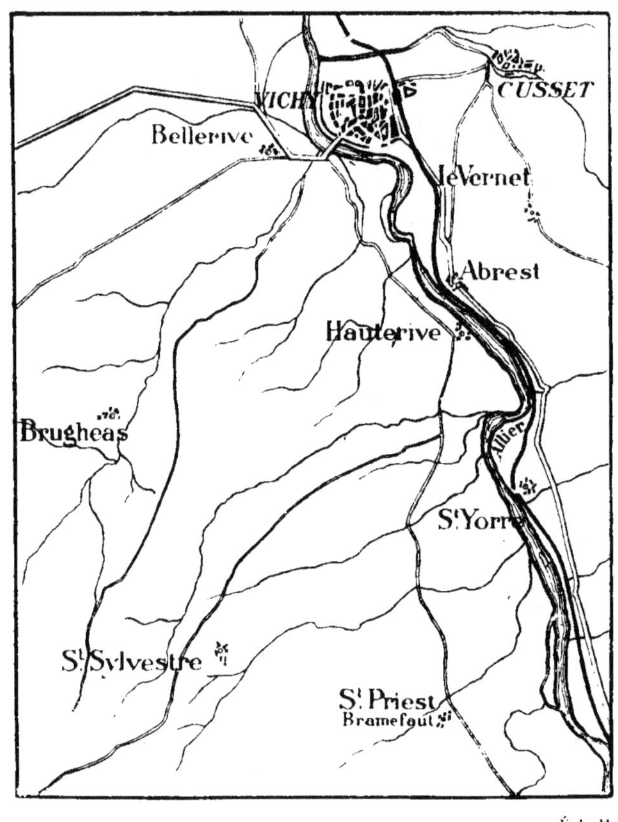

Fig. 67.

Carte du bassin hydrominéral de Vichy.

récemment forées pour la plupart, de minéralisation généralement identique, reproduisant à peu de chose près celle des
sources de Saint-Yorre; un peu plus au nord, en face d'Abrest,
se rencontrent, à peu de distance de l'Allier, les 16 sources
froides d'Hauterive. Enfin, en face de Vichy et sur le terri-

toire de la commune de Bellerive-sur-Allier se rencontrent
deux sources intéressantes à des points de vue divers : l'une,
inutilisée au point de vue thermal, a un jaillissement intermittent et régulier accompagné d'émanations sulfureuses et cons-

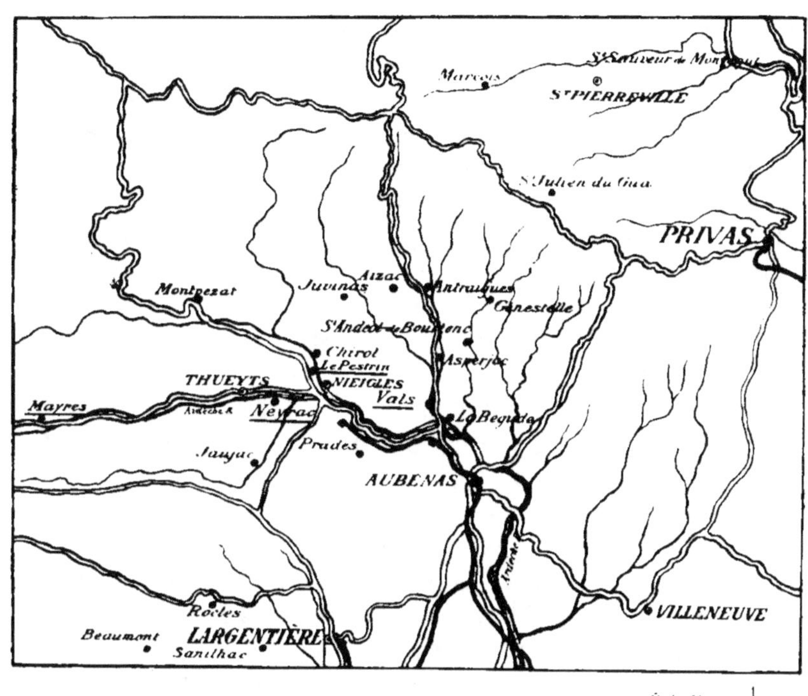

Fig. 68.

Carte des environs de Vals indiquant les principales localités
du Vivarais où se trouvent des sources minérales.

Ces localités sont indiquées par ● : les autres par ⊙ ; celles qui possèdent un
établissement de bains sont soulignées.

titue un but de promenade pour les baigneurs de Vichy : sa
température est de 30° environ ; l'autre, la source Boussange,
dont la température dépasse 40° et dont le débit est considérable, a été découverte il y a peu d'années à la suite d'un forage
voisin de l'Allier et est utilisée pour les besoins de l'établissement

thermal. On remarquera que toutes les sources chaudes jaillissent à la partie la plus septentrionale du bassin.

Le bassin de Vals, qui n'a que des sources froides, comprend, outre les 150 sources qui coulent, à Vals, sur les deux rives de la Volane, affluent de l'Ardèche, un assez grand nombre de sources disséminées le long de la Volane, à Genestelle, Asperjoc, Antraigues, etc., et dans la vallée de l'Ardèche, au Pestrin, Prades, Vernet, La Bégude, etc. Toutes ces sources, obtenues à la suite de forages peu profonds, et d'autant plus minéralisées que leur origine est moins superficielle, émergent d'un sol schisteux très dur, parcouru dans tous les sens par des filons quartzeux, qui leur forment un étui absolument étanche et assurent leur pureté.

L'une d'elles, située dans le Parc de l'Établissement, est intermittente et jaillit à 4 ou 5 mètres de hauteur toutes les heures et quart.

Le groupe du Boulou comprend les sources alcalines et gazeuses qui émergent sur le versant nord du chaînon des Albères, terminaison méditerranéenne des Pyrénées, et qui se rattachent aux roches basaltiques quaternaires, très répandues en Catalogne, aux environs des caps Cerbère et Creus. Ces sources sont toutes froides et peu abondantes, mais présentent une minéralisation des plus intéressantes.

En dehors de ces trois groupes, il convient de signaler les sources qui se rencontrent en divers points du Massif central, et en particulier dans la vallée de la Loire. L'une d'elles, *Mont-rond-Geyser* est chaude (26°) : elle est obtenue par un forage de 500 mètres, et elle justifie la loi géothermique ; les autres sont froides : on peut citer *Saint-Romain-le-Puy* et *Sail-sous Couzan*, dans la Loire, *Sauxillanges*, *Courpières*, *Saint-Myon*, dans le Puy-de-Dôme, *Saint-Sauveur-de-Montagut*, *Desaignes* dans l'Ardèche.

b. *Composition chimique.* — L'élément qu'il convient de citer en première ligne, puisqu'il caractérise essentiellement le groupe, est le bicarbonate de soude qui varie dans la proportion de 1 à 9 grammes. Dans un même groupe, la teneur des diverses sources est tantôt échelonnée, comme à Vals où l'on trouve des sources faibles de 1 à 3 grammes, des sources moyennes de 3 à 5 grammes, et des sources fortes au-dessus de 5 grammes : tantôt uniforme comme dans le bassin de Vichy où la presque totalité des sources renferme de 4 à 6 grammes. Cette physionomie est bien mise en évidence par les tableaux des pages 288, 289, 290 montrant l'échelle de minéralisation des groupes de Vichy, Saint-Yorre et Vals.

Les diverses sources du groupe du Boulou ont une teneur variant entre 3 grammes et 5 grammes et demi.

Les autres sources d'Auvergne n'ont généralement pas plus de 3 grammes, sauf Montrond, Desaignes, Varennes-sur-Allier, Saint-Romain-le-Puy, qui atteignent ou dépassent même 5 grammes.

Le bicarbonate de soude est ordinairement accompagné de bicarbonate de potasse, en proportion variable ; nul, à Montrond qui est le type d'une eau bicarbonatée sodique pure, ce sel se rencontre à la dose de $0^{gr},10$ à $0^{gr},60$ en général.

Les chiffres sont extrêmement variables en ce qui concerne les bicarbonates de chaux et de magnésie ; d'une façon générale, ils sont plus abondants à Vichy qu'à Vals, au Boulou qu'à Vichy : les chiffres extrêmes sont $0^{gr},03$ et $0^{gr},75$.

La même observation peut être faite pour le chlorures et les sulfates sodiques. Absents à Montrond, ils se rencontrent, sauf de rares exceptions, en faible quantité à Vals, et un peu plus abondant à Vichy ; le chlorure de sodium dépasse 1 gramme au Boulou.

Presque toutes les sources contiennent du fer ; celles qui renferment plus de $0^{gr},02$, par litre, de bicarbonate de fer peuvent être désignés sur le nom de ferrugineuses ; la teneur la plus élevée est à Saint-Yorre et à Cusset, avec les chiffres respectifs de $0^{gr},12$ et $0^{gr},14$.

Presque toutes les sources du bassin de Vichy contiennent un peu d'arséniate de soude, de $0^{gr},001$ à $0^{gr},003$ ($0^{gr},012$ à Cusset, source Andreau) ; les autres groupes n'en renferment pas, ou seulement quelques traces.

Il est inutile d'insister sur la silice ($0^{gr},01$ à $0^{gr},05$) ainsi que sur la lithine ($0^{gr},003$ à $0^{gr},005$). On trouve du cuivre au Boulou.

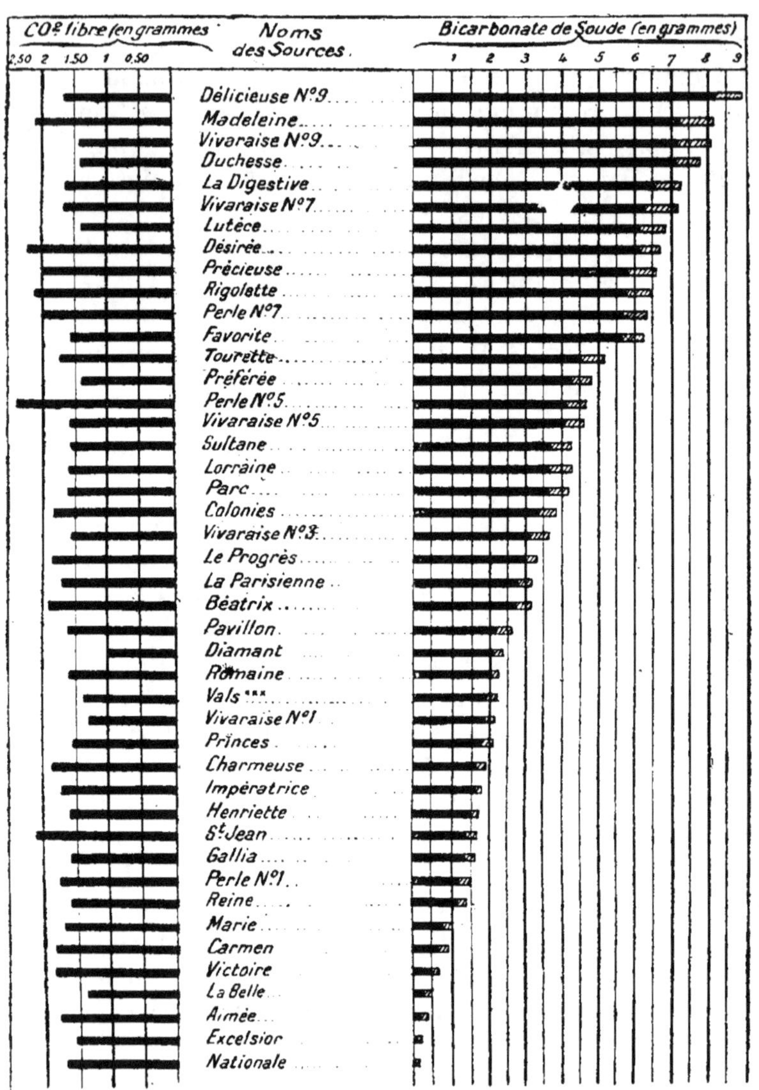

Fig. 69.

Teneur en bicarbonate de soude et en acide carbonique libre de quelques sources
exploitées de Vals.

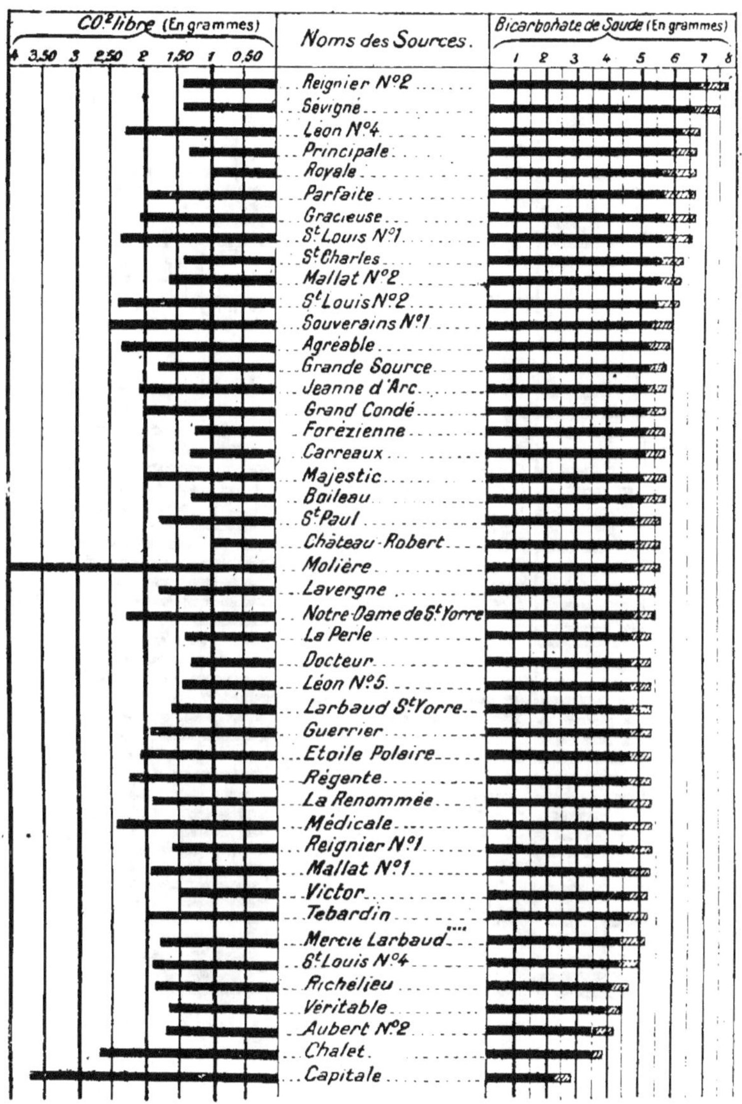

Fig. 70.

Teneur en bicarbonate de soude et en acide carbonique libre
des principales sources de Saint-Yorre.

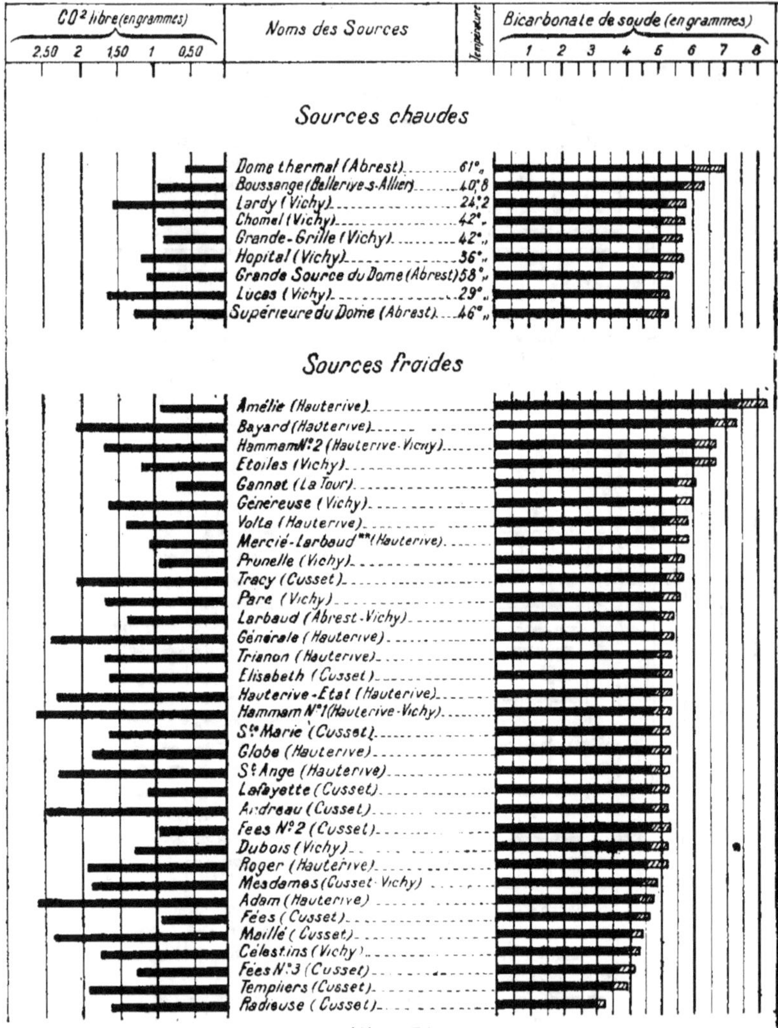

Fig. 71.

Teneur en bicarbonate de soude et en acide carbonique libre des principales sources de Vichy, Hauterive, Cusset, Abrest, Bellerive et La Tour.

c. *Caractères physiques*. — L'acide carbonique libre varie dans d'assez grandes proportions, de 0^{gr},50 à 2^{gr},50 : les sources qui en renferment moins d'un gramme sont peu gazeuses : elles le sont moyennement de 1 gramme à 1^{gr},50, et sont très gazeuses au-dessus de ce chiffre. Les sources de Vichy contiennent une certaine quantité d'azote (1 à 14 p. 100) et des gaz rares (0,01 à 0,12 p. 100). L'hélium a été dosé dans les sources *Hôpital* (0,0012), *Chomel* (0,0013), *Boussanges* (0,0038). La radioactivité est généralement faible (0,10 pour toutes les sources de Vichy). Le point cryoscopique est de 0,22 aux *Célestins*, 0,21 à *Lardy* (GRAUX).

d. *Classification.* — La tableau suivant montre la physionomie générale des types principaux d'eaux bicarbonatées sodiques : Montrond-Geyser, spécimen le plus parfait des bicarbonatées sodiques pures ; Boussanges et Grande-Grille, types des sources chaudes ; Hauterive-État, type des sources froides ; Cusset-Mesdames, type des sources ferrugineuses du bassin de Vichy ; Magdeleine, Précieuse et Saint-Jean, types des sources fortes, moyennes et faibles de Vals ; Le Boulou et Clémentine, types des sources à minéralisation complexe du Boulou.

	CO² litre.	Bicarbonates anhydres.						Sulfate de soude.	Chlorure de sodium.	Arséniate de soude.	Silice.
		Soude.	Potasse.	Chaux.	Magnésie.	Fer.	Lithine.				
Montrond-Geyser		4,57		0,08	0,06	0,004		0,008			0,09
Vichy. S^ce^ Boussanges	1,62	5,55	0,39	0,48	0,09	0,016	0,02	0,58	0,28	0,002	0,10
Vichy. S^ce^ Grande-Grille	0,84	4,98	0,32	0,36	0,07	0,004	0,03	0,57	0,27	0,0008	0,06
Hauterive-État	2,31	4,82	0,29	0,39	0,06	0,019	0,03	0,56	0,27	0,0008	0,02
Cusset. S^ce^ Mesdames	1,80	4,31	0,24	0,55	0,10	0,016	0,03	0,34	0,19	0,001	0,03
Vals. S^ce^ Magdeleine	2,05	7,28	0,25	0,67		0,03		0,16	0,23		0,09
Vals. S^ce^ Précieuse	1,94	5,50	0,21	0,03	0,12	0,006		0,07	0,06		0,08
Vals. S^ce^ St-Jean	2,11	1,13	0,05	0,19	0,06	0,012		0,06	0,04		0,04
Le Boulou. S^ce^ du Boulou	2,53	3,08	0,14	1,42	0,76	0,022	0,015	0,88	0,004		0,07
Le Boulou. S^ce^ Clémentine	2,24	5,02	0,32	0,86	0,67	0,037	0,023	1,15	0,006		0,07

Voici maintenant le tableau des principales stations d'eaux bicarbonatées sodiques françaises et étrangères, avec la teneur en bicarbonate de soude et en acide carbonique :

EAUX BICARBONATÉES SODIQUES

LOCALITÉS	SOURCES	CO2 par litre.	Bicarbonate de soude.	
			Anhydre.	Hydraté.
Sources chaudes.				
Abrest (Allier)	Sce Dôme thermal (60°)	0,52	5,87	6,57
Bellerive (Allier)........	Sce Boussanges (40°)	1,62	5,55	6,21
Borjom (Caucase).......	Sce Ste-Catherine (28°)	1,23	5,21	5,83
Vichy (Allier)...........	Sce Grande Grille (41°,8)	0,84	4,98	5,57
Vichy (Allier)..........	Sce Hôpital (34°)	1,17	4,98	5,57
Montrond (Loire)	Sce Geyser (26°)	3,18	4,57	5,11
Neuenahr (Pr. Rhénane)..	(24° à 40°)	0,96	1	1,12
Sources froides.				
Vals (Ardèche)..........	Sce Délicieuse, n° 8.	1,65	8,03	8,99
Hauterive (Allier)	Sce Amélie.	0,90	7,36	8,24
Vals (Ardèche)..........	Sce Madeleine.	2,05	7,28	8,15
La Bégude (Ardèche)....	Sce Victorine.	abondant	7,04	7,88
St-Yorre (Allier)	Sce Reignier n° 2	1,38	6,92	7,75
Vals (Ardèche)..........	Sce Précieuse.	2,21	5,94	6,65
Passugg (Suisse)		1,86	5,60	6,27
Le Pestrin (Ardèche)			5,53	6,19
Marcols		2,46	5,25	5,88
Clermont-Ferrand (P.-de-D.)...................	Sce Faure.	1,32	5,08	5,69
Varennes (Allier)........		2,14	5,08	5,69
Le Boulou (P.-O.)	Sce Clémentine.	2,24	5,02	5,62
St-Yorre (Allier)........	Sce Larbaud.	1,54	4,85	5,43
Hauterive (Allier)	Sce de l'État.	2,31	4,82	5,39
St-Sauveur-de-Montagut (Ardèche)		1,52	4,59	5,13
Cusset (Allier)..........	Sce Mesdames.	1,80	4,31	4,82
Bilin (Bohême)		1,45	4,20	4,70
Desaignes (Ardèche)	Sce César.	2,47	4,13	4,62
Vichy (Allier)...........	Sce des Célestins.		3,79	4,27
Fachingen (Nassau)......		1,93	3,60	4,03
Courpières (P.-de-D.)....		0,61	3,29	3,68
Le Boulou (P.-O.)	Sce du Boulou.	2,53	3,08	3,44
St-Romain-le-Puy (Loire)		2,70	2,70	3,02
St-Myon (P.-de-D.)		1,50	2,68	2,99
Asperjoc (Ardèche)		abondant	2,50	2,80

LOCALITÉS	SOURCES	CO2 par litre.	Bicarbonate de soude.	
			Anhydre	Hydraté
Sources froides (suite).				
Salzbrünn (Silésie)		1,94	2,10	2,35
Châteauneuf (P.-de-D.) ..	S^{ce} La Chapelle.	1,05	2,08	2,32
Sauxillanges (P.-de-D.) ..	S^{ce} La Reveille.	1,97	2,05	2,29
Andabre (Aveyron)......	S^{ce} Buvette.	1,97	1,82	2,03
Apollinaris (Prusse Rhénane).............			1,69	1,89
Sail-sous-Couzan (Loire).	S^{ce} Brault.	2,95	1,53	1,71
Vals (Ardèche)..........	S^{ce} St-Jean.	0,42	1,48	1,65
Châteauneuf (P.-de-D.) ..	S^{ce} St-Cyr.	1,75	1,32	1,47
Giesshubl-Puschstein (Bohême)............		2,38	1,19	1,34
Châteauneuf (P.-de-D.) ..	S^{ce} Morny-Châteauneuf.	2,35	0,96	1,08

2° **Bicarbonatées calciques.** — Les bicarbonatées calciques

diffèrent des précédentes par leur teneur plus élevée en bicarbonates terreux, qui dépasse le chiffre des bicarbonates alcalins : la proportion de bicarbonate de soude reste cependant assez grande. Elles renferment toujours une notable quantité d'acide carbonique libre ; elles se distinguent des autres eaux calciques par ce caractère d'être des eaux essentiellement gazeuses, et par leur pauvreté en sulfates terreux.

Ces eaux déposent presque aussitôt après leur sortie de terre et sont incrustantes ; le bicarbonate de chaux se transforme, en effet, en carbonate de chaux insoluble, dès que diminue à l'air libre la pression qui retenait l'acide carbonique. Ces eaux doivent donc être employées à la source ou mises en bouteilles avec les plus grandes précautions.

Ces eaux sont surtout employées en boisson, et plus encore comme eaux de table qu'à la source même ; elles sont généralement froides. Le tableau suivant, qui ne comprend que les sources les plus connues, montre la teneur de ce groupe en acide carbonique et en bicarbonates :

EAUX BICARBONATÉES CALCIQUES FRANÇAISES

STATIONS	CO^2 litre.	Bicarbonates anhydres.		
		Chaux.	Magnésie.	Soude.
Pougues (Nièvre). S^{ce} St-Léger	2,11	1,70	0,40	0,78
Châteldon (Allier). S^{ce} du Puits Rond	2,30	1,42	0,36	0,62
Oriol (Isère)	1,95	1,40	0,25	0,21
Condillac (Drôme)	1,08	1,35	0,03	0,16
St-Galmier (Loire) S^{ce} Badoit.......	2,95	1,02	0,42	0,65
St-Parize-le-Châtel (Nièvre)........	4,01	0,92	0,52	
Renaison (Loire)	1,10	0,66	0,13	0,24
Avène (Hérault)....................	0,86	0,51	0,14	

A l'étranger, les principales sources qui rentrent dans ce groupe sont celles de *Salvator* et de *Borszek* (Hongrie), de *Wildungen* (Prusse), et de *Fideris* (Suisse).

3° Eaux bicarbonatées mixtes. — Dans ce groupe se rangent certaines sources chaudes ou froides, dont la minéralisation est essentiellement constituée par des bicarbonates alcalino-terreux, avec acide carbonique libre abondant. Ces eaux possèdent en même temps d'autres éléments, fer, arsenic, silice, qui paraissent jouer dans leur action un rôle important ; aussi sont-elles souvent rangées sous des rubriques différentes, qui ne nous paraissent pas devoir être conservées. Ainsi il ne nous paraît pas possible d'admettre avec DURAND-FARDEL, comme indéterminée, l'eau du Mont-Dore, qui renferme un gramme de bicarbonates, une notable proportion de chlorure de sodium et une grande quantité d'acide carbonique ; cette eau ne peut pas davantage être une arsenicale, la proportion d'As étant vraiment faible ; il ne paraît guère plausible de ranger dans les ferrugineuses l'eau de La Malou, en raison de sa teneur importante en bicarbonates. Il faut néanmoins reconnaître que ces eaux ont des indications thérapeutiques diverses, inhérentes à leur minéralisation un peu complexe, et dans laquelle la dominante ne s'établit pas nettement.

Certaines sont chaudes, d'autres froides ; parmi les premières, la température s'échelonne au Mont-Dore de 40° à 45°, à La Malou de 16° à 46°.

EAUX BICARBONATÉES MIXTES

	Température.	CO^2 libre.	Bicarbonates.				Arséniate de soude.	Silice.
			Soude.	Chaux.	Magnésie.	Fer.		
Le Mont-Dore (P.-de-D.) S^{ce} Madeleine	45	0,63	0,57	0,31	0,18	0,017	0,001	0,17
La Malou (Hérault). Galerie des Bains	46	0,64	0,66	0,71	0,31	0,013	0,0009	0,05
St-Alban (Loire). S^{ce} du Puits-César.........	fr.	1,94	0,85	0,93	0,45	0,023		0,04
Bussang (Vosges). S^{ce} Salmade	fr.	1,77	0,88	0,54	0,26	0,011	0,001	0,06
Soultzmatt (Haute-Alsace)	fr.	1,94	0,95	0,43	0,31		traces	0,06

4° Eaux carbo-gazeuses. — Les sources carbo-gazeuses proprement dites sont nombreuses, mais généralement peu ou pas exploitées. Le type de ces eaux est représenté par la source de *Saint-Pardoux* (Allier) qui contient 2gr,15 d'acide carbonique libre, et qui n'a que 0gr,19 de minéralisation totale et par la *Source Perrier* à Vergèze (Gard) qui a, pour 0gr,40 de principes fixes, 5gr,60 d'acide carbonique libre (WILSON HAKE).

On peut citer encore *Tison-Villars* près de Néris (Allier), *Argentière* (Allier), *Bondonneau* (Drôme) iodurée et bromurée. Certaines sources très peu minéralisées de Vals peuvent être classées dans ce groupe (Sources Alexandrine, la Belle, Lamartine, Berthe, Aimée, Excelsior, La Nationale, etc.).

5° Action physiologique des alcalins. — L'action physiologique des alcalins est une des questions les plus obscures de la médecine ; les nombreuses recherches entreprises pour l'éclaircir n'ont abouti jusqu'à présent qu'à des résultats souvent contradictoires. L'action des eaux alcalines est encore moins facile à expliquer, puisque ces eaux possèdent, en outre des alcalins, divers principes, entre autres des chlorures, des sulfates, du fer, de la lithine, etc. De plus, l'acide carbonique libre qu'elles renferment a une action propre qui vient s'ajouter à celle des alcalins, ou quelquefois la modifie.

A. ACTION DE L'ACIDE CARBONIQUE. — L'acide carbonique a, sur la muqueuse gastrique, une action anesthésique et analgésique très nettes ; son ingestion calme notablement certaines douleurs gastralgiques ; il a également une action antifermentescible, qui diminue les fermentations du contenu stomacal.

L'exagération de la tension gazeuse intrastomacale, après absorption d'acide carbonique, provoque l'expulsion des gaz accumulés et procure un soulagement à certains malades après les repas en diminuant le ballonnement ; en même temps la motricité gastrique est stimulée.

Il a, en outre, une action excitante très nette sur la sécrétion gastrique ; d'après PIMENOW, une solution saturée d'acide carbonique, donnée avec les aliments, augmente d'un cinquième la quantité totale de suc gastrique sécrété; pour PETZOLD, WEIDERT, PINCUSSOHN, il n'a au contraire pas d'action notable sur la quantité, mais il augmente l'acidité, d'où abréviation de la durée de la digestion.

Absorbé, l'acide carbonique se rend directement au foie, puis, après une sensation de vertige et d'ébriété, se dégage très rapidement par la *respiration* ; si la quantité absorbée est considérable, une partie s'élimine aussi par l'*urine*, dont elle remonte le taux en acidité, d'où indication des eaux gazeuses dans le cas où l'urine est alcaline d'une façon permanente.

On n'observe pas d'augmentation de la teneur du sang en CO^2 ; la pression sanguine n'est pas modifiée d'après QUINCKE, elle est au contraire augmentée pour KOBERT et surtout pour GLOX.

B. ACTION DES ALCALINS. — Les alcalins, et en particulier le bicarbonate de soude, exercent leur action sur l'organisme tout entier.

a. *Action sur l'estomac.* — Au contact de la muqueuse stomacale, les alcalins dissolvent les mucosités, stimulent la contractilité (MATHIEU), facilitent l'évacuation stomacale (RICHET, HAYEM), augmentent le tonus musculaire de l'intestin (NOTNAGEL et BARDELEBEN) ; *ils excitent donc la motricité gastro-intestinale*, et sont utiles dans l'atonie gastro-intestinale. A doses élevées, ils diminuent ou neutralisent l'acidité et combattent l'hyperacidité stomacale.

S'il existe des acides organiques dans l'estomac, lactique, acétique, butyrique, il se forme des lactates, acétates, butyrates de soude.

Sur la *sécrétion*, les opinions sont contradictoires. Pour LINOSSIER et LEMOINE, l'action est *excitante* surtout avec les faibles doses qui augmenteraient la sécrétion chlorhydropeptique, tandis que des doses plus fortes neutraliseraient l'acidité du suc gastrique et amèneraient la dépression du travail de l'estomac; elle est nettement *modératrice* pour PAWLOW et ses élèves, en particulier PIMENOW, ainsi que pour SASAKI et BICKEL, ce dernier admettant que la diminution de sécrétion peut aller jusqu'à 29 p. 100.

Ces opinions diamétralement opposées peuvent s'expliquer par ce fait que l'action excito-sécrétoire des solutions de bicarbonate de soude est due au dégagement d'acide carbonique, qui se produit au contact de l'acide chlorhydrique (LÖNNQVERT) ; en effet, les mêmes solutions introduites directement dans le duodénum diminuent ou suppriment la sécrétion gastrique par voie réflexe. Toutes les fois que le bicarbonate de soude peut arriver, sans être décomposé auparavant, dans le duodénum, il détermine une inhibition de la sécrétion gastrique, et c'est ce qui arrive avec les fortes doses administrées pendant la digestion.

D'après SERDJUKOFF, les faibles doses de bicarbonate de soude introduites à jeun dans l'estomac passent rapidement dans l'intestin avant d'avoir provoqué une sécrétion gastrique notable, et, d'après PIMENOW, le meilleur moyen de diminuer la sécrétion gastrique consiste à donner le bicarbonate de soude à jeun.

17.

Pour cet auteur, la sécrétion n'est augmentée que si on introduit le bicarbonate de soude avec les aliments, et encore cette augmentation ne diffère-t-elle guère de celle provoquée par de l'eau pure, au lieu de solution alcaline.

L'action excitante du bicarbonate de soude ne s'exerce réellement qu'à une concentration considérable. Si on saupoudre les aliments de bicarbonate de soude pur, on obtient une hypersécrétion intense, mais très riche en mucus ; ce phénomène est certainement dû à la décomposition de ce sel et au dégagement d'acide carbonique.

Ces expériences, rigoureusement faites par l'observation des sécrétions du petit estomac de chiens ayant subi l'opération de Pawlow, infirment les principes posés par Linossier et Lemoine pour lesquels le bicarbonate de soude aurait deux indications contraires : *action excitante* par emploi de doses modérées ingérées un peu avant les repas, d'où indication dans l'hypopepsie ; *action sédative* par emploi de doses élevées, prises après le repas et d'une façon prolongée, indiqué dans l'hyperpepsie.

Quoi qu'il en soit, ces effets ne sont qu'immédiats ; l'influence éloignée de la médication alcaline sur la sécrétion est nulle : le type chimique primitif n'est pas transformé à la suite d'une cure, les hyperchlorhydriques restant hyperchlorhydriques et les hypochlorhydriques restant hypochlohydriques.

Il ne faut pas d'ailleurs attacher une importance démesurée à cette question de l'alcalinisation du chimisme ; même dans les douleurs tardives des hyperchlorhydriques, ce n'est pas la saturation par le bicarbonate de soude qui amène la sédation, mais plutôt le pouvoir excito-moteur de ce sel qui facilite l'évacuation du contenu de l'estomac (Maurice Binet).

b. *Action sur les sécrétions.* — Il résulte des expériences nombreuses entreprises par divers auteurs parmi lesquels Lewaschoff et Klikowitch, Rohrig, Prévot et Binet, Doyon et Dufourt, Stedelmann, etc., que les alcalins n'ont pas d'action immédiate sur la *sécrétion biliaire* ; on admet cependant qu'il y a excitation de l'appareil excréteur et régularisation de l'excrétion de la bile.

Du côté des *reins*, on observe une élimination rapide ; les urines deviennent plus abondantes, moins acides, neutres, et même passagèrement alcalines. C'est avec les doses faibles que l'urine paraît s'alcaliniser le plus profondément (Durand-Fardel).

Les eaux alcalines froides, riches en acide carbonique, sont plus diurétiques que les eaux chaudes qui en contiennent généralement moins, car ce gaz est diurétique ; mais le bicarbonate de soude l'est aussi, cela est certain (Spilker, J. Mayer, Stedelmann).

Pour la plupart des auteurs, l'excrétion de l'urée augmente, sous l'influence des alcalins ; l'acide urique diminue.

La *sueur* devient rapidement alcaline ; la *salive* est plus alcaline, a une action saccharifiante plus marquée.

La faible élimination des alcalins par les *muqueuses* produit néanmoins une certaine fluidification du mucus, qui déterge ces muqueuses et améliore leur état catarrhal.

c. *Action sur la nutrition.* — Les alcalins non décomposés par le suc gastrique passent dans le sang dont l'alcalinisation est augmentée ; or, on sait que les oxydations organiques sont d'autant plus intenses que le sang est plus alcalin ; les alcalins sont donc indiqués toutes les fois que le sang est chargé de principes acides (uricémie)[1]. Cette élévation très réelle du titre alcalino-métrique est passagère (Raimondi).

Que résulte-t-il de cette action alcalinisante sur les phénomènes intimes de la nutrition ? On ne le sait pas au juste, l'accord étant loin d'être fait entre les divers expérimentateurs : les uns déclarant que les oxydations sont retardées, l'u-

---

1. C'est en s'appuyant sur cette théorie de l'acidose qu'on a eu l'idée d'employer le bicarbonate de soude dans le traitement du coma diabétique. Si ce traitement s'est montré inefficace dans le coma confirmé, il a donné des succès incontestables dans la phase prémonitoire, et le devoir du médecin est de prescrire cette médication à haute dose au premier symptôme suspect, soit en ingestion jusqu'à 50, 100 grammes et plus, soit dans les cas très urgents. ou si l'estomac est intolérant, en injections intraveineuses d'une solution isotonique à 17 p. 1000, ou plus concentrée, sans dépasser toutefois 30 à 50 p. 1000.

rée diminuée, les globules rouges altérés, en un mot que la nutrition est ralentie et les désintégrations organiques diminuées; d'autres prétendant que les combustions sont peu ou pas modifiées; les autres enfin concluant à l'élévation du taux de l'urée, à l'augmentation du nombre des globules rouges, à l'accélération de la circulation, c'est-à-dire à l'augmentation puissante des oxydations.

D'après les recherches de ces auteurs, parmi lesquels il faut citer MARTIN DAMOURETTE, HARLEY, G. SÉE, BOUCHARD, DE LALAUBIE, M. DURAND-FARDEL, GRELLETY, POUCHET, DUFOURT, HOUGARDY, les combustions sont activées, les phénomènes d'assimilation et de désassimilation sont favorisés, les déchets sont accrus, la destruction de principes tels que le glucose, contenus dans le sang, est augmentée, la circulation hépato-abdominale est régularisée, les fonctions hépatiques stimulées; les eaux alcalines ont une *action spéciale élective sur le parenchyme hépatique*.

Il en résulte que la cure alcaline s'impose chez les malades anémiés, affaiblis, convalescents, paludéens, chez ceux qui ont de la congestion hépatique, chez ceux dont la nutrition est ralentie, chez tous ceux dont la nutrition générale est déprimée, languissante.

d. *Cachexie alcaline*. — De toutes façons, il est un point qu'il importe de bien préciser; on ne doit redouter, de l'ingestion des alcalins, aucun accident rappelant la cachexie décrite par TROUSSEAU, qui eut le tort de tirer des conclusions générales de cas particuliers. Vers 1840, le bicarbonate de soude était devenu une véritable panacée; nombreux étaient les malades qui en absorbaient des doses quotidiennes de 30 à 40 grammes; serait-il surprenant que, sur des organismes peu résistants, l'abus du médicament, pris d'une façon inconsidérée et inopportune, ait produit des troubles digestifs ayant créé une pseudo-cachexie alcaline, qui n'était en réalité qu'une cachexie digestive.

Les alcalins sont incapables de cachectiser un organisme par le mécanisme d'une intoxication lente; on n'a pas trouvé de diminution dans le nombre des globules rouges chez des chiens à qui on administrait quotidiennement 30 grammes de bicarbonate de soude pendant plusieurs mois.

Enfin, la numération des globules sanguins faite au début et à la fin d'une cure de Vichy, chez divers malades, a montré que, loin d'être diminué, le nombre de ces globules était toujours augmenté.

C. ACTION DES AUTRES ÉLÉMENTS. — Il faut ajouter que dans les eaux alcalines il y a diverses substances qui peuvent, dans une certaine mesure, corriger l'action des alcalins.

Ces substances sont : le chlorure de sodium, la lithine, le fer, l'arsenic, la silice, les sulfates de soude et de chaux, l'hydrogène sulfuré, etc. ·

L'hydrogène sulfuré existerait à dose pondérable dans les sources chaudes de Vichy (GAUTRELET), et c'est à lui que serait attribuable l'excitation fonctionnelle du foie, sous l'influence des sources *Grande-Grille* et *Chomel*; il serait même à l'état de sulfures alcalins dans la source *Lucas*, ce qui expliquerait dans une certaine mesure l'action spéciale de cette source sur les affections de la peau.

C'est à leur fer que certaines sources alcalines doivent leur efficacité dans le traitement des anémies vraies ou symptomatiques de fièvres intermittentes, de cachexie palustre, dans les convalescences de maladies graves.

La lithine, contenue à l'état de bicarbonate, ajoute son action à celle des alcalins; elle augmente l'excrétion de l'urine, aide à la dissolution de l'acide urique.

Quelle que soit la part d'action réservée à ces substances, l'action de la cure alcaline se traduit par une augmentation rapide de l'appétit, une activité plus grande de la digestion et, fréquemment aussi, une fausse constipation par suite de l'élaboration plus complète des aliments. En même temps, la stimulation fonctionnelle du foie se traduit par un ensemble de symptômes qui peuvent acquérir une grande intensité et constituer la *crise thermale*, se produisant vers le douzième jour de la cure et durant généralement quarante-huit heures ; elle est généralement apyrétique et revêt les apparences, tantôt d'une crise hépatique, tantôt d'un embarras gastro-intestinal. Elle peut être évitée, ou, au contraire, il peut y avoir intérêt à la provoquer. Certaines sources amènent facilement, par leur action énergique, ces phénomènes congestifs, que d'autres ne provoquent jamais. Si, en effet, les effets thérapeutiques de toutes les sources alcalines s'exercent dans le même sens et de la même façon, les effets immédiats sont parfois différents sans qu'il soit bien facile de comprendre à quoi est due cette individualité. Ainsi, à Vichy, l'eau de la *Grande-Grille* agit énergiquement sur la désassimilation et sur la fonction biliaire, celle de l'*Hôpital* favorise l'assimilation et est essentiellement alcalinisante et eupeptique, celle des *Célestins* est plutôt diurétique et aide l'organisme à se débarrasser des matériaux de déchet (Serégé).

6° Indications et contre-indications. — Mais, que les effets soient plus ou moins marqués, ils amènent toujours les mêmes résultats éloignés qui sont une modification profonde dans la composition des tissus et des parenchymes déterminant une régularisation des fonctions et tendant à rétablir l'équilibre nutritif de l'organisme. Les eaux alcalines ont de ce fait, une *spécialisation réelle sur les états morbides liés à un trouble de la nutrition* (goutte, diabète, gravelle urique, obésité) ; c'est à cette action profonde qu'elles doivent d'être utiles aux rhumatisants chroniques, à certains névropathes, à certains albuminuriques par dyscrasie.

Leur action élective sur le parenchyme hépatique et l'appareil gastro-intestinal montre tout le bénéfice qu'on peut en retirer dans les maladies de l'estomac, les affections du foie et des voies biliaires, les engorgements hépatiques, surtout liés au paludisme, les congestions du foie, la lithiase biliaire et les coliques hépatiques. Leurs effets sur les sécrétions expliquent leur action favorable dans les affections catarrhales des voies urinaires et des muqueuses.

Les bicarbonatées calciques et mixtes ont une action plus atténuée que les bicarbonatées sodiques ; elles s'adressent plus particulièrement aux états asthéniques de l'estomac, aux inflammations douloureuses de l'intestin, surtout accompagnées de diarrhée ; il y aura quelquefois avantage à les employer chez les affaiblis et les débilités, pour lesquels on aurait lieu de craindre une cure alcaline intensive ; il ne faut pas perdre de vue que ce sont, surtout, des eaux de table.

Les contre-indications formelles sont la tuberculose, les néoplasmes, les maladies fébriles, les cachexies et les cardiopathies non compensées. Dans les cas où les maladies du cœur se compliquent de troubles gastriques ayant à leur tour retenti sur le cœur lui-même, les cures alcalines agissent favorablement sur les deux organes.

§ 6. — EAUX FERRUGINEUSES
(Eaux hématopoiétiques.)

Les sources contenant du fer sont très nombreuses et répandues un peu partout : elles naissent des terrains les plus divers et tirent leur minéralisation des oxydes, des hydrates, des carbonates, des sulfures de fer. Les premiers donnent lieu à la formation d'eaux *carbonatées ferreuses :* les pyrites, en se décomposant, produisent des eaux *sulfatées ferreuses.*

Il est enfin d'autres eaux martiales, dans lesquelles le fer est combiné à l'acide crénique, sous forme de *crénate de fer.* Cette division toutefois ne doit plus être admise dans l'état actuel de la science. On doit aujourd'hui supposer que les eaux dites crénatées sont des bicarbonatées dont le fer précipité s'est redissous par combinaison colloïdale avec de la matière organique, comme dans la préparation des oxydases artificielles (BARDET).

Les eaux ferrugineuses carbonatées et crénatées ne présentent au point de vue physiologique et thérapeutique aucune différence sensible ; il en est tout autrement des sulfatées ferrugineuses qui sont beaucoup moins bien supportées par l'estomac et à peu près inutilisées.

Les eaux ferrugineuses contiennent presque toujours du manganèse et de l'arsenic, ce dernier en proportions minimes, sauf dans certaines eaux sulfatées où sa présence légitime un groupe spécial d'*eaux ferro-arsenicales*.

Certaines sont *gazeuses*; ce sont les plus agréables à boire et les plus employées. Il est toutefois des estomacs qui les supportent mal et chez lesquels il faut préférer les eaux dépourvues d'acide carbonique.

Elles sont généralement froides, ce qui n'est pas un très grand inconvénient, le mode d'emploi prédominant étant la boisson.

Certaines indications spéciales découlent du climat, de l'altitude, qui sont très divers : ainsi, tandis que certaines stations sont à des altitudes basses ou moyennes, Saint-Moritz est situé à 1 775 mètres et l'on y fait, à la fois, une cure d'altitude et une cure thermale.

La proportion du fer n'est jamais très élevée et dépasse rarement la dose de 10 centigrammes de bicarbonate ferreux, par litre.

PRINCIPALES EAUX FERRUGINEUSES

1° *Gazeuses carbonatées.*

STATIONS	SOURCES	Carbonate de fer.	CO^2 LITRE	ÉLÉMENTS PARTICULIERS
Spa (Belgique)	S^{ce} Pouhon de Pierre-le-Grand.	0,19	2,54	
Ceresole Reale (Italie).		0,18	abondant	
Orezza (Corse)		0,12	2,11	
Rippoldsau (Allemagne).	Venzelsquelle.	0.12	1.10	Bicarbon. de chaux: 1gr,15; sulfate de soude : 1gr.
Lacaune (Tarn)		0,10	assez abond¹	
Elœpatak (Autriche)		0,09	2,45	
Santa Catarina (Italie)		0,09	abondant	
Rentaigue (P.-de-Dôme).		0,08	2,46	
Neyrac (Ardèche)		0,08	1,81	
Schwalbach (Allemagne).	Stahlbrunnen.	0,08	1,74	Bicarbon. de chaux et de magnésie: 0gr,90.
Szliacs (Autriche)	Josephsquelle.	0,08	2,30	
Le Pestrin (Ardèche)	S^{ce} Pauline.	0,07	1,86	
Pyrmont (Allemagne)	Hauptschquelle.	0,07	1,53	
Asperjoc (Ardèche)	Reine-du-Fer.	0,05	1,03	
Recoaro (Italie)		0,05	1,45	Sulf. de chaux : 1gr,24; carbonate de chaux: 0gr,72.
Saint-Moritz (Suisse)	Paracelsusquelle.	0,03	2,54	Bicarb. de chaux : 1gr.

2° Carbonatées, crénatées et sulfatées non gazeuses.

STATIONS	SOURCES	SEL FERREUX	ÉLÉMENTS PARTICULIERS
Auteuil (Seine).........	See Madeleine n° 1.	0,22 sulfate.	
Rennes (Aude).........		0,15 sulfate.	
Brucourt (Calvados)....		0,14 carbonate	Sulfate et carbonate de chaux.
Sentein (Ariège).........	See du Pradeau.	0,12 carbonate	
Provins (S.-et-Marne)...		0,11 carbonate	
Château-Gontier (May.).		0,10 carbon. et crénate.	
Forges (Seine-Infér.)....	See Cardinale.	0,10 crénate	Correspondt à 0ᵍʳ,18 de bicarbonate de Fe.
La Bauche (Savoie).....	See de la Plateforme.	0,08 carbonate	
Casteljaloux (Lot-et-Garonne)		0,05 carbon. et crénate.	
Saint-Bertrand de Comminges (Hᵗᵉ-Garonne).	See Laval.	0,05 carbonate	
Charbonnières (Rhône)..		0,04 carbonate	
Passy (Seine).........		0,04 sulfate.	
Le Moudang (Hautes-Pyrénées)		0,03 sulfate.	
Cours (Gironde)......	See de la Rode.	0,03 carbonate	

Le fer introduit dans l'organisme se transforme, dans l'estomac, en oxyde de fer, puis en chlorure et en albuminate, forme sous laquelle on admet généralement qu'il passe dans le sang.

La partie non absorbée s'échappe par l'intestin et colore les selles en noir ; celle qui est résorbée dans l'intestin grêle est, elle aussi, excrétée par le gros intestin, après être passée dans le sang. On ne sait pas comment le fer se comporte vis-à-vis de l'hémoglobine, dont on ne connaît d'ailleurs pas d'une manière absolue le mode de formation.

Le rôle hématogène des sels de fer doit être envisagé comme un rôle accélérateur des oxydations. SCHADE, se basant sur le pouvoir catalytique de ce métal, pense que le fer supplée l'hémoglobine quand celle-ci vient à manquer : l'hémoglobine agit, en effet, dans le sang comme une oxydase, en raison de la force catalytique qui lui permet d'opérer le transport de l'oxygène, et c'est probablement le fer de l'hémoglobine qui est le véhicule de cette action accélératrice des oxydations. Que l'hémoglobine diminue et que le sang soit, de ce fait, en partie privé de cette oxydase, les oxydations sont ralenties, à moins qu'une autre substance, douée d'une action analogue, vienne remplir le même rôle : cette substance est le fer.

Quelle que soit la valeur de cette hypothèse, il est un fait démontré, c'est que les sels de fer inorganiques sont résorbés aussi bien que les sels organiques, et qu'ils rendent les mêmes services dans le traitement de la chlorose.

Les eaux ferrugineuses ont sur les préparations pharmaceutiques le grand avantage de pouvoir être employées sans provoquer de fatigue de l'estomac, ni d'intolérance, et les observations sont nombreuses de malades que les préparations galéniques n'avaient pu guérir et qu'une dose même minime d'eau ferrugineuse a amélioré rapidement.

Les eaux martiales exercent sur la circulation une action sédative bien établie ; elles relèvent l'appétit, facilitent la digestion, reconstituent le sang (action hémoplastique) et remontent le système nerveux, en régularisant le fonctionnement (action névrosthénique).

D'où les indications thérapeutiques suivantes : tous les états d'affaiblissement liés à un trouble de l'hémopoïèse, ou à une spoliation sanguine, la chlorose, l'anémie, la débilité des enfants et des jeunes sujets ; tous les états nerveux causés ou entretenus par l'affaiblissement, en particulier la neurasthénie ; les dyspepsies dépendant d'une atonie des voies digestives, par faiblesse générale ; les troubles fonctionnels de l'utérus liés à l'anémie et entretenus par l'affaiblissement.

ARTICLE III

EAUX MIXTES OU DICHRÉMATIQUES

Dans ces eaux, deux éléments principaux juxtaposent leur action prépondérante : le chlore et le soufre, ce dernier tantôt sous forme de sulfure, tantôt sous forme de sulfate ; le chlore et l'acide carbonique unis aux bases alcalines ou terreuses ; le soufre et l'acide carbonique unis aux mêmes bases ; le soufre et l'arsenic ; le fer et l'arsenic ; le fer et le cuivre.

§ 1. — EAUX CHLORURÉES CARBO-GAZEUSES

On ne sépare généralement pas les eaux chlorurées sodiques carbo-gazeuses des autres eaux salées ; cette manière de procéder a l'inconvénient de laisser dans l'esprit une confusion entre les sources qui ne contiennent pas d'acide carbonique, et celles qui en renferment une certaine quantité. Aussi fidèle à notre méthode mnémotechnique avons-nous cru devoir faire figurer ce groupe en tête des eaux mixtes.

Peu nombreuses en France, et ne contenant qu'une quantité modérée de CO^2, elles constituent en Allemagne un ensemble important de sources dont certaines contiennent une grande proportion de ce gaz. Le tableau suivant le montrera clairement :

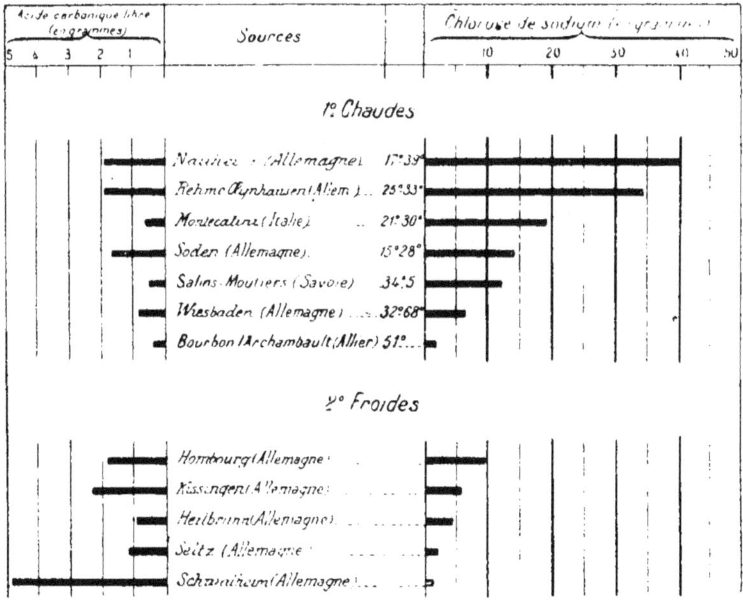

Fig. 72.

Principales sources chlorurées carbo-gazeuses.

(La teneur de Schwalheim en CO^2 doit être ramenée à 3gr,25 par litre.)

Ces eaux, on le voit, sont, les unes, chaudes, les autres, froides elles ne contiennent qu'une proportion souvent faible de chlorure de sodium ; les plus riches en acide carbonique sont Schwalheim (3^{gr},25) et Kissingen (2^{gr},40). Certaines contiennent des bicarbonates et des sulfates de chaux, des sulfates de soude ou de magnésie.

La présence de ce dernier élément a une certaine importance, car il diminue la sécrétion gastrique qu'excitait au contraire l'acide carbonique et le chlorure de sodium. Aussi est-il indiqué, si l'on veut obtenir une action sécrétoire énergique sur l'estomac, d'employer les eaux les plus riches en acide carbonique et les plus pures en chlorures, Hombourg, par exemple, tandis qu'on évitera Kissingen.

Les chlorurées sodiques carbo-gazeuses sont, en effet, d'un usage courant en boisson. Théoriquement elles paraissent devoir plutôt convenir aux cas où il existe une diminution de la sécrétion gastrique, à l'hypoacidité, et Hombourg est particulièrement conseillé dans ce cas ; mais l'expérience a montré que ces eaux se montrent également favorables dans les degrés légers de l'hyperacidité ; elles conviennent très bien également aux dyspepsies nerveuses. Lorsque l'estomac est affaibli dans sa motilité, est atone et débilité, il est plus logique d'utiliser les eaux hypotoniques comme Wiesbaden et Kissingen que les eaux hypertoniques comme Hombourg ou Soden, les premières restant moins longtemps dans la cavité gastrique.

A l'extérieur, leurs indications sont celles de toutes les chlorurées sodiques ; certaines trouvent des indications spéciales dans l'emploi des bains carbo-gazeux, notamment Nauheim qui s'est fait une réputation considérable dans le traitement des affections du cœur.

L'emploi des inhalations dans quelques stations leur a valu d'être utilisées avec succès pour le traitement des catarrhes des voies respiratoires.

§ 2. — CHLORURÉES SULFURÉES

1º Composition chimique. — Ce groupe comprend des eaux qui, à côté de l'élément sulfureux, possèdent une quantité de chlorure de sodium assez grande pour jouer un rôle important dans leur action et légitimer leur séparation en un groupe spécial.

En France, cette catégorie de sources est représentée par plusieurs stations, dont une très importante, *Uriage*, les autres étant *Gréoux, Digne, Tercis*. L'Algérie possède une station analogue à Uriage : *Hammam-Salahine* dont l'établissement est fort bien aménagé et de plus en plus fréquenté. A l'étranger, on trouve des eaux chlorurées sulfurées : à *Aix-la-Chapelle* en Allemagne, à *Porretta* en Italie, à *Herculesbad* ou *Herculesfürdo* près de Méhadia en Hongrie, à *Harrogate* en Angleterre, à *Lostorf* en Suisse.

TABLEAU DES PRINCIPALES EAUX CHLORURÉES SULFURÉES.

STATIONS	Température.	H_2S	Na Cl.
Stations françaises.			
Uriage (Isère)	27	0,01	6,10
Gréoux (Basses-Alpes)	37	0,002	2
Digne (Basses-Alpes)	43	0,0005	2,50
Tercis (Landes)	37,5	0,003	2,15
Hammam-Salahine (Algérie)	45	0,006	6,40
Stations étrangères.			
Aix-la-Chapelle (Allemagne)	55	0,008	2,60
Porretta (Italie)	35	0,001	8,20
Herculesbad (Hongrie)	55	0,07	4
Harrogate (Angleterre)	Froide	0,07	9,50
Lostorf (Suisse)	Froide	0,09	3

Quelques-unes de ces sources présentent des particularités à noter : Uriage possède un chiffre assez élevé de sulfates (3 grammes) et une petite quantité d'arséniate de soude (0gr,0004) ; les sources de Porretta sont très intéressantes par leur teneur en iodure de sodium (0gr,08) et en bromure de sodium (0gr,10) et par la présence de carbure d'hydrogène inflammable.

Certaines analyses récentes expriment le soufre de l'eau d'Aix-la-Chapelle en sulfure de sodium (*Kaiserquelle*, $0^{gr},01$ par litre).

À ce groupe se rattache la source de *Dolaincourt* (Vosges) très curieuse à la fois par sa minéralisation et la région où elle se trouve ; elle renferme $0^{gr},06$ de sulfure de sodium, $1^{gr},25$ de chlorure de sodium, $0^{gr},78$ de bicarbonate de soude. Cette eau, dont la température est de $9°,5$, débite environ 6 mètres cubes par jour ; elle est d'une grande fixité. On y a trouvé de l'arsenic à l'état de traces.

2° Action physiologique. — L'action physiologique des eaux chlorurées sulfurées doit évidemment tenir de celle des deux éléments qui prédominent dans leur constitution. A l'intérieur elles stimulent la muqueuse digestive et déterminent une activité plus grande des fonctions gastro-intestinales ; si la dose ingérée est élevée (3 à 6 verres en moyenne), elles purgent sans donner en général de coliques. Leur action sur les reins se traduit par une diurèse assez abondante, par une élimination notable d'acide urique et d'urates, par une augmentation du taux de l'acide sulfurique urinaire. Elles activent les fonctions de la peau et provoquent des sueurs souvent abondantes qui favorisent l'expulsion des déchets de l'organisme.

De son côté, le traitement externe a des effets toniques qui se traduisent par un relèvement rapide de l'organisme déprimé, de telle sorte, qu'en définitive, ces eaux sont reconstituantes comme les eaux chlorurées et, de plus, par leur soufre elles s'appliquent spécialement à la diathèse herpétique et aux divers catarrhes, ainsi qu'aux affections chirurgicales, aux rhumatismes, à la syphilis.

3° Indications et contre-indications. — Les applications thérapeutiques de ces eaux sont donc très importantes : il suffira de citer en premier lieu toutes les affections ayant pour origine le lymphatisme et la scrofule ; puis les maladies de la peau, surtout lorsqu'elles évoluent sur un terrain strumeux ; les rhumatismes chroniques ; les catarrhes des voies respiratoires et des organes génito-urinaires. On traite enfin beaucoup de syphilitiques à Aix-la-Chapelle ; mais, dans ce cas, l'action de l'eau n'est qu'adjuvante du traitement spécifique qu'elle aide à supporter. Enfin certaines stations de l'étranger, Herculesbad, Porretta, paraissent agir comme eaux purgatives et, à ce titre, rendent des services dans les cas d'engorgement du foie et de la rate, de pléthore abdominale, d'hémorroïdes.

Les contre-indications de ces eaux sont fournies par leur caractère stimulant ; elles devront être évitées chez les tuberculeux pulmonaires, chez les cardiaques, sauf dans certains cas d'endocardite rhumatismale, chez les hépatiques, chez les sujets à tempérament sanguin et pléthorique, prédisposés aux accidents dus à l'exagération de leur constitution (congestions, fluxions actives, etc.).

§ 3. — CHLORURÉES SULFATÉES

1º Composition chimique. — Les eaux qui contiennent les divers chlorures, sodium, magnésium, associés à des sulfates de chaux et de soude, constituent un groupe représenté en France par les stations de *Brides* et *Saint-Gervais* en Savoie, de *Pouillon* dans les Landes, de *Santenay* dans la Côte-d'Or, et à l'étranger par les stations de *Baden* en Suisse. *Friedrischall* *Mergentheim*, *Grenzach*, en Allemagne, *Alap* en Hongrie, *Cestona* en Espagne, *Cheltenham*, *Leamington* en Angleterre.

TABLEAU DES PRINCIPALES EAUX CHLORURÉES SULFATÉES

STATIONS	Température.	Chlorures.	Sulfates.
Stations françaises.			
Brides (Savoie)	35º	1.85	3,40
Saint-Gervais (Savoie)	39º	1,75	2,80
Pouillon (Landes) Ste Bidas	Froide	6,25	3,30
Santenay (Côte-d'Or)	Froide	5,80	3,20
Stations étrangères.			
Baden (Suisse)	48º	1.65	2,10
Friedrischall (Allemagne)	Froide	11,30	12,75
Cestona (Espagne)	35º	5,55	2,70
Cheltenham (Angleterre)	Froide	5,80	3
Leamington (Angleterre)	Froide	10,50	4

Quelques-unes des sources de ces stations possèdent une petite quantité d'hydrogène sulfuré, notamment la source du *Torrent* à Saint-Gervais, la source de Baden, la source sulfureuse de Cheltenham, celle du même nom de Leamington. L'eau de Santenay est remarquable par sa teneur en lithium, $0^{gr},09$ à $0^{gr},11$ de chlorure de lithium.

2° **Action physiologique.** — D'une façon générale, les

eaux de ce groupe se caractérisent par leurs effets digestifs, purgatifs et diurétiques. Elles excitent la sécrétion des glandes de tout le tube digestif et des organes annexes : glandes salivaires, foie, pancréas ; les expériences de BICKEL et PEWSNER à Friedrischall l'ont montré, et cela se comprend si on met l'action stimulante des chlorures en opposition avec l'action inhibitrice des sulfates ; elles stimulent la motricité, améliorant ainsi les fermentations dues à l'insuffisance de cette motricité ; leur action sur l'intestin, se traduisant par une déplétion du système veineux abdominal, amène à sa suite une diminution de la tension de la veine porte et, par suite, de la congestion du foie ; cette diminution de la tension veineuse se fait sentir dans les veines hémorroïdales, notamment, et amène la disparition des hémorroïdes ; elle se répercute également sur le système utéro-ovarien qui est ainsi décongestionné. Cette stimulation des fonctions gastriques et intestinales accélère l'assimilation des matériaux de la nutrition. L'augmentation de l'azote total et de l'urée le prouve nettement, ainsi que le retour de normale de l'acide phosphorique, la diminution du coefficient de déminéralisation, et de l'acide urique mieux oxydé : l'action laxative s'oppose à la stagnation dans l'intestin des toxines si nombreuses dans les déchets de la digestion et à leur absorption par les vaisseaux lymphatiques et sanguins ; l'action diurétique débarrasse l'économie des toxines des voies digestives, arrivées dans les tissus.

3° **Indications et contre-indications.** — Ainsi s'expli-

quent les indications thérapeutiques des eaux de ce groupe, dont les principales sont : les affections du tube digestif, l'obésité, la pléthore abdominale, les affections du foie, l'impaludisme, la lithiase biliaire, et les états congestifs du petit bassin (hémorroïdes, gynécopathies).

La modification imprimée aux échanges nutritifs fait comprendre l'action de ces eaux dans les diverses manifestations de la diathèse arthritique, en particulier dans ses manifestations cutanées et respiratoires, dans les diverses formes de rhumatisme, dans la goutte, la gravelle, le diabète.

Les propriétés toniques des chlorures, quoique effacées par les autres actions, n'en subsistent pas moins dans une certaine mesure, expliquant les succès obtenus dans la chloro-anémie. le lymphatisme et la scrofule. Certaines de ces stations s'appliquent au traitement de la syphilis, probablement par leurs propriétés éliminatrices ; c'est aussi par les effets de désintoxication et de déplétion sanguine que sont légitimées les applications de plusieurs de ces stations au traitement de certaines lésions de l'appareil circulatoire, et de la présclérose.

Les contre-indications des eaux sulfatées chlorurées sont limitées à celles qui contre-indiquent toute cure thermale, comme les états aigus ou fébriles, les altérations organiques profondes, les cachexies : en effet, les effets de ces eaux, laxatifs, diurétiques, dépuratifs, se produisent toujours avec douceur, sans excitation et sans réactions vives.

§ 4. — CHLORURÉES-BICARBONATÉES

1° Composition chimique. — Dans ces eaux, le chlorure de sodium et le bicarbonate de soude se montrent en proportions telles que leur action se juxtapose ; quelquefois, au chlorure de sodium, s'ajoute le chlorure de magnésium à dose importante (Châtel-Guyon). A côté de ces éléments principaux, on trouve dans ces eaux des sulfates, du fer ($0^{gr},02$ à $0^{gr},07$ de bicarbonate ferreux) et souvent de l'arsenic (1 à 2 milligrammes et demi). L'acide carbonique libre y est toujours contenu à doses élevées. Elles sont tantôt chaudes, tantôt froides.

2º Situation. — Les stations françaises de ce groupe se trouvent toutes dans le Massif central : ce sont *Royat*, *Saint-Nectaire*, *Châtel-Guyon*, *Vic-le-Comte* dans le Puy-de-Dôme.

A l'étranger, on peut citer parmi les plus importantes stations de ce groupe, *Ems*, *Selz* ou *Selters* en Allemagne; *Gleichenberg* en Autriche, *Slanic* en Moldavie, *Ischia* en Italie, *Essentouki* dans le Caucase.

TABLEAU DES PRINCIPALES EAUX CHLORURÉES BICARBONATÉES

STATIONS	Température.	Bicarbonates.	Chlorures.	CO_2 libre.
Stations françaises.				
Royat (P.-de-D.), S^{ce} Eugénie	34º,2	2,70	1,70	1,40
Royat (P.-de-D.), S^{ce} César	28º,5	1,55	0,65	1,80
St-Nectaire (P.-de-D.), S^{ce} Mont-Cornadore	37º,5	3,65	2,15	0,70
St-Nectaire (P.-de-D.), S^{ce} du Parc .	21º,3	3,90	2,60	1,40
St-Nectaire (P.-de-D.), S^{ce} du Gros-Bouillon	35º,5	3,90	2,50	0,65
Vic-le-Comte (P.-de-D.)	34º	4,50	2,25	1
Châtel-Guyon (P.-de-D.), S^{ce} Deval.	32º,5	2,90	3,30	1,05
Stations étrangères.				
Selters ou Selz (Allemagne)	Froide	2	2,30	2,40
Ems (Allemagne), Kranchenbrunnen....................	29º,5	2,40	1	1
Ems (Allemagne). Neuequelle	47º,5	2,50	0,90	0,85
Gleichenberg (Autriche), Constantinzquelle	Froide	3,50	1,80	2,30
Ischia (Italie), S^{ce} Gurgitello	60º	1,75	2,70	1,60
Slanic (Moldavie), S^{ce} nº 1		2,30	4,50	
— S^{ce} nº 2		4,20	9,70	
— S^{ce} nº 3		6,90	13,20	
Essentouki (Caucase), S^{ce} nº 17	Froide	6,80	3,75	

3º Division. — On a voulu établir deux divisions, suivant que les effets des chlorures ou des alcalins paraissaient dominer, et on a quelquefois distingué des bicarbonatées-chlorurées et des chlorurées-bicarbonatées ; cette division est inutile, car il

est difficile d'apprécier exactement le rôle respectif des divers
éléments, qui forment un ensemble donnant à chaque station
une physionomie particulière et des applications thérapeutiques un peu spéciales.

4º Action physiologique. — D'une façon générale, ces
eaux augmentent la sécrétion du suc gastrique ; l'action de
l'acide carbonique contribue dans une certaine mesure à provoquer cette augmentation ; la sécrétion du suc pancréatique
est augmentée à Selters (PEWSNER) ; elle est diminuée à Essentouki, plus pauvre en CO_2 (BECKE).

L'action diurétique des eaux bicarbonatées-chlorurées est
d'autant plus marquée que ces eaux renferment plus de chlorure
de sodium et sont plus riches en acide carbonique. Elles possèdent une action anticatarrhale, surtout marquée dans les
catarrhes des voies respiratoires : les stations qui, comme
Royat, Ems, Gleichenberg, possèdent, parmi leurs indications
principales, le traitement des inflammations catarrhales du
larynx, de la trachée et des bronches, appliquent à ce traitement, en même temps que la cure de boisson, des inhalations
et des gargarismes ; il devient difficile de déterminer la part
qui revient au *lavage des muqueuses* (CLAR) et à l'entraînement mécanique des sécrétions adhérentes, ou à une action directe, modificatrice sur la muqueuse enflammée. Il est toutefois probable que la nature de l'eau est importante, puisqu'avec
de l'eau chaude utilisée de la même façon, on ne peut obtenir
le même résultat.

Lorsque le chlorure de magnésium se rencontre à dose élevée
(Châtel-Guyon), il communique aux eaux qui le renferment
des propriétés spéciales. En effet, ce sel exerce son action sur
la fibre musculaire lisse dont il réveille et tonifie l'élasticité et
la contractilité ; il augmente donc les mouvements péristaltiques normaux des réservoirs et canaux dont cette fibre est
l'indispensable moteur : estomac, vaisseaux hépatiques, vési-
cules et canaux biliaires, tube intestinal ; son action excito-
sécrétoire énergique exalte la fonction glandulaire dans toute
l'étendue du tube digestif.

5° Indications thérapeutiques. — Ces eaux, on le voit, agissent sur le tube digestif et ses annexes ; elles modifient les catarrhes chroniques de l'estomac et de l'intestin, sont principalement indiquées dans les états qui s'accompagnent d'hypopepsie, avec anémie et mauvaise nutrition, car le chlorure de sodium favorise la formation du suc gastrique. On recherchera dans ces cas celles dont la teneur en chlorure est la plus élevée proportionnellement aux bicarbonates. Pour BOAS, elles exercent une influence favorable sur les gastrites secondaires et surtout sur les atonies.

Leurs propriétés anticatarrhales font rentrer, dans les indications de ces eaux, les affections des voies respiratoires, telles que les laryngites et bronchites chroniques, l'asthme, la tuberculose pulmonaire au début, quand il n'y a ni congestion ni hypérémie.

Leur action stimulante de la nutrition montre les résultats favorables qu'on peut en attendre dans les diverses formes de l'arthritisme, rhumatisme, goutte, obésité, diabète, dermatoses, en particulier chez les sujets anémiés et fatigués.

Les propriétés diurétiques et antitoxiques de ces eaux expliquent l'action favorable de certaines d'entre elles, dans les diverses affections rénales, dans certaines albuminuries, dans certaines affections du cœur et des vaisseaux, dans l'artériosclérose au début. A ces propriétés s'ajoutent, dans ces derniers cas, les effets spéciaux des bains carbo-gazeux sur la circulation. Les effets du chlorure de sodium permettent de comprendre encore l'action de ce groupe d'eaux dans la résorption des divers exsudats, plèvre, péritoine, petit bassin chez la femme. Enfin, l'amélioration qu'elles exercent sur l'assimilation défectueuse indique qu'elles conviennent essentiellement aux lymphatiques, aux scrofuleux et à certains anémiques.

§ 5. — BICARBONATÉES-SULFURÉES

Ce groupe comprend les sources qui en même temps que des carbonates et une quantité notable d'acide carbonique libre possèdent des sulfures et de l'hydrogène sulfuré à dose importante.

A Tivoli, non loin de Rome, sont les *Acque Albule* qui naissent dans un double lac cratériforme et se jettent dans l'Arno après avoir alimenté les piscines et les baignoires de l'établissement. Ces eaux, dont le débit est énorme (près d'un million de mètres cubes en 24 heures, LABAT), dont la température est de 24-25°, répandent à 2 ou 3 kilomètres une odeur sulfureuse forte et pénétrante ; elles blanchissent et font blanchir la rivière et dégagent de nombreuses bulles gazeuses. Le résidu sec est de 2^{gr},50 composé surtout de carbonates et de sulfates ; il y a près d'un gramme d'acide carbonique libre, 0^{gr},08 d'hydrogène sulfuré, 0^{gr},02 de sulfure de calcium.

Les bains de *Telèse*, à deux heures de Naples, sont alimentés par des eaux similaires, venant de véritables lacs qui rappellent ceux d'Acque Albule, et qui sont aussi très abondantes. Leur température est de 20° ; la minéralisation de 2 grammes environ, composée essentiellement de carbonates alcalins et terreux ; il y a 0^{gr},02 à 0^{gr},03 d'hydrogène sulfuré et une forte quantité de CO^2 libre.

Ces eaux, comme le fait pressentir leur minéralisation, s'appliquent, d'une part au lymphatisme et à la scrofule ainsi qu'aux dermatoses et aux affections cararrhales des muqueuses, d'autre part à certains troubles gastro-intestinaux et urinaires, aux hémorroïdes, aux affections utérines.

§ 6. — SULFURÉES-ARSENICALES

Ici encore, les indications générales se réduisent à celles des stations qui renferment à la fois le soufre et l'arsenic en proportion telle que l'action de ces deux éléments s'exerce parallèlement. Ces stations sont loin d'être nombreuses. En France, il n'y a guère que *Saint-Honoré* qui puisse être rangé sous cette rubrique avec ses 0^{gr},003 de sulfures alcalins, ses 0^{gr},002 d'arseniate de soude et ses 0^{gr},10 d'hydrogène sulfuré libre.

Dans cette eau, l'hydrogène sulfuré et les sulfures sont à l'état de division extrême, par conséquent éminemment absorbables, notamment par les voies respiratoires. L'arsenic augmente l'élimination de l'urée et diminue celle des chlorures ; il détermine l'augmentation rapide du poids du corps et de la vigueur musculaire ; dans l'eau minérale, il n'amène jamais d'intolérance, au contraire il calme les douleurs gastralgiques et facilite la digestion en excitant la fonction eupeptique. A Saint-Honoré, la faim est toujours avivée et il est facile d'y faire de la suralimentation, dans les cas de dénutrition accentuée.

Les eaux de Saint-Honoré s'adressent avant tout aux organismes affaiblis, torpides, lymphatiques, aux cachexies et à la misère physiologique. Par leur soufre et leur arsenic, elles sont indiquées dans les affections des voies respiratoires et de la peau; par ces mêmes éléments, joints à la thermalité, elles trouvent leur emploi dans l'arthritisme, le lymphatisme, la scrofule, la chloro-anémie, et, par les procédés balnéo-thérapiques, dans les gynécopathies.

Elles sont particulièrement favorables chez les enfants atteints d'adénopathie trachéo-bronchique, d'asthme, chez les prédisposés à la tuberculose, chez les convalescents de maladies à complications broncho-pulmonaires.

Dans la tuberculose pulmonaire, la cure de Saint-Honoré modifie les sécrétions bronchiques, les congestions pérituberculeuses et tend à modifier le terrain ; elle n'occasionne pas de poussées congestives ni d'hémoptysies, mais elle ne peut être utile que si l'organisme résiste à l'invasion bacillaire, si les lésions sont localisées et ne s'étendent que lentement.

Les contre-indications de Saint-Honoré sont les affections du cœur, l'artério-sclérose, les maladies du foie, de la vessie et des reins.

§ 7. — FERRO-ARSENICALES

Le fer et l'arsenic se trouvent réunis dans quelques eaux dont les principales sont : en France, les sources *Dominique* et

Saint-Louis de Vals; en Autriche, les sources de Levico et de Roncegno, dans le Tyrol; en Italie, la source *Civillina* de Recoaro.

La *Dominique* de Vals est minéralisée par 0^{gr},00083 d'arsenic métallique, ou 0^{gr},0034 d'arséniate de soude cristallisé, et par près de 0^{gr},03 de bicarbonate ferreux. D'après une analyse de M. Bonjean, le fer et l'arsenic seraient contenus, à la dose de 0^{gr},02 par litre, d'*un composé organo-métallique de fer-arsenic*, c'est-à-dire sous une forme particulièrement assimilable.

Les deux sources froides de Levico, dites *Eau faible* et *Eau forte*, contiennent respectivement 0^{gr},40 et 4^{gr},60 de sulfate de fer, avec des traces d'arsenic pour la première, et pour la seconde 0^{gr},0045 d'arsenic métallique ou 0^{gr},018 d'arséniate de soude cristallisé. L'eau forte contient, en outre, 1^{gr},66 d'acide sulfurique libre.

La source de Roncegno, froide également, renferme 3^{gr},10 de sulfate de fer, et 0^{gr},032 d'arsenic, soit 0^{gr},13 d'arséniate de soude cristallisé.

La source *Civillina* ou *Catulliana*, à deux heures de marche de Recoaro, très acide, très styptique, contient plus de 3 grammes de sulfate de fer, plus de 3 grammes de sulfates terreux, et 0^{gr},0023 d'arsenic ou 0^{gr},009 d'arséniate de soude cristallisé.

L'eau de la *Dominique* de Vals peut facilement être bue telle qu'elle arrive du griffon, mais la forte minéralisation des autres sources fait immédiatement penser que leur emploi interne doit être modéré, réduit souvent à quelques cuillerées ; les bains eux-mêmes sont plus ou moins dilués. A Vals, on appelle bain de *Dominique* ou bain rouge, un bain alcalin où l'on ajoute, en proportion facultative, des boues de la source Dominique. Ces boues contiennent pour 100 parties, 0^{gr},05 d'arsenic et 69 grammes d'oxyde de fer. On ajoute généralement 400 à 500 grammes de boue à un bain qui devient essentiellement tonique en même temps que sédatif.

Les eaux de ce groupe sont bien supportées par l'estomac ; elles ont une action tonique et reconstituante qui les rend précieuses dans l'anémie, la chloro-anémie rebelle, les névroses, les affections paludéennes, les dystrophies, les dermatoses, les rhumatismes, les inflammations utéro-ovariennes.

§ 8. — EAUX FERRO-CUIVREUSES

Ce groupe est représenté, en France, par deux stations dont l'une est à peine connue, *Trébas* dans le Tarn, et dont l'autre, *Saint-Christau* dans les Basses-Pyrénées, ne possède pas la notoriété qu'elle serait en droit d'avoir.

La minéralisation de ces eaux est très minime, et elles ont été souvent rangées parmi les oligométalliques ; il semble toutefois qu'elles doivent être classées à part, en raison de leurs propriétés thérapeutiques spéciales, dues peut-être à la présence du cuivre qui, à Trébas, atteint $0^{gr},004$ sous forme de carbonate, et à Saint-Christau $0^{gr},0005$ également sous forme de carbonate, et du fer que l'on trouve à la dose de $0^{gr},001$ à $0^{gr},003$ par litre.

Longtemps mises en doute, les propriétés des eaux si faiblement minéralisées s'expliquent par l'état spécial dans lequel se trouvent les éléments minéralisateurs. Le cuivre, en particulier, a la propriété d'agir à doses infinitésimales sur certains éléments organisés, en raison de la faculté qu'il possède de se fixer d'une façon élective et de s'accumuler sur certains éléments cellulaires. Les solutions de sulfate de cuivre au millionième et au dix-millionème sont toxiques pour certains organismes élémentaires (BOKORNI). Peut-on en déduire que les eaux qui contiennent ce corps en solution exercent une action microbicide, dans les dermatoses, par exemple? Il est difficile de le dire ; mais, ce qu'on peut constater, c'est que le cuivre constitue, dans les dermatoses, un agent thérapeutique d'une grande puissance, quelle que soit l'explication que l'on puisse fournir de son action, que l'on invoque des effets microbicides, ou une action topique spéciale sur l'innervation des tissus malades.

Aussi ces eaux ont-elles, comme spécialisation thérapeutique, les inflammations de la peau et des muqueuses en connexion avec le revêtement cutané. Les succès de Saint-Christau dans les leucoplasies bucco-linguales et vulvo-vaginales, dans les glossites, les blépharo-conjonctivites chroniques, les affections eczématiformes et surtout les séborrhées, ne se comptent plus. En même temps, l'action interne modifie les états constitutionnels comme la goutte et le rhumatisme, le lymphatisme et l'anémie.

ARTICLE IV

EAUX COMPLEXES OU POLYCHRÉMATIQUES

L'action de ces eaux est essentiellement due à plusieurs éléments dominant dans leur minéralisation, et elles tirent des caractères particuliers de cette association thérapeutique.

§ 1. — BICARBONATÉES-SULFATÉES CHLORURÉES

1° Situation. — Dans certaines eaux, trois acides se combinent à la soude sous forme de bicarbonates, de chlorures et de sulfates. Ce groupe n'est que peu représenté en France; on ne peut, en effet, signaler que *Jenzat* (Allier) dont la minéralisation est très faible, *Vaux* (Allier) et surtout *Ydes-Saignes* (Cantal), eau très remarquable, malheureusement de faible débit; à l'étranger, au contraire, on trouve les stations célèbres de *Carlsbad, Marienbad* et *Franzensbad* en Bohême, d'*Elster* en Saxe, de *Tarasp-Schuls* en Suisse.

STATIONS	Température.	Bicarbonates.	Chlorures.	Sulfates.	CO_2 libre.
Jenzat (Allier)	Froide	0,75	0,30	0,45	0,05
Vaux (Allier)	—	4,60	0,55	1,90	
Ydes-Saignes (Cantal)	—	2,90	8,80	10	1,77
Carlsbad (Bohême)	73°	1,75	1	2,40	1
Marienbad (Bohême)	Froide	1,65	1,70	4,95	1
Franzensbad (Bohême)	—	9,90	1,20	3,10	2,50
Elster (Saxe)	—	1,20	1,90	2,90	2,70
Tarasp-Schuls (Suisse), Luciusquelle	—	6,10	3,80	2,55	2
Tarasp-Schuls (Suisse), Bonifaciusquelle	—	4,92	2,88	1,85	1,70

2° Composition. — Les eaux bicarbonatées-chlorurées-sulfatées sont, on le voit, généralement très gazeuses ; elles sont claires, limpides ; la plupart sont froides, comme on peut le voir en examinant le tableau précédent; seule, la station de Carlsbad possède des sources très chaudes et en même temps très abondantes.

Leurs trois composants principaux, leur acide carbonique libre, et leurs autres principes secondaires font de ces eaux les plus complexes qui existent.

3° Action physiologique. — On connaît déjà l'action du chlorure de sodium, du bicarbonate de soude et de l'acide carbonique, nous nous bornerons à dire quelques mots de celles du sulfate de soude. Ce sel diminue la sécrétion du suc gastrique ainsi que son pouvoir digestif des albuminoïdes (BICKEL, HEINSHEIMER), de telle sorte qu'avec le bicarbonate de soude, ces eaux contiendraient deux facteurs d'arrêt de la sécrétion du suc gastrique. Pourtant à Carlsbad, on observe plutôt de l'augmentation, due probablement au chlorure de sodium, au bicarbonate de chaux et à l'acide carbonique libre, excitateurs de la sécrétion gastrique.

L'action des diverses eaux du groupe doit être, à ce point de vue, un peu différente suivant la prédominance des principes excitateurs ou inhibiteurs.

Le sulfate de soude a, sur l'intestin, une action purgative d'autant plus marquée que la dose est plus élevée ; on ne sait pas encore exactement à l'heure actuelle quelle action il a sur la sécrétion biliaire. On n'est pas fixé non plus, d'une façon définitive, sur les effets qu'il produit sur la nutrition ; on paraît vouloir admettre plutôt une diminution du métabolisme.

L'action des eaux bicarbonatées-chlorurées-sulfatées, paraît en définitive être la suivante : neutralisation de l'acide en excès du suc gastrique, effets insignifiants sur la sécrétion, à Carlsbad tout au moins ; excrétion du suc pancréatique faiblement accusée, à Carlsbad ; action sur les fonctions intestinales et la diurèse variable, suivant la température, la quantité de matières fixes et la proportion d'acide carbonique libre ; effets dissolvants de l'acide urique ; diminution légère probable du métabolisme des albuminoïdes ; accroissement de la décomposition des graisses.

4° Indications et contre-indications. — Les indications thérapeutiques des eaux de ce groupe découlent de leur action sur le tube digestif, de leurs propriétés purgatives et diurétiques.

Elles sont utiles dans les cas de constipation chronique, de pléthore abdominale, d'hémorrhoïdes, d'affections des organes pelviens chez la femme, surtout quand ces troubles se présentent chez des obèses ou des gros mangeurs.

Elles rendent également des services dans les catarrhes gastriques et intestinaux, dans l'ictère catarrhal, la lithiase biliaire, la congestion du foie, dans la gravelle urique, certaines formes de goutte et de diabète chez les sujets obèses.

L'obésité elle-même est justiciable de traitement, en particulier la surcharge graisseuse du cœur. L'hypertrophie de la rate, consécutive au paludisme, est modifiée favorablement.

Les contre-indications sont : la tendance à la congestion et l'apoplexie, les affections cardiaques, le foie cardiaque, l'artério-sclérose, la faiblesse et l'amaigrissement.

§ 2. — BICARBONATÉES-CHLORURÉES ARSENICALES

1° Situation. —Les stations de *La Bourboule* et de *Vic-sur-Cère* sont à peu près les seules qui renferment les trois éléments constituant cette catégorie ; voici, en effet, la minéralisation des deux sources principales de La Bourboule et de celle de Vic-sur-Cère :

	LA BOURBOULE		VIC-sur-CÈRE
	Source Choussy-Perrière.	Source Croizat.	
Arséniate de soude cristallisé	0,028	0,027	0,012
Bicarbonate de soude ...	2,89	1,87	1,86
— de chaux ..	0,19	0,63	0,66
Chlorure de sodium.....	2,84	5,63	1,23
— de potassium ..	0,16		
Sulfate de soude	0,20	0,41	0,86
Peroxyde de fer.........	0,002		0,05 (bicarb. ferreux)

On verra, en jetant les yeux sur ce tableau, que l'on ne peut pas simplement appeler ces eaux, comme on le fait souvent, des eaux arsenicales, parce que les autres éléments jouent certainement dans leur action un rôle important. Il est d'ailleurs, bien difficile d'établir une classe d'eaux arsenicales, comme certains auteurs ont voulu le faire, parce que toutes les eaux qui contiennent de l'arsenic à dose un peu élevée renferment également d'autres éléments, dont l'action n'est pas négligeable et doit être mise en évidence à côté de celle de l'arsenic.

C'est pourquoi nous avons établi une groupe d'eaux ferro-arsenicales pour Roncegno et Levico, la *Dominique* de Vals, la *Civillina* de Recoaro ; c'est pourquoi nous disons que les eaux de La Bourboule et de Vic-sur-Cère sont arsenicales en même temps que bicarbonatées et chlorurées.

L'arsenic existe dans un très grand nombre d'eaux minérales ; celles qui en renferment le plus sont :

	Arsenic (As).	Arséniate de soude cristallisé. ($AsO^4Na^2H + 7H^2O$)
Roncegno (Tyrol)	0,0322	0,133
Bad-Durkheim (Allemagne), Maxquelle.	0,0134	0,055
La Bourboule (P.-de-D.), S^{ce} Choussy-Perrière	0,0067	0,028
La Bourboule (P.-de-D.), S^{ce} Croizat ..	0,0061	0,027
Levico (Tyrol), Eau forte	0,0045	0,018
Szrebenika (Bosnie), Guberquelle	0,0045	0,018
La Bourboule (P.-de-D.), S^{ce} Clémence .	0,0032	0,013
Vic-sur-Cère (Cantal)	0,0030	0,012
Val-Sinestra (Suisse)	0,0028	0,011
Recoaro (Italie), S^{ce} Civillina	0,0023	0,009
La Bourboule (P.-de-D.), S^{ce} Fenestre II.	0,0021	0,008
La Bourboule (P.-de-D.), S^{ce} Fenestre I..	0,0018	0,007

Ces eaux sont celles qui pourraient constituer un groupe d'eaux arsenicales. A titre de renseignement, nous dirons que 1 litre d'eau de la Bourboule (Choussy-Perrière) correspond à XXXI gouttes de la liqueur de Fowler (nouveau Codex).

Les sources françaises contenant de l'arsenic à doses moindres sont, par ordre décroissant : Saint-Nectaire, Vals-Dominique, Royat, Châtel-Guyon, Bussang, Vichy, le Mont-Dore, Salins-Moutiers, Brides, Aulus, Luxeuil, Chaudesaigues,

Bourbon-Lancy, Saint-Honoré, Uriage, Plombières, Bagnères-de-Bigorre.

2° Action physiologique de l'arsenic. — Absorbé par les voies digestives, l'arsenic est pris par les lymphatiques et le système veineux portal, d'où il arrive au foie qui l'emmagasine. De là, il va dans la grande circulation, déterminant des phénomènes de sédation et de diminution de l'hématose ; puis il se rend dans quelques organes qui le contiennent à l'état normal : glande thyroïde, peau et annexes. Là, avant de s'éliminer, il imprime une activité très grande à la vitalité générale de l'individu, dont la santé est incompatible avec sa disparition totale.

Ses effets physiologiques sont : le ralentissement de la décomposition des tissus, la modération des combustions, et particulièrement celle de la graisse, la diminution du nombre des globules rouges sans que la richesse du sang en hémoglobine soit diminuée. Pour certains auteurs, il paralyse les parois musculaires des vaisseaux, d'où apport plus considérable du sang à la périphérie ; pour d'autres, il détermine une congestion active des vaisseaux capillaires, due à l'augmentation de leur contractilité, qui rend la circulation capillaire plus active. Il rend la respiration plus facile et le besoin de respirer moins impérieux, phénomène dû à ce que, les combustions étant ralenties, les muscles, en général, et dans le cas particulier, les muscles intercostaux deviennent plus lentement acides et peuvent travailler plus longtemps.

Au point de vue de la nutrition, l'arsenic administré à faible dose augmente l'appétit et facilite la digestion. L'arrêt des combustions entraîne la métamorphose graisseuse des organes, qui finirait par devenir de la dégénérescence, si on augmentait les doses.

D'après VIRATEL [1], les petites doses au-dessous de 14 milligrammes augmentent l'élimination de l'urée et de l'acide phosphorique et diminuent l'élimination du chlorure de sodium ; les

1. VIRATEL, Thèse Bordeaux, 1895.

doses plus élevées, de 14 milligrammes à 1 centigramme, déterminent bientôt de la diminution de l'activité circulatoire, de la diminution dans l'élimination de l'urée, de l'augmentation de l'élimination de l'acide phosphorique et du chlorure de sodium, et par suite des phénomènes de dénutrition.

Si ces fortes doses sont continuées, on voit les émonctoires s'enflammer ; les reins se congestionnent, on a de l'oligurie et même de l'anurie ; le foie s'irrite et produit des sensations de malaise, de plénitude, et de la diarrhée bilieuse ; la peau est le siège d'éruptions variées, les muqueuses sont enflammées.

A doses massives, plus de $0^{gr},05$, des accidents graves apparaissent ; les symptômes précédents s'accentuent, il se produit des phénomènes d'excitation, du délire, ou au contraire de l'engourdissement musculaire, de l'insensibilité, de la paralysie.

3° Indications thérapeutiques. — L'arsenic a été utilisé dans les dyspepsies, puisqu'il est un stimulant de l'appétit, mais il est difficile de préciser quels symptômes digestifs réclament son emploi.

Dans les anémies pernicieuses, son emploi est précieux et bien supérieur au fer; l'anémie résultant de l'infection palustre, la cachexie palustre, sont très influencées par l'arsenic ; il en est de même de l'anémie tuberculeuse et surtout prétuberculeuse. Par contre, il doit être déconseillé dans la chlorose des filles (HAYEM). Les grandes altérations de l'appareil lymphatique ont été attaquées avec avantage par l'arsenic, comme celles du sang.

Parmi les infections, il faut signaler la syphilis qui paraît devoir être combattue, avec succès, par certains dérivés arsenicaux.

Dans le diabète, l'arsenic peut être utile, lorsque l'intestin est normal et l'embonpoint médiocre.

Il est peu de névroses ou de névropathies durables dans lesquelles, à bout de ressources, le médecin n'ait prescrit ce métalloïde, mais il n'est possible de citer des succès bien positifs que dans le traitement de la chorée et de la maladie de Basedow.

On l'emploie encore empiriquement dans le rhumatisme chronique, l'asthme et l'emphysème, et cela avec de bons résultats.

Enfin, c'est dans les affections de la peau, que l'arsenic trouve le plus fréquemment son emploi ; par malheur, l'abus est aussi fréquent que le succès ; il convient surtout dans les dermatoses sèches et squameuses.

4°, Action des eaux bicarbonatées-chlorurées-arsenicales. — Elle est celle de l'arsenic, à laquelle il faut ajouter celle des chlorures et des bicarbonates, sur laquelle nous ne reviendrons pas. Les indications thérapeutiques sont donc à peu près les mêmes. En premier lieu, les *dermatoses*, soit qu'elle se rattachent exclusivement au tempérament arthritique, soit qu'elles reconnaissent une origine bien déterminée (parasitaire, gastro-intestinale, nerveuse), et qu'elles aient alors leur déveoppement favorisé, leur guérison retardée ou leur récidive provoquée par le tempérament arthritique de l'individu.

Les *manifestations respiratoires de l'arthritisme*, asthme, emphysème, catarrhe broncho-pulmonaire, laryngite et pharyngite granuleuses, sont également tributaires de la médication.

Dans le *diabète*, la cure d'élection s'adresse aux diabétiques hyperhépatiques (GILBERT, VERDALLE), et à tous les diabétiques dont l'état général est ou devient mauvais.

Dans la *tuberculose pulmonaire*, on obtiendra un résultat favorable constant, à la condition de faire un séjour assez prolongé et de bien tenir compte qu'il y a contre-indication absolue chez les congestifs, les hémoptysiques et les fébricitants. Dans les *tuberculoses locales*, cutanées, articulaires, osseuses, ganglionnaires, on pourra escompter des succès certains. La *prétuberculose* est une indication absolue de la cure bicarbonatée chlorurée arsenicale, de même que le *lymphatisme* et ses manifestations morbides et la *débilité des enfants*.

Toutes les *anémies*, les anémies graves et les cachexies des pays chauds, l'*impaludisme chronique* trouveront des succès certains dans cette cure, qui sera aussi très indiquée dans la *convalescence des maladies aiguës*, et plus particulièrement des inflammations broncho-pulmonaires et de l'influenza.

Dans la *syphilis*, le traitement sera utile à toutes les périodes pour combattre l'anémie, rendre l'organisme plus résistant et plus sensible à la médication spécifique.

Les contre-indications seront fournies par la susceptibilité nerveuse des sujets, la tendance aux congestions et aux hémorragies, la pléthore, les maladies du cœur et des gros vaisseaux, la goutte, la gravelle.

TROISIÈME PARTIE

LES STATIONS THERMALES

(CRÉNOGRAPHIE)

Nous nous sommes efforcés de donner à la nomenclature des stations qui va suivre un caractère aussi pratique que possible ; pour cela nous avons pensé que les descriptions devaient être concises, sans phrases empêchant de trouver rapidement le renseignement cherché. Nous avons consacré une notice à toutes les stations françaises [1] possédant un établissement de quelque importance, ou intéressantes par une particularité de leur minéralisation ou de leur emploi. La place dont nous disposions ne nous a pas permis de comprendre dans notre énumération toutes les stations étrangères ; nous avons dû nous limiter à une description succincte des villes d'eaux les plus connues de l'Europe occidentale et centrale. Malgré tout le soin que nous avons apporté à nous entourer de renseigne-

---

1. Les descriptions de quelques stations françaises importantes ont été établies sur des notes inédites mises obligeamment à notre disposition par des confrères exerçant dans ces localités. Nous tenons à adresser ici nos remerciements les plus cordiaux à MM. Bernard (Plombières), Bétous (Barèges), Binet (Saint-Honoré), Boursier (Contrexéville), Bourillon (Bagnols), Chabannes (Vals), Chiaïs (Evian), Dedet (Martigny), Compagnon (Salins), Desché (Bourbon-l'Archambault). Dresch (Ax), Forestier (Aix-les-Bains) Galland-Gleize (Vittel), Gandy (Bagnères-de-Bigorre), Heitz (Royat), Héraud (Luxeuil), Larauza (Dax), Matignon (Châtel-Guyon), Méneau (La Bourboule), Niepce (Allevard), Piatot (Bourbon-Lancy), Porge (Saint-Nectaire), Pujol (Ussat), Raugé (Challes), Sabail (Saint-Sauveur), Sérégé (Vichy), Testevuide (Bourbonne).

ments exacts, on voudra bien nous pardonner les erreurs ou omissions involontaires que nous aurons pu laisser passer.

CHAPITRE PREMIER

EAUX OLIGOCHRÉMATIQUES

Nous avons adopté le même ordre que celui que nous avons suivi dans les développements de la deuxième partie sur chaque catégorie d'eaux minérales ; nous décrirons donc tout d'abord les eaux oligochrématiques chaudes, puis les froides.

ARTICLE PREMIER

EAUX THERMALES SIMPLES

Les caractères généraux de ce groupe important ont été exposés à la page 232 et suivantes où l'on pourra se reporter.

§ 1. — STATIONS FRANÇAISES

Plombières (Vosges).

1° Voies d'accès. — Terminus d'un court embranchement quittant à Ailleviliers la ligne de Nancy à Vesoul, à 6 heures 30 de Paris, 8 heures de Lyon, 13 heures de Marseille, 16 heures de Bordeaux, 18 heures de Toulouse.

2° Situation. — Altitude, 456 mètres. Petite ville de 2 000 habitants, située dans la riante vallée de l'Eaugronne, à 14 kilomètres de Remiremont. La vallée, très resserrée, est orientée de l'est, à l'ouest. Climat sain et tempéré, particulièrement sédatif. Matinées et soirées fraîches au début et à la fin de la saison. Hôtels très confortables ; nombreuses villas et maisons meublées. Casino, théâtre, concerts classiques, jeux divers, fêtes champêtres, belles excursions dans les environs. Saison du 1er juin au 30 septembre. Le *Bain Romain* reste ouvert toute l'année.

3° Ressources thermales. — Vingt-sept sources, débitant 800 mètres cubes par vingt-quatre heures, alimentent sept établissements : trois de première classe, les *Nouveaux-Thermes*, le *Bain Stanislas* et le *Bain Romain* ; deux de

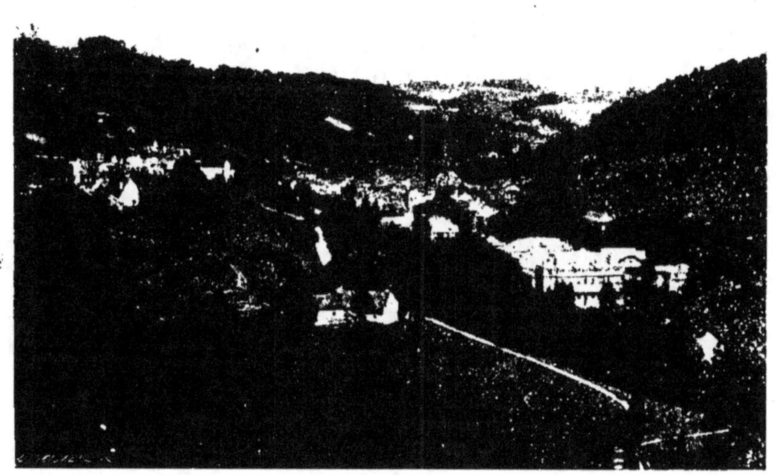

Fig. 73.

Vue générale de Plombières.

deuxième classe, le *Bain des Dames* et le *Bain National* ; deux de troisième classe : le *Bain tempéré* et le *Bain des Capucins*.

La température des sources varie de 13° à 74°. On peut les diviser en deux classes : 1° les *sources chaudes* (40° à 74°) ; 2° les *sources tempérées ou savonneuses* (13° à 40°).

Minéralisation très faible (0,20 à 0,25 suivant les sources) : alcalines, sulfatées, silicatées sodiques et arsenicales. Gaz : oxygène, acide carbonique, et surtout azote et gaz rares (argon, hélium). Très radioactives : radioactivité des gaz : 5^{mg} m7 pour la source Vauquelin ; des eaux, 0^{mg} m22 (CURIE et Laborde). En opérant sur place, Brochet a trouvé 14^{mg} m9 pour les gaz et 0^{mg} m84 pour l'eau. $\Delta = 0,025$ (Source des Dames).

4° Modes d'emploi. — En boisson, mais surtout à l'extérieur.

a. *Pratiques externes.* — Bains tièdes (34° à 36°), douches de toutes sortes, douches abdominales sous-marines, douches vaginales, irrigations intestinales, douches-massage, étuves générales et partielles, inhalations, pulvérisations. Le bain tiède ou tempéré constitue la médication type de Plombières ; toutefois, chez les rhumatisants, on fait un large emploi des autres procédés (bains chauds, étuves, massages).

b. *Boisson.* — Accessoirement, on utilise en *boisson* les eaux chaudes de la *Source des Dames*, du *Crucifix*, l'eau tiède de la *Source Savonneuse*, et enfin l'eau froide de la *Source Alliot* dont les propriétés diurétiques permettent le lavage des reins et du sang.

5° Adjuvants. — Massage, électricité, cures d'air et de terrain.

6° Indications thérapeutiques. — L'action physiologique de Plombières est sédative, anti-arthritique, régulatrice des fonctions gastro-intestinales et paraît ressortir à des influences s'exerçant sur le grand sympathique et spécialement sur le sympathique abdominal. De cette triple action découlent les indications de Plombières.

a. *Principales.* — En premier lieu les *affections intestinales*. Entéro-colite muco-membraneuse (formes spasmodiques, douloureuses, celles qui évoluent chez des névropathes ou chez des arthritiques avérés), constipation spasmodique, coliques, entéralgies, diarrhées, entérites chroniques, dysenteries, diarrhée de Cochinchine, diarrhée palustre, appendicite.

Dyspepsies à type hypersthénique (hyperchlorhydrie, hyper-pepsie, dyspepsies douloureuses.

Affections rhumatismales : rhumatismes subaigus, toutes

les formes du rhumatisme chronique, avec manifestations douloureuses, évoluant chez des nerveux ou chez des sujets âgés.

Maladies des femmes : dysménorrhée, névralgies pelviennes,

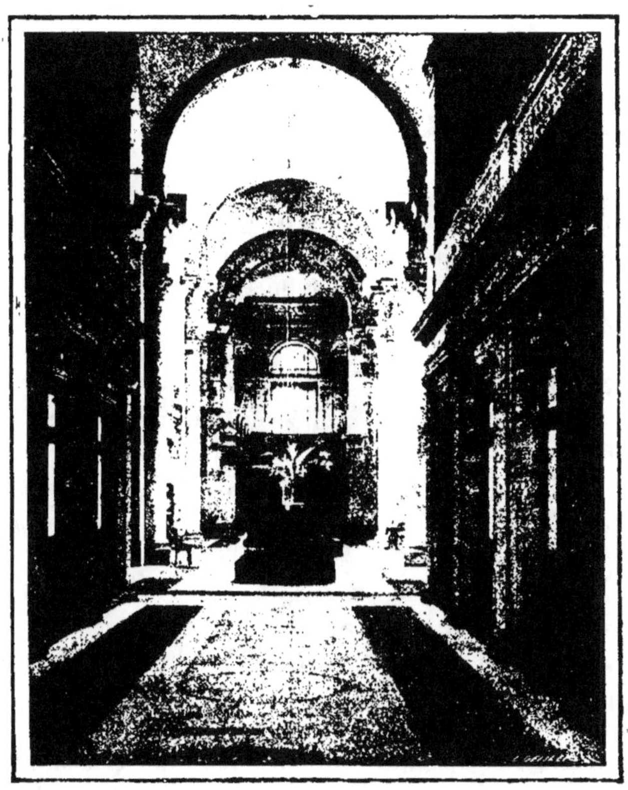

Fig. 74.

Plombières, intérieur des Nouveaux Thermes.

métrites chroniques, ovaro-salpingites, spécialement à formes douloureuses.

b. *Accessoires*. — Maladies du systèmes nerveux, dermatoses, phlébites, maladies des voies respiratoires.

7° **Contre-indications**. — D'abord celles qui sont communes

19.

à toutes les stations (maladies aiguës, cachexies), ensuite celles qui résultent de l'action sédative du traitement. C'est ainsi que Plombières est contre-indiqué, chez les sujets profondément intoxiqués et chez les sujets très déprimés (anémiques, scrofuleux, paludéens ou coloniaux épuisés), chez les personnes atteintes de maladies du tube digestif ayant une tendance hémorragique (ulcère de l'estomac, dysenterie grave).

Bains (Vosges).

1° Voies d'accès. — Station de la ligne de Nancy à Vesoul, à 28 kilomètres d'Épinal. A 7 heures de Paris, 9 heures 30 de Lyon, 13 heures 30 de Marseille, 18 heures de Toulouse, 22 heures de Bordeaux.

2° Situation. — Altitude, 400 mètres. Chef-lieu de canton situé au fond d'une longue vallée entourée de forêts magnifiques et de vertes prairies. Climat très tempéré en été. Air pur, tonique, frais le soir. Bonnes installations, séjour tranquille. Pays pittoresque. Belles promenades et excursions. Saison du 15 mai au 30 septembre.

3° Ressources thermales. — Deux groupes de sources : 1° les sources chaudes du *Bain Romain*, 38° à 51° ; 2° les sources tempérées du *Bain de la Promenade*, 32° à 40°, dénommées *Savonneuses* en raison de leur onctuosité. Elles débitent 680 mètres cubes par jour et alimentent les deux établissements.

Eaux faiblement minéralisées par du sulfate de soude (0^{gr},16), du chlorure de sodium (0^{gr},16), du carbonate de chaux, de la silice, de l'oxyde de fer et des traces d'arsenic : au total 0^{gr},49. Gaz dégagés des sources très radioactifs (1,76), gaz rares 1,24 p. 100 dont 0.20 p. 100 d'hélium (MOUREU).

4° Modes d'emploi :
a. *En boisson.* — Surtout la source *Saint-Colomban*, diurétique et provoquant une débâcle de sable urique.

b. *Pratiques externes*. — Bains de baignoires; six vastes piscines à eau courante, de température graduée ; douches générales, locales, horizontales ; massages sous l'eau ; irrigations intestinales. L'action de ce traitement est sédative, calmante, en même temps que tonique.

5° Indications thérapeutiques. — En général, les *maladies éréthiques*, l'action de la cure étant une *sédation générale* qui se rapproche de beaucoup celle de Plombières; en outre, l'arthritisme et même l'artério-sclérose, en raison de la cure de diurèse de *Saint-Colomban*.

Affections gastro-intestinales (entéro-colite muco-membraneuse, diarrhée chronique, atonie intestinale, entéralgie dyspepsie hypersthénique).

Arthritisme et ses manifestations (rhumatisme subaigu et chronique, sciatique, goutte).

Atrophies musculaires réflexes (raideurs articulaires, déformations consécutives aux fractures, luxations, entorses).

Affections gynécologiques douloureuses.

Artério-sclérose, surtout présclérose. sclérose cardio-rénale (cure de diurèse).

Affections nerveuses (neurasthénie, hystérie, éréthisme nerveux, névralgies rebelles).

Luxeuil (Haute-Saône).

1° Voies d'accès. — Station d'un embranchement quittant à Lure la ligne Paris-Belfort. A 6 heures de Paris, 9 h. 30 de Lyon, 15 heures de Bordeaux, 15 h. 30 de Marseille, 18 heures de Toulouse.

2° Situation. — Altitude, 310 mètres. Ville de 6 000 habitants, adossée au pied des Vosges, à l'abri des vents du nord. L'air y est très salubre à cause du voisinage des forêts. Matinées et soirées fraîches. Établissement thermal construit au mil eu d'un beau parc. Casino. Théâtre. Jeux divers. Belles excursions aux environs. Saison du 15 mai au 30 septembre.

3° Ressources thermales. — Des sources au nombre de dix-huit sourdent des fissures du grès. Captées presque toutes dans l'établissement même, elles se rendent dans huit salles de bains de différentes températures, auxquelles elles fournissent environ 600 mètres cubes d'eau par jour.

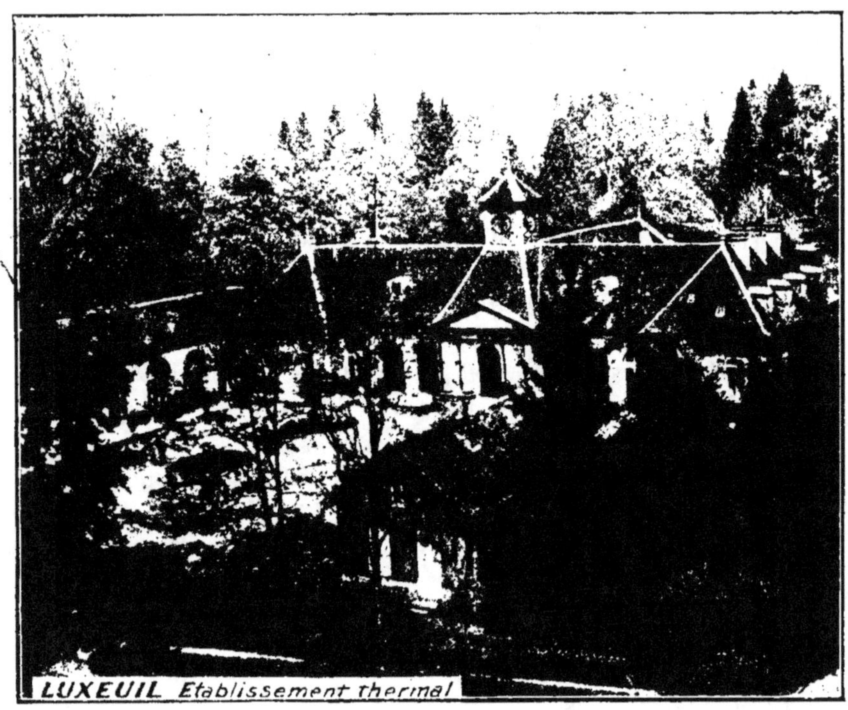

Fig. 75.

Établissement thermal de Luxeuil.

Minéralisation peu abondante : les eaux se divisent en deux groupes : les *salines*, de 30° à 52°, minéralisées par 0,20 à 0,75 de chlorure de sodium, 0^{gr},02 de bicarbonate de soude, du fer, du manganèse, de la lithine, de l'arsenic, des traces d'iode ; les *ferro-manganésiennes*, de 21° à 29°, renfermant 1 centigramme à 1 centigramme et demi de fer et 5 à 7 milligrammes de manganèse. Très radioactives : 1,24. État électrique manifeste. Gaz : azote en grande quantité dans la *Source des Dames*, argon, hélium.

4° Modes d'emploi. — En boisson, mais surtout à l'extérieur.

a. *Boisson.* — Sources du *Grand-Bain*, des *Dames*, des *Cuvettes*, du *Puits Romain*, d'*Hygie*. Cette dernière, en raison de sa grande pureté, agit contre l'oligurie consécutive aux congestions rénales d'origine infectieuse.

b. *Pratiques externes.* — Caractérisées *principalement* par les *bains* en baignoire ou en piscine, et les *irrigations* prises dans le bain.

Ces irrigations sont très employées pour le traitement des affections utérines : l'eau est amenée directement de la source dans les baignoires, ne subissant ainsi aucune altération ; en raison de sa température, 50°, elle peut être utilisée directement sans être ni réchauffée ni refroidie ; de ce fait, la pression et la température restent constantes pendant toute la durée de l'irrigation qui peut varier entre cinq et quarante minutes.

Les *pratiques accessoires* sont : les bains intestinaux avec de l'eau minérale à 50°, utiles pour combattre les congestions utéro-annexielles ; les douches chaudes ou froides.

A l'intérieur, les eaux excitent le tube gastro-intestinal, elles sont apéritives, laxatives et diurétiques ; à l'extérieur, les eaux salines hyperthermales sont sédatives et décongestionnantes ; les ferro-magnésiennes sont toniques, reconstituantes et activantes de la circulation générale.

5° Indications thérapeutiques. — D'une façon générale, l'eau de Luxeuil étend son action à toute la *zone génitale des nerveuses* :

Aménorrhée, qu'elle soit le résultat d'un mauvais état général produit par la chlorose et l'anémie, ou qu'elle soit le fait d'un état arthritique avec poussées congestives ;

Dysménorrhée, liée à de la métrite ancienne, greffée sur un état névropathique bien accusé ;

Affections utérines : métrite cervicale avec leucorrhée

abondante. Métrite hémorragique, caractérisée par des métrorragies rebelles que rien ne saurait expliquer, si ce n'est un utérus gros et mou. Métrorragies consécutives à des fibromes ou à un utérus fibromateux, chez des femmes arrivant à la période de la ménopause; ou quand il existe, en même temps que les métrorragies, une lésion inflammatoire aiguë ou subaiguë des annexes. Déviations utérines accompagnées de dysménorrhée. Métrites chroniques ou pseudo-métrites avec exsudats ;

Inflammations des annexes : salpingites, ovarites légères mais très douloureuses. Névralgies pelviennes ou ovariennes greffées sur un état névropathique ;

Stérilité produite par une ovulation incomplète ;

Entérite muco-membraneuse par suite de constipation d'origine spasmodique. Entérite consécutive aux infections utéro-annexielles ;

Phlébites d'origine puerpérale.

Rhumatisme chronique d'origine neuro-arthritique.

6° Contre-indications. — Les congestifs avec menace de tuberculose et les atones.

Nancy (Meurthe-et-Moselle).

Dans le parc Sainte-Marie, à l'ouest de la ville de Nancy, un forage de 800 mètres, pratiqué en 1909, a donné issue à la *source Lanternier* qui a les caractères de la nappe que l'on rencontre dans le sous-sol lorrain, et se rapproche plus particulièrement de la composition des sources de Luxeuil.

Cette eau a une température de 35°,9, elle a une minéralisation totale de 1^{gr},42, avec 0^{gr},84 de chlorure de sodium. On y a trouvé de l'azote, 95,36 p. 100, de l'argon, du crypton et du xénon, 1,29 p. 100, de l'hélium et du néon, 1,60 p. 100.

Elle est employée en boisson et en applications externes dans un établissement thermal pourvu des installations les plus modernes.

Les indications principales sont les manifestations de l'arthritisme, et certaines affections des voies urinaires (cystites, pyélites, pyélo-néphrites).

Bagnoles-de-l'Orne (Orne).

1° Voies d'accès. — Station d'un embranchement se détachant à Briouze de la ligne Paris-Granville. A 5 heures de Paris, 12 heures de Bordeaux et de Lyon, 16 heures de Toulouse, 17 heures de Marseille.

2° Situation. — Altitude : 230 mètres. Établissement thermal situé en pleine Suisse Normande, au milieu d'un beau parc, dans une gorge qui sépare les forêts d'Andaine et de la Ferté-Macé. Pays très pittoresque. Excursions variées et jolies, dans les environs. La station (300 habitants), qui doit être prochainement érigée en commune, dépend actuellement de ses trois voisines Tessé-la-Madeleine, Couterne et la Ferté-Macé. Le climat peut être comparé à celui de la montagne, par ses journées chaudes, et ses soirées fraîches dès le coucher du soleil. Pluies assez abondantes. Variations brusques de température. Air calme. Saison thermale du 15 mai au 30 septembre.

3° Ressources thermales. — Deux sources : la *Grande Source*, 26°, la plus importante, qui débite actuellement 600 mètres cubes par jour, et qui pourrait, par un captage mieux conditionné, en débiter 750 ; la *Source des Fées*, moins importante, froide et uniquement administrée en boisson ; elle est ferrugineuse, crénatée et magnésienne. La Grande Source est peut-être la moins minéralisée de l'Europe, puisque le total de ses éléments fixes n'est que de $0^{gr},075$, composé de silice, chlorure de sodium, bicarbonate de chaux, sulfate de soude, traces de métaux rares. Gaz : 5 p. 100 d'acide carbonique, 25 p. 100 d'azote, 4 p. 100 d'argon, avec une petite quantité d'hélium. Radioactivité 0,36 (MOUREU). $\Delta - 0,009$.

Cette eau sort d'une fissure qui s'est produite dans les roches granitiques recouvertes d'une couche de grès.

Malgré sa très faible minéralisation, l'eau de la Grande Source est excessivement active et son emploi, par là même, très délicat. Elle est vaso-constrictive, même à la température habituelle du bain qui est de 33° C. environ. Son premier effet est de décaper la peau, ce qui permet ensuite les échanges par osmose entre l'eau et les tissus. De plus, elle est très décongestionnante.

4° Modes d'emploi. — Assez complexes, mais surtout externes.

a. *Bains.* — Température entre 32° et 36°, durée de quinze à soixante minutes ; l'eau est réchauffée dans des réservoirs installés à cet effet. — *Douches sous-marines*, données d'une manière toute spéciale à travers l'eau, dans le bain, et avec une pression qui peut varier de 0 à 2 atmosphères. — *Hydrothérapie.* — Douches à la lance et autres, froides et chaudes,

b. *Boisson.* — *Grande Source* et *Source des Fées*, un demi à 2 verres par jour : la première digestive et diurétique, la seconde reconstituante.

c. *Traitements accessoires.* — Bains de siège avec douche périnéale (prostatiques). Douches ascendantes réalisant le lavage rectal (hémorroïdes). Pulvérisations (eczéma, varices pharyngiennes). Piscine de 20 mètres de long sur 5 mètres de large. Effleurage et massage.

5° Indications thérapeutiques. — La station s'est spécialisée dans le traitement des troubles de la circulation veineuse.

a. *Principales.* — Les *maladies des veines :* phlébites et périphlébites (périodes aiguës exceptées), varices, hémorroïdes, varicocèles, ulcères variqueux.

b. *Accessoires.* — Troubles circulatoires du petit bassin (prostatites, maladies des femmes, ménopause), rhumatismes, goutte, ankyloses. Quelques maladies cutanées (acné, eczémas secs). Plaies anciennes.

6° Contre-indications. — Phlébites aiguës, cachexie, tu-

berculose, cardiopathies d'origine artérielle. Toutes les affections hémorragipares.

Néris (Allier).

1° Voies d'accès. — A 4 kilomètres de la gare de Cham-
blet-Néris, à 7 kilomètres de celle de Montluçon. Service
d'automobiles. A 6 heures de Paris et de Lyon, 8 heures de
Toulouse et de Bordeaux, 11 heures de Marseille.

2° Situation. — Altitude : 350 mètres. Petite ville de 3 000 ha-

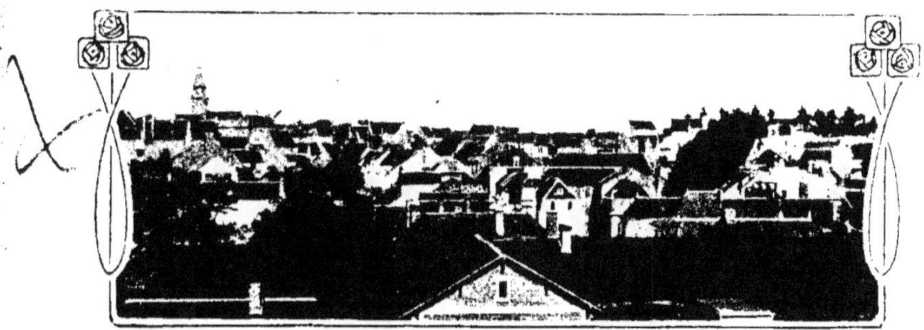

Fig. 76.
Vue générale de Néris.

bitants, divisée en deux parties très distinctes, le Bourg et le
Bain. Pays accidenté, verdoyant. Climat doux et régulier, un
peu chaud l'été, sans fortes oscillations. La partie thermale se
compose d'hôtels, villas, et maisons meublées bâties autour de
deux parcs au milieu desquels sont le Petit et le Grand Établissement, pourvus d'installations balnéothérapiques et hydrothérapiques complètes, ainsi que le Casino. Saison du 15 mai
au 1er octobre. Le Petit Établissement reste ouvert toute l'année. Hôpital thermal pour les indigents.

3° Ressources thermales. — Six puits provenant probablement d'une même nappe, fournissent un volume d'eau considérable : 1 700 mètres cubes par jour pour le *Grand Puits*, qui

alimente les divers services thermaux (53°). Le *Puits de la Croix* sert plus particulièrement pour la boisson. Eau limpide, incolore, inodore, d'une saveur fade, onctueuse au toucher, laissant échapper de nombreuses bulles de gaz composés d'oxygène, d'acide carbonique et surtout d'azote. Elle est recueillie dans de vastes bassins ouverts où se développent diverses variétés de *conferves*.

Minéralisation faible : $1^{gr},26$ de sels, composés essentiellement de bicarbonates alcalino-terreux, de sulfate de soude, de chlorure de sodium et de silice, qui n'expliquent pas l'eau sédative et antiseptique de ces eaux, et d'autres substances qui la feraient mieux comprendre, baryum, plomb, cuivre, bore, fluor, lithium, fer, manganèse (P. Carles). Radioactivité, 0,92 à l'émergence. Argon et hélium des gaz, 2,11 p. 100, dont 1,06 p. 100 d'hélium.

4° Modes d'emploi. — Boisson, mais *surtout traitement externe.*

Les *bains* peuvent être donnés tempérés (34° à 35°) et très longs, d'une heure à trois et même six heures, ou chauds (37° à 40°), plus courts. Les premiers sont essentiellement sédatifs; les seconds le sont moins et exercent surtout une action résolutive. Ces bains procurent généralement, dès les premiers jours, une sensation de soulagement et de bien-être; puis, du cinquième au sixième bain jusqu'au dixième ou douzième, surviennent de la fatigue, de la courbature, des troubles digestifs, de la fièvre, de l'agitation et de l'insomnie, quelquefois des éruptions, en même temps que les symptômes morbides se réveillent. C'est la poussée thermale, qui s'apaise vite en général et fait place à une sédation de tous les symptômes. On donne parfois des bains hypergazeux (v. p. 225).

Douches de toutes sortes, douches-massage. Bains de pieds, bains de siège, irrigations nasales, pharyngiennes, vaginales, intestinales ; bains et douches de vapeur. Étuves naturelles au-dessus des bassins. Applications locales de conferves.

5° Adjuvants. — Mécanothérapie, Massage sous toutes ses formes, gymnastique, exercices physiques, électricité.

6° Indications thérapeutiques. — *Toutes les maladies dans lesquelles il y a lieu de rechercher la sédation :*

Maladies du système nerveux central. — Douleurs, contractures, paralysies, atrophie consécutive à des lésions cérébrales ; scléroses systématiques ou diffuses, ataxie dans sa forme éréthique, paralysie générale au début, paralysie spasmodique, sclérose en plaques, atrophie musculaire progressive, myélites diverses.

Maladies du système nerveux périphérique. — Névrites, paraly-

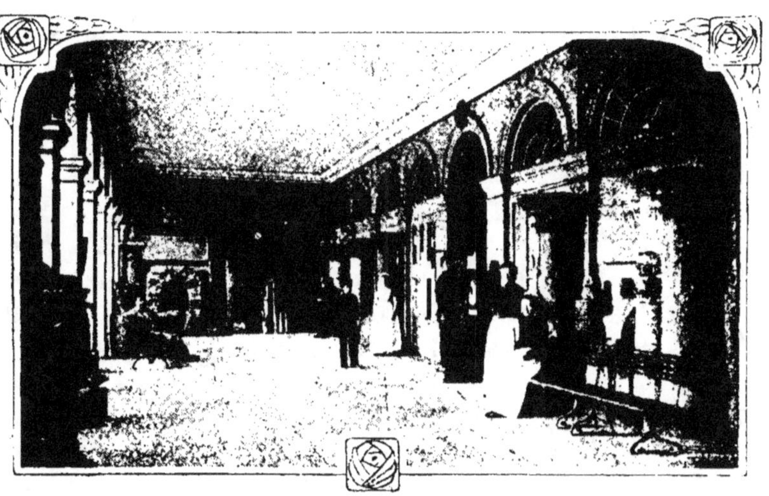

Fig. 77.

Néris, vestibule du Grand Établissement.

sies périphériques, névralgies, troubles musculaires (spasmes contractures, tics, crampes professionnelles), névroses et névropathies (hystérie, neurasthénie, chorée, goitre exophtalmique, paralysie agitante, migraines).

Maladies des femmes. — Phlegmons pelviens, lorsque prédominent les phénomènes névropathiques ou douloureux. Douleurs post-opératoires, névroses génitales (névralgies, hyperesthésies, prurits, vaginisme) Troubles nerveux de la ménopause et de la puberté. .

Rhumatismes. — Surtout dans les formes mobiles, erratiques.

Traitement hâtif dans la convalescence du rhumatisme articulaire aigu, même avec complications cardiaques.

Dermatoses tenant à la fois du nervosisme et de l'arthritisme. Prurits, prurigo, herpès génital. Certains lichens et eczémas.

La cure est indiquée dans toutes les manifestations morbides des enfants issus de neurasthéniques.

7° Contre-indications. — Lésions récentes des centres nerveux. Période aiguë ou suppurée des affections génitales des femmes. Cancer de l'utérus, période fébrile du rhumatisme. Lésions cardiaques non compensées. Angine de poitrine vraie, la fausse angine étant, au contraire, justiciable de Néris.

Evaux (Creuse).

1° Situation. — Petite ville de 3 600 habitants, à l'altitude de 474 mètres, au centre d'une région montagneuse, entre la Tardes et le Cher. Climat salubre. Établissement bien installé. Évaux est une des colonies de vacances de la Ville de Paris. Saison du 15 mai au 15 octobre.

2° Ressources thermales. — Trente sources environ (48° à 60°), débitant 800 mètres cubes par jour, recueillies dans quatre grands réservoirs qui alimentent l'établissement thermal.

Minéralisation : 1^{gr},80, caractérisée par des bicarbonates alcalins, du sulfate de soude (0^{gr},71), du chlorure de sodium, de la silice, des fluorures, bromures, iodures. Dégagement gazeux abondant constitué surtout par de l'azote, avec traces d'argon.

3° Modes d'emploi. — Traitement *surtout externe*, bains de baignoire et de piscine, douches, vaporium à 42°, et secondairement *boisson* : la source *César* est, en effet, sédative des estomacs hyperpeptiques, décongestionnante du foie, probablement grâce aux sulfates qu'elle contient.

4° Indications thérapeutiques. — Rappelant de tous

points celles de Néris avec une nuance un peu plus tonique. Névroses, névralgies, rhumatismes subaigus et chroniques des sujets légèrement torpides plutôt que des excitables. Goutte chronique. Affections utérines douloureuses. Débilité des enfants nerveux ; chorée.

5° Contre-indications. — Les névralgies récentes, les rhumatismes à l'état aigu, l'hypertension artérielle trop accentuée.

Chaudesaigues (Cantal).

Chef-lieu de canton à 30 kilomètres de la gare de Saint-Flour, dans un pays sauvage, à 650 mètres d'altitude. Climat de montagnes. Saison du 1er juin au 15 septembre. La station n'est guère fréquentée que par les gens du pays. Ressources restreintes. Trois petits établissements.

Sources nombreuses dont la principale est la source du *Par*, qui a 81°,5 et débite 375 mètres cubes par jour. La température des vingt-trois autres est échelonnée entre 57° et 72°. Le débit total est de 630 mètres cubes par jour. La source *La Condamine*, froide, est ferrugineuse. Ces eaux limpides, inodores, onctueuses, dégagent des bulles de gaz et ont une minéralisation faible, 0gr,80 au total, dont 0gr,50 de bicarbonate de soude. Elles sont utilisées en boisson, bains et douches, ainsi que pour les usages domestiques et le chauffage des maisons (elles remplissent l'usage d'une forêt de 540 hectares).

Leurs applications thérapeutiques sont celles des eaux chaudes faiblement minéralisées, surtout les *rhumatismes* musculaires, articulaires, névralgiques.

Sail-les-Bains (Loire).

A 6 kilomètres de la gare de Saint-Martin d'Estreaux se trouve la station de Sail-les-Bains ou Sail-lès-Chateau-Morand à l'altitude de 250 mètres. Cette station dont les ressources sont restreintes (un hôtel) possède un établissement bien installé avec des cabinets de bains, une installation de douches, et une piscine de natation.

Six sources dont une froide, ferrugineuse, les autres ayant de 23° à 34° et débitant 115 mètres cubes par jour.

La minéralisation totale ne dépasse pas 0gr,45 ; elle est remarquable par la forte proportion de silicates de soude et de potasse (0gr,13). Une des sources contient un peu d'hydro- gène sulfuré.

Ces eaux, utilisées en boisson, bains, douches, *bains de piscine*, pulvérisations, n'ont pas leurs indications thérapeu- tiques bien précisées : on y soigne les dyspepsies, les anémies, les rhumatismes, les *dermatoses*. C'est probablement dans le traitement de ces dernières affections que se trouve la vraie spécialisation de la station.

Saint-Laurent (Ardèche).

Petite station située à 900 mètres, dans une gorge étroite, à 28 kilomètres de la gare de La Bastide (ligne de Clermont à Nîmes). Trois petits établissements de bains alimentés par une seule source dont la température est de 53°,5, et qui est fai- blement minéralisée : au total, 0gr,70 dont 0gr,50 de bicarbonate de soude.

Cette source, utilisée en boisson, mais surtout en bains, bains de piscine, douches, étuves, est employée avec avantage pour le traitement des *rhumatismes* articulaires, musculaires et né- vralgiques.

Ginoles (Aude).

L'établissement thermal de Ginoles est situé à 800 mètres de la gare de Quillan, dans un nid de verdure, à l'altitude de 340 mètres. Climat toni-sédatif. Chaleur tempérée par les ombrages, matinées et soirées fraîches.

Hôtel dans l'établissement qui est alimenté par deux sources à 25°, très abondantes. Ces sources ont une minéralisation totale de 0gr,65, partagée à peu près également entre les sul- fates et les carbonates de chaux et de magnésie.

A l'intérieur, ces eaux provoquent la diurèse et sont stimulantes de la digestion.

A l'extérieur, elles ont une action adoucissante et sédative sur la peau et les muqueuses ; elles sont employées en bains, douches, injections, etc.

Elles sont indiquées dans les affections du tube digestif et de ses annexes, dans les maladies de l'appareil génito-urinaire et les diverses manifestations de l'arthritisme.

Dax (Landes).

1° Voies d'accès. — Station des lignes Bordeaux-Irun et Bordeaux-Pau. A 2 h. 15 de Bordeaux, 7 heures de Toulouse, 10 heures de Paris, 14 heures de Marseille, 17 heures de Lyon.

2° Situation. — Située sur les bords riants et pittoresques

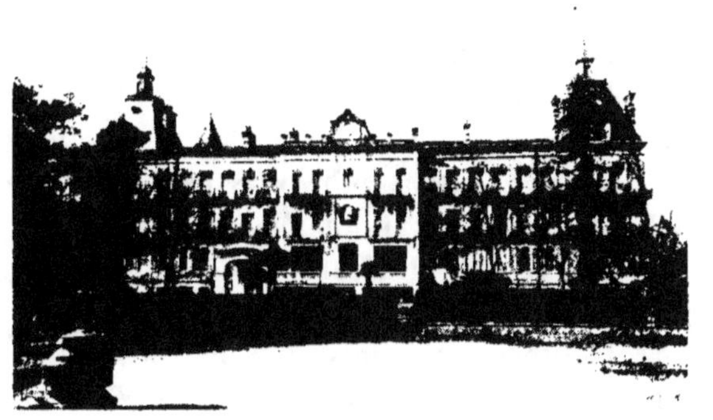

Fig. 78.
Grands Thermes de Dax.

de l'Adour, la ville de Dax, qui compte près de 12 000 habitants, est l'une des plus riches de la France par la variété, l'abondance et l'ensemble de ses moyens thermaux. Cure toute l'année. Établissements communiquant directement avec les hôtels. Température assez élevée l'été, douce l'hiver et égale. Atmosphère humide et balsamique (forêts de pins), sédative. Casino. Théâtre. Courses de chevaux. Courses de taureaux. Sports divers. Kermesses.

3° Ressources thermales. — Elles sont de trois sortes : 1° les eaux hyperthermales ; 2° les boues thermales ; 3° les eaux chlorurées sodiques.

a. *Eaux hyperthermales.* — Elles sortent de la dolomie à 61° C. en moyenne. Leur débit, très abondant (plus de 6 000 mètres cubes par jour), égale à lui seul le dixième des eaux chaudes de France (WILLM).

Leur minéralisation est faible (1^{gr},17) ; elles sont isotoniques et complètement ionisées, riches en azote, gaz rares, très radioactives (2,92 pour le *Trou des Pauvres*). Les éléments dominants sont des sulfates de chaux, de soude, de magnésie, de potasse, des carbonates de chaux et de fer ; elles contiennent également du fluor et des traces de lithine.

Les principales sources sont, du nord au sud, le *Roth*, les *sources Saint-Pierre*, la *Fontaine chaude* ou *source de la Nehe*, la *source des Thermes Romains*, les *sources des Grands Thermes*, les *sources Séris*, le groupe des *Baignots*.

b. *Boues thermales.* — Les boues thermales végéto-minérales naturelles *caractérisent plus particulièrement la station.* Uniquement composées du limon Adourien fertilisé, organisé, vitalisé peut-on dire, par des conferves ainsi que par les eaux hyperthermales qui leur cèdent toutes leurs propriétés, elles ont une forte radioactivité naturelle et sont les boues médicinales les plus complètes du monde.

Elles sont douces, onctueuses, répandent une légère odeur sulfureuse ; d'abord jaunâtres, elles deviennent peu à peu noirâtres, en raison de la transformation des sulfates de l'eau minérale en sulfure, par oxydation au contact de la matière organique ; elles contiennent de l'oxyde ferrique et même du sulfure de fer, du manganèse, du brome et de l'iode.

c. *Eaux chlorurées sodiques.* — Ces eaux viennent des salines voisines ; elles contiennent 292 grammes de chlorure de sodium par litre, des chlorures de potassium et de magnésium, des traces de bromure. On emploie également des eaux mères, qui renferment 41 grammes de chlorure de sodium, 232 grammes de chlorure de magnésium et 7 grammes de bromure de magnésium.

Les bains salés sont coupés d'eau hyperthermale qui sert à élever leur température et forme avec le sel un ensemble minéral des plus intéressants.

4° Modes d'emploi. — Les eaux chlorurées sodiques s'emploient suivant la même technique qu'à Salies-de-Béarn,

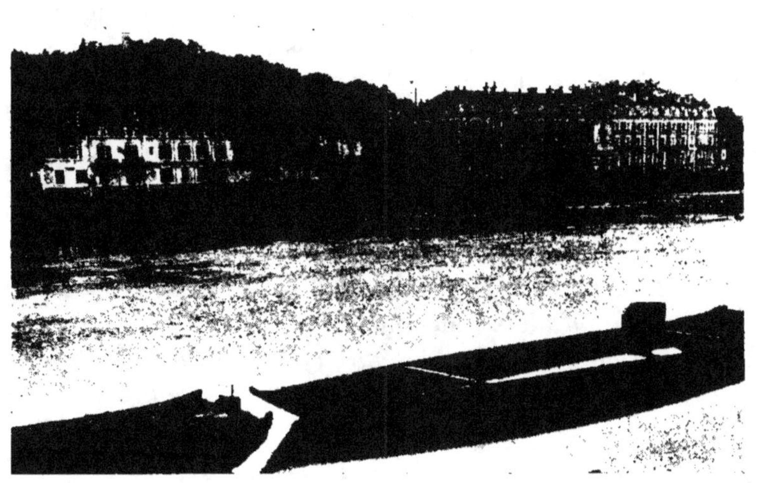

Fig. 79.

Établissement Thermal des Baignots, à Dax.

dans un établissement bien aménagé, l'*Etablissement Salin*. Les eaux hyperthermales et les boues sont utilisées dans les autres établissements dont les principaux sont les *Thermes*, les *Baignots*, l'*Annexe des Thermes*, l'*Etablissement Séris*, l'*Etablissement Saint-Pierre*, les *Bains Romains*.

a. *Boisson*. — La cure de boisson est secondaire ; l'eau est légèrement laxative, très diurétique et fortement dissolvante de l'acide urique.

b. *Pratiques externes.* — Bains, douches, étuves. Les bains sont sédatifs, stimulants et résolutifs, à moins qu'ils ne soient donnés très chauds, au-dessus de 37° : dans ce cas ils deviennent excitants et même révulsifs.

Les *boues* sont administrées : en bains entiers, d'une durée de quinze minutes en général, à la température de 35° à 48°, ordinairement 43°-44° au fond, 36°-37° à la surface, suivis d'un bain laveur ou d'une douche froide ou chaude ; en bains partiels, demi-bains, pédiluves, manuluves ; en applications locales ou illutations, de vingt minutes à une heure, à la température de 34° à 46°, lorsque la constitution des sujets, leur état général, le siège de la lésion à traiter, ou l'état du cœur rendent l'immersion totale ou partielle difficile ou dangereuse.

Les boues ne congestionnent jamais les centres organiques qu'elles débarrassent plutôt ; elles fatiguent, mais ne dépriment pas. Révulsives et résolutives par excellence, elles deviennent dérivatives et spoliatrices, en provoquant le réveil des fonctions éliminatrices, principalement celles de la peau, du rein et du foie.

5° Indications thérapeutiques. — Le *traitement de Dax est antiarthritique* au premier chef.

a. *Principales.* — Toutes les *affections du système locomoteur* ayant pour origine le *rhumatisme*, la *goutte*, les *traumatismes*, les *diathèses graves*, les *maladies infectieuses*, les *névralgies* et les *névroses*.

Par les eaux salées, toutes les manifestations relevant du *lymphatisme* de la *scrofule*, du rachitisme.

b. *Accessoires.* — Par la lixiviation de la cure de boisson : herpétisme, certains dyspepsies, constipation, lithiase urinaire, catarrhe vésical, congestion hépatique ;

Par les bains tièdes sédatifs : névropathie, hystérie, chorée, douleurs fulgurantes du tabes ;

Par l'association des bains tièdes et des eaux salées : affections gynécologiques, anémie, chlorose.

6° Contre-indications. — Les crises aiguës du rhumatisme

et de la goutte, les cardiopathies non compensées, l'albuminurie
et le diabète avancé, l'artério-sclérose confirmée, les phlébites

Préchacq (Landes).

1° Situation. — L'établissement thermal de Préchacq est
située au bord de l'Adour, à 7 kilomètres de la gare de Laluque
(ligne de Bordeaux à Irun) et de Dax. Cabines de bains, salles
de douches, piscines à boue et à eau courante, douches de vapeur, pulvérisations. Appartements répartis dans plusieurs
pavillons. Magnifique forêt de chènes entourant la station et

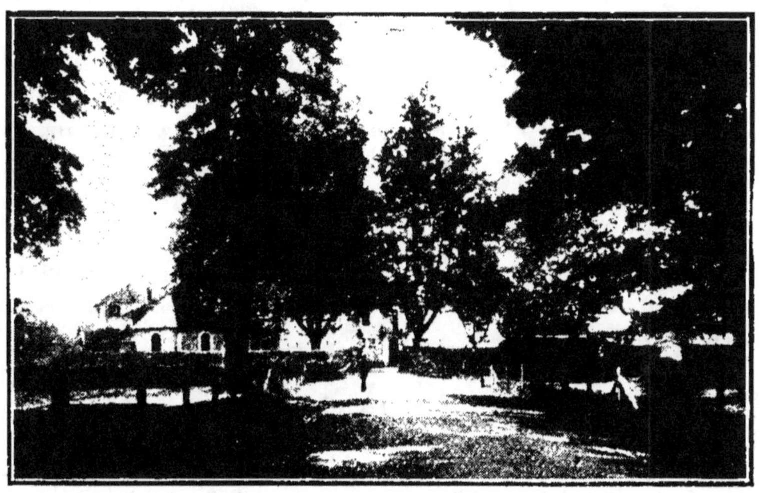

Fig. 80.

Établissement thermal de Préchacq.

permettant maintes promenades ombragées. Séjour d'été tranquille et agréable, climat doux et sédatif. Température jamais
très élevée. Saison de mai à octobre.

2° Ressources thermales. — Plusieurs sources très abondantes, à 60°, dont la minéralisation est en tous points semblable à celle de Dax. Boues également similaires recueillies

chaque jour dans les bassins de formation et portées dans les piscines où elles sont traversées par l'eau thermale qui arrive par le fond. *Source sulfureuse* froide, limpide, incolore, contenant de l'hydrogène sulfuré libre et des traces d'arsenic.

3º Modes d'emploi. — Bains, douches, pulvérisations laryngées, et surtout emploi des *boues végéto-minérales* sous forme de bains entiers ou bains partiels. Boisson comme adjuvant en raison de ses propriétés diurétiques.

4º Indications thérapeutiques. — D'une façon générale, les mêmes qu'à Dax.

a. *Principales.* — Rhumatisme sous toutes ses formes, articulaire, musculaire, fibreux ; arthrites anciennes, hydarthrose, engorgements péri-articulaires, suites d'entorses et de luxations, sciatique, lumbago, rhumatisme nerveux, atrophies musculaires.

b. *Accessoires.* — Arthritisme, herpétisme, gravelle urique. Les bains ont une action calmante dans les maladies de l'utérus, les métrites, les salpingites, les salpingo-ovarites. L'eau sulfureuse, employée en boisson, bains, pulvérisations, humage, est très efficace dans les manifestations respiratoires et cutanées du rhumatisme et dans certaines inflammations gastro-intestinales.

Alet (Aude).

1º Situation. — Petit bourg de 850 habitants, situé sur la rive droite de l'Aude, sur la ligne de Carcassonne à Quillan, et à 9 kilomètres de Limoux, dans un jardin de verdure (le Jardin de l'Aude) à 200 mètres d'altitude. Climat doux et égal, tempéré l'hiver. Saison du 1er juin au 31 octobre. Cure pouvant se faire toute l'année.

2º Ressources thermales. — Cinq sources (19º-32º). La *Source Communale*, la plus connue, débite 150 mètres cubes par jour. Ces eaux, limpides, très agréables à boire, contiennent 0gr,21 à 0gr,33 de bicarbonates de chaux, 0gr,12 de bicarbonate de magnésie, des sulfates et des chlorures, des traces d'arsenic, d'iodure, de phosphate, de borate.

3° Modes d'emploi. — Surtout employée en *boisson* et accessoirement en bains et douches, l'eau, absorbée à jeun (de 1 à 4 ou 5 verres), agit spécialement sur l'estomac malade, en produisant une sédation qui calme l'éréthisme et les spasmes pyloriques.

4° Indications thérapeutiques. — En premier lieu les *affections de l'estomac et de l'intestin* : gastralgie, dyspepsie hypersthénique, pylorisme, ulcère simple ; entérite chronique, entéro-colite muco-membraneuse, gastro-entérite des nourrissons, diarrhée coloniale, congestion du foie consécutive aux états sus-énoncés.

En second lieu, les asthénies, suites de longues maladies, les anémies, le nervosisme, les névropathies.

5° Contre-indications. — Elles se limitent aux affections aiguës ou fébriles et aux cachexies.

Campagne (Aude).

Établissement thermal situé dans un beau parc, sur le bord de l'Aude, à 1 kilomètre du bourg, à l'altitude de 250 mètres. sur la ligne de Carcassonne à Quillan, station d'Esperaza, et à 3 kilomètres d'Alet.

Les baigneurs sont logés dans l'établissement qui comprend 24 baignoires, des douches, des buvettes.

Trois sources tièdes (20° à 26°), à peu près identiques, ayant une minéralisation faible, 1 gramme au total, caractérisée surtout par des bicarbonates et des sulfates de chaux et de magnésie.

Elles s'emploient principalement dans la chlorose, l'anémie et les troubles qui s'y rattachent, dyspepsie, atonie, leucorrhée.

Aix-en-Provence (Bouches-du-Rhône).

La ville d'Aix possède un établissement thermal bâti sur

l'emplacement des Thermes du proconsul Sextius et comprenant vingt-six cabines de bains, deux cabinets de douches, une salle de pulvérisation, une salle d'inhalation, avec galerie vitrée chauffée par l'eau minérale et des logements pour les baigneurs.

Il est alimenté par la *source Sextius* (36°5), qui débite 370 mètres cubes par vingt-quatre heures et qui est faiblement minéralisée (au total, 0^{gr},25). Elle rentre donc dans la catégorie des thermales simples et en a les propriétés sédatives.

La cure s'adresse à l'élément nerveux quand il prédomine dans les rhumatismes, les dermatoses, les affections utérines.

Hammam-Meskoutine (Algérie, département de Constantine).

1° Situation. — Station située à l'altitude de 300 mètres, à 18 kilomètres de Guelma. Le climat, chaud et pénible pendant l'été, est très agréable pendant l'hiver et le printemps. Saison du 1er avril au 15 juin.

2° Ressources thermales. — Sources extrêmement nombreuses sur un plateau formé par leurs dépôts calcaires et laissant sourdre à chaque pas des filets d'eau minérale ; ces filets se réuni-sent en une cascade pittoresque qui se déverse dans l'Oued Chidakra (fig. 8 et 14). Principales sources : *Grande Cascade, Source des Bains, Source du Pont.* Débit considérable : 48 000 mètres cubes par jour. Température, 72° à 96°. Elles présentent une limpidité parfaite, ont à l'émerg nce une forte odeur d'hydrogène sulfuré, sont très incrustantes et forment des dépôts blancs de sels de chaux et de magnésie.

Minéralisation de 1^{gr},50 à 1^{gr},60, composée de faibles d ses de chlorures de sodium et de magnésium, de ulfates de chaux et de soude, de bicarbonates de chaux et de magnésie, de strontium, d'arsenic, de fluorure et d'oxyde de fer.

3° Modes d'emploi. — Ces eaux sont surtout employées à *l'extérieur*, en bains de piscines, bains de vapeur, douches, etc. Les bains sont généralement pris entre 38° et 42°, c'est-à-dire à haute température, dans des établissements installés d'une façon simple.

L'établissement civil contient quatre petites piscines.

L'établissement militaire a d'anciennes piscines romaines restaurées. Les cabines de douches sont creusées à même le roc.

L'action physiologique est celle des bains très chauds, légè-

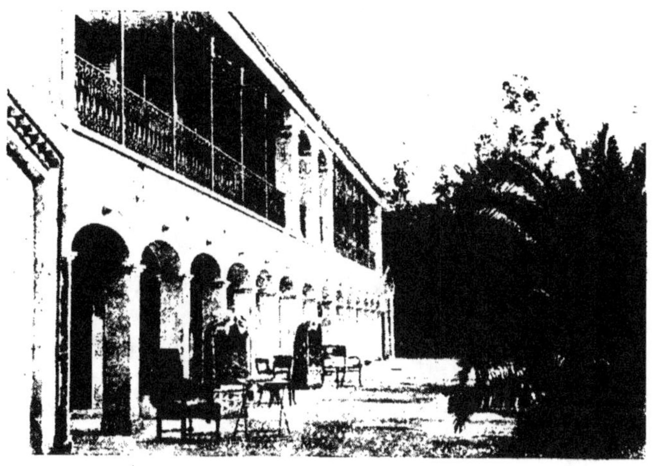

Fig. 81.

Hammam-Meskoutine : un pavillon de l'établissement.

rement chlorurés. Au début, l'appétit est augmenté et la digestion facilitée ; il y a, au contraire, diminution et même disparition vers la fin. Les fonctions de la peau sont fortement activées : la sécrétion de l'urine est plutôt diminuée ; mais l'urée, les phosphates et les chlorures sont en quantité plus grande, ce qui montre que l'excitation de la nutrition est puissante. On observe souvent une véritable poussée avec éruption miliaire et urticaire.

4° Indications thérapeutiques :

a. *Principales.* — Rhumatisme articulaire chronique (traitement prolongé), rhumatismes musculaires et erratiques, arthrite sèche, arthrite blennorragique, névralgies et paralysies rhumatismales, rhumatisme noueux (résultats incertains) ; affections traumatiques, suites de fractures, arthrites chroniques traumatiques, blessures par armes à feu, ankyloses, raideurs articulaires.

b. *Accessoires*. — Le traitement thermal peut être employé comme adjuvant dans la syphilis, l'impaludisme. Certains cas d'anémie, certaines dermatoses sont heureusement améliorés par le traitement ainsi que les affections utéro-ovariennes.

5° Contre-indications. — Tuberculose pulmonaire, cardiopathies. Le traitement peut être dangereux chez les sujets épuisés, âgés, alcooliques, chez les dermopathes excitables, enfin dans toutes les affections à la période aiguë.

§ 2. — STATIONS ÉTRANGÈRES

Ragatz-Pfæfers (Suisse, canton de Saint-Gall).

1° Situation. — Stations voisines alimentées par les mêmes sources, situées sur la ligne Bâle-Zurich-Coire, à 3 kilomètres de distance l'une de l'autre. Altitude : Ragatz, 521 mètres ; Pfæfers, 680 mètres. Climat de montagne, doux à Ragatz, rude à Pfæfers, en raison de la situation de cette dernière dans une gorge très étroite, au-dessus du torrent de la Tamina. La plupart des baigneurs séjournent à Ragatz, où sont les hôtels et le Casino ; à Pfæfers, on loge dans l'établissement qui possède 100 lits.

2° Ressources thermales. — L'établissement de Pfæfers et les quatre établissements de Ragatz sont alimentés par les sources de Pfæfers, dont la température est de 37°5 à l'émergence et qui n'est plus que de 35°,4 à Ragatz, où elles sont amenées par des tuyaux en fonte insérés dans des troncs de mélèze. Eau limpide, sans odeur ni saveur déterminée. Débit variable, 6 000 mètres cubes en moyenne.

Minéralisation extrêmement faible, au total 0gr,30. Radio-activité constatée.

3° Modes d'emploi. — En boisson et à l'extérieur :

a. *Boisson*. — En boisson, l'eau est eupeptique, digestive et diurétique.

b. *Pratiques externes*. — En *bains*, elle est sédative. Baignoires carrelées de divers types. Huit *grandes piscines* à Pfæfers. Piscine de natation de 24 mètres sur 9 à Ragatz. En raison de l'abondance de l'eau, tous les bains sont donnés à eau courante et à température invariable (35° à 35°5). Douches de toute sorte.

4° Adjuvants. — Mécanothérapie. Électrothérapie. Thermothérapie. Massage. Cures de lait, de petit-lait, de kéfir. Bains carbo-gazeux et salins. Buvette de toutes sortes d'eaux minérales.

5° Indications thérapeutiques. — D'une façon générale, les *états morbides caractérisés par un élément nerveux*. Rhumatisme chronique et goutte ; névroses, neurasthénie, hystérie, névralgies ; troubles nerveux de la digestion, dyspepsies, gastralgie, entéralgies, certaines entérites ; inflammations de la vessie et des reins ; maladies des femmes ; épuisement à la suite de maladies graves.

Cure complémentaire des eaux de Carlsbad, Marienbad, Vichy, etc..

Saxon (Suisse, canton du Valais).

Village situé sur la ligne de Lausanne à Brigue, à l'altitude de 475 mètres. Climat chaud, mais toujours aéré. Saison du 1er juin au 15 octobre.

La *Fontaine-Chaude* ou *Fontaine-aux-Croix* (23°,5) a un débit de 300 mètres cubes par jour et une minéralisation totale de 0gr,95, composée de bicarbonates et de sulfates, avec des iodures et des bromures (0gr,04) de calcium et de magnésium.

La quantité d'iodure est très variable et peut aller de 0 à 0gr,11, intermittences provenant de la distribution irrégulière de l'iode dans la roche d'où sort l'eau.

Cette eau est employée en boisson (8 à 10 verres par jour) et à l'extérieur en bains de baignoire et de piscine. La poudre de la roche iodurée est utilisée en applications externes ; elle contient jusqu'à 0gr,40 p. 100 d'iode.

Les indications thérapeutiques sont dominées par la recherche des effets fondants et résolutifs de l'iode : scrofule, goutte, obésité, et inflammations de l'utérus et de ses annexes.

La poudre est appliquée sur les plaies atoniques, et les tumeurs, les exsudats à résorber.

Badenweiler (Allemagne, duché de Bade).

Situé à l'altitude de 450 mètres dans la partie sud de la Forêt-Noire, ligne de Bade à Fribourg, la ville de Badenweiler est abritée par un cercle de montagnes couvertes de sapins ; c'est plutôt une station climatique, pour les malades atteints d'affections pulmonaires et les personnes délicates, qu'une station balnéaire proprement dite. Installations très bonnes dans les hôtels et maisons particulières.

L'établissement thermal situé plus haut, à 530 mètres, est alimenté par neuf sources dont la température est de 26°. Utilisées surtout en *bains*, elles conviennent aux convalescents, aux surmenés, aux rhumatisants et aux goutteux, aux neurasthéniques, aux personnes souffrant de névralgies. Ce sont des eaux essentiellement sédatives. Lorsqu'on veut les rendre plus excitantes, on les chauffe davantage en y ajoutant du chlorure de sodium ou de l'eau-mère. Saison du 1er mai au 30 septembre.

Schlangenbad (Allemagne, province de Hesse-Nassau).

À une heure de voiture d'Eltville, station de la ligne de Francfort à Coblentz, à l'altitude de 310 mètres, se trouve le village de Schlangenbad, dans une vallée entourée de montagnes boisées, jouissant d'un climat tempéré, d'un air pur et vif. Saison du 1er mai au 30 septembre.

Huit sources chaudes (28º à 32º), très onctueuses, ce qui rend les bains très agréables ; elles ont une minéralisation totale de 0gr,33 et sont exploitées dans des établissements bien installés, surtout en *bains de piscines*.

Ces bains ont un caractère sédatif et conviennent surtout quand il y a irritabilité nerveuse. La station est surtout fréquentée par les femmes.

Affections névralgiques de l'utérus et des annexes ; rhumatisme nerveux ; hystérie ; névralgies ; chorée ; goutte.

Wildbad (Wurtemberg, Cercle de la Forêt-Noire).

Station de chemin de fer d'un embranchement de la ligne de Carlsruhe à Stuttgart, à l'altitude de 430 mètres, la petite ville de Wildbad est bâtie dans une vallée étroite et pittoresque, au milieu de forêts. Climat tempéré un peu humide. Saison du 1er mai au 30 septembre.

Sources très nombreuses et abondantes, 1 200 mètres cubes par jour, de 32º à 39º, ayant une minéralisation totale de 0gr,35 à 0gr,60, exploitées dans trois établissements, *surtout en bains de piscines* à eau courante.

Ces bains ont sur le système nerveux une action tonique et reconstituante : aussi conviennent-ils aux sujets épuisés par l'âge, les excès de travail ou de plaisir ; dans les affections nerveuses, névralgies, paralysies, les paraplégies rhumatismales ou traumatiques, l'hystérie, les névroses ; dans les rhumatismes, dans les affections chirurgicales.

A l'intérieur, l'eau a une action légèrement diurétique qui complète dans certains cas l'action des bains.

Buxton (Angleterre, Derbyshire).

Ville de près de 4 000 habitants, située à 330 mètres d'altitude sur le chemin de fer de Minland, à 30 kilomètres de Manchester, dans une position agréable. Air pur, mais humide et froid. Saison du 1er mai au 31 octobre.

Trois sources, dont une froide et une tiède (27°4), claires, impides, inodores, de saveur un peu amère et styptique, faiblement minéralisées, 0gr,32 au total, et laissant échapper des gaz composés presque exclusivement d'azote, sont utilisées dans plusieurs établissements ; l'un d'eux, le *Crescent*, est plus particulièrement fréquenté par les étrangers ; il renferme des salles de bal, de concert, de conversation et des galeries, séparant les sections de bains, et servant de promenoirs les jours de mauvais temps. Buvettes. Bains de baignoires et de piscines.

Les principales indications sont tirées de l'action de ces eaux qui sont diurétiques et légèrement laxatives, qui relèvent l'appétit, facilitent la digestion. *Manifestations de la diathèse urique* : goutte, gravelle, rhumatismes, hémorroïdes. *Chlorose et anémie.*

Buda-Pesth (Hongrie).

1° Situation. — Buda, ou Ofen, est une ville de 65 000 habitants, bâtie sur la rive droite du Danube, en face de Pesth, à laquelle elle est reliée par deux magnifiques ponts. Altitude : 145 mètres. Climat variable et assez rude. Saison du 15 mai au 30 septembre.

2° Ressources thermales. — Sources très nombreuses, les unes thermales, les autres sulfatées ferrugineuses ou sulfatées sodiques froides. Les sources chaudes sont réunies en dix groupes puissants dont la température est échelonnée entre 42° et 61° et dont le débit total est considérable. Elles proviennent toutes de la même nappe et ont une minéralisation similaire. Celle de la *Kaiserbadquelle* est de 0gr,97, caractérisée essentiellement par des sulfates et carbonates terreux. Elles sont traversées par un assez grand nombre de bulles gazeuses, constituées par de l'acide carbonique ; dans certaines, il y a des traces d'hydrogène sulfuré qui leur communiquent une odeur sulfureuse. La *Bock's Bitterquelle*, type des eaux amères de la

station, contient 14 grammes de sulfate de soude et 9 grammes
de sulfate de chaux.

3° Modes d'emploi. — Huit établissements confortables,
quelques-uns même, luxueux. Les eaux sulfatées sodiques et
les eaux ferrugineuses sont employées exclusivement en
boisson ; les eaux chaudes, à l'*extérieur* surtout, en bains de
piscine et de baignoire. Les bains de piscine ont parfois une
durée de plusieurs heures. Par la combinaison des diverses
sources, on obtient une action diaphorétique, diurétique et
laxative, ou à la fois purgative, tonique et reconstituante,
d'où des indications thérapeutiques assez étendues.

4° Indications thérapeutiques. — Au premier rang, le
rhumatisme sous toutes ses formes : paralysies, contractures
et névralgies rhumatismales, suites de traumatismes, de fractures et de luxations.

Lymphatisme et scrofule ; chlorose et anémie ; gravelle ;
inflammations de l'utérus ; affections de la peau, surtout d'origine scrofuleuse (lupus, éléphantiasis) ; maladies des voies
digestives avec pléthore abdominale.

Gastein (Autriche, duché de Salzbourg).

1° Situation. — Station très fréquentée, située à 960 mètres
d'altitude, à 4 heures de voiture de la station de Lend, ligne
d'Innsbruck à Vienne, dans une vallée pittoresque, au milieu de
hautes montagnes en partie couronnées de glaciers. Climat
de montagne tempéré par la protection des sommets, mais sujet
à de grandes variations. Hôtels luxueux. Maisons meublées
très confortables. Magnifiques promenades. Saison du 15 mai
au 30 septembre.

2° Ressources thermales. — Dix-huit sources, dont neuf
utilisées, fournissant 4 300 mètres cubes par jour et ayant une
température échelonnée de 31° à 71°,5.

Elles sont limpides, sans saveur ni odeur, et ont une minéralisation totale de 0^{gr},33, caractérisée surtout par du sulfate de soude, du chlorure de sodium et de la silice.

3° Modes d'emploi. — En *boisson*, mais surtout en *bains* de baignoire et de piscine, après refroidissement de l'eau dans les réservoirs.

Pas d'établi sement thermal. Installations balnéaires très bien aménagées dans la plupart des hôtels.

Les eaux sont également utilisées à Hof-Gastein à 8 kilomètres de Bad-Gastein et dans la même vallée, à une altitude de 200 mètres inférieure ; elles sont amenées dans cette localité par une conduite en bois et y arrivent à une température de 37° à 41°.

Les bains sont toniques et fortifiants. Au bout de quelques-uns, le malade retrouve ses forces, ses facultés intellectuelles son organisme reçoit comme une nouvelle vie.

4° Indications thérapeutiques. — *Tous les états dans lesquels il y a lieu de calmer le système nerveux et de remonter l'état général.* Gastein est un bain de vieillards, de convalescents, d'anémiques, d'épuisés. Asthénie nerveuse ; anémie ; faiblesse génitale ; dépression liée à des hémorragies, des commotions morales. Affections du système nerveux avec adynamie, dépression, hyperesthésie. Hystérie; hypocondrie; névralgies ; tab s. Rhumatismes ; goutte ; paralysies rhumatismales ; paraplégies. Affections catarrhales de l'intestin (eau en boisson).

5° Contre-indications. — Constitution éréthique. Tendance aux hémorragies et aux inflammations. Affections cardiaques.

Teplitz-Schœnau (Autriche, Bohéme).

Ville de 22 000 habitants, située à 230 mètres d'altitude de la large vallée de la Biela, sur une ligne ferrée. Climat doux et sain. Promenades et excursions intéressantes. Théâtres. Concerts.

Les diverses sources chaudes, 28° à 49°, sont exploitées dans plusieurs établissements. Leur minéralisation est très faible, au total 0^{gr},72, caractérisée surtout par du bicarbonate de soude, des sulfates de potasse et de chaux, et du chlorure de sodium. $\Delta = 0,060$.

Utilisation exclusivement *externe* en bains de baignoire ou de piscine. Ces bains sont stimulants et amènent une certaine excitation.

Rhumatismes de toutes sortes ; paralysies rhumatismales et traumatiques ; névralgies ; sciatique. Suites de traumatismes (raideurs articulaires, fistules, corps étrangers).

Bormio (Italie, province de Sondrio).

Grosse bourgade, à 3 heures, en autobus, de Tirano, à 1 225 mètres d'altitude. Bains à 3 kilomètres du village, au milieu d'un site pittoresque, d'où la vue s'étend sur quatre vallées.

Deux établissements de bains à un kilomètre l'un de l'autre, à la fois hôtels et thermes : en bas les *Bagni nuovi*, les plus confortables ; en haut, les *Bagni vecchi* pour les malades moins aisés. Bains de baignoires et de piscines. Bassins à boues. Douches.

Sept sources, 16° à 42°. Débit total : 1 500 mètres cubes. Minéralisation totale, 1 gramme, caractérisée essentiellement par des sulfates et des carbonates terreux. Matière organique abondante, répandant une odeur sulfhydriquée.

Employées en boisson, mais surtout à l'extérieur en bains, douches, applications de boues, elles ont les indications de toutes les thermales simples : rhumatismes chroniques, goutte, névroses, névralgies, sciatique, paralysies douloureuses, maladies des femmes, suites de traumatismes.

Leurs propriétés diurétiques les rendent utiles dans les affections des voies urinaires, la gravelle, ainsi que dans la lithiase biliaire et certaines dermatoses.

Alhama de Aragon (Espagne, province de Saragosse).

Bourg de 1 500 habitants, station de chemin de fer de Madrid à Saragosse, situé à 650 mètres d'altitude, au pied de belles montagnes et dans un pays pittoresque. Climat sain. Air pur. Eau potable excellente. Promenades et distractions variées. Établissements ouverts toute l'année. Saison du 1ᵉʳ juin au 31 septembre.

Nombreuses sources d'un débit considérable indiquant 34° à l'émergence, 32° à 33° dans les réservoirs, ayant une minéralisation totale de 0ᵍʳ,74, laissant échapper des gaz composés surtout d'acide carbonique et d'azote, contenant de l'antimoine et de l'arsenic (acide arsénieux, 0ᵍʳ,003).

Les eaux sont utilisées dans cinq établissements bien installés, en bains à eau courante, salles d'inhalation, etc. Les *Termas de Matheu* comptent parmi les établissements les plus complets et les mieux installés d'Espagne.

Les indications thérapeutiques sont celles de la *médication sédative*. Arthritisme éréthique. Névralgies. Affections spasmodiques des voies respiratoires (asthme, coqueluche, toux nerveuse). Angine glanduleuse. Laryngite catarrhale. Inflammations broncho-pulmonaires des arthritiques et des herpétiques. Affections de l'estomac à caractère douloureux. Catarrhes de la vessie.

Caldas de Montbuy (Espagne, province de Barcelone).

Station de la ligne de Mollet à Caldas de Montbuy, à 32 kilomètres de Barcelone, cette petite ville est située à 200 mètres d'altitude, dans un pays pittoresque et agréable. Climat sain, assez chaud l'été. Hôpital civil ; hôpital militaire. Saison du 1ᵉʳ mai au 15 juillet et du 15 septembre au 15 octobre.

Nombreuses sources très chaudes, 50° à 70°, alimentant, les unes les sept établissements de la station, les autres des fontaines publiques. Débit total : près de 900 mètres cubes par jour. Limpides, inodores, elles ont une minéralisation totale de 1ᵍʳ,23 dont 0ᵍʳ,90 de chlorure de sodium. Les gaz qui s'en dégagent sont composés presque exclusivement d'azote.

Elles sont utilisées en boisson, en bains, en douches d'eau et de vapeur ; les installations balnéaires laissent à désirer. Suivant la température à laquelle elles sont employées, elles sont excitantes, ou au contraire sédatives.

Les indications principales de la station sont les *rhumatismes articulaires et musculaires*, les *hémiplégies récentes*, soit centrales, soit périphériques. Elles trouvent également leurs indications dans les autres manifestations de la diathèse urique, goutte, névralgies, névroses, rétractions tendineuses, dans les suites de traumatismes, la syphilis.

Panticosa (Espagne, province de Aragon).

1° Situation. — La station, située à 1 675 mètres d'altitude, au bord d'un petit lac, entourée de montagnes escarpées, dans un site sauvage, d'une grande beauté, est distante de 80 kilomètres de Sabiñanigo, station de la ligne de Jaca à Saragosse. De France, on y accède par la vallée d'Ossau : service de voitures et d'automobiles pendant la saison ; 55 kilomètres de Laruns. Climat de haute montagne. Belles promenades. Casino. Théâtre. Hôtels très confortables. Saison très courte : 1er juillet au 31 août.

2° Ressources thermales. — Cinq sources dont les températures sont échelonnées entre 26° et 31°. Eaux limpides, de goût agréable, sans odeur, sauf la source *del Estomago*, qui a une odeur légèrement sulfureuse parce qu'elle contient un peu d'hydrogène sulfuré ($0^{gr},004$). La minéralisation de ces sources est extrêmement faible : $0^{gr},12$ à $0^{gr},15$ par litre. Elles laissent échapper de nombreuses bulles de gaz constituées presque exclusivement par de l'azote. Ces eaux, surtout celles de la source *del Hidago*, peuvent être considérées comme le *prototype des eaux azotées*.

3° Modes d'emploi. — Cure interne et externe.

a. *Boisson.* — L'eau est administrée à la dose d'un demi à un verre matin et soir.

b. *Pratiques externes.* — Bains d'une demi-heure à une heure;

douches ; inhalation des gaz par un système spécial qui en assure l'entier dégagement (v. p. 156); pulvérisations.

Ces eaux sont sédatives et hyposthénisantes du système nerveux ; elles apaisent la toux, facilitent la respiration et augmentent les forces. La source *del Estomago* modifie l'état des muqueuses et de la peau : la *Fuente de la Laguna* est diurétique et stimule les fonctions digestives.

4° Indications thérapeutiques. — Avant tout, les *catarrhes bronchiques et pulmonaires,* la *tuberculose pulmonaire* (F. del Hidago); les dermatoses irritatives ; les névroses; les affections gynécologiques (F. de los Herpes) ; le lymphatisme et la scrofule ; le rhumatisme (F. del Estomago); les dyspepsies douloureuses (F. de la Laguna).

5° Contre-indications. — Les sujets irritables et pléthoriques, prédisposés aux hémorragies actives.

Urberruaga de Ubilla (Espagne, province de Biscaye).

Établissement de fondation récente, situé au pied d'une montagne couverte de verdure, dans un pays pittoresque, à 8 kilomètres de la mer et à 1 heure et demie en voiture d'Elgoibar, station du chemin de fer central de Biscaye. Climat doux pendant l'été. Logements confortables pour 300 personnes. Galerie-promenade. Casino. Une des stations les plus en vogue d'Espagne. Saison du 15 juin au 30 septembre.

Les trois sources, de température identique (27°), ayant une minéralisation insignifiante (0^{gr},31), et laissant échapper, comme celles de Panticosa, de nombreuses bulles de gaz composé presque exclusivement d'azote, sont utilisées avec toutes les ressources de la balnéothérapie moderne, en bains, douches de toutes sortes, bains de vapeur et d'étuve, inhalations, pulvérisations, etc.

Elles sont avant tout sédatives et sont indiquées dans les *affections des appareils respiratoire, digestif et génito-urinaire,* surtout les catarrhes bronchiques, la tuberculose pulmonaire au début, l'asthme, les suites d'influenza, les laryngites et les angines.

Fitero (Espagne, province de Navarre).

Les bains de Fitero se trouvent à 4 kilomètres du bourg du même nom, à 3 heures de voiture de la gare de Castejon, et à 23 mètres d'altitude. Climat sec et chaud l'été. Saison du 15 juin au 30 septembre.

Deux sources chaudes, 47° à 48°, alimentent les deux établissements de bains, *Baños Viegos* et *Baños nuevos*, assez bien installés, qui renferment les installations balnéaires et les logements pour les baigneurs. Limpides, d'odeur désagréable, ne laissant échapper aucun gaz, elles sont peu minéralisées.

Elles sont employées : à l'intérieur, à la dose de 4 à 500 grammes ; à l'extérieur, en bains de baignoire ou de piscines, bains de vapeurs, douches et inhalations.

Les indications thérapeutiques, très nombreuses, demanderaient une revision rigoureuse. Les plus certaines sont : les rhumatismes et les arthrites chroniques, les névralgies. surtout la sciatique, la goutte, la syphilis, les suites de traumatismes.

ARTICLE II

EAUX FROIDES FAIBLEMENT MINÉRALISÉES

Évian (Haute-Savoie).

1° Voies d'accès. — Station de la ligne Bellegarde au Bouveret. A 5 h. 15 de Lyon, 10 heures de Paris, 12 heures de Marseille, 16 heures de Toulouse, 18 heures de Bordeaux.

2° Situation. — Altitude moyenne, 400 mètres. Charmante

ville de 3 000 habitants, située sur le flanc d'une ancienne moraine qui s'élève en pente douce, et étagée le long de la rive méridionale du lac Léman, en face de Ouchy-Lausanne, et approximativement à égale distance de Genève à l'ouest et de Montreux-Territet à l'est. Son orientation au nord, les Alpes qui l'enserrent au sud et à l'est, et dont les plus hauts sommets sont recouverts de neige, lui font un climat d'été à température très égale, tempéré grâce à la brise du lac et à un

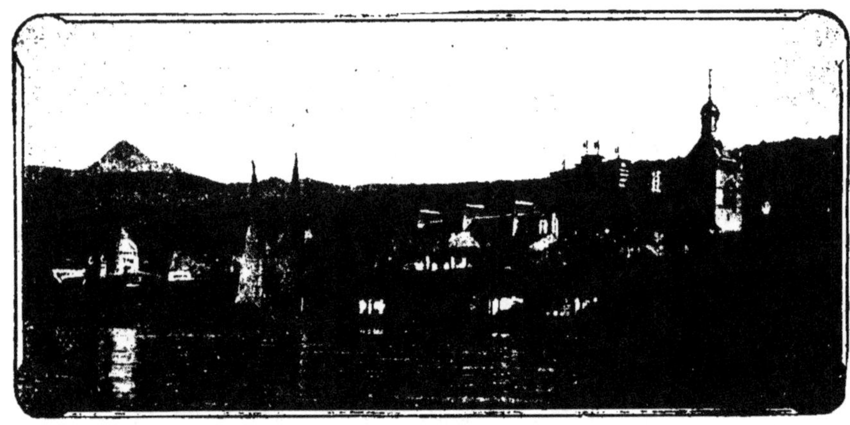

Fig. 82.

Vue générale d'Évian.

vent régulier de montagne de six heures du soir à midi du lendemain. Climat à la fois sédatif et tonique. Pluies assez fréquentes, mais toujours sans brouillard et avec éclaircies. Le sol, en pente et sablonneux, laisse les eaux s'écouler rapidement. Les orages sont toujours suivis d'une période de rafraîchissements de la température de l'atmosphère, de huit à dix jours de durée. Installations irréprochables. Distractions de toutes sortes. Casino. Théâtre. Fêtes sur le lac. Régates. Sports divers. Magnifiques excursions. Saison du 1er mai au 15 octobre [1].

1. Le temps frais aide l'action oxyosmotique de l'eau d'Evian; le temps chaud et orageux l'entrave surtout chez les obèses et les hypertendus. Ces malades doivent choisir de préférence pour leur séjour à Evian les mois de mai, juin, septembre.

3° Ressources thermales. — Les sources assez nombreuses et toutes froides d'Évian, dont les principales sont les sources *Bonnevie*, des *Cordeliers, Clermont*, ont également toutes une composition à peu près égale ; mais une seule est exploitée avec tous les perfectionnements de la physiothérapie moderne : c'est la *Source Cachat*, dont l'eau est utilisée dans un établissement modèle.

Le résidu, observé par Ed. WILLM dans un litre d'eau de la source Cachat, est de 0^{gr},32 ; les composants dominants sont : le bicarbonate de chaux, 0^{gr},28 ; le bicarbonate de magnésie, 0^{gr},12 ; la silice, 0^{gr},014 ; le sulfate de soude et de sulfate de potasse donnent un total de 0^{gr},013 ; la teneur en chlorure de sodium est de 3 milligrammes (0,003),

La minéralisation ne peut expliquer l'action physiologique de cette eau, qui se manifeste comme eau oxy-osmotique. C'est à la suractivité de l'osmose cellulaire que sont liées toutes ses propriétés thérapeutiques. $\Delta = 0,024$.

4° Modes d'emploi. — Le traitement interne systématique constitue la base de la cure d'Évian.

a. *Boisson*. — Toutes les sources peuvent être utilisées (*Source Cachat, Source des Cordeliers, Source Bonnevie, Source du Châtelet*, etc.), à la dose de 300 centimètres cubes à 1 500 centimètres cubes et même 2 000 centimètres cubes. *L'effet fondamental doit être obtenu à jeun et se traduire par plus d'urine que de boisson.*

La station debout retarde et même empêche quelquefois cet effet, qui se réalise fort bien, si on prend l'eau au repos et dans la position horizontale, dans le lit, au moment du réveil de préférence.

b. *Pratiques externes*. — L'eau est utilisée en *bains*, en *douches*, en *massages sous l'eau*, en *douches sous-marines*, en *piscine*, etc., soit à la température de la source, soit réchauffée aux diverses températures requises pour les pratiques hydrothérapiques. Ces pratiques externes deviennent dans de nombreux cas un adjuvant nécessaire du traitement interne.

5° Adjuvants. — Cures de régime (l'Ermitage), de terrain.

Bains de lumière. Massage suédois. Mécanothérapie. Électrothérapie. Radiothérapie.

6° Indications thérapeutiques. — Ce n'est pas de la minéralisation, c'est de l'action physiologique de ses eaux que dérivent toutes les indications du traitement d'Évian. Rapidement absorbées par les voies digestives, elles suractivent l'osmose cellulaire et provoquent l'élimination par les reins d'une quantité d'eau supérieure à la quantité d'eau prise en boisson. Elles déterminent à la fois une diurèse liquide et une diurèse solide. L'élaboration des produits résiduels cellulaires est à la fois plus complète et plus abondante : l'urée augmente en quantité relative et en quantité absolue ; l'indosé organique urinaire tend à disparaître ; le total des produits xanthouriques augmente d'abord et diminue ensuite; les rétentions des des chlorures disparaissent ; l'oxyhémoglobine est plus rapidement réduite. Cette amélioration des échanges nutritifs redonne aux muscles et aux nerfs leur tonicité physiologique.

Le traitement d'Évian est donc *indiqué dans toutes les insuffisances nutritives et dans toutes les atonies des organes :* estomac, intestin, foie, cerveau, etc. ; par conséquent dans *toutes les maladies rattachées au ralentissement de la nutrition :* arthritisme, diabète, surmenage, etc.

L'élimination rapide par les reins, d'une urine de faible densité, dont on peut presque augmenter à volonté la quantité, indique le traitement d'Évian dans toutes *les maladies des voies urinaires* ne présentant pas d'obstacle matériel à l'élimination des urines.

L'élimination par les reins d'une quantité d'eau supérieure à la quantité d'eau prise en boisson et l'augmentation de la diurèse solide font du traitement d'Évian un *traitement de lavage intra-organique,* ce qui explique le profit que les auto-intoxications, surtout l'*auto-intoxication alimentaire,* tirent de la cure et les excellents résultats que donnent, dans les cas de *présclérose avec hypertension,* l'association du traitement d'Évian et du régime franc d'acide urique, et ceux qu'on obtient dans la *cholémie* du Pr Gilbert. Ces effets font également comprendre pourquoi le traitement d'Évian donne des résultats curateurs dans les *asthénies nerveuses* en général, et dans l'*asthénie gastro-intestinale et gastro-hépathique* en particulier, qui toutes s'accompagnent d'hypoazoturie absolue ou d'hypoazoturie relative.

7° Contre-indications. — Tous les obstacles matériels qui peuvent exister sur les voies urinaires, toutes les cachexies, tous les états fébriles, les néphrites parenchymateuses, les hyperazoturies vraies, les scléroses viscérales.

Amphion (Haute-Savoie).

Station située à 3 kilomètres d'Évian, dont elle est comme un faubourg, sur le lac Léman, dans un très beau site. Climat tempéré, rafraîchi par les brises du lac et de la montagne. Séjour calme. Établissement situé au milieu d'un beau parc, comprenant, outre les installations hydrothérapiques, des logements pour les baigneurs. Splendide terrasse dominant le lac. Saison du 1er juin au 30 septembre.

Quatre sources froides, dont trois analogues à celles d'Évian, avec une minéralisation totale oscillant entre $0^{gr}.27$ et $0^{gr},48$, et une bicarbonatée ferrugineuse, la *Grande Source*.

Elles sont employées en boisson, la Grande Source surtout, en bains et en douches. Installation hydrothérapique complète, cabines de bains, salles de douches, piscine froide.

Les indications thérapeutiques sont les mêmes que celles d'Évian. La source ferrugineuse convient aux troubles engendrés par l'anémie et la chlorose.

Thonon (Haute-Savoie).

1° Situation. — Altitude: 430 mètres. Station voisine d'Évian, bâtie sur un plateau qui domine d'une cinquantaine de mètres le lac Léman, entourée de collines verdoyantes qui s'élèvent peu à peu jusqu'aux premiers contreforts des Alpes, jouissant d'un panorama splendide; 6 000 habitants.

Climat doux et tempéré, sédatif. Chaleurs de l'été tempérées par les brises du lac et de la montagne. Séjour plus calme qu'Évian. Casino. Théâtre. Saison du 1er juin au 30 septembre.

2° Ressources thermales. — L'eau de la source *Saint-François*, froide, a la plus grande analogie avec celle des sources d'Évian. Minéralisation totale : 0gr,29. Elle est utilisée principalement en *boisson*, accessoirement à l'extérieur en bains et douches. L'établissement, simple, est bien aménagé. L'eau se prend le matin par doses progressives jusqu'à 5 et 6 verres. Son action, semblable à celle d'Évian, est avant tout, diurétique et désintoxicante.

3° Indications thérapeutiques. — D'une façon générale, les arthritiques, les goutteux, les uricémiques.

a. Principales. — *Affections chroniques des voies urinaires* (pyélites, cystites chroniques, urétro-cystites). *Albuminuries résiduelles* d'infections, de grossesse ; albuminurie orthostatique. *Gravelles*, urique, oxalique et surtout phosphatique. *Goutte*, surtout compliquée d'albuminurie, de polyurie et d'hypertension. *Artério-sclérose* au début. *Sclérose cardio-rénale* de Huchard. *Certaines affections gastro-intestinales* : dyspepsies acides, fermentations gastriques, dilatation moyenne de l'estomac, atonie digestive, entérite muco-membraneuse avec tendance à la diarrhée, spasmes intestinaux.

b. Accessoires. — Quelques diabétiques graveleux, certains obèses, les cholémiques, les lithiasiques biliaires, les sujets atteints d'érythèmes cutanés, de psoriasis, d'ecthyma.

4° Contre-indications. — Les malades atteints d'insuffisance de la perméabilité rénale, d'obstacle à l'évacuation de l'urine, de sténose pylorique, d'hypersthénie gastrique, d'ulcère de l'estomac, de sclérose hépatique ou d'hypertension portale, de cardiopathie décompensée.

La Roche-Posay (Vienne).

Station située à 22 kilomètres de Châtellerault, possédant trois sources froides, onctueuses au toucher, radioactives

(0,049), ayant une minéralisation totale de 0^{gr},45, composée de bicarbonate de chaux, de chlorure de sodium, de silice, de traces de sélénium (0^{gr},002).

En boisson, cette eau provoque la diurèse ; bains, douches dans un établissement neuf et confortable.

Les indications thérapeutiques sont : les dermatoses prurigineuses, eczéma sec ou humide, lichen, urticaire chronique ; les lithiases urinaire et biliaire.

CHAPITRE II

EAUX SIMPLES OU MONOCHRÉMATIQUES

Nous rappellerons que ces eaux sont caractérisées par la
prédominance dans leur minéralisation d'un élément à l'action
duquel peuvent. dans une certaine mesure, être rapportés
les effets thérapeutiques.

ARTICLE PREMIER

EAUX SULFATÉES CALCIQUES

§ 1. — STATIONS FRANÇAISES

Contrexéville (Vosges).

1° **Voies d'accès.** — Station de la ligne de Langres à Mirecourt, desservie par des trains directs venant de Paris en
5 h. 30 ; à 8 heures de Lyon, 13 h. 30 de Marseille, 14 h. 30 de
Bordeaux, 18 heures de Toulouse.

2° **Situation.** — Altitude : 350 mètres. Petite ville de
900 habitants. Orientée du nord au sud. Climat tempéré
salubre. Air vif de montagne avec variations brusques de température. Installations confortables et hygiéniques. Services
de la voirie irréprochables. Casino. Théâtre. Jeux et distractions de toutes sortes. Saison du 20 mai au 20 septembre.

3° **Ressources thermales.** — Huit sources froides débitant plus de 400 mètres cubes en vingt-quatre heures. Les
deux principales sont le *Pavillon* et la *Souveraine*, situées, ainsi
que le *Prince*, le *Quai*, la *Duchesse*, dans le parc de l'établissement.

Toutes ces sources sont réunies entre elles par une vaste et luxueuse Colonnade, longue de 180 mètres, qui sert de promenoir pendant la cure matinale. Quelques autres sources ne dépendent pas de l'Etablissement, source *Le Clerc, Thierry. Mougeot,* etc.

L'eau du Pavillon. qui est la plus employée, contient 2^{gr},4 de minéralisation totale : sulfate de chaux, 1^{gr},56 ; sulfate

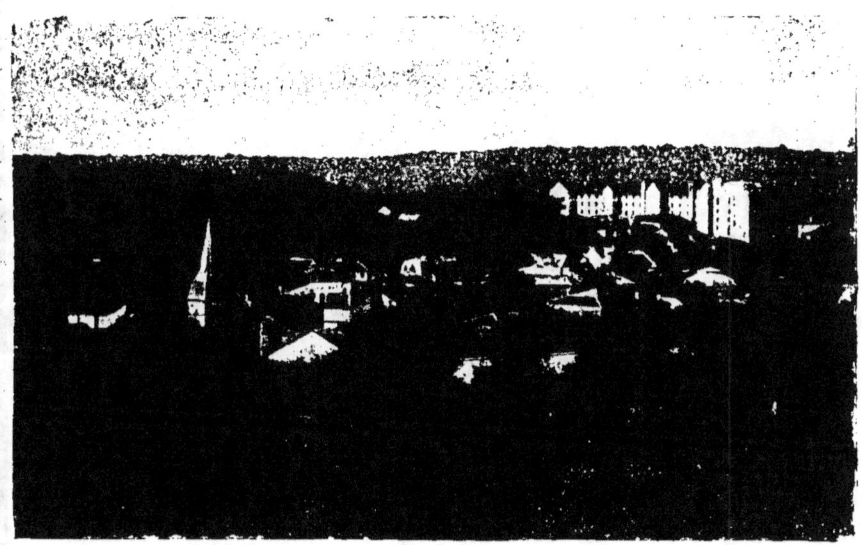

Fig. 83.

Vue générale de Contrexéville.

de magnésie, 0^{gr},236 ; bicarbonate de chaux, 0^{gr},40 ; bicarbonate de lithine, 0^{gr},004 ; fer, 0^{gr},007 ; silice, 0^{gr},05 ; traces de fluor et d'arsenic.

L'eau de la Souveraine est plus magnésienne, contient moins de sulfate et carbonate de chaux et très peu de fer.

Très peu de gaz. Quelques bulles d'acide carbonique. $\Delta = 0,058$ (Source Le Clerc) à 0,069 (Source du Pavillon).

4° Modes d'emploi. — Avant tout, cure de diurèse obtenue par le traitement interne.

a. *En boisson.* — Par verres de 333 grammes, ou demi-verres jusqu'à la dose de 5 à 6 verres pris le matin à jeun, l'eau a une *action diurétique* très importante, qui détermine un lavage du sang, des tissus, favorisant l'élimination des toxines, ptomaïnes et dérivés xanthiques et créatiniques, qui produit l'expulsion des sables, graviers, petits calculs et éléments irritants des voies urinaires (mucosités, pus, cellules épithéliales), et une *action laxative et purgative* qui provoque la sécrétion des glandes intestinales, la sécrétion biliaire et décongestionne tous les organes de l'abdomen.

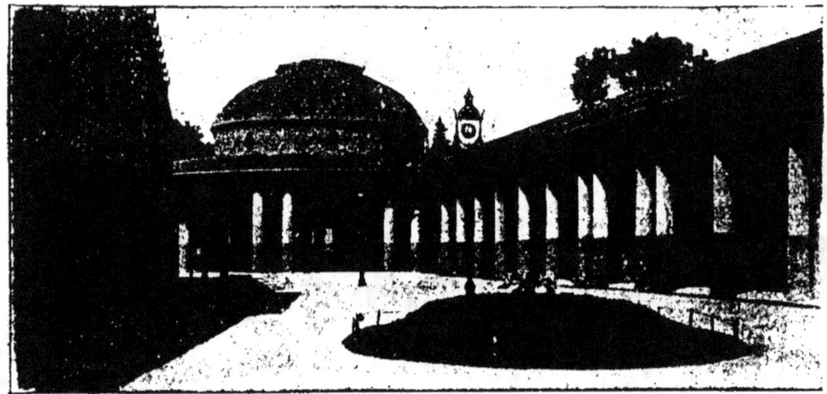

Fig. 84.

Contrexéville : source du Pavillon.

b. *Traitement externe.* — Il n'est que l'accessoire, le complément de la cure. Le nouvel établissement de bains, édifié en 1910, est très complet et contient tous les appareils modernes pour l'hydrothérapie, l'électrothérapie et la mécanothérapie.

5° Adjuvants. — L'installation de sports de toutes sortes est un adjuvant précieux de la cure. Tennis. Croquet. Salle d'armes. Golf-links. Club-House au domaine d'Hageville.

6° Indications thérapeutiques. — Toutes les *manifestations arthritiques et spécialement goutteuses et uricémiques.*

Artério-sclérose au début avec albuminurie légère. Goutte aiguë (après l'accès), ou subaiguë et chronique avec dépôts tophacés.

Les gravelles rénales (urique, oxalique, phosphatique). Pyélite et pyélonéphrite avec faibles doses d'albumine. Rein mobile. Cystite et urétrite chroniques.

Congestion hépatique avec gravelle biliaire. Diabète arthritique ou uricémique. Glycosurie goutteuse intermittente avec faible quantité de sucre.

Incontinence essentielle d'urine chez les enfants issus de goutteux.

7° **Contre-indications :**

a. *Générales*. — Maladies de cœur et des vaisseaux non compensées. Congestion cérébrale. Lésions cancéreuses et tuberculeuses.

b. *Spéciales*. — Calculs trop volumineux ne pouvant pas passer naturellement par les voies urinaires (calcul rénal ou urétral, pierre vésicale). Rétention d'urine complète ou incomplète. Hypertrophie prostatique. Rétrécissement serré de l'urètre. Accès de goutte aigu. Cirrhose du foie. Diabète avec grande quantité de sucre. Diabète nerveux, avec néphrite ou cirrhose.

Martigny-les-Bains (Vosges).

1° Voies d'accès. — Station de la ligne de Langres à Mirecourt desservie par des trains directs venant de Paris en 5 heures . A 7 h. 30, de Lyon, 13 heures de Marseille, 14 heures de Bordeaux, 17 h. 30 de Toulouse.

2° Situation. — Altitude : 377 mètres. Commune de 1 200 habitants, bâtie sur un plateau évasé séparant deux échelons des monts Faucilles. Située à 114 mètres au-dessus de la vallée de la Saône. Protégée du vent du nord par les montagnes boisées qui l'entourent. L'air est pur, sain, vif, sec, les chaleurs excessives inconnues, surtout la nuit. Établissement au milieu d'un parc magnifique de 20 hectares. Casino. Théâtre. Sports divers. Installations hygiéniques et confortables. Hôtels adaptés à toutes les bourses. Saison du 25 mai au 25 septembre·

3º Ressources thermales. — Sources au nombre de trois dans le parc de la Société, seules exploitées, nombreuses au

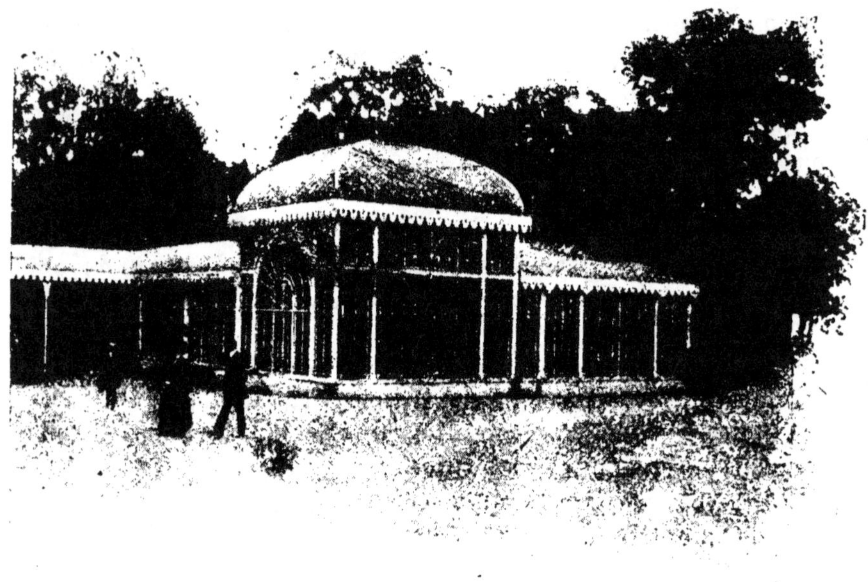

Fig. 85.

Pavillon des sources à Martigny.

dehors, toutes froides. Deux seulement sont utilisées en boisson, la *Source Lithinée* (source type) et la *Source des Dames*. La troisième source, dite *Source Savonneuse*, est réservée exclusivement à la thérapeutique externe et ne s'exporte pas. Le débit est environ de 200 mètres cubes en vingt-quatre heures. Ces sources s'échappent de la masse rocheuse située à 2^m,50 de profondeur et montent dans des vasques à l'abri du contact de l'air. Ce sont des eaux superficielles, non gazeuses, incolores, inodores, claires, agréables au goût, transparentes et limpides. Densité : 1,0015. $\Delta = 0,50$. État électrique manifeste.

Minéralisation totale $= 2^{gr},35$. Sulfate de chaux, 1,77; sulfate de magnésie, 0,12 ; bicarbonate de magnésie, 0,18 ; bicarbonate de lithine 0,03 (DESGREZ, 1906).

4° Modes d'emploi. — La station comporte surtout des buveurs.

a. *Boisson.* — La cure de boisson se fait à jeun, par ingestion de l'eau, soit aux sources, soit à la chambre, couché ou debout, et se termine une heure et demie à deux heures avant le premier déjeuner.

b. *Pratiques externes.* — Bains de la Savonneuse (alcalino-terreux). Douches. Appareil de Berthe, pour le massage sous l'eau. Massage sec. Douches sous-marines. Bains de vapeur térébenthinés au pin mugho.

5° Adjuvants. — En rapport avec les affections à traiter : la station a développé le côté sportif. Trois lawn-tennis dans le parc même. Aux portes de la station, à 500 mètres d'altitude, golf, un des plus naturellement accidentés de France, sur une étendue de plus de 5 kilomètres.

6° Indications thérapeutiques. — Spéciales dans la *goutte*, la *gravelle* et les *affections catarrhales des voies urinaires*, les eaux de Martigny sont également indiquées dans les *états congestifs du foie*, la *glycosurie arthritique*, l'*albuminurie goutteuse*, la ptose rénale chez les fauses utérines arthritiques, dans l'artério-sclérose au début. C'est la cure parfaite de diurèse. Les pyélites, pyélonéphrites d'origine calculeuse, bénéficient largement de ces lavages.

Dans les *dermatoses*, connues sous le nom générique d'arthritides, la médication par l'eau de la Savonneuse, conjointement avec la cure de boisson, est des plus utiles. La balnéation terreuse a une action très efficace sur le derme en le décapant et l'imprégnant, pendant que les eaux ingérées combattent la diathèse.

7° Contre-indications. — Cardiopathies mal ou non compensées ; bacillose ; états congestifs; néphrites non goutteuses ou à taux d'albumine trop élevé ; néoplasmes rénaux, vésicaux ; calcul enclavé ; hypertrophie prostatique non calculeuse.

Les suites de la lithotritie ne contre-indiquent pas la cure, elles l'imposent au contraire.

Vittel (Vosges).

1° Voies d'accès. — Station de la ligne de Langres à Mirecourt, desservie par des trains directs venant de Paris en 6 heures ; 8 heures de Lyon, 13 h. 30 de Marseille, 14 heures de Bordeaux, 18 heures de Toulouse.

2° Situation. — Altitude : 340 mètres. Chef-lieu de canton de l'arrondissement de Mirecourt. Climat sain, tempéré, plutôt froid ; nuits fraîches.

La station est à 1 kilomètre du village, en pleine campagne, au milieu d'un grand parc de 14 hectares, formant ainsi une ville d'eau séparée de l'agglomération urbaine, dans des conditions d'hygiène et de salubrité presque exceptionnelles, particulièrement favorables aux cures infantiles. Dans l'enceinte même du parc, on trouve : les pavillons des sources, les deux établissements de bains (première et deuxième classe), avec de vastes galeries-promenoirs chauffées en cas de mauvais temps. Hôtels luxueux, maisons meublées, villas dans le parc et en dehors du parc, mais dans le périmètre de l'établissement. Saison du 25 mai au 25 septembre.

3° Ressources thermales. — Sources nombreuses, froides, de débit invariable. Les trois principales, dont la clinique est rigoureusement établie, sont : la *Grande Source*, la *Source Salée*, la *Source Marie*. Elles sont incolores, transparentes, limpides, inodores, de saveur fraîche, de réaction neutre, non gazeuses. Densité : 1,0012 à 15°. $\Delta = 0,030$ pour la Grande Source.

Composition chimique à peu près identique pour toutes les sources.

Minéralisation totale : 1^{gr},739 pour la Grande Source qui renferme du fer et de la lithine, 2^{gr},9226 pour la Source Salée qui ne contient pas de fer. Sulfate de chaux 0,44, sulfate de magnésie 0,43, sulfate de soude 0,32, bicarbonate de lithine 0,0014 (JACQUEMIN) pour la Grande Source. Sulfate de chaux 1,42, sulfate de magnésie 0,82 pour la Source Salée.

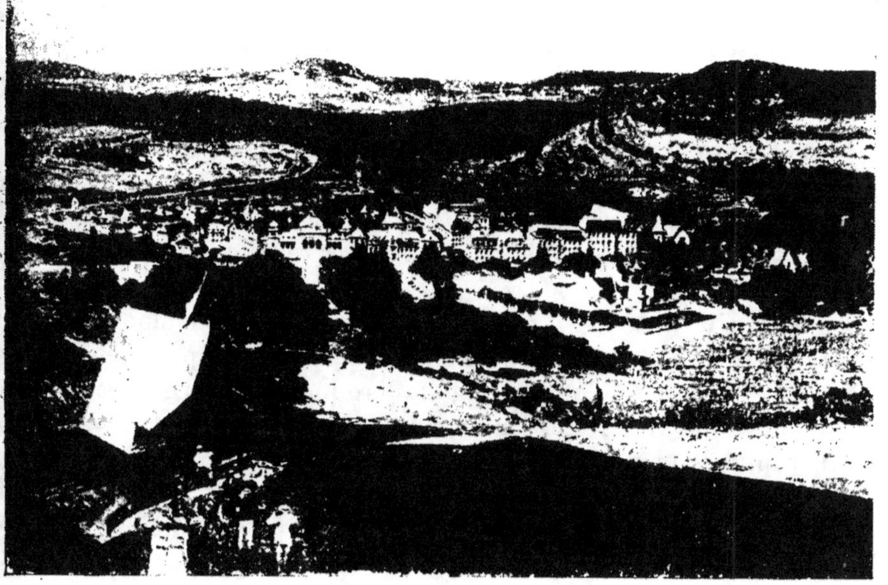

Fig. 86.

Vue générale de Vittel.

4° Modes d'emploi. — Cure à la fois externe et interne, cette dernière de beaucoup la plus importante.

a. *Boisson.* — La boisson constitue la cure principale. La dose moyenne est de 1 200 à 1 800 grammes par verres ou fractions de verre, à intervalles de quinze à vingt ou vingt-cinq minutes, surtout le matin à jeun. Dans quelques cas, la cure est faite au lit.

b. *Pratiques externes.* — Toutes les pratiques externes, qui sont jugées nécessaires comme *complément de la cure,* sont administrées dans un établissement absolument neuf, pourvu de tous les appareils d'hydro-balnéo-physiothérapie les plus modernes (mécanothérapie, électrothérapie, etc.), et dirigé par des médecins spécialistes.

Du côté de l'appareil digestif, l'eau a une action excito-motrice, tonique, névrosthénique sur les fibres musculaires lisses de l'estomac et de l'intestin ; elle augmente les sécrétions glandulaires (estomac, intestin, foie) ; elle produit des effets laxatifs, surtout la Source Salée. Du côté de l'appareil urinaire, on observe une action diurétique très prononcée, il y a une action excito-motrice sur les muscles vésicaux. Du côté de l'appareil circulatoire, il se produit une augmentation de la tension vasculaire au début, qui s'atténue et disparaît avec la diurèse et les évacuations alvines. La nutrition générale est améliorée par le lavage du sang, des tissus et des filtres rénal et hépatique.

5° Adjuvants. — Les sports, étant utiles aux malades qui fréquentent la station, ont été largement développés : tennis, salle d'armes, vélodrome, golf, croquet, tir aux pigeons, champ de courses, etc. En outre toutes les pratiques physiothérapiques peuvent être mises en œuvre.

6° Indications thérapeutiques. — D'une manière générale, les nombreuses *manifestations morbides relevant de l'arthritisme* uricémique, héréditaire ou acquis, quel qu'en soit le siège (articulations, muscles, nerfs de la vie de relation, viscères, peau) et cela souvent dès l'enfance ; la présclérose, et même l'artério-sclérose à son début, les états cholémiques, etc.

La *goutte* (héréditaire ou acquise, articulaire et viscérale) à toutes les périodes, sauf au moment des accès aigus, et plus spécialement la goutte chronique, à forme torpide, chez les goutteux anémiés, affaiblis, congestifs, constipés, en état d'hypertension et de présclérose, d'insuffisance hépatique ou rénale, chez ceux qui sont graveleux, glycosuriques intermittents.

Les affections diverses des voies urinaires : la lithiase uri-

naire dans toutes ses formes et ses variétés, diathésique primitive (urique, oxalique, plus rarement phosphatique), catarrhale secondaire (phosphatique, alcaline) et plus spécialement
les formes douloureuses, les gravelles irritables ; les pyélites,
pyélo-cystites subaiguës et surtout chroniques ; certaines
variété d'uréthrites chroniques très rebelles, chez des arthritiques après l'opération de la pierre ; certaines albuminuries.

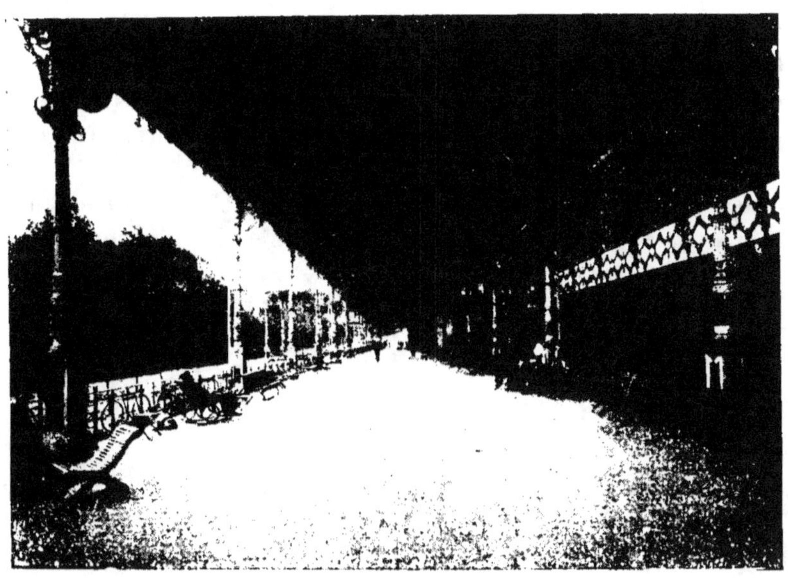

Fig. 87.

Promenoir couvert à Vittel.

d'origine goutteuse particulièrement, lithiasiques, digestives, intermittentes, cycliques, orthostatiques.

La *lithiase biliaire*; certaines congestions simples du foie; la
constipation (c'est la Source Salée qui est généralement indiquée dans ces cas). La glycosurie et le diabète arthritique.

7° Contre-indications. — Tous les processus aigus, les cirrhoses du foie, les néphrites confirmées, les cancers en général, l'artério-sclérose avancée, les cardiopathies non com-

pensées, les congestions et apoplexies cérébrales, l'hyperazoturie absolue, les ectasies gastriques considérables, la dyspepsie des liquides, l'hyperchlorhydrie, l'irritabilité vésicale excessive, l'hypertrophie prostatique considérable, la pierre vésicale, les rétrécissements de l'urètre.

Sermaize (Marne).

Station du chemin de fer de l'Est (ligne de Paris à Avricourt), la petite ville de Sermaize possède un établissement thermal, comprenant une buvette, des salles de bains, des salles de douches, ainsi que des logements pour baigneurs. Hôtels et maisons meublées dans la ville.

La source des *Sarrazins*, froide, débitant 850 mètres cubes par jour, est minéralisée par des sulfates et des bicarbonates de chaux et de magnésie.

Les applications thérapeutiques sont les mêmes que celles de Vittel et de Contrexéville.

Saint-Amand (Nord).

1º Voies d'accès. — Gare de la ligne de Lille à Valenciennes, à 4 heures de Paris, à 11 heures de Lyon et de Bordeaux, à 15 heures de Toulouse, à 16 heures de Marseille.

2º Situation. — L'établissement thermal est à 4 kilomètres de la ville qui compte environ 12 000 habitants. Entourée de vastes forêts (6 000 hectares), la station possède un air pur, sédatif, provoquant une ventilation pulmonaire intense. Casino. Théâtre. Chasse et pêche, promenades en forêt. Saison du 25 mai au 15 septembre.

3º Ressources thermales. — Cinq sources d'un débit considérable, tièdes (26º), très limpides, peu minéralisées, contenant surtout des sulfates de chaux ($0^{gr},61$) et de magnésie ($0^{gr},32$), des bicarbonates de chaux ($0^{gr},20$) et de magnésie, du chlorure de sodium, de la silice, du fer, de l'iode.

4° Modes d'emploi. — A la fois internes et externes.

a. *En boisson.* — A la dose de 2 à 12 verres, la *Fontaine d'Arras* et la *Fontaine Bouillon* sont eupeptiques, diaphorétiques, sédatives de l'estomac, diurétiques et parfois laxatives.

b. *Traitement externe.* — Il comprend des bains à eau courante des douches chaudes, des douches massages, des inhalations, et surtout des *bains complets ou partiels et des illutations de boues.*

Ces boues sont constituées par trois couches superposées de terre végéto-minérale ferrugineuse, de marne argileuse et de sable mouvant, traversées par une multitude de petites sources sulfureuses qui transforment ces boues en une masse compacte, molle, noirâtre, rendue onctueuse par le développement d'algues formant de la barégine, et ayant une épaisseur de 2 à 3 mètres environ. Elles contiennent 300 grammes de silice 14 grammes de fer, 2 grammes de soufre. Les bains entiers dont la température varie entre 30° et 45°, sont donnés dans 120 cases verticales, dont les cloisons s'enfoncent dans la boue. Chaque case est affectée à un même malade pendant toute la cure, et vidée ensuite. La durée est d'une heure à trois et même cinq heures, pendant lesquelles on fait boire de l'eau minérale, en raison de la sueur abondante provoquée par la chaleur (fig. 9). Le bain de boue est suivi d'une douche ou d'un bain laveur. Les illutations sont appliquées sur les parties malades à la température de 45" à 55°.

Les boues produisent une action générale sur la respiration, la circulation, les systèmes nerveux et musculaire, les glandes sudoripares, et une action locale émolliente et résolutive.

5° Indications thérapeutiques :

a. *Principales.* — Deux catégories, celles des eaux, celles des boues. Les *eaux* conviennent : aux maladies du tube digestif (hyperchlorhydrie, uricémie), du foie (lithiase biliaire) ; aux maladies des voies urinaires (gravelle, pyélite, cystite) ; à certaines maladies nerveuses (neurasthéniques excités). Certaines affections du nez et de la gorge sont améliorées par les inhalations de la source Fontaine d'Arras.

Les *boues* agissent avec succès dans les arthropathies chroniques, la goutte atonique, torpide, certaines névralgies, surtout la sciatique, les affections des organes génito-urinaires (métrites et périmétrites chroniques, noyaux anciens d'épididymite et d'orchite), les séquelles de fractures et d'entorses, les suites de phlébite.

b. *Accessoires.* — L'ataxie locomotrice, la sclérose en plaques, la chorée, certaines dermatoses (eczémas variqueux, acné, psoriasis, impétigo).

6º Contre-indications. — Les eaux sont contre-indiquées chez les hypochlorhydriques et les apeptiques ; les boues ne conviennent pas aux goutteux sujets à des crises aiguës, aux cardiopathes et aux artério-scléreux hypotendus, aux brightiques, aux congestifs pulmonaires.

Bagnères-de-Bigorre (Hautes-Pyrénées).

1º Voies d'accès. — Terminus d'un embranchement du réseau du Midi, partant de Tarbes. A 4 heures de Toulouse, 6 h. 30 de Bordeaux, 13 heures de Paris, 13 h. 30 de Marseille, 15 heures de Lyon.

2º Situation. — Altitude : 550 mètres. Chef-lieu d'arrondissement (8 000 habitants) entre la plaine et la montagne, à l'entrée de la vallée de Campan, sur les bords de l'Adour, en vue du pic du Midi. Température moyenne annuelle, 11º; pendant l'été, 17º. Climat tonique et sédatif, particulièrement recommandé pour les enfants. Casino. Fêtes. Sports. Superbes excursions. Hôtels. Villas. Pensions de famille. Maisons meublées pour toutes les bourses.

Établissements ouverts toute l'année : saison du 15 juin au 30 septembre.

3º Ressources thermales. — Trente sources principales débitant ensemble 2 500 mètres cubes et réparties en trois groupes : 1º *eaux sulfatées calciques*, magnésiennes, arsénicales, chaudes, de 27° à 51° ; 2° *eaux ferrugineuses* froides ; 3° *eau sulfurée sodique* de Labassère. Ces eaux sont exploitées dans une dizaine d'établissements communaux ou privés, généralement bâtis au point d'émergence des sources, dont les principaux sont les Thermes, les Néothermes, Salut.

Minéralisation moyenne de $2^{gr},50$ par litre, constituée par

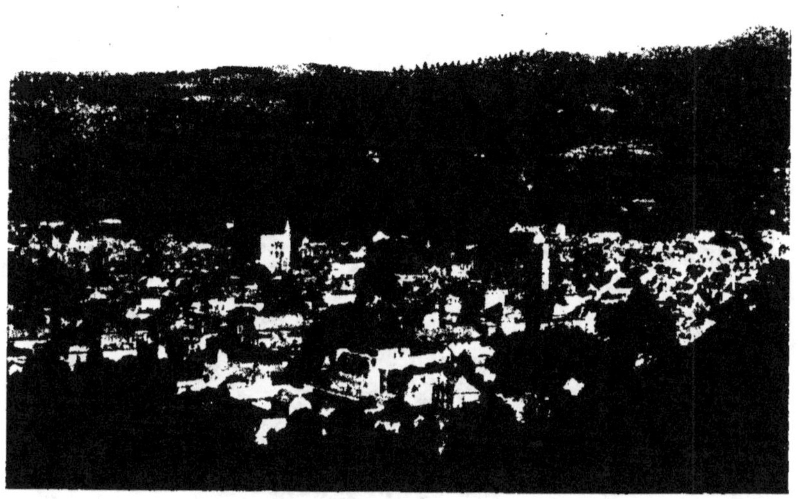

Fig. 88.

Vue générale de Bagnères-de-Bigorre.

des sulfates terreux et alcalins, des carbonates, des chlorures, des silicates. Sulfate de chaux, 1,60 ; sulfate de magnésie, 0,30 ; chlorure de sodium, 0,20. Fer, arsenic, zinc, plomb, cuivre à dose pondérable. Radioactivité manifeste. L'eau de Labassère contient $0^{gr},046$ de sulfure de sodium, $0^{gr},20$ de chlorure de sodium.

4° Modes d'emploi. — Le traitement interne et externe jouent l'un et l'autre un rôle important.

a. *Boisson.* — On utilise les sources de *Salies, Salut, la Peyrie, la Rampe, la Reine, Lasserre, Tivoli*, etc. ; les sources ferrugineuses ; *Labassère*. L'eau est diurétique et parfois laxative (La Rampe).

b. *Pratiques externes*. — *Bains* : Salut, Foulon, Saint-Roch, la Reine, Salies, Grand-Pré, etc. *Piscine* à eau courante de 20 mètres sur 13 mètres. *Hydrothérapie* complète. Pulvérisation, humage, gargarismes : Salies, Labassère. Bains de pieds à eau courante. Entéroclyse, irrigations vaginales.

Les effets du traitement sont généralement sédatifs, parfois

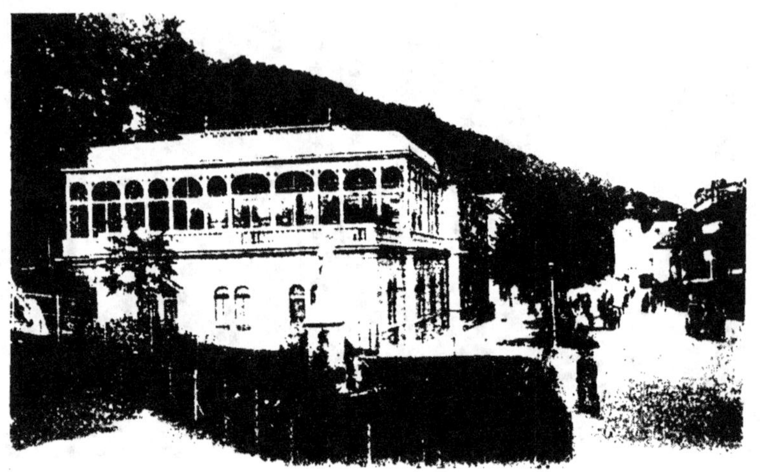

Fig. 89.

Établissement thermal de Bagnères-de-Bigorre.

stimulants avec les sources les plus chaudes, la plupart du temps toni-sédatifs. Les sources sédatives sont dépourvues de fer; les sources stimulantes ou excitantes sont franchement ferrugineuses.

5° Adjuvants. — Massage sec et massage sous l'eau, bains de vapeur, bains russes, cure de petit-lait, de képhir, de yoghourt, mécanothérapie, etc.

6° Indications thérapeutiques. — La note dominante de toute la médication est la sédation.

a. *Principales*. — *Nervosisme*, hystérie, psychasthénie, névralgies ayant résisté aux moyens les plus énergiques (DESNOS), spasmes, tics, chorée.

Maladies des femmes, « quand les symptômes nerveux sont tout à fait prédominants » (A. ROBIN). Complications veineuses, telles que phlébite et périphlébite.

Dyspepsies diverses à formes nerveuses, gastralgie, entéralgie, troubles digestifs à formes spasmodiques, entéro-colite pseudo-membraneuse.

Affections chroniques des voies respiratoires, tuberculeuses ou non, à prédominance éréthique et congestive.

Neuro-arthritisme : localisations douloureuses, viscérales ou périphériques de l'arthritisme et de l'herpétisme.

Dermatoses prurigineuses, eczéma sec, prurigo. Croissance difficile des enfants débiles et nerveux.

b. *Accessoires*. — Rhumatisme chronique, dans toutes ses formes et toutes ses manifestations (ROTUREAU). Troubles et lésions commençantes du cœur et des vaisseaux. Engorgements du foie, constipation, lithiase biliaire. Lithiase urinaire, uratique ou phosphatique. Quelques lésions chirurgicales anciennes des os ou des articulations (*Fontaine Nouvelle*). Anémie, chlorose, lymphatisme.

7° Contre-indications. — Contre-indications générales des traitements thermaux, mais moins absolues et moins étendues en raison des ressources multiples de la station.

Capvern (Hautes-Pyrénées).

1° Voies d'accès. — Station de la ligne de Toulouse à Bayonne. A 3 heures de Toulouse, 6 heures de Bordeaux, 10 h. 30 de Marseille, 14 heures de Paris.

2° Situation. —'Bâtie sur le versant exposé au midi, d'un étroit vallon, à l'altitude de 450 mètres, la station de Capvern possède un climat ordinairement doux et tempéré, un peu chaud en juillet et août.

3° Ressources thermales. — Deux sources, la *Hount-Caoute* (24°) et le *Bouridé* (21°,8), débitant plus de 3000 mètres cubes par jour. Eaux limpides, inodores, onctueuses au Bouridé.

Minéralisation : eaux sulfatées calciques et magnésiennes avec bicarbonates terreux. Minéralisation totale : Hount-Caoute, 1,70 ; Bouridé, 0,95. Sulfate de chaux, 1,12 et 0,54 $\Delta = 0,050$.

4° Modes d'emploi. — Employées dans deux établissements distincts, la Hount-Caoute en *boisson* surtout, le Bouridé presque exclusivement en *bains*.

5° Indications thérapeutiques :

a. *Principales.* — Les *maladies de l'estomac et du foie, des reins, de la vessie*, sont favorablement modifiées par les eaux de la Hount-Caoute dont l'action est diurétique, eupeptique, laxative, stimulante. Hépatisme, lithiase biliaire, pléthore abdominale, constipation, et surtout : gravelles urique, oxalique et phosphatique, néphrite légère, congestion des reins, cystite, rhumatisme, goutte, diabète.

L'eau du Bouridé est sédative ; elle est surtout indiquée dans la *congestion des organes génitaux* chez la femme ; elle tempère l'action parfois trop excitante de la Hount-Caoute lorsqu'il y a éréthisme nerveux.

b. *Accessoires.* — Syphilis, par l'action dépurative de l'eau. Anémie par mauvais fonctionnement des voies digestives. Nervosisme par la modification imprimée à la nutrition.

6° Contre-indications. — Formelles dans les cas de néoplasme, dans la tuberculose pulmonaire, dans les cardiopathies mal compensées. Cure aléatoire ou dangereuse, si les lésions des voies urinaires ou biliaires sont trop avancées, s'il y a de la sclérose rénale, un calcul vésical, de l'hypertrophie de la prostate.

Siradan et Sainte-Marie (Hautes-Pyrénées).

Stations voisines desservies par la gare de Saléchan, sur

l'embranchement de Montréjeau à Luchon, dont elles sont distantes l'une et l'autre de 2 kilomètres.

L'Établissement thermal de Siradan auquel est attenant un hôtel confortable, et qui est entouré d'un parc magnifique, comprend, outre la buvette, des cabinets de bains et de douches. Il est alimenté par deux sources sulfatées calciques froides, et deux sources ferrugineuses bicarbonatées, faiblement minéralisées.

L'établissement de Sainte-Marie possède également un hôtel et des cabinets de bains et de douches. Il est alimenté par des sources froides sulfatées calciques.

Les indications de ces deux petites, mais très agréables, stations sont celles des eaux sulfatées calciques. Considérées dans leur ensemble, elles sont eupeptiques, diurétiques, laxatives, toniques et reconstituantes. Celles de Siradan sont en outre stimulantes, tandis que celles de Sainte-Marie sont sédatives.

Barbazan (Haute-Garonne).

1° Situation. — Située à 2 kilomètres de Loures, gare de a ligne de Montréjeau à Luchon, au bord de la Garonne, à l'altitude de 433 mètres, la station de Barbazan a un climat doux et salubre. L'établissement thermal contient des installations balnéaires et hydrothérapiques complètes. Très beau parc. Hôtel très bien aménagé. Hôtels et maisons meublées à Loures.

2° Ressources thermales. — Trois sources froides, dont une seule utilisée, débitant 80 mètres cubes par jour, limpide, avec un arrière-goût sulfureux et ferrugineux. Elle est essentiellement minéralisée par du sulfate de chaux, 1^{gr},50, accompagné de sulfate de magnésie et de bicarbonates.

3° Modes d'emploi. — Le traitement consiste surtout dans la *cure de boisson*. L'eau est prise à dose élevée, deux à huit verres et même plus. Durée de traitement assez courte (neuvaine de santé des gens de la région).

4° Adjuvants. — L'action diurétique et laxative de l'eau, due peut-être à la masse ingérée, est augmentée par l'emploi traditionnel de *bouillon aux herbes* que l'on absorbe aussitôt après avoir bu l'eau, et qui se compose de mauve, de consoude, de bette et de chicorée sauvage.

5° Indications thérapeutiques. — Cure indiquée chaque

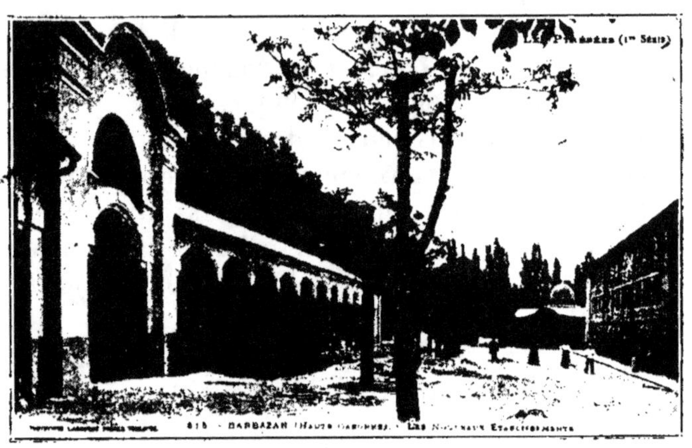

Fig. 90.

Établissement thermal de Barbazan.

fois que l'on veut forcer les éliminations rénales et intestinales et faire une saignée urique, d'où son indication dans les états suivants : arthritisme, goutte, gravelle, diabète goutteux.

Par ses effets laxatifs, la cure combat la lithiase biliaire, les dyspepsies, la constipation par atonie ou inflammation intestinale, les engorgements du foie et de la rate. Action particulièrement remarquable dans les cachexies palustres, les fièvres intermittentes.

Encausse (Haute-Garonne).

Cette station, située à 10 kilomètres de la gare de Saint-Gaudens (ligne de Toulouse à Bayonne), à la limite de la montagne et de la plaine, est un séjour calme ; les ressources sont assez restreintes ; il y a néanmoins quelques hôtels confortables.

L'Établissement thermal, comprenant vingt-quatre baignoires, et deux douches, est alimenté par deux sources froides contenant 1^{gr},78 de sulfate de chaux, 0^{gr},57 de sulfate de magnésie, 0^{gr},32 de chlorure de sodium.

Elles sont diurétiques et laxatives et s'adressent surtout aux engorgements du foie, à la pléthore abdominale, aux fièvres intermittentes opiniâtres, aux engorgements utérins accompagnés d'excitabilité nerveuse.

Ussat (Ariège).

1° Voies d'accès. — Station de la ligne de Toulouse à Ax. A 2 h. 30 de Toulouse, 6 h. 30 de Bordeaux, 10 h. 30 de Marseille, 13 h. 30 de Paris et de Lyon.

2° Situation. — Altitude : 485 mètres. Station située dans la vallée de l'Ariège, adossée de chaque côté de cette rivière aux montagnes calcaires qui forment un défilé pittoresque, composée de maisons meublées et d'hôtels, disposés autour d'un parc très ombreux. Orientation sud-est au nord-ouest. La direction des montagnes rend le coucher du soleil prématuré, ce qui assure à l'atmosphère un refroidissement graduel et met les baigneurs à l'abri des brusques transitions de température qui se produisent à la fin du jour. Nuits fraîches, délicieuses ; chaleurs du jour tempérées par la hauteur et la densité du feuillage des arbres. Climat de montagne très sédatif Les installations n'ont pas encore reçu les derniers degrés du perfectionnement moderne. Saison du 1er juin au 30 septembre.

3° Ressources thermales. — Deux établissements dispensent les bains à eau courante. Les sources sont de composition identique et diffèrent seulement par quelques degrés de thermalité (37° à 31°).

Minéralisation totale : 1^{gr},13, constituée par des bicarbonates et sulfates alcalino-terreux où dominent la chaux et la magnésie ; sulfate de chaux 0,70, sulfate de magnésie 0,20, silice libre 0,02, traces de lithine.

4° Modes d'emploi. — Le traitement est surtout externe.

a. *A l'extérieur.* — L'eau d'Ussat est surtout employée en *bains à eau courante*, par conséquent à température fixe, telle qu'elle sort du rocher, sans subir aucun réchauffage ni aucun refroidissement. La température est constante pour chaque baignoire et échelonnée de 31°,5 à 36°,2, disposition qui forme une échelle de graduation, appelée *gamme sédative* par DIEULAFOY ; l'action est d'autant plus calmante que la température est plus basse. Douches générales ou locales selon les indications.

b. *En boisson.* — L'eau est diurétique, eupeptique, régulatrice des selles, et peut rendre, chez les arthritiques et les préscléreux, les mêmes services que les autres sources sulfatées calciques généralement employées dans ce but.

5° Indications thérapeutiques :

a. *Principales.* — La clientèle d'Ussat se composait surtout de nerveux (neurasthénie, hystérie, chorée, etc.) et d'utérines (métrites, fausses métrites, maladies des annexes). Mais une observation rigoureuse des faits a démontré l'efficacité des eaux chez les arthritiques de tout âge : enfants (tiqueurs, uricémiques) et adultes (dans tout ce qu'il est convenu d'appeler maladies par ralentissement de la nutrition, diathèse urique dans ses manifestations diverses, hépatisme, artério-sclérose et albuminuries). Le professeur GARRIGOU, pour les phlébites, met ces eaux sur le même plan que celles de Bagnoles-de-l'Orne.

Elles sont toni-sédatives. Leur action éliminatrice et légèrement stimulante doit les faire conseiller de préférence aux irritables, aux congestifs, aux hypertendus, à tous ceux qui présentent un certain degré d'éréthisme.

En résumé, station convenant avant tout aux déséquilibrées du ventre, aux nerveux, aux intoxiqués.

b. *Accessoires.* — Maladies des voies urinaires, rhumatismes chroniques.

6° Contre-indications. — Les contre-indications sont très restreintes. Les eaux sont d'autant plus efficaces chez les utérines que l'on s'éloigne moins de l'état aigu. Elles sont inutiles dans le lymphatisme, la scrofule, et sont plutôt nuisibles dans la tuberculose.

Aulus (Ariège).

1° Situation. — Le village d'Aulus, situé à 32 kilomètres de Saint-Girons, à l'altitude de 776 mètres, est bâti dans un vallon encaissé de hautes montagnes. Très beau site. Climat agréable, mais sujet à des variations assez brusques. Établissement thermal et Casino au milieu d'un beau parc. Hôtels et maisons meublées confortables.

2° Ressources thermales. — Cinq sources : *Darmagnac Bacque, Trois Césars, Nouvelle, Laporte* ; froides, limpides inodores, débitant 322 mètres cubes par jour.

Minéralisation totale d'un peu plus de 2 grammes de substances fixes dont $1^{gr},50$ à $1^{gr},86$ de sulfate de chaux. Traces d'arsenic. Propriétés électriques accentuées à la source.

3° Modes d'emploi. — Surtout *cure de boisson*, dont les effets sont différents suivant la dose ingérée et les intervalles laissés entre les verres :

A la dose de 6 à 8 verres ingérés toutes les cinq à dix minutes, action purgative ; à doses moindres et plus espacées, action fortement diurétique et laxative. La quantité d'urine émise dépasse d'un tiers la quantité d'eau absorbée. Pour DURAND-FARDEL, Aulus est le « Contrexéville du Midi ».

Les bains et les douches ne jouent qu'un rôle accessoire.

4° Adjuvants. — Comme à Barbazan, on emploie couramment le *bouillon d'herbes*, cette boisson chaude étant utile pour faire céder la céphalée et les phénomènes vertigineux dus à l'absorption de l'eau froide, et à l'augmentation de la tension artérielle qu'elle provoque (GAUCHERY).

5° Indications thérapeutiques. — Ces eaux agissent d'abord sur l'estomac et l'intestin, puis sur le foie et les reins qui sont lavés et expulsent leurs boues sans secousses et sans heurts, d'où la rareté à Aulus des crises hépatiques et néphrétiques. Elles stimulent l'activité de tous les systèmes glandulaires et provoquent ainsi un véritable lavage de l'organisme qui modifie et stimule les oxydations intracellulaires.

Elles sont indiquées dans les états suivants : *déviations de la nutrition* : arthritisme, diabète, obésité, goutte, lithiase urinaire ou biliaire (Source Bacque) ; *troubles de la digestion* : dyspepsie, constipation, hémorroïdes (Source des trois Césars) ; *syphilis* (Source Darmagnac) ; *dermatoses*, surtout eczéma.

6° Contre-indications. — Tous les états morbides aigus. Maladies des voies respiratoires, quelles qu'elles soient.

Audinac (Ariège).

À 5 kilomètres de Saint-Girons, se trouve le hameau d'Audinac qui possède un Établissement modeste, entouré d'un parc, et un hôtel convenable.

Les trois sources de cette station, froides, ont une minéralisation identique, caractérisée par 1^{gr},20 de sulfate de chaux et un peu de fer ; elles ont une odeur légèrement sulfureuse.

Diurétiques, légèrement laxatives et toniques, elles ont les indications des eaux sulfatées calciques en général.

Castéra-Verduzan (Gers).

1° Situation. — Le bourg de Castéra-Verduzan, terminus d'une ligne ferrée partant d'Auch, desservi également par la gare de Condom, est situé dans un vallon accidenté des plus riants, à l'altitude de 105 mètres. Température estivale modérée en raison des vents qui la régularisent.

2° Ressources thermales. — Trois sources très abondantes : Source sulfureuse ou *Grande Fontaine*, (23°,8) ; Source ferrugineuse ou *Petite Fontaine* (22°) ; *Source Pardailhan* (22°), ayant une minéralisation identique dans son ensemble, caractérisée par des sulfates de chaux (0,51 à 0,92), de magnésie (0,12 à 0,26) et de soude, et des carbonates terreux. Petite quantité de sulfure de calcium et d'hydrogène sulfuré libre dans la Source sulfureuse. Carbonate de fer (0,03) dans la Source ferrugineuse.

3° Modes d'emploi. — Le traitement est à la fois interne et externe :

a. *Boisson.* — La cure de boisson est très importante : 400 à 800 grammes le matin et quelquefois le soir ; elle excite fortement la sécrétion rénale, active et régularise les oxydations, a surtout une *action élective sur le tube digestif*. La sécrétion glandulaire de l'estomac et de l'intestin est augmentée, la sécrétion biliaire exagérée, la contractilité des voies d'excrétion réveillée. La Source ferrugineuse, tout en stimulant la nutrition, remonte l'économie par le fer qu'elle contient. L'hydrogène sulfuré de la Source sulfureuse modifie les sécrétions de la peau et des muqueuses par son action fluidifiante sur les matières mucoïdes et albuminoïdes.

b. *Pratiques externes.* — Bains, douches, irrigations, injections. Les bains, à la fois toniques et sédatifs, sont un complément précieux de la cure interne ; leur onctuosité et peut être aussi leurs sulfures et même leurs sulfates agissent d'une façon marquée contre les altérations de la peau.

4° Indications thérapeutiques :

a. *Principales.* — *Inflammations douloureuses de l'estomac et de l'intestin*, dyspepsies avec hypochlorhydrie, gastralgies, entérocolites, entérites, entéralgies, constipation par atonie intestinale, lithiase biliaire, congestion du foie.

Affections des voies urinaires : gravelle, calculs rénaux, catarrhes de la vessie et de l'urètre.

b. *Accessoires.* — Inflammations de l'utérus et des annexes, diminuées par la déplétion des viscères abdominaux. Tous les états généraux qui dépendent de l'auto-intoxication : arthritiques, hémorroïdaires, variqueux, artérioscléreux, herpétiques, névropathes. Etats consécutifs à une nutrition languissante, chlorose, anémie, par suite de l'accélération imprimée à la nutrition.

5° **Contre-indications.** — L'hyperchlorhydrie, les désordres gastro-intestinaux trop accentués, les calculs vésicaux. l'hypertrophie de la prostate, les lésions irréparables des reins et de la vessie, la sclérose, l'urémie menaçante.

Cambo (Basses-Pyrénées).

1° Situation. — La commune de Cambo est située à quelques kilomètres de Saint-Jean-de-Luz, sur la ligne de Bayonne à Saint-Jean-Pied-de-Port. Elle est bâtie sur un vaste plateau, à l'altitude de 60 mètres. La température est assez élevée l'été, mais douce et agréable au printemps et à l'automne. Climat toni-sédatif, qui convient aux lymphatiques, albuminuriques, tuberculeux aux première et deuxième périodes.

2° Ressources thermales. — Deux sources différentes : 1° Source ferrugineuse froide, limpide, astringente, contenant 0,008 de bicarbonate de fer et employée seulement en boisson ; 2° Source sulfureuse (22°,8, débitant 43 mètres cubes par jour et contenant 1^{gr},57 de sulfate de calcium, 0^{gr},54 de sulfate de magnésium. et 0^{gr},002 d'hydrogène sulfuré, avec du chlorure de sodium, du fer et du manganèse, des traces de lithium, de strontium et d'iodures.

3° Modes d'emploi. — En boisson et à l'extérieur.
Bel établissement thermal construit au bord de la Nive, à l'entrée d'un parc ombreux alimenté par la Source sulfureuse. Outillage complet, cabines de bains, piscines, appareils de humage, salles d'hydrothérapie, bains et douches de vapeur.

4° Indications thérapeutiques. — Gastralgies, dyspepsies

nervo-motrices, atonie intestinale, entérites avec alternance
de constipation et de diarrhée. Lithiase biliaire. Hépatisme.
Gravelle. Goutte. Rhumatismes névropathiques. Dermatoses,
En boisson, inhalations, pulvérisations, l'eau sulfureuse est
employée avec succès dans les maladies des voies respiratoires.
L'eau ferrugineuse est précieuse pour combattre l'anémie et la
chlorose.

5° Contre-indications. — Celles de toutes les cures thermales : états aigus et fébriles, ulcérations de l'estomac et de
l'intestion. Affections cardiaques non compensées. Artério-
sclérose avancée.

Saint-Paul-de-Fenouillet (Pyrénées-Orientales).

Bel établissement, dit Thermes de la Fou, situé à 800 mètres
du village de Saint-Paul, dans un site des plus beaux à l'entrée
des gorges étroites de la Fou, utilisant deux sources d'une température de 27° et 23°, dont la minéralisation est constituée essentiellement par des sulfates de chaux (1^{gr},02 et 1^{gr},16) et de
magnésie (0^{gr},27 et 0^{gr},38). Radioactivité constatée.

Installations modernes, bains, piscines à eau courante, bains
de vapeur, humages, pulvérisations, douches, massages,
bains d'air chaud, etc.

Par leur action sur l'intestin et sur le foie, par leurs propriétés
diurétiques et sédatives, ces eaux s'adressent aux affections
gastro-intestinales, aux inflammations des voies urinaires et à
tous les états dépendant de l'arthritisme ; elles ont, de plus, des
propriétés cicatrisantes très curieuses qui les ont fait de tout
temps employer avec succès pour la guérison des plaies, douleurs des dermatoses.

Euzet (Gard).

1° Situation. — Sur la ligne de Tarascon-Martinet, et à
1 500 mètres de la gare, se trouve l'établissement d'Euzet, au
milieu d'un parc de 20 hectares, au pied d'un des derniers con-

treforts des Cévennes et à 130 mètres d'altitude. Climat un peu chaud l'été et sans brusques variations. De grandes galeries couvertes et vitrées permettent aux malades de rester à l'air pur par tous les temps. Saison de mai à octobre.

2° Ressources thermales. — Quatre sources froides débitant 80 mètres cubes par jour, fortement minéralisées par des

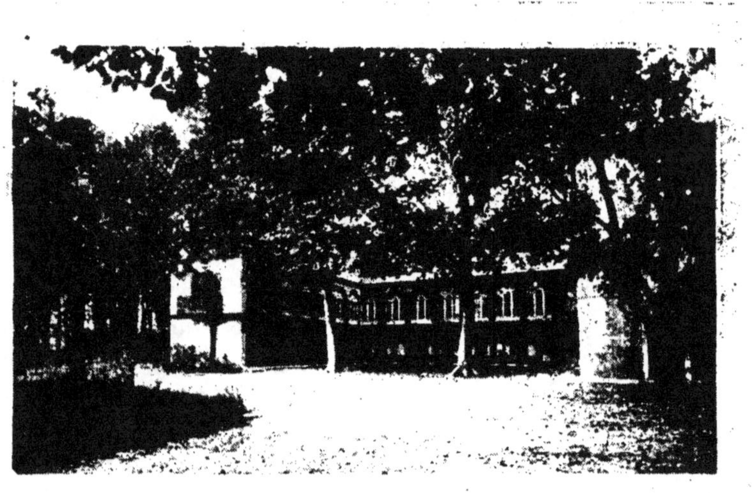

Fig. 91.

Établissement thermal d'Euzet.

sulfates et des bicarbonates de chaux et de magnésie (sulfate de chaux 1^{gr},60, sulfates de magnésie·et de soude 0^{gr},49, bicarbonates de chaux et de magnésie 0^{gr},73), une faible quantité d'hydrogène sulfuré, 0^{gr},005, de l'acide carbonique, et caractérisées par la présence d'une certaine quantité de bitume.

3° Modes d'emploi. — Elles sont exploitées dans un établissement simple, mais bien installé.

a. *En boisson*, à la dose de 250 à 500 grammes ou plus le matin à jeun de préférence.

b. *A l'extérieur*, on donne des bains de baignoires et de piscines, des inhalations, des pulvérisations, des irrigations vaginales, des douches utérines à pression et température variables. des séances d'étuves.

4° Indications thérapeutiques. — *Les affections catarrhales des muqueuses bronchique, digestive, urinaire.*

a. *Principales.* — L'*asthme*, spécialisation de la station, l'insuffisance hépatique, la congestion du foie, les lithiases biliaires et rénales, l'*artério-sclérose*. Cette dernière indication est à signaler particulièrement : elle relève du caractère d'eaux de lixiviation provenant du chiffre élevé des sulfates, qui légitime le classement de la station parmi les eaux sulfatées plutôt que parmi les sulfurées calciques.

b.*Accessoires.*—Séquelles des maladies infectieuses, suites de grippe, neurasthénie, arthritisme en général (goutte, diabète).

Le Monetier de Briançon (Hautes-Alpes).

A 8 kilomètres de Briançon, et à 1 493 mètres d'altitude, sourdent deux sources chaudes dont la température est variable : 22° à 30° pour la Source du Nord, 39° à 45° pour la Source du Midi, contenant la première 0^{gr},46, la seconde 1^{gr},56 de sulfate de chaux. Elles sont utilisées, la première en boisson, la deuxième en bains, dans un établissement assez rudimentaire et insuffisant, à côté duquel se trouvent deux hôtels et quelques maisons à louer. Elles sont employées surtout dans les affections de l'appareil digestif et des voies urinaires.

Hammam R'hira (Algérie, province d'Alger).

1° Situation. — A 3 heures de chemin de fer d'Alger et à 45 minutes de la gare de Bou-Medfa. Altitude moyenne : 550 mètres. Station remarquable par ses eaux, sa situation, son climat très doux, même en hiver où la température moyenne est de 15° à 20°. Très belle forêt de pins, air tonique dû au voisinage de la mer. Station climatique d'été et d'hiver. Parc superbe. Installations confortables.

2° Ressources thermales. — Une vingtaine de sources chaudes (42° à 70°), limpides, sans odeur ni saveur marquée,

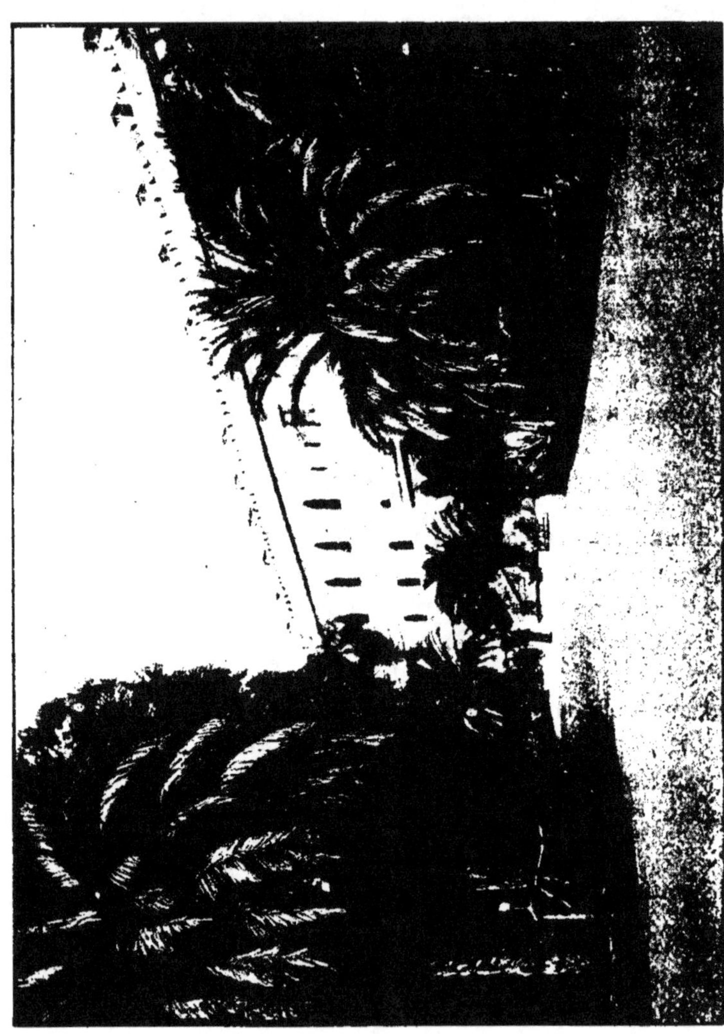

Fig. 92. — Établissement thermal d'Hammam R'hira.

ayant une minéralisation totale comprise entre 2^{gr},20 et 2^{gr},80, dont 1^{gr},40 de sulfate de chaux, 0^{gr},35 de bicarbonates de chaux et de magnésie, 0^{gr},50 de chlorure de sodium, 0^{gr},02 de bicarbonate de fer. Une source froide gazeuse, et ferrugineuse, digestive, reconstituante.

3° Modes d'emploi. — Traitement surtout *externe* : bains, douches, irrigations vaginales, douches ascendantes, massages sous l'eau, piscines de natation, bains de vapeur, etc. Excellente installation thermale dans le sous-sol du Grand Hôtel; installation plus modeste à l'Hôtel Bellevue, dont une des ailes est affectée à un hospice civil. Trois piscines à l'Hôpital militaire. Quatre piscines pour les indigents.

L'eau a une action nettement stimulante et produit la fièvre thermale, si le traitement n'est pas mené prudemment.

4° Indications thérapeutiques :
a. *Principales.* — En premier lieu, les malades atteints de troubles nerveux, surtout d'origine rhumatismale, paralysies partielles, névralgies, névroses. Certaines dermatoses. Certaines manifestations de l'arthritisme, rhumatisme, goutte, affections articulaires et osseuses.

b. *Accessoires.* — L'action des carbonates et celle du fer expliquent les effets qu'on peut retirer du traitement dans certaines dyspepsies et les états viscéraux, conséquences de l'impaludisme, de l'alcoolisme, de la syphilis, ainsi que dans les troubles de la menstruation, les affections utérines, la chlorose, le lymphatisme, l'anémie.

5° Contre-indications. — Les maladies du cerveau, du cœur, des gros vaisseaux. D'une façon générale, tous les pléthoriques doivent s'abstenir de faire un traitement.

§ 2. — STATIONS ÉTRANGÈRES

Louèche ou Loèche (Suisse, canton de Valais).

1° Situation. — Louèche-les-Bains (en all. *Leukerbad*) est un village situé à 3 h. 30 en voiture, de la station de Louèche-Souste, ligne de Lausanne à Brigue, à l'altitude de 1 411 mètres, au pied du célèbre passage de la Gemmi, dans un cirque entouré de montagnes abruptes. Chemin de fer électrique en construction. Climat de haute montagne. **Air pur et léger.** Forte insolation. Fort refroidissement nocturne. Variations étendues de température. Saison du 1er juin au 30 septembre.

2° **Ressources thermales.** — Une vingtaine de sources chaudes (39° à 51°), ayant un débit considérable. La Source *Saint-Laurent*, type des eaux de la station, donne à elle seule près de 1 900 mètres cubes par jour. Elle est limpide, inodore, fade au goût ; sa minéralisation totale est de 1^{gr},95, dont 1^{gr},43 de sulfate de chaux et 0^{gr},27 de sulfate de magnésie. Elle est radioactive.

3° **Modes d'emploi.** — En boisson, mais surtout à l'extérieur.

a. *Pratiques externes.* — La *balnéation* constitue la caractéristique du traitement. Les bains peuvent être *courts* et produisent les effets des eaux thermales simples, ou *prolongés*. Consacrés par une pratique séculaire, les longs bains de piscine de Louèche, donnés à la température uniforme de 34° à 35°, et ayant une durée d'une heure à six heures, amènent vers le dixième ou onzième jour une éruption cutanée polymorphe, la *poussée*, qui s'accompagne plus ou moins de troubles généraux et qui dure dix à quatorze jours.

Les divers établissements communiquent par des galeries fermées avec les hôtels voisins, disposition très précieuse en cas de mauvais temps. Ils contiennent tous un certain nombre de piscines ou « carrés » où se prennent les **bains en commun** (fig. 40), des piscines particulières, quelques baignoires et des douches chaudes communiquant avec les piscines. Au *Grand Bain*, installations hydrothérapiques complètes, dont les effets se combinent avec ceux du climat d'altitude.

b. *Boisson.* — La boisson est un adjuvant de la balnéation ; l'eau a des effets diurétiques.

4° **Adjuvants.** — Climat d'altitude. Air sec, tonique, exci-

tant, convenant aux natures molles, lymphatiques, aux anémiques, aux fatigués, à certains prétuberculeux ou tuberculeux au début.

5° Indications thérapeutiques. — Les bains prolongés
s'adressent avant tout aux *maladies de la peau*: eczéma,
formes chroniques et sèches ; lichen, impétigo, psoriasis,
ichtyose, prurigo, urticaire chronique, acné et furonculose.

Les autres modes de traitement sont appliqués au traitement des maladies suivantes : rhumatisme et goutte ; affections chirurgicales (contractures et raideurs musculaires) ;
reliquats de phlébites ; affections de l'utérus et des annexes,
accompagnées de névralgies; syphilis, comme adjuvant du
traitement mercuriel.

6° Contre-indications. — Formes aiguës et congestives de
l'eczéma ; couperose ; artério-sclérose et asystolie ; tendance
aux congestions vers la tête ; âge avancé.

Weissembourg (Suisse, canton de Berne).

Deux établissements où logent les baigneurs, situés dans
un vallon très étroit, à 874 mètres d'altitude et à 3 h. 30 en
voiture de Thoune, station d'une ligne venant de Berne. Les
Anciens Bains sont accolés contre la montagne ; les Nouveaux
Bains sont bâtis un peu plus bas dans une partie plus large et
plus ensoleillée. Climat variable. Air pur, humide, imprégné
des émanations aromatiques des forêts voisines, sédatif. Saison du 15 mai au 30 septembre.

Eau sulfatée calcique subthermale (26°), limpide, sans odeur,
sans goût, sans gaz. Minéralisation totale : 1ᵍʳ,39, dont 0ᵍʳ,95
de sulfate de chaux. Le traitement consiste surtout dans la
boisson, à doses progressivement augmentées jusqu'à 600 à
800 grammes. Action diurétique, constipante au début, puis
purgative.

Établissement spécialement destiné au traitement des
maladies des voies respiratoires : laryngite chronique, bron-

chite chronique, reliquats d'inflammations pleurales, ou pulmonaires, épanchements pleurétiques chroniques ; tuberculose pulmonaire, à forme congestive, éréthique, surtout au début. Les résultats sont peut-être dus autant à la surveillance médicale étroite exercée sur les malades, au point de vue du régime, de l'exercice, etc., qu'aux propriétés des eaux.

Lippspringe (Allemagne, province de Westphalie).

Ville située à 8 kilomètres de Paderborn, station du chemin de fer de Hanovre à Dusseldorf, à l'altitude de 138 mètres, dans une plaine protégée contre les vents du nord par des collines. Climat égal, doux, sédatif, humide.

L'eau a une minéralisation totale de 2^{gr},40, composée essentiellement de sulfates de chaux et de soude. Sa température est de 21°,4. Elle est utilisée en bains, et surtout en *boisson* et en *inhalation* des gaz de la source (azote, 82 p. 100 ; acide carbonique, 15 p. 100 ; oxygène, 3 p. 100). Elle relève la nutrition générale et améliore l'état catarrhal.

Les *indications* sont les *affections chroniques des voies respiratoires :* bronchites, tuberculose pulmonaire, exsudats pleurétiques. Asthme nerveux. Catarrhe de l'intestin.

Bath (Angleterre, comté de Somerset).

1° **Situation.** — Belle ville de 60 000 habitants, dans la charmante vallée de l'Avon, sur la ligne du Great-Western, à 168 kilomètres de Londres. Climat doux. Hôpital thermal de 150 lits. Saison toute l'année, mais surtout de mai en octobre.

2° **Ressources thermales.** — Trois sources chaudes, 40°, 47°,2 et 48°,8, débitant plus de 2 200 mètres cubes par jour d'une eau limpide, inodore, d'une saveur légèrement saline, ayant une minéralisation totale de 2 grammes environ, dont 1^{gr},10 de sulfate de chaux, 0^{gr},33 de sulfate de soude et de potasse, 0^{gr},12 de carbonate de chaux, 0^{gr},38 de chlorures de sodium et de magnésium. Une petite quantité d'acide carbonique libre.

3° Modes d'emploi. — Quatre grands établissements, dont le plus important, *The New Royal Baths*, compte parmi les plus beaux d'Europe. On y donne des bains, des douches,

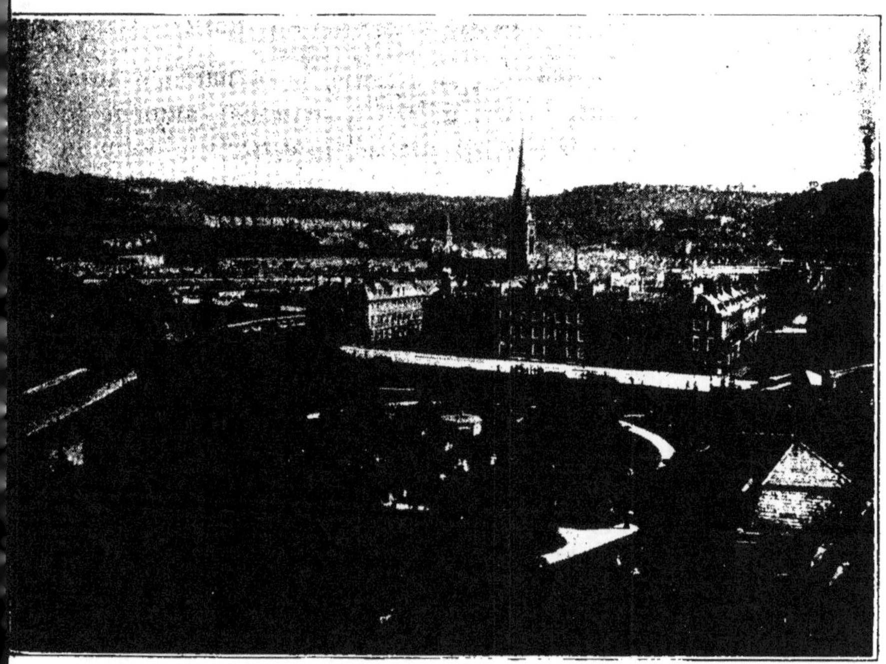

Fig. 93.
Vue générale de Bath.

des douches-massage, des bouillons et douches de vapeur Berthollet, établis à l'instar d'Aix-les-Bains, des bains carbogazeux. L'eau est aussi utilisée en boisson, en inhalations, irrigations intestinales.

4° Indications thérapeutiques. — Avant tout, la *goutte* et le *rhumatisme chronique* et *subaigu*. Névralgies ; sciatique. Paralysies. Affections chirurgicales. Affections de l'utérus. Affections des organes respiratoires.

La cure de boisson s'adresse plus particulièrement aux catarrhes de la vessie et à la goutte.

5° Contre-indications. — Les prédisposés aux congestions pulmonaires ou cérébrales, les pléthoriques, les cardiaques.

Baden-bei-Wien
(Autriche, cercle d'Underwienenwald).

1° Situation. — Jolie ville bien bâtie, de 14 000 habitants, située à 27 kilomètres de Vienne sur la Schwacht, affluent du Danube, et à 224 mètres d'altitude, sur le versant oriental du Wienerwald. Climat doux, mais sujet à de fréquentes variations Saison du 15 mai au 15 octobre.

2° Ressources thermales. — Treize sources chaudes, de 28° à 36°,5, extrêmement abondantes et de minéralisation identique, claires, se troublant légèrement au contact de l'air, de saveur et d'odeur sensiblement hépatiques.

Leur minéralisation totale est de 2 grammes environ, composée de carbonates et de sulfates alcalino-terreux (sulfate de chaux, 0^{gr},73) et de chlorures de sodium et de magnésium. Elles laissent échapper des gaz contenant de l'azote, de l'acide carbonique et une faible quantité d'hydrogène sulfuré.

3° Modes d'emploi. — En boisson et à l'extérieur.
a. *Boisson*. — La source *Ursprung* est utilisée en boisson, à la dose de 1 à 4 verres par jour ; elle facilite les sécrétions et les excrétions, est expectorante, laxative, diurétique et diaphorétique.
b. *Pratiques externes*. — Ce sont : les bains de baignoire et de piscine, les douches d'eau et de vapeur, les inhalations. Les bains doivent être interrompus tous les quatre ou cinq jours, de manière à retarder le plus possible la *poussée* qui se produit souvent et qui s'annonce sous forme d'éruptions rubéoliques. Le traitement doit être surveillé avec soin, en raison des propriétés excitantes des eaux sur les systèmes nerveux et sanguin, qui pourraient amener des congestions cérébrales et même des hémorragies.

4° Indications thérapeutiques. — Inflammations catarrhales chroniques des voies respiratoires. Catarrhes de la vessie. Dermatoses chroniques et torpides. Catarrhes chroniques du vagin et de l'utérus. Rhumatismes chroniques. Raideurs articulaires. Atrophies musculaires. Scrofule. Dyspepsies stomacale et intestinale.

5° Contre-indications. — Tuberculose pulmonaire confirmée ou soupçonnée ; maladies organiques du cœur et des gros vaisseaux. Pléthore et prédisposition aux congestions. Névralgies et névroses en raison de l'action excitante des eaux.

San Pellegrino (Italie, province de Bergame).

Station de création récente, située à 25 kilomètres de Bergame, à laquelle elle est reliée par un chemin de fer électrique, dans la vallée du Brembo. Climat tempéré. Installations modernes très confortables. Établissement très bien aménagé. Casino luxueux.

Trois sources à 27°, ayant une minéralisation faible constituée par $0^{gr},45$ de sulfate de chaux, $0^{gr},30$ de sufate de magnésie, et $0^{gr},30$ de bicarbonate de chaux. $\Delta = 0,086$.

L'utilisation consiste surtout dans la boisson ; les buvettes sont très luxueusement installées. Les pratiques externes les plus usuelles sont les douches et les massages.

Les indications thérapeutiques ne diffèrent pas de celles des eaux de diurèse et peuvent être rapprochées de celles d'Évian.

ARTICLE II

EAUX SULFATÉES SODIQUES ET MAGNÉSIENNES

Miers (Lot).

1° Situation. — A 1 500 mètres du village d'Alvignac où logent les baigneurs, et à 3 kilomètres de la gare de Rocamadour (ligne de Paris à Toulouse par Capdenac), est située la source de Miers qui coule dans un vallon ombreux formant un parc naturel. Climat sain, à chaleur tempérée par les bois. Saison du 15 mai au 15 octobre, préférable en mai et juin.

2° **Ressources thermales.** — La source *Salmière*, dont e débit est seulement de 2 mètres cubes et demi par jour, est froide, de saveur légèrement amère, généralement inodore, sauf par les changements de temps où elle a une odeur légèrement sulfureuse. Minéralisation totale : 4^{gr},30, dont 1^{gr},45 de sulfate de soude anhydre, 1^{gr},30 de sulfate de magnésie anhydre, 1^{gr},20 de sulfate de chaux.

3° **Modes d'emploi.** — L'eau n'est employée qu'en *boisson* dans un établissement thermal modeste en voie de transformation et d'agrandissement. La quantité absorbée est assez grande et atteint parfois 10 verres. Durée du traitement, quinze à vingt jours. A dose peu élevée, cette eau stimule l'appétit, excite les contractions intestinales, augmente la diurèse. A plus fortes doses, elle est laxative et même purgative. L'effet diurétique prédomine lorsqu'on laisse un assez long intervalle entre les verres ingérés. Si les prises d'eau sont rapprochées, l'effet purgatif est plus marqué.

4° **Indications thérapeutiques.** — *Maladies du tube gastro-intestinal* : dyspepsie atonique, entérite, dysménorrhée, hémorroïdes, constipation par insuffisance sécrétoire des glandes de l'intestin, congestion du foie, lithiase biliaire.

Maladies de l'appareil génito-urinaire : néphrites, lithiase urinaire.

Maladies par ralentissement de la nutrition : goutte, obésité; ou *par intoxication et infection* : saturnisme, paludisme.

5° **Contre-indications.** — Tuberculose pulmonaire, irritabilité trop grande du tube digestif.

Cransac (Aveyron).

Ce gros bourg, situé à 300 mètres d'altitude dans un petit

vallon latéral à la vallée du Lot, possède des sources purement artificielles provenant du lessivage par les eaux météoriques des cendres de houilles pyriteuses en ignition.

Les deux sources *Basse-Richard* et *Galtier*, froides et d'un
faible débit, ont une minéralisation totale de 3 grammes
constituée par des sulfates de magnésie et de chaux en quantité à peu près égale ; elles sont siliceuses, $0^{gr},07$, contiennent
de l'aluminium, du manganèse, du nickel, du zinc, du lithium,
du rubidium, des acides phosphorique et borique. Cette composition est d'ailleurs variable suivant les saisons.

Ces eaux sont employées principalement en boisson et en
bains et douches dans un petit établissement ; en outre des
excavations artificielles pratiquées dans le flanc de la montagne sont utilisées comme étuves ; l'atmosphère en est sulfureuse et la température y varie entre 32° et 48°.

Montmirail (Vaucluse).

La station de Montmirail, décrite avec les eaux sulfurées
calciques (p. 456), possède une eau purgative, l'*Eau Verte*, qui
contient par litre 5 grammes de sulfate de soude avec un peu
de sulfate de magnésie et du sulfate de chaux.

ARTICLE III

EAUX SULFURÉES SODIQUES

Nous rappellerons que la plupart de ces sources se
trouvent sur le versant français des Pyrénées.

§ 1. — STATIONS FRANÇAISES

Eaux-Chaudes (Basses-Pyrénées).

1° **Voies d'accès.** — A 4 kilomètres de Laruns, gare terminus de l'embranchement qui quitte, à Pau, la ligne de Tou-

louse à Bayonne. A 5 heures de Bordeaux, 7 heures de Toulouse, 13 h. 30 de Paris, 15 heures de Marseille.

2° Situation. — Altitude : 675 mètres. Village situé dans

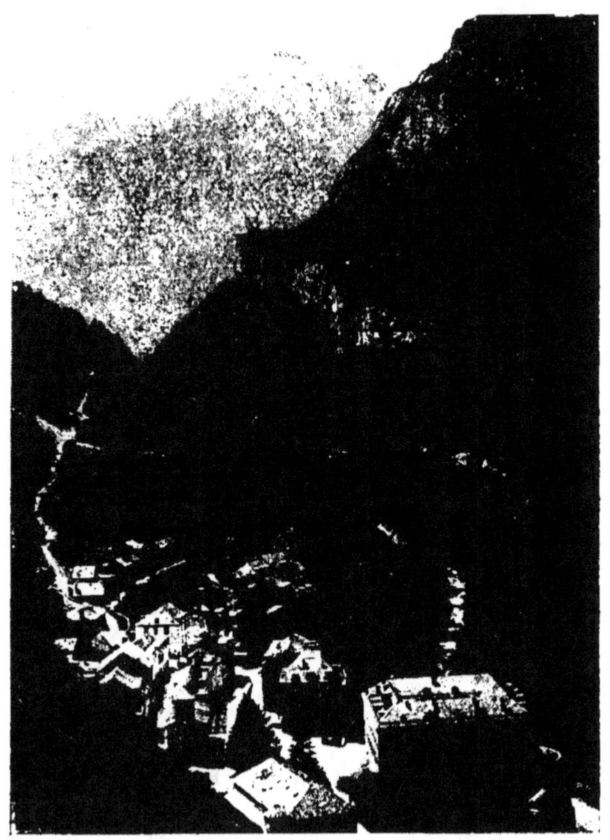

Fig. 94.

Vue générale des Eaux-Chaudes.

une vallée étroite et boisée, arrosée par le Gave d'Ossau.
Climat tonique, sans variations brusques. Ventilation constante et fraîcheur agréable en raison de l'orientation nord-
sud et de l'étroitesse de la vallée. Saison du 15 juin au 30 sep-
·tembre. L'établissement reste ouvert toute l'année.

3° Ressources thermales. — Sept sources : le *Clot* (36°2), l'*Esquirette Chaude* (35°), le *Rey* (33°5), l'*Esquirette tempérée* (32°), alimentant l'établissement thermal ; *Baudot* (25°), *Laressec* (24°), *Minvielle* (10°61), fournissant l'eau de trois buvettes isolées. Elles sont douces au toucher. Débit total : 150 mètres cubes par jour, susceptible d'augmentation.

Minéralisation faible : 8 à 9 milligrammes de sulfure de sodium, 6 à 7 centigrammes de sels calciques, 3 centigrammes de silicates alcalins. Toutes renferment une quantité notable de barégine et donnent lieu à un dégagement abondant de gaz composés d'azote et de gaz rares parmi lesquels on trouve 0,14 p. 100 d'hélium. Radioactivité de l'Esquirette, 0,66 à l'émergence (MOUREU).

4° Modes d'emploi. — Le traitement est mixte :

a. *Boisson*. — Les sources administrées en boisson impriment à la nutrition une activité plus grande, qui se traduit par un accroissement du coefficient d'oxydation, une augmentation de l'élimination de l'acide urique, des urates, des chlorures et des sulfates.

b. *Pratiques externes*. — De beaucoup les plus importantes. Bains, douches, pulvérisations, irrigations. Les *bains* surtout et les *irrigations vaginales* sont les pratiques les plus en honneur. Les irrigations vaginales sont données avec de l'eau qui arrive directement de la source de l'Esquirette et qui, sans mélange aucun, à l'abri de l'air, est mise à la température prescrite, par le contact d'un serpentin de vapeur.

5° Adjuvants. — La fraîcheur et la pureté de l'air, l'absence de variations brusques, les conditions hygiéniques, font des Eaux-Chaudes une des meilleures stations d'été de la région, excellente en particulier, par les qualités toniques du climat, chez les enfants débiles et excitables.

6° Indications thérapeutiques :

a. *Principales*. — *Affections gynécologiques* : troubles de la menstruation, dysménorrhée, ménorragies, accidents de la ménopause, vaginites, métrites, périmétrites, congestions pelviennes, ovarites. Après les interventions opératoires, le rôle des Eaux-Chaudes est précieux, car il amène la cicatrisation définitive, rétablit l'équilibre circulatoire, en même temps qu'il modifie les désordres nerveux consécutifs au traumatisme chirurgical.

Rhumatismes : ce qui caractérise le traitement, c'est l'absence de réaction excessive, qui permet de l'appliquer aux formes articulaires récentes du rhumatisme, même à l'état subaigu et chez les sujets excitables, dans les formes musculaires et névralgiques.

Névropathies : tous ceux qui présentent un certain degré d'excitabilité du système nerveux sont justiciables d'une cure dont les indications découlent du caractère sédatif des eaux.

b. *Accessoires.* — Celles des eaux sulfureuses en général : affections des voies respiratoires, affections de la peau.

La Source Minvielle, froide, a une action diurétique qui la rend précieuse comme auxiliaire du traitement chez les arthritiques.

7° **Contre-indications.** — Se restreignent à celles qui interdisent toute cure thermale : diabète, artério-sclérose, cancers utérins.

Eaux-Bonnes (Basses-Pyrénées).

1° **Voies d'accès.** — A 4 kilomètres de Laruns, gare terminus de l'embranchement qui quitte à Pau la ligne de Toulouse à Bayonne. A 5 heures de Bordeaux, 7 h. 30 de Toulouse, 13 h. 30 de Paris, 15 heures de Marseille.

2° **Situation.** — Altitude, 750 mètres. Située au pied du Pic de Ger, la station est complètement abritée des vents, ce qui lui donne un climat doux et tempéré, sans variations brusques, quoique frais le matin et le soir. Promenades ombragées, horizontales et en pente douce. Casino. Concerts.

Surtout fréquentée par les malades atteints d'affections bronchitiques et pulmonaires. Hygiène très rigoureuse. Désinfection des locaux. Eau potable très pure. Eaux de pluie s'écoulant rapidement par suite de l'inclinaison du sol. Saison du 15 mai au 15 octobre.

3° Ressources thermales. — Neuf sources dont les trois principales sont : la *Source Vieille* (33°), la *Source Orteig* (22°),

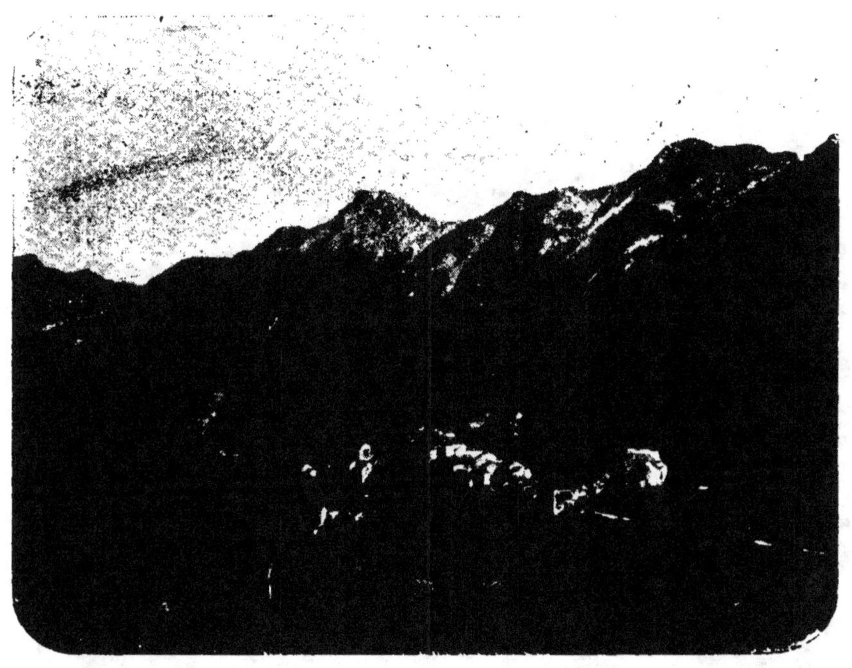

Fig. 95.

Vue générale des Eaux-Bonnes.

la *Source Froide* (12°). C'est surtout à la source Vieille que les Eaux-Bonnes doivent leur antique réputation.

Minéralisation : double sulfure, de sodium (0^{gr},021) et de calcium (0^{gr},007), avec excès d'hydrogène sulfuré, sous forme de sulfhydrate de sulfure. Teneur notable en chlorure de sodium (0^{gr},26) et en silice et silicates (0^{gr},07) ; quantité appréciable d'iodure et de bromure de sodium et traces pondérables de quelques métaux : argent, cuivre, étain, or, plomb.

Gaz **rares, 1,8** p. 100, dont 0,61 p. 100 d'hélium. Radioactivité : 0,66 à l'émergence. $\Lambda = 0,039$.

4° Modes d'emploi. — Deux établissements : le *Grand Etablissement*, qui renferme la buvette de la Source Vieille et dont les installations sont très confortables ; l'*Etablissement*

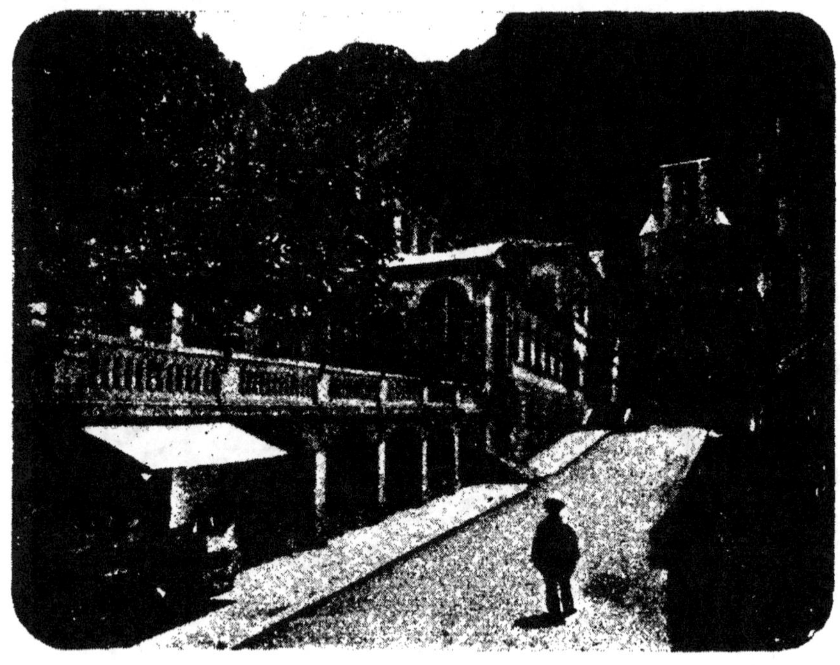

Fig. 96.

Établissement thermal des Eaux-Bonnes.

Orteig, qui contient une buvette, des cabines à bains, une salle de douches.

a. *Pratiques externes*. — L'usage externe n'est que secondaire, en raison du faible débit des sources. Il consiste en bains et surtout en douches, pédiluves, pulvérisations.

b. *Boisson*. — C'est la *cure de boisson* qui caractérise le traitement. Ce traitement, énergique par excellence, doit être surveillé de près. Au début, la Source Vieille ne doit être administrée qu'à faible dose. On augmente progressivement jusqu'à la limite de trois à quatre verres. Sous son influence, l'appétit est augmenté. On observe une excitation cardio-vasculaire. Il se produit ordinairement une exacerbation des symptômes, une augmentation de la toux et des sécrétions bronchiques, suivie plus tard d'une résolution curative.

5° Indications thérapeutiques :
a. *Principales.* — *Maladies catarrhales de l'appareil respiratoire :* rhinite, angine, laryngite catarrhales; angine granuleuse, bronchite chronique, emphysème pulmonaire, asthme catarrhal.

Tuberculose pulmonaire apyrétique : les eaux ont une action héroïque, à la condition d'être prises en quantité ordonnancée, sous la direction du médecin. La cure des tuberculeux pulmonaires donne des résultats certains, à la condition qu'on sache bien quels sont les malades qui peuvent et qui doivent la suivre. Il est bon d'ajouter que la présence de nombreux poitrinaires aux Eaux-Bonnes ne constitue pas un danger de contagion, une asepsie parfaite étant rigoureusement observée dans les hôtels comme dans toute la station.

b. *Accessoires.* — Par l'action combinée de la cure et du climat, le séjour est parfaitement profitable aux chlorotiques, aux anémiques, ainsi qu'aux enfants lymphatiques et catarrheux.

6. Contre-indications. — Affections aiguës, périodes aiguës des maladies chroniques. Manifestations arthritiques et rhumatismales récentes. Ces eaux ne doivent pas être employées chez les personnes atteintes de troubles cérébraux, ou d'affections organiques de l'appareil digestif, dans les formes congestives de la tuberculose et quand il y a de l'inappétence, des vomissements, dans la tuberculose laryngée.

Cauterets (Hautes-Pyrénées).

1° Voies d'accès. — A 11 kilomètres, par tramway électrique, de la gare de Pierrefitte, terminus d'un embranchement

qui se détache, à Lourdes, de la ligne Toulouse-Bayonne.
A 4 h. 30 de Toulouse, 7 h. 45 de Bordeaux, 13 heures de
Marseille, 15 heures de Paris, 15 h. 30 de Lyon.

2° Situation. — Altitude moyenne de la ville : 950 mètres ;
à l'établissement de la Raillère : 1 050 mètres. Petite ville
bâtie dans une vallée étroite, dirigée nord-sud et entourée
de toutes parts de hautes montagnes.

Climat de haute montagne ; diminution de la pression atmo-

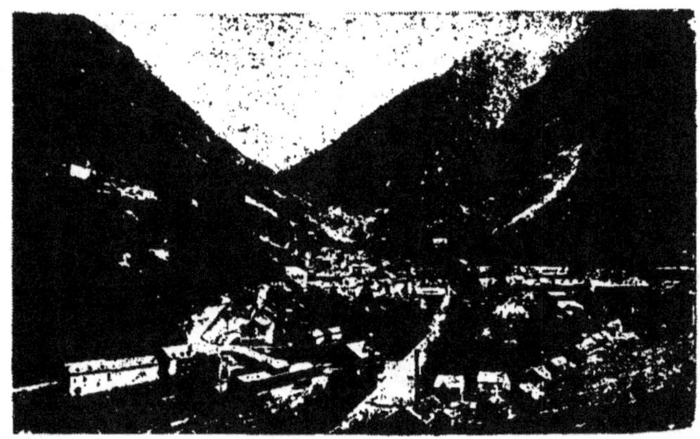

Fig. 97.

Vue générale de Cauterets.

sphérique, avec toutes ses conséquences de stimulation et de
révigoration de l'organisme, mais sans exagération. Air pur,
calme, sédatif. Variations assez brusques. Matinées et soirées
fraîches. Ressources étendues. Casino. Théâtre. Hygiène parfaite. Eau potable excellente. Saison du 1er mai au 31 octobre,
mais surtout du 15 juin au 20 septembre.

3° Ressources thermales. — Vingt-deux sources chaudes,
27° à 56°, échelonnées des deux côtés de la vallée, les unes dans
la ville, les autres à une certaine distance, et exploitées dans
9 établissements distincts : les Thermes des Œufs, de César et
les Néothermes, dans la ville ; à l'est, sur le flanc de la mon-

tagne, les Bains de Pauze ; au sud, à près de 2 kilomètres, les
Thermes de la Raillère, du Pré, du Petit Saint-Sauveur et du
Bois, ainsi que la Buvette de Mauhourat. Débit total : 1 400 mètres cubes, dont 500 mètres cubes pour la seule Source des
Œufs. Toutes sont limpides, onctueuses au toucher, peu
odorantes ; la plupart sont stables ; quelques-unes, plus altérables, sont dégénérées lorsqu'elles arrivent aux baignoires ;
aucune ne blanchit à l'air. Principales sources : la *Raillère,
César, Mauhourat,* les *Œufs,* le *Rocher, Pauze-Vieux,* le *Pré,*
le *Bois,* le *Petit Saint-Sauveur.*

La teneur en monosulfure de sodium varie entre $0^{gr},004$ et
$0^{gr},023$. La barégine est abondante dans toutes les sources.
Gaz composés d'azote, associé aux gaz rares (98,44 p. 100
p. 100 d'azote, 1,56 de gaz rares, dont 0,23 d'hélium pour la
source César). Radioactivité: $0^{gr},66$ pour César et Mauhourat
à l'émergence. $\Delta = 0,025$ (la Raillère).

4° Modes d'emploi.— Traitement à la fois interne et externe.

a. *Boisson.* — La cure de boisson constitue un élément
très important du traitement (Sources de la Raillère, de César,
de Mauhourat). Elle stimule l'appétit, excite la digestion,
provoque au début, sur les voies respiratoires, une irritation
qui augmente les sécrétions des muqueuses et qui peut aller
jusqu'à la congestion, l'inflammation.

L'eau de Mauhourat a une action plus spécialement marquée sur le tube digestif par ses effets excito-moteurs sur la
tunique musculaire de l'estomac et de l'intestin.

b. *Pratiques externes.* — Bains, douches de toute nature,
pulvérisation, humages (César), gargarisme (la Raillère, César),
douches nasales, pédiluves. Piscine de natation à eau courante de 460 mètres carrés (aux Œufs).

5° Indications thérapeutiques. — Toutes les indications
de la médication sulfureuse, par la multiplicité des sources,
les unes excitantes, les autres sédatives, toutes stimulantes de
la nutrition.

a. *Principales.* — En premier lieu, les *catarrhes des voies
respiratoires* forment le plus gros contingent de la clientèle

de la station, angine granuleuse, hypertrophie des amygdales et végétations adénoïdes, surtout après ablation, pour amener le retour à la normale des muqueuses et refaire l'organisme. Laryngites chroniques (la Raillère, source des avocats, chanteurs, professeurs, prédicateurs), bronchites chroniques non spécifiques, reliquats pleurétiques et broncho-pneumoniques, emphysème, asthme humide.

Tuberculose torpide apyrétique, lorsque le ca.tarrhe domine et que les lésions sont localisées.

Atonie gastro-intestinale ; certaines dyspepsies ; les formes d'entéropathie pseudo-membraneuse qui méritent le nom de catarrhales (Mauhourat).

Maladies de la peau ; eczéma, acné, psoriasis, quand ces affections sont torpides pas trop prurigineuses, et développées chez des sujets pas trop excitables.

Inflammations utéro-ovariennes (Petit Saint-Sauveur).

b. *Accessoires*. — Syphilis, comme moyen d'administrer sans danger un traitement spécifique intensif. Rhumatisme dans toutes ses formes : suivant les cas, ce sont les sources les plus fortes, ou au contraire celles dont l'action est le plus atténuée, qui doivent être employées : sciatique, raideurs articulaires, paralysies rhumatismales (source du Bois). Affaiblissement consécutif aux maladies infectieuses, asthénie post-grippale, anémies et chloroses les plus rebelles (eau minérale et altitude). Urétrite et prostatite chroniques, impuissance, catarrhe vésical. Suites de fractures, blessures. Affections osseuses et articulaires. Scrofule, lymphatisme.

6° Contre-indications. — L'état subaigu et surtout l'état fébrile; les formes de tuberculose éréthiques, congestives, et surtout la phtisie laryngée ; l'éréthisme cardiaque, les lésions cardio-vasculaires, les dermatoses prurigineuses, l'hépatisme, la gravelle, l'albuminurie, le diabète, l'âge trop avancé, les enfants trop jeunes, nerveux.

Barèges (Hautes-Pyrénées).

1° Voies d'accès. — Embranchement de Lourdes à Pierre

fitte. Tramway électrique de Pierrefitte à Luz. Trajet de voiture (6 kilomètres) de Luz à Barèges. A 5 heures de Toulouse, 7 heures de Bordeaux, 13 h. 30 de Marseille, 15 heures de Lyon, 15 heures de Paris.

2° Situation. — Altitude : 1 230 mètres. Localité d'une population fixe assez faible qui s'accroît pendant l'été. Située en pleine montagne, près du Pic du Midi, dans une vallée resserrée, entre deux montagnes élevées, en grande partie recouvertes de forêts de hêtres et de sapins. Hôpital militaire important. Hôpital civil. Casino. Théâtre. Concerts. Promenades et excursions magnifiques. Saison du 1er juin au 30 septembre.

3° Ressources thermales. — On trouve dans la station quinze sources différentes dont le débit total est de 500 mètres cubes en vingt-quatre heures, d'une température variant de 20° à 45°. Elles sont utilisées dans deux établissements thermaux dont le principal, les Thermes, ne laisse rien à désirer au point de vue de l'installation.

Minéralisation : toutes les sources sont sulfureuses et minéralisées par le monosulfure de sodium, $0^{gr},02$ à $0^{gr},04$; silicate de soude, $0^{gr},04$; silice en excès, $0^{gr},05$; chlorure de sodium, $0^{gr},04$; matières organiques (barégine), $0^{gr},06$. Gaz : azote, argon, hélium, gaz rares, au total 26 centimètres cubes par litre. Grande stabilité, même exposées à l'air ; les plus stables de la chaîne des Pyrénées, suivant FILHOL.

4° Modes d'emploi. — A la fois internes et externes.

a. *Boisson.* — On utilise les sources Tambour, Saint-Roch, Nouvelle à la dose maxima de deux verres par jour.

b. *Pratiques externes.* — *Bains* de 35, 40 et 50 minutes à 36°. La température des sources les plus employées en bains est d'environ 36°, ce qui permet de les utiliser telles qu'elles sortent des griffons. *Douches* à faible et à forte pression, *bains locaux*, *gargarisme, pulvérisations, inhalations.*

Balnéation spéciale: la douche du Tambour, alimentée par

la source de ce nom qui arrive directement du sol, sans être emmagasinée dans un réservoir, tombe d'une hauteur.de 1^m,75, à 45°, dans un espace restreint et clos. A la fois bain de vapeur et irrigation, elle constitue un moyen d'action des plus actifs, et son application fournit un grand appoint dans les bons résultats obtenus à Barèges.

La Source Barzun, utilisée dans un petit établissement, a une action douce et sédative, qui tempère, quand cela est nécessaire, l'action excitante des autres sources.

5° Adjuvants. — L'altitude élevée de Barèges (1 250 mètres) produit dans cette station un climat de haute montagne. La température estivale est en moyenne de 15°, maxima 29°, minima 2°. L'action stimulante de ce climat sur l'économie s'ajoute aux effets de l'altitude qui provoquent en peu de jours une multiplication considérable des globules rouges du sang.

6° Indications thérapeutiques. — La station est avant tout spécialisée dans le traitement des affections osseuses et articulaires.

a. *Principales.* — *Lymphatisme et scrofule*, scrofulides, adénites, abcès froids et lésions osseuses consécutives, ostéites et nécroses, tumeurs blanches et coxalgies même suppurées.

Maladies des os et des articulations, suites de fractures, corps étrangers dans les os, balles, séquestres avec fistules, raideurs articulaires.

A côté de ces affections qui spécialisent la station, Barèges fournit d'éclatants succès dans les cas suivants :

Syphilis dans ses formes graves et la cachexie syphilitique.

Rhumatisme chronique, mono-articulaire, arthrite sèche, rhumatisme noueux, rhumatisme blennorragique.

Maladies de la peau, eczéma chronique, psoriasis, lichen, acné, ulcère variqueux, ichthyose, sclérodermie.

Maladies de la moelle, paralysie infantile.

b. *Accessoires.* — Paralysies saturnines, myélites transverses, maladies du nez et de la gorge, dermatoses sécrétantes, métrites et annexites.

Les relevés établis par Armieux, sur 9 540 malades, un an
après leur traitement à l'hôpital militaire de Barèges, ont
constaté 2 109 guérisons complètes, 5 076 améliorations
solides et durables, 2 355 résultats nuls, soit 75 p. 100 de
bons résultats.

7° Contre-indications. — L'état aigu, la goutte sous toutes
ses formes, les néoplasmes, les lésions graves du cœur et des
vaisseaux, les tuberculoses viscérales, le nervosisme exagéré.

Saint-Sauveur (Hautes-Pyrénées).

1° Voies d'accès. — Embranchement du chemin de fer du
Midi, de Lourdes à Pierrefitte. Tramway électrique de Pierre-
fitte à Luz, d'où Saint-Sauveur est éloigné de 1 200 mètres.
A 6 heures de Toulouse, 8 heures de Bordeaux, 15 heures de
Marseille, 16 heures de Paris, 17 heures de Lyon.

2° Situation. — Altitude : 770 mètres. Petite localité située
dans un site magnifique sur le flanc de l'Ardiden. Vallée abritée
des vents d'est et d'ouest, ouverte du nord au sud. Climat
de montagne sans fortes chaleurs, sans transitions brusques,
avec matinées et soirées fraîches. Saison thermale du 1er juin
au 30 septembre. Installations confortables et hygiéniques.
Belles promenades. Excursions splendides.

3° Ressources thermales. — Trois sources sulfurées
sodiques débitant ensemble 350 mètres cubes d'eau environ par
jour. La *Source des Dames*, de beaucoup la plus importante
(150 mètres cubes ; température, 34°,6), est exploitée dans
un établissement coquet, œuvre de l'architecte François, très
proprement tenu et édifié sur l'endroit même où jaillit la source,
au centre de la station. A 50 mètres au-dessus du village
sont l'établissement et la source de *la Hontalade* (22°) entourés
de beaux ombrages.

Minéralisation moyenne : sulfure de sodium, 0gr,02 ; chlorure
de sodium, 0gr,07 ; sulfate de soude 0gr,04 ; silicates de soude,

de chaux, de magnésie, d'alumine, 0gr,08 ; matière organique, 0gr,03 ; traces d'acide borique et d'iode. Radioactivité manifeste, mais non mesurée. Dégagement très abondant d'azote.

4º Modes d'emploi. — Traitement à la fois interne et externe.

a. *Boisson.* — On utilise la source des Dames et surtout les sources Hontalade et Dufau, ces deux dernières à la dose de 1/2 à 6 verres par jour.

b. *Pratiques externes.* — De beaucoup la partie la plus importante du traitement, elles sont caractérisées essentiellement par les *grands bains* et les bains de siège à eau courante. Les pratiques accessoires comprennent les douches vaginales et rectales, les douches générales froides et chaudes, la douche locale sur les pieds.

5º Adjuvants. — L'altitude moyenne, avec son action sédative renforcée par l'état hygrométrique de l'air, les émanations de nombreux tilleuls qui peuplent la vallée, les ascensions faciles, etc.

6º Indications thérapeutiques. — Elles découlent des propriétés physiologiques des eaux, qui sont avant tout *sédatives*, caractère clinique de la station, et en second lieu manifestement reconstituantes et résolutives.

a. *Principales.* — Les affections chroniques et subaiguës de *l'appareil génital de la femme* liées à l'arthritisme et à l'herpétisme. Plus elles sont congestives, spasmodiques, plus la cure est efficace. Métrites, paramétrites, salpingites, ovarites, périmétrites, phlegmons péri-utérins, déviations, adhérences, suites de couches, aménorrhée, dysménorrhée, stérilité.

b. *Accessoires.* — Névropathies ordinaires chez l'homme, troubles nerveux gastriques, affections nerveuses en général, névralgies, rhumatisme musculaire ou nerveux, neurasthénie, éréthisme nerveux (nerveux impressionnables, épuisés, anémiés). Affections de la peau. Fatigues de la croissance et de la puberté. Enfin les indications générales de toutes les sulfureuses.

L'eau de la Hontalade, très diurétique, est spécialement utilisée pour les maladies des voies urinaires : catarrhes de la vessie et de l'urèthre, congestions rénales et prostatiques, lithiase urinaire.

La source Dufau est utilisée uniquement en boisson dans les affections dyspeptiques et catarrhales des bronches.

7° Contre-indications. — Affections pelviennes acquises ou néoplasiques ; lésions nerveuses ; neurasthénie avec dépression.

Le traitement sera inefficace chez les scrofuleux, les tuberculeux, les goutteux.

Argelès-Gazost (Hautes-Pyrénées).

1° Voies d'accès. — Station de l'embranchement de Lourdes à Pierrefitte. A 4 heures de Toulouse, 6 heures de Bordeaux, 13 heures de Marseille, 15 heures de Paris.

2° Situation. — Altitude : 450 mètres. Établissement thermal fort bien aménagé dans un des sites les plus riants de la vallée d'Argelès, au milieu d'un beau parc parsemé d hôtels et de nombreuses villas, en contre-bas de la sous-préfecture adossée à la montagne de Gez. Saison thermale du 15 juin au 30 septembre.

3° Ressources thermales. — Deux sources froides : la *Grande Source* et la *Source Noire* ; la première amenée par une canalisation, la seconde transportée en bouteilles. Minéralisation : Grande Source $0^{gr},0117$ de sulfure de sodium et $0^{gr},006$ d'hyposulfite de soude ; Source Noire, $0^{gr},02$ de sulfure de sodium. Teneur des deux sources en chlorure de sodium : $0^{gr},16$ et $0^{gr},38$, caractère qui les rapproche des sources d'Eaux-Bonnes et de Labassère. A son arrivée à Argelès, la Grande Source a subi une transformation considérable, elle n'a plus de sulfure et contient seulement $0^{gr},0057$ d'hyposulfite de soude.

4° Modes d'emploi. — En boisson, en bains, douches et autres applications de la cure sulfureuse.

5° Adjuvants. — *Climat toni-sédatif* qui convient aux enfants, aux adolescents anémiés, aux malades atteints d'affections des voies respiratoires, de maladies nerveuses, de maladies de la nutrition. Séjour très fréquenté au printemps, pendant l'été et en automne. Séjour d'octobre particulièrement délicieux. Peut servir d'intermédiaire aux malades envoyés dans la haute montagne comme transition de la plaine aux altitudes plus fortes.

Institut de thérapeutique physique très important, possédant des installations très complètes pour la thermothérapie, la chaleur radiante, l'hydrothérapie, l'électrothérapie, la kinésithérapie, la rééducation motrice.

6° Indications thérapeutiques. — Celles des eaux sulfureuses, en général, mais surtout des sulfureuses dégénérées. Dermatoses. Affections gynécologiques. Affections nerveuses. Rhumatismes. Plus accessoirement : maladies des voies respiratoires, syphilis, scrofulo-tuberculose des enfants.

7° Contre-indications. — Celles des sulfureuses faibles.

Cadéac (Hautes-Pyrénées).

À 3 kilomètres au sud d'Arreau, terminus d'un embranchement qui se détache à Lannemezan de la ligne Toulouse-Bayonne, et à 727 mètres d'altitude, se trouvent, à l'entrée de la magnifique vallée d'Aure, les deux établissements de Cadéac, situés de chaque côté de la Neste. Celui de gauche, l'Établissement Fisse est le plus important, quoique très simple au point de vue des installations balnéaires. On trouve, à l'hôtel qui lui est annexé, la vie de famille à des conditions modérées.

Les quatre sources de Cadéac sont froides ; elles comptent parmi les plus sulfureuses des Pyrénées (sulfure de sodium, 0^{gr},077) ; elles sont remarquables par leur fixité et devraient être l'objet d'une exportation importante.

Les indications thérapeutiques sont celles des eaux sulfurées sodiques fortes, et tout particulièrement le *rhumatisme*, la *scrofule*, les catarrhes bronchiques.

Bagnères-de-Luchon (Haute-Garonne).

1° Voies d'accès. — Station terminus d'un embranchement se détachant à Montréjeau de la ligne de Toulouse à Bayonne. A 3 h. 15 de Toulouse, 7 h. 15 de Bordeaux, 11 h. 30 de Marseille, 12 h. 30 de Lyon, 15 h. 30 de Paris.

2° Situation. — Altitude : 630 mètres. La *Reine des Pyrénées* est une ville de 4 000 habitants, située dans une vallée magnifique, assez large, d'où climat doux, sans variations brusques, légèrement sédatif. Installations très confortables. Grand Parc et superbe Casino. Splendides promenades et excursions. Distractions de toutes sortes. Conditions hygiéniques excellentes. Eau potable très pure et très abondante.

Saison du 1er mai au 30 septembre ; mais l'établissement reste ouvert toute l'année.

3° Ressources thermales. — Soixante sources, groupées dans un très bel et très vaste établissement, ayant malheureusement un débit un peu faible pour l'importance de la station (450 mètres cubes par jour). Température : 29° à 65°. $\Delta = 0,007$. Les principales sont : *Bayen* (65°), *Pré n° 1* (62°8), *Grotte* (57°4), *Bordeu* (49°), *Reine* (57°), *Richard* (36°5), *Blanche* (47°2), *Bosquet* (43°), *D'Etigny* (48°), *Ferras ancienne* (36°).

Ces diverses sources, dont la sulfuration en monosulfure de sodium va de 0gr,005 à 0gr,078, forment quatre groupes distincts : 1° *Sources polysulfurées*, excitantes toniques, produisant de vives réactions du côté de la peau, stimulant puissamment la nutrition ; 2° *Sources sulfitées et hyposulfitées*, sédatives ; 3° *Sources sulfhydriquées*, laissant dégager facilement leur hydrogène sulfuré, indiquées dans les affections des voies respiratoires ; 4° *Sources blanchissantes*, « véritable émulsion de soufre », calmant les dermatoses prurigineuses. Les sources excitantes (Bayen, Reine) sont fortement électrogènes ; les sources sédatives possèdent une radioactivité très grande (Bordeu, 19,56 à l'émergence).

Luchon possède, en outre, des sources ferrugineuses, Castel-Vieilh, Cazarilh, Sourrouille ; une source alcaline, Ravi ; une source magnésienne, la Pale-del-Mail.

4° Modes d'emploi. — Tous ceux de la médication sulfureuse la plus étendue.

a. *Boisson.* — Buvettes nombreuses, la cure de boisson jouant un rôle très important.

b. *Pratiques externes.* — *Humage* au moyen d'appareils, réglant facilement la sulfuration et la température (30° à 43°) ; le gaz dominant qui s'en échappe est de la vapeur de soufre (MOISSAN). *Gargarismes. Balnéothérapie* sous toutes ses formes. Certaines cabines alimentées par les sources fortes sont à voûte surbaissée et réalisent une inhalation prise simultanément avec le bain de l'eau duquel s'échappent les gaz. Deux *piscines.* Toutes les variétés de *douches. Étuves naturelles* (température 40° à 42°) dont les parois sont tapissées de soufre déposé par les vapeurs.

5° Adjuvants. — Cure de terrain (poteaux indicateurs et bancs avec abri établis au-dessus des Thermes). Distances métriques déterminées dans les principales avenues.

Cure de haute altitude sur le plateau de Superbagnères (1 800 mètres). Chemin de fer à crémaillère.

6° Indications thérapeutiques. — Étendues ; en général, toutes les maladies justiciables de la médication soufrée.

a. *Principales.* — *Manifestations cutanées de l'arthritisme et de l'herpétisme.* Toutes les dermatoses : prurits, prurigos, lichens, herpès, urticaire chronique, acné, furonculose, et surtout les séborrhées, l'eczéma.

Les effets diffèrent selon la nature des sources employées : les sources faibles, dont l'action est dessiccative, seront employées par exemple, dans l'eczéma humide ; l'action exsudative des sources fortes les imposera dans les cas où il faut provoquer une inflammation modificatrice. En général, ce sont les sources blanchissantes et hyposulfitées qui sont les plus employées. Pulvérisations données dans des cabines d'isolement (pelade) ; jet vigoureux, hyperthermal, suivi d'une friction énergique du cuir chevelu.

Affections respiratoires des herpéto-arthritiques : catarrhe naso-pharygien, rhinite, laryngite, bronchite ancienne, asthme.

Lymphatisme et scrofule chez les enfants. La cure est toujours très profitable ; dans certains cas (adénites, lésions osseuses, tumeurs blanches). l'adjonction, de sel et d'eau mère aux sources sulfurées fortes, critiquée par certains hydrologues. donne des résultats surprenants.

Rhumatismes : rhumatisme chronique ; névralgies ; sciatiques ; atrophies musculaires (sources fortes, électrogènes).

Syphilis : à toutes les périodes (médication spécifique intensive).

b. *Accessoires.* — Tuberculose pulmonaire, séquelles des maladies infectieuses (grippe, fièvre typhoïde, diphtérie, paludisme). Certaines affections du système nerveux (neurasthénie, tabes). Affections de l'utérus d'origine arthritique. Chlorose, anémie. Suites de traumatismes. Urétrites chroniques des arthritiques.

7° **Contre-indications.** — Affections du foie, des reins, du cœur ; inflammations subaiguës de l'utérus. D'une façon générale, le traitement ne convient pas aux sujets excitables. à constitution éréthique, aux hystériques, aux épileptiques, aux choréiques récents, aux tuberculeux hémoptoïques, aux diabétiques.

Ax (Ariège).

1° **Voies d'accès.** — Station terminus de la ligne Toulouse à Ax. A 3 heures de Toulouse, 7 heures de Bordeaux, 10 heures de Marseille, 13 h. 30 de Lyon, 14 heures de Paris. Voie ferrée : Paris-Barcelone en construction.

2° Situation. — Altitude : 720 mètres : très ancienne station de la haute vallée de l'Ariège, à l'intersection de trois vallées,

bien abritée des vents et des orages ; 1 500 habitants. Climat
de montagne tonique et sédatif ; ni humidité ni brouillards.
Saison du 1er juin au 15 octobre. Arrière-saison magnifique.
Nombreuses installations dans tous les prix, depuis les plus
modestes. Belles excursions faciles. Tourisme en grand développement. Belle route de pénétration en Espagne. Casino.
Théâtre. Concerts symphoniques.

3" Ressources thermales. — Soixante sources débitant

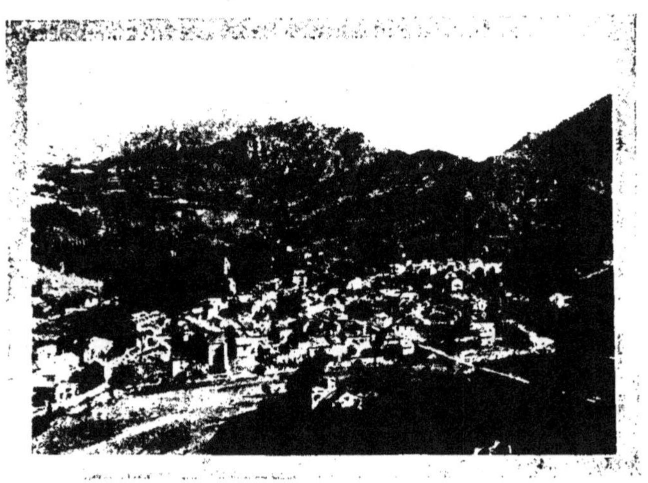

Fig. 98.
Vue générale d'Ax.

plus de 2 000 mètres cubes par jour, avec des températures ascendantes de 22° à 78°, sont utilisées dans quatre établissements
distincts (le Breilh, le Teich, le Couloubret, le Modèle) situés
au-dessus même des griffons et des captages. Grâce à la masse
d'eau, nul besoin de réservoir. Serpentinages perfectionnés pour
amener en vases clos l'eau hyperthermale à la température
prescrite.

La sulfuration des diverses sources forme une gamme très
étendue (0^{gr},003 à 0^{gr},028) : les unes (*Viguerie*), présentent une
fixité comparable à celle de Barèges; les autres, la dégénéres-

cence sulfitée et hyposulfitée ; d'autres enfin, le phénomène du blanchiment (*Eau Bleue*). La caractéristique d'Ax est l'alcalinité par les carbonates et silicates, le copieux dégagement d'H²S pour certaines sources, l'émission massive d'azote mélangé aux gaz rares pour certaines autres, en perpétuel bouillonnement. Radioactivité : 2,32 à l'émergence. État électrique manifeste.

4° Modes d'emploi. — Ils comportent tous ceux de la médication sulfureuse.

a. *Boisson.* — Quinze buvettes. Double gamme ascendante alcaline, sulfureuse, et hyposulfitée, 1 à 4 verres par jour. Action anticatarrhale, diurétique et trophique, 2°.

b. *Pratiques externes.* — *Grands bains thermaux et hyperthermaux* de 28° à 38°. *Demi-bains* à eau courante de 38° à 42°. *Pédiluves. Bains locaux. Douches.* Grandes douches à pression de 12 à 16 mètres à toutes températures. Douches Tivoli à faible pression, généralement locales et même sous-marines, hyperthermales et de plus ou moins longue durée. *Humages* bien installés dans deux salles. Graduation par appareils personnels de la quantité des vapeurs sulfhydrique et de leur thermalité. *Douches pulvérisées* à pressions variées pour les maladies des fosses nasales. de la gorge et de la peau. *Traitement des maladies de l'oreille moyenne* réservé à un spécialiste : vaporigène pour injections tubo-tympaniques des vapeurs sulfhydrquées, azotées, riches en gaz rares, radioactives (fig. 50).

5° Indications thérapeutiques. — La variété d'action thérapeutique des eaux d'Ax est justifiée par la grande diversité des sources et par la gamme des températures. Ax possède des sources sédatives comme Néris, des excitantes comme Barèges. D'après L. LANDOUZY, sont justiciables des eaux d'Ax :

a. Par leur spécialisation diathésique : 1° les *rhumatisants et rhumatisants goutteux* ; 2° les *scrofulo-tuberculeux* ; 3° les *syphilitiques* ; 4° *certains enfants adolescents dystrophiques* :

b. Par les spécialisations fonctionnelles, les malades atteints d'affections *articulaires, névralgiques, cutanées, respiratoires, digestives, génito-urinaires*. La cure intensive de la syphilis, combinée avec les injections quotidiennes de sels solubles de Hg, attire une clientèle de plus en plus nombreuse.

6° Contre-indications. — Les mêmes que celles de toutes les eaux sulfureuses avec une certaine atténuation par la présence de sources simplement thermales et sans traces de principes sulfureux plus moins dégénérés

Carcanières. — Usson. — Escouloubre.

Sur les bords de l'Aude et à la limite des deux départements de l'Aude et de l'Ariège, se trouvent trois groupes de sources, fréquentés exclusivement par les gens de la région et disséminés sur une étendue de 3 kilomètres et demi. On y accède par l'embranchement de Carcassonne à Quillan, d'où on a 36 kilomètres à faire en voiture.

Carcanières (Ariège), le plus important des trois groupes, à 700 mètres d'altitude, possède treize sources qui émergent dans un site sauvage et pittoresque et sont exploitées dans deux établissements auxquels sont adjoints des logements pour les baigneurs. Leur température va de 31° à 59°; leur teneur en sulfure de sodium varie entre 0^{gr},011 et 0^{gr},025 ; elles renferment de 0^{gr},005 à 0^{gr},007 d'hyposulfite de soude. Les installations balnéaires sont très simples.

Usson (Ariège), en aval de Carcanières, a plusieurs sources de 19° à 26°, la plupart non encore captées. Leur teneur en sulfure de sodium est d'environ 0^{gr},014 ; elles ont de 0^{gr},007 à 0^{gr},008 d'hyposulfite de soude. Radioactivité : 2^{mm},76 (source Condamy).

Escouloubre (Aude), de l'autre côté de la rivière, possède cinq sources ayant des températures de 21° à 49°, et la même composition que les précédentes ; 0^{gr},011 à 0^{gr},014 de sulfure de sodium, 0^{gr},002 à 0^{gr},005 d'hyposulfite. Elles sont exploitées dans deux établissements simplement installés.

Les indications thérapeutiques de ces trois stations sont

les rhumatismes, les affections catarrhales des voies respiratoires, les dermatoses.

Amélie-les-Bains (Pyrénées-Orientales).

1° Voies d'accès. — Station d'un embranchement qui
quitte à Elne la ligne de Narbonne à Barcelone. A 4 h. 30 de
Toulouse, 9 heures de Mar-
seille, 9 h. 30 de Bordeaux,
10 heures de Lyon, 15 heures
de Paris.

2° Situation. — Altitude :
225 mètres. Située dans un
vallon entouré de hautes
montagnes, cette station est
abritée des vents froids par le
Canigou. Climat un peu chaud
en été, mais très doux en hiver. Température annuelle,
14°,07 (moyenne des stations
de Provence, 15°). Températu-
ture hivernale, 7°4 (Côte d'A-
zur, 7°9). Variations thermo-
métriques et barométriques
rares. Quartier de la rive
gauche du Tech bien exposé
au Midi, et appelé avec rai-
son « la Petite Provence ». Saison durant toute l'année.

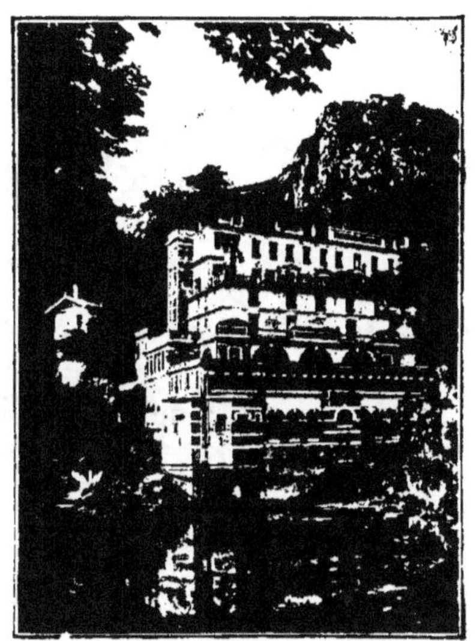

Fig. 99.

Amélie-les-Bains, les Thermes
Pujade.

3° Ressources thermales. — D'une température allant
de 36° à 61° et d'une odeur franchement hépatique, les vingt-
deux sources d'Amélie débitent 2 200 mètres cubes par jour.
Sulfuration variant entre 0gr,011 et 0gr,013 de sulfure de sodium ; silicate de soude, 0gr,12. Petites quantités de chlorure
de sodium, de carbonate et de sulfate de soude. Traces de
magnésie et de fer et quantité notable de matières orga-

niques. Sources, les unes nettement sulfureuses, les autres dégénérées.

Trois établissements : l'Hôpital militaire, magnifique établissement situé au milieu d'un très grand parc, et qui reçoit l'eau du *Grand Escaldadou* (62°), la source la plus abondante ; les Thermes Pujade qui possèdent les sources *Chomel* (47°), *Pascalone* (51°2), *Amélie* (51°), *Anglada* (60°2), *Arago* (60°5) : les Thermes Romains, alimentés par le *Petit Escaldadou*, (63°5), *Fanny* (62°8), *Landouzy*, *Alcaline* (60°). Aux deux établissements civils sont attenants des appartements très confortables, chauffés l'hiver par une circulation d'eau thermale, disposition heureuse pour le traitement pendant la saison froide, les baigneurs ayant la possibilité de se rendre de leurs appartements aux bains sans subir le contact de l'air extérieur.

4° Modes d'emploi. — Mixtes comme dans toutes les stations similaires.

a. *Boisson.* — Nombreuses buvettes, sources Manjolet, Fanny, Pascalone. Source Chomel (utilisée dans les catarrhes vésicaux).

b. *Pratiques externes.* — Installations balnéaires très complètes, cabinets de bains, bains de vapeurs, hydrothérapie, pulvérisation, bains de pieds, piscines, inhalations, humages.

5° Adjuvants. — Les effets du climat s'ajoutent à ceux de la cure thermale et permettent de faire avec avantage un traitement pendant l'hiver, remarquable exemple d'association thérapeutique (LANDOUZY).

6° Indications thérapeutiques. — Celles des eaux sulfurées en général.

a. *Principales.* — *Maladies des voies respiratoires*, angine granuleuse, laryngites chroniques, bronchites d'origine scrofuleuse ou arthritique ; asthme, surtout dans les formes humides, asthme nerveux chez les herpétiques. Tuberculose pulmonaire, dans ses formes torpides, chez les sujets lymphatiques ou scrofuleux peu excitables ; bronchites tuberculeuses catarrhales des arthritiques.

Rhumatismes : rhumatisme chronique ou subaigu, surtout chez les sujets à constitution molle, lymphatique ; sciatique, névralgies, lorsqu'il n'y a pas d'irritabilité générale.

Dermatoses, surtout humides, chez les sujets lymphatiques ; scrofulides, syphilis.

b. *Accessoires*. — Lymphatisme et scrofule, syphilis, suites de blessures, d'entorses, de traumatismes; affections de l'utérus; certaines affections catarrhales des voies urinaires.

7° Contre-indications. — Sujets nerveux excitables, disposés aux congestions ; tuberculeux pulmonaires éréthiques, avec fièvre ou prédisposition aux fluxions hémorragiques.

La Preste (Pyrénées-Orientales).

1° Voies d'accès. — A 28 kilomètres de la gare d'Arles-sur-Tech, terminus de l'embranchement qui, à Elne, se détache de la ligne Narbonne à Barcelone. Service d'automobiles. A 6 heures de Toulouse, 8 heures de Marseille, 10 heures de Bordeaux et de Lyon, 17 h. 30 de Paris.

2° Situation. — Altitude : 1 130 mètres. La station de la Preste, composée exclusivement de l'établissement thermal et de ses dépendances, est située dans un site des plus pittoresques. Climat méditerranéen pur et tonique, sans variations brusques malgré l'altitude. Saison du 1er mai au 1er novembre. Automne particulièrement beau.

3° Ressources thermales. — Trois sources. Température : 44°6. Débit : 1 700 mètres cubes par jour. Eau onctueuse, limpide, légèrement salée et amère, contenant 0^{gr},0099 de sulfure de sodium. Sulfureuses dégénérées, chez lesquelles l'alcalinité a plus d'importance que le sulfure : 0^{gr},07 de silicate de soude.

4° Modes d'emploi. — En boisson et à l'extérieur.
a. *Boisson*. — La boisson est la principale forme du trai-

tement. Action sédative et diurétique, à la dose d'un litre
maximum.

b. *Pratiques externes*. — Bains, douches, inhalations, injections vaginales, lavages vésicaux.

5° Indications thérapeutiques :

a. *Principales*. — Consacrée par l'expérience, la spéciali-

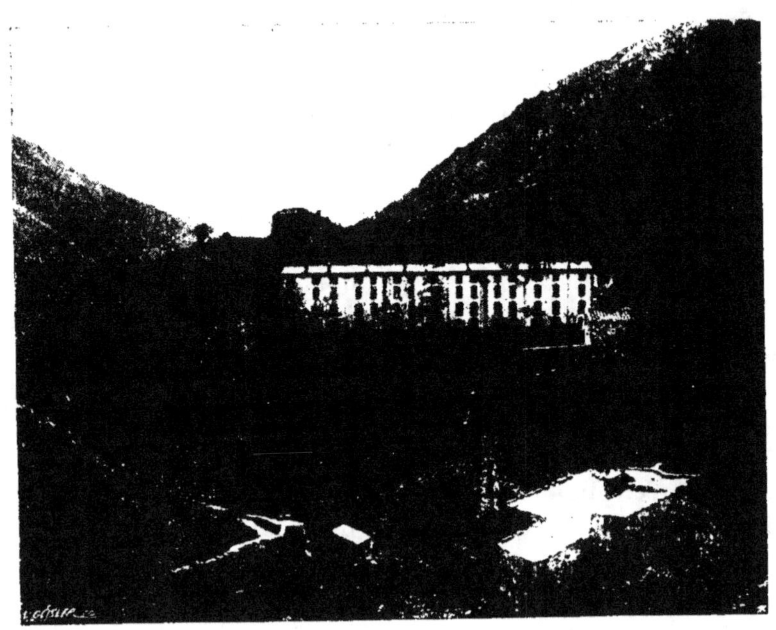

Fig. 100.

Établissement thermal de La Preste.

sation de la Preste est le traitement des *maladies des voies
génito-urinaires* des deux sexes : diathèse urique, gravelle,
coliques néphrétiques, pyélo-néphrites, cystites, prostatites,
urétrites, névroses urinaires, vaginites, métrites. L'indication
dominante, la véritable spécialisation, est le *catarrhe des voies
urinaires* : l'eau n'agit pas seulement dans ce cas comme une
simple eau de lavage, mais elle modifie profondément la nutrition cellulaire, elle empêche la formation nouvelle des élé-

ments pathologiques chez l'infecté urinaire, elle modifie les sécrétions en aseptisant les muqueuses.

b. *Accessoires*. — Les inflammations des autres muqueuses, les plaies, la goutte, le rhumatisme chronique, et les indications des eaux sulfureuses faibles en général.

6° Contre-indications. — Les affections aiguës des voies génito-urinaires, les calculs vésicaux, les néoplasmes, les états cachectiques, les lésions cardiaques non compensées.

Le Vernet (Pyrénées-Orientales).

1° Voies d'accès. — A 5 kilomètres de la gare de Villefranche-de-Conflent, terminus de l'embranchement qui se détache à Perpignan de la ligne Narbonne à Barcelone. Service d'automobiles. A 5 heures de Toulouse, 9 heures de Bordeaux et de Marseille, 10 heures de Lyon, 16 h. 30 de Paris.

2° Situation. — Altitude : 650 mètres. Adossée au flanc ouest du Canigou, la station du Vernet possède un climat doux, spécialement en hiver, permettant la cure en toute saison. Station à la fois thermale et climatique. Parc splendide. Casino. Hôtels et villas très confortables. Pavillon d'hiver à flanc de montagne en plein soleil. Jardin d'hiver. Tennis. Canotage. Gymnase. Promenades et excursions magnifiques.

3° Ressources thermales. — Douze sources, séparées par la rivière du Cadi, en deux groupes : groupe Mercader et groupe des Commandants. Température : 8° à 62° ; débit : 300 mètres cubes par jour environ. Les principales sont : le *Vaporarium*, *Saint-Sauveur*, les *Eaux-Bonnes* (noms à changer), les *sources Elisa*, *Ursule*, *du Parc*, de la *Providence*, de la *Comtesse* (froide).

Elles contiennent de $0^{gr},002$ à $0^{gr},04$ de monosulfure de sodium et une notable quantité d'hyposulfites, $0^{gr},003$ à $0^{gr},005$. Elles sont très onctueuses, grâce à leur richesse en barégine.

4° Modes d'emploi. — Usage *interne* et *externe*. Trois établissements : Mercader, les Thermes et les Commandants, fort bien aménagés. Cabinets de bains, salles de douches, pulvérisations, inhalations. Humage. Bains de pieds. Quatre vastes piscines à eau courante. Massage sous l'eau. Entéroclyse.

Les Thermes Mercader et des Commandants communiquent avec les appartements, avantage précieux pour la cure hivernale.

5° Adjuvants. — Le climat unit ses effets à ceux de l'eau sulfureuse. Stabilité barométrique très grande. Température moyenne de l'hiver, 11°8. Grande sécheresse de l'air. Pluie rare. Radiation solaire intense. Atmosphère calme et sédative. Végétation méridionale. Sont justiciables du climat : tous les jeunes gens chétifs, anémiés, les neurasthéniques, les jeunes filles chlorotiques.

6° Indications thérapeutiques. — Celles des eaux sulfureuses en général mais surtout les *douloureux articulaires*. Rhumatismes. Diathèse arthritique. Névralgies. Dermatoses. Inflammations des voies respiratoires. Certaines maladies de l'utérus et des annexes, lorsque l'état général est entaché de lymphatisme et a besoin d'être remonté. Anémie. Chlorose. Convalescence et séquelles des maladies infectieuses. Suites d'entorses et de luxations. Syphilis.

7° Contre-indications. — On éloignera du Vernet les sujets fébriles, éréthiques et congestifs.

Molitg (Pyrénées-Orientales).

1° Situation. — Altitude : 450 mètres. Petit village situé dans un site agréable et pittoresque à 8 kilomètres de Prades, station de l'embranchement de Perpignan à Villefranche-de-Conflent. Climat doux, même en hiver. Saison du 15 mai au 31 octobre.

2° Ressources thermales. — Douze sources distribuées dans trois établissements voisins. Température : 31° à 38°. Sulfuration, 0ᵍʳ,014. Abondance exceptionnelle de glairine qui donne à l'eau une grande douceur (bains de délices) et qui a suggéré l'idée d'utiliser les dépôts qu'elle forme en applications topiques qui rappellent beaucoup les illutations de boues.

3° Indications thérapeutiques. — Cure spécialement indiquée dans les *affections de la peau et des muqueuses* chez les sujets excitables, et dans les *rhumatismes chroniques chez les sujets nerveux et excitables.*

Accessoirement les autres indications des eaux sulfureuses dégénérées, particulièrement les affections des organes génito-urinaires chez l'homme et chez la femme.

4° Contre-indications. — Limitées à celles qui interdisent les cures thermales.

Thuès et Graus de Canaveilles (Pyrénées-Orientales).

Dans la vallée de la Tet, et sur la ligne du chemin de fer électrique de Villefranche-de-Conflent à Bourg-Madame, se trouvent, à 1 kilomètre de distance l'un de l'autre, les deux établissements de Thuès ou Graus d'Olette et des Graus de Canaveilles.

Le premier, situé à l'altitude de 690 mètres, dans un site pittoresque et sauvage, comprend un hôtel important relié directement à l'établissement thermal. Il est alimenté par quarante-deux sources très abondantes formant une véritable fleuve thermal dont le volume n'est pas inférieur à 2 200 mètres cubes par jour, et dont la température est échelonnée entre 27° et 79°,4.

Ces eaux sont remarquables par l'abondance de leur barégine ; les unes sont sulfurées sodiques (0ᵍʳ,013 à 0ᵍʳ,023 de sulfure de sodium) ; les autres sont sulfureuses dégénérées.

L'établissement des Graus de Canaveilles, beaucoup plus modeste, est situé en contre-bas de la route, entre deux murailles rocheuses, dans un site étrange : il renferme des logements pour les baigneurs et des installations balnéaires très simples ; il est alimenté par quatre sources mal captées, dont la température va de 36° à 60°. Il n'est guère fréquenté que par les gens de la région.

Les indications thérapeutiques sont très étendues en raison de la diversité de la minéralisation et de la thermalité. Surtout le rhumatisme nerveux, les gastralgies, les névroses, les affections catarrhales des diverses muqueuses, celles des voies urinaires en particulier, la gravelle, la goutte.

Les Escaldas (Pyrénées-Orientales).

Établissement avec hôtel pour 200 baigneurs, situé à 6 kilomètres de Bourg-Madame, terminus du chemin de fer électrique de la Cerdagne, en communication à Villefranche-de-Conflent avec le réseau du Midi. Altitude : 1 350 mètres. C'est la station la plus élevée de France, avec un climat très doux, grâce à une exposition privilégiée. Vue admirable de tout le bassin de la Cerdagne. Promenades et excursions magnifiques.

Six sources chaudes (18° à 42°), débitant plus de 1 300 mètres cubes par jour, contenant $0^{gr},011$ à $0^{gr},025$ de sulfure de sodium et $0^{gr},012$ à $0^{gr},016$ d'hyposulfite de soude.

Indications thérapeutiques très étendues en raison de la minéralisation et de la température différente des sources et de leur degré variable d'altération. Généralement sédatives, les plus chaudes sont excitantes. Elles sont surtout employées contre les rhumatismes, les névralgies, les névroses, les catarrhes des voies respiratoires.

Challes (Savoie).

1° **Voies d'accès.** — A 6 kilomètres de Chambéry. Tramway à vapeur. A 2 heures de Lyon, 7 heures de Marseille, 9 heures de Paris, 14 heures de Bordeaux.

2° **Situation**. — Altitude : 320 mètres. Village de 600 habitants, à 20 kilomètres d'Aix-les-Bains, dans une vallée très large et très verte, orientée du nord au sud et continuellement rafraîchie par un léger vent du nord qui y souffle régulièrement en été.

L'établissement thermal, les hôtels, le Casino sont dispersés en pleine campagne, assez loin de l'agglomération. Saison du 15 mai au 15 octobre. Peu de plaisirs mondains, mais site agréable et nombreuses excursions.

3° Ressources thermales. – – Une seule source de faible débit (6 mètres cubes par jour). Eau froide (10°5). Établissement modeste, mais pratiquement aménagé pour les indications locales de la gorge et du nez.

La caractéristique essentielle de la minéralisation de l'eau de Challes est sa *sulfuration exceptionnelle*. C'est la plus riche en soufre des eaux minérales. C'est comme l'a dit C. JAMES, de l'essence d'eau sulfureuse (21 centigrammes de soufre par litre, équivalant sensiblement à 50 centigrammes de monosulfure de sodium). Les autres éléments sont accessoires (iodure de sodium, 0^{gr},012, bromure de sodium, 0,01). $\Delta = 0,100$.

4° Modes d'emploi. – – L'eau est utilisée à l'intérieur et à l'extérieur.

a. *Boisson.* — Dose : 1 à 4 verres par jour. Très bien tolérée à cause de son alcalinité (1 gramme de bicarbonate de soude par litre). Effets physiologiques : légère excitation nerveuse, augmentation de l'appétit, diurèse, constipation. Effets thérapeutiques : médication stimulante, tonique et résolutive, élimination des sécrétions muqueuses.

b. *Pratiques externes.* — *Pulvérisations*, chaudes à l'aide d'appareils à vapeur de Siègles, froides par brisement.

Irrigations nasales et rétro-nasales, pratiquées à l'aide de récipients élevés sous faible pression, à 36° ou 38°, avec addition de bicarbonate de soude. C'est une des opérations les plus courantes et les mieux faites à Challes : *Challes-les-Nez*, disent les baigneurs. Cette opération, si décriée parce qu'elle est ordinairement mal faite, n'entraîne jamais le moindre accident grâce à la faible pression employée, à la forme des canules non pénétrantes et à la recommandation faite aux malades de ne pas se moucher après l'irrigation.

Inhalations : des jets d'eau minérale, en se brisant sur des coupoles métalliques, dégagent, par décomposition, d'abondantes vapeurs sulfhydriques froides ; une demi-heure à deux heures par jour, par séances d'un quart d'heure.

Bains : à cause de sa concentration extrême, l'eau de Challes est employée comme une eau mère, 15 à 20 litres par baignoire. Malgré ces faibles proportions, les bains produisent une action locale et générale manifestement excitante, qui oblige parfois à en interdire l'usage.

5° Indications thérapeutiques. — Localement, toutes les *chronicités des voies respiratoires supérieures* (rhinites, rhinopharyngites, végétations adénoïdes, ozène atrophique, laryngites professionnelles des chanteurs, catarrhe bronchique et emphysème).

Dermatoses à forme humide (eczéma, impétigo). Challes réussit le plus souvent à sécher ces manifestations cutanées même aiguës, et sans jamais entraîner de recrudescence : elle ne produit, d'ailleurs, aucune poussée thermale.

Au point de vue général : scrofule, lymphatisme, adénopathies externes et trachéo-bronchiques (station d'enfants).

Syphilis, surtout à la période tertiaire et dans les formes graves, par l'association du traitement sulfureux à la médication spécifique.

6° Contre-indications. — Tous les malades à tendance congestive, les nerveux, les tuberculeux, sauf dans les formes très torpides ; et tous les sujets présentant des affections du cœur, des voies digestives et des reins.

Pietrapola (Corse).

1° Situation. — Établissement situé à 16 kilomètres de la gare de Ghisonaccio, à 115 mètres d'altitude. Climat doux, tempéré, permettant de suivre un traitement toute l'année, la saison la plus favorable étant mai et juin.

2º Ressources thermales. — Huit sources (53º à 55º) dont le débit total est de 200 mètres cubes par jour. Onctueuses au toucher, elles contiennent une forte proportion de silicates, ainsi que de glairine. La source *Rastello*, la plus importante, a 0gr,025 de monosulfure de sodium et 0gr,011 d'hyposulfite de soude par litre.

3º Modes d'emploi. — Les eaux sont administrées en boisson, bains de baignoire et de piscine, douches, inhalations, bains de vapeur, malheureusement sans méthode, de telle sorte qu'on n'y suit pas un traitement réellement médical. On fait également, et toujours empiriquement, des applications de boues, qui renferment du soufre, des traces d'arsenic et des sulfures de fer et de cuivre.

4º Indications thérapeutiques. — Malgré cette utilisation défectueuse, les résultats thérapeutiques sont, en général, surprenants. Ce sont ceux des eaux sulfurées sodiques en général.

a. *Principales.* — Dyspepsies d'origine atonique ; entéralgies des rhumatisants. Inflammations chroniques des bronches et des poumons : bronchites chroniques, asthme catarrhal, tuberculose torpide, pharyngites et laryngites chroniques.

Manifestations de l'arthritisme : arthrites sciatiques, lumbago, névralgies intercostales, pleurodynie, torticolis. Goutte dans les périodes d'atonie, l'effet de l'eau à l'intérieur ne tardant à amener des décharges uratiques salutaires.

Maladies de la peau : acné, eczéma, impétigo, ulcères variqueux. Suites de traumatismes.

b. *Accessoires.* — Lymphatisme. Syphilis. Troubles urinaires. Inflammations utéro-ovariennes.

5º Contre-indications. — Celles de toutes les eaux sulfurées sodiques.

Guagno (Corse).

1º Situation. — Bains situés à l'altitude de 430 mètres, dans une vallée accidentée et fertile, à 13 kilomètres de Vico et reliés à Ajaccio par un service d'automobiles. Site sauvage, mais des plus agréables. Climat doux et uniforme. Station à la fois climatique et thermale.

2° Ressources thermales. — Deux sources : la *Grande Source* (49°), possédant $0^{gr},024$ de monosulfure de sodium et $0^{gr},009$ d'hyposulfite de soude ; et la *Source Goccie* (38°), légère, digestive, n'ayant presque pas d'odeur, légèrement amère, minéralisée par $0^{gr},011$ de monosulfure de sodium, $0^{gr},003$ d'hyposulfite de soude et des silicates.

3° Modes d'emploi. — Ces sources sont exploitées dans un établissement confortable, composée de 16 salles de bains, de piscines, d'appareils à douches et d'une salle de vapeur. Les étages supérieurs servent de logement aux baigneurs qui ne sont pas obligés, au sortir du bain ou de la douche, de s'exposer au refroidissement du dehors.

4° Indications thérapeutiques. — Les statistiques de l'hôpital militaire, qui ne fonctionne plus depuis 1883, montrent que la station donne des résultats excellents, dans les dermatoses, les rhumatismes, les névralgies, dans les suites de traumatisme, plaies par armes à feu, trajets fistuleux, cicatrices vicieuses ou adhérentes, etc.

Les eaux répondent également aux autres indications des sulfurées sodiques en général, notamment en ce qui concerne les affections des muqueuses respiratoires et digestives.

§ 2. — STATIONS ÉTRANGÈRES

Yverdon (Suisse, canton de Vaud).

Ville située à l'extrémité du lac de Neuchâtel, sur la ligne de Lausanne-Neuchâtel. Climat salubre, mais chaud l'été. Saison très longue. Une source tiède (24°), abondante, faiblement minéralisée (au total $0^{gr},42$), contenant des bicarbonates, et près d'un centigramme de sulfhydrate de sodium, avec un peu d'hydrogène sulfuré et d'acide carbonique libres.

Établissement fort bien aménagé, contenant des cabines de bains, des installations complètes pour douches et massages, pulvérisations, inhalations d'air comprimé et raréfié, combiné avec l'eau thermale pulvérisée. L'eau est employée également en boisson à dose assez élevée.

Le traitement amène ordinairement une poussée sous forme de plaques ou de papules avec léger mouvement fébrile, démangeaisons et desquamation et parfois embarras gastrique.

Les indications thérapeutiques sont toutes celles des eaux sulfurées sodiques. Catarrhes chroniques des voies respiratoires. Dermatoses, surtout humides, chez les nerveux. Rhumatisme musculaire ou articulaire. Névralgies. Névroses. Rachitisme. Scrofule. Affections chirurgicales. Ulcères. Maladies de l'estomac (dyspepsie avec cardialgie, dyspepsie des arthritiques et des goutteux).

Caldas de Cuntis (Espagne, province de Pontevedra).

Village situé à 164 mètres d'altitude, au centre d'un vallon pittoresque, à 25 kilomètres en voiture de Pontevedra. Climat tempéré et salubre. Saison du 1er juillet au 30 septembre.

Une dizaine de sources sulfurées sodiques fortes, de 22° à 57°,5, exploitées dans six établissements dont un seul a une installation assez bonne. D'après une ancienne analyse, il y aurait 0gr,13 de sulfure sodique, 0gr,81 de chlorure (Dr CASARES). Les essais sulfhydrométriques du Dr QUESADA donnent une proportion de soufre de 0gr,0018 à 0gr,0076. Dans les conduits et les parois des étuves, l'eau dépose une poudre blanchâtre, composée probablement de barégine et de soufre très divisé.

L'emploi est interne et surtout externe (bains généraux, bains de vapeur, douches). Il produit souvent de la fièvre thermale et un éruption papuleuse, avec état sabural et quelquefois diarrhée bilieuse.

Les indications thérapeutiques sont celles de la médication sulfureuse forte : en premier lieu le rhumatisme articulaire, les paralysies d'origine centrale, les catarrhes des voies respiratoires, puis la scrofule, l'herpétisme, les suites de traumatismes, la syphilis.

Ledesma (Espagne, province de Salamanque).

A 3 heures en voiture de Salamanque, la station de Ledesma est une des plus importantes d'Espagne. Altitude : 720 mètres. Climat d'été chaud avec matinées et soirées fraîches. Saison du 1er juin au 30 septembre.

Plusieurs sources sulfurées sodiques de 27° à 52°, dont deux seulement ont été captées et servent aux usages médicaux : boisson, bains de baignoire et de piscine, inhalations, douches de toutes sortes.

Les indications thérapeutiques dérivent des propriétés physiologiques de ces eaux qui déterminent une excitation marquée des systèmes nerveux et sanguin, et activent les fonctions de la peau et des muqueuses. Au premier rang se placent : les dermatoses chroniques, les rhumatismes musculaires et articulaires chroniques, les paralysies liées à une congestion ou une hémorragie cérébrale, si le traitement est fait hâtivement, les affections catarrhales des voies respiratoires, des voies urinaires, de l'utérus, la scrofule, les suites de traumatismes.

Lès (Espagne, val d'Aran).

A 5 kilomètres de la frontière française et à 19 kilomètres en voiture de la gare de Marignac (embranchement de Montréjeau à Luchon), dans un très beau site, et à 635 mètres d'altitude, se trouve le village de Lès, dont l'Établissement modeste possède un hôtel ; il y a également un bon Hôtel-Casino et des maisons particulières.

Les sources sont, les unes froides, les autres chaudes (35°) ; elles sont minéralisées par du sulfure de sodium ($0^{gr},009$ à $0^{gr},015$). Elles sont employées en boisson surtout et en bains.

Ces eaux peuvent être précieuses chez les malades qui ont

besoin d'être remontés sans être trop vivement excités, particulièrement certains tuberculeux. Rhumatismes. Névralgies. Dermatoses. Inflammation des muqueuses chez les lymphatiques et les herpétiques.

Montemayor (Espagne, province de Cacérès).

Station située à 750 mètres d'altitude dans une belle vallée, dont le climat est très sain, à 6 heures de voiture de la gare de Plasencia. Saison du 1er juin au 30 septembre.

Deux sources (30° et 42°), ayant une minéralisation totale de 0gr,26, dont 0gr,0112 de soufre, de la silice et de la lithine, exploitées dans un établissement assez bien installé avec buvettes, baignoires de marbre, piscines, douches, inhalations, pulvérisation, etc.

Les indications thérapeutiques sont les rhumatismes, les dermatoses, les catarrhes des voies respiratoires, et secondairement les autres indications de la médication sulfureuse.

ARTICLE IV

EAUX SULFURÉES CALCIQUES OU HYDROSULFURÉES

§ 1. — STATIONS FRANÇAISES

Aix-les-Bains et Marlioz (Savoie).

1° Voies d'accès. — Station de la ligne Paris-Modane. A 3 heures de Lyon, 8 heures de Marseille, 8 h. 30 de Paris, 12 h. 30 de Toulouse, 14 heures de Bordeaux.

2° Situation. — Altitude, 260 mètres. Petite ville de 8 000 habitants, située dans la large vallée du lac de Bourget, orientée nord-ouest-sud-est, étagée sur les dernières pentes du mont Revard (1568 mètres) dont le massif la protège du nord. Climat très doux, permettant la cure depuis le mois d'avril jusqu'à la fin d'octobre. Établissement ouvert toute l'année. Hygiène excellente. Trois hôpitaux. Installations parfaites. Distractions de toutes sortes. Casino. Sports (tennis, golf, tir au pigeons, canotage, etc.

Promenades et excursions nombreuses et splendides.

3° Ressources thermales. — Deux sources hyperthermales (46°-47°), sulfureuses, ayant l'énorme débit de 6 000 mètres cubes par jour. Vaste établissement thermal contenant 70 salles de douche - massage , et toute une série de salles de bains de vapeur, bains ordinaires, etc. Une source sulfureuse froide : *Marlioz.* Trois

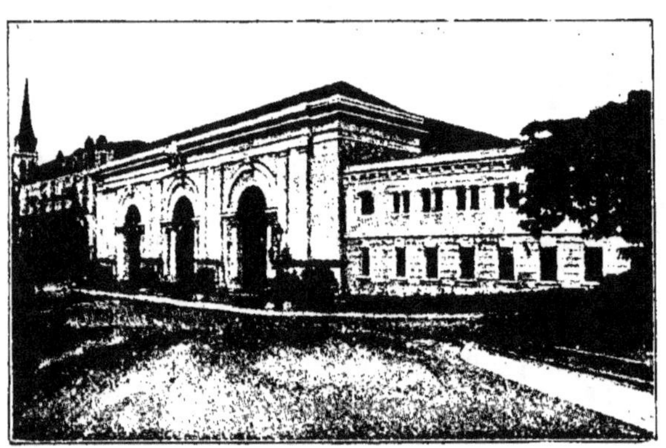

Fig. 101.

Établissement thermal d'Aix-les-Bains.

sources froides utilisées pour la cure de diurèse ; la *Source des Deux-Reines* a un kiosque-buvette, et la *Source Massonnat* une buvette en face de l'Établissement thermal ; la *Source Saint-Simon* est située hors de la ville.

L'eau d'Aix est une eau thermale sulfurée calcique faible, avec quantité remarquable (GAUTIER) de bromures alcalins ; gaz rares, 1,19 p. 100 ; radioactivité à la source, $0^{gr},54$ pour l'eau, 3,52 pour les gaz ; filaments de barégine en suspension. L'eau de Marlioz est sulfurée sodique forte. Les trois sources froides sont bicarbonatées calciques et magnésiennes, leur minéralisation totale étant : Source des deux Reines, $0^{gr},175$; Source Massonat, $0^{gr},420$; Source Saint-Simon, $0^{gr},450$.

4° Modes d'emploi. — La cure d'Aix-les-Bains est essentiellement externe, la boisson n'étant qu'un adjuvant.

a. *Pratiques externes.* — Elles consistent : 1° dans une pratique spéciale dite *Douche-Massage*, précédée ou non, suivant les cas, par l'*étuve de vapeur dite Bouillon* ; 2° dans le *bain de vapeur naturelle dit Berthollet*, appliqué aux diverses parties du corps ; 3° dans le *bain en baignoire*, avec douche sous l'eau *dite sous-marine*.

La douche-massage générale est faite par un ou deux masseurs ou masseuses, d'une durée de dix minutes environ, la première partie en position assise, la deuxième partie en position couchée sur une table inclinée ; la température varie, suivant les cas, de 35° à 45°. Certains malades subissent préalablement la sudation dans une salle contiguë, dite bouillon. Après la douche-massage, le malade est vivement essuyé et enveloppé dans le maillot, puis transporté en chaise à porteurs jusque dans son lit où il achève sa sudation et se repose. Dans d'autres cas, le baigneur rentre à pied et se repose au lit. La douche-massage locale est pratiquée sur le membre placé au travers d'un écran. Le massage y est pratiqué plus finement à la température de 40° le plus souvent.

Le bain de vapeur dit Berthollet utilise, au moyen d'un dispositif spécial, la vapeur naturelle qui se dégage du réservoir de la source située au-dessous (température, 44°) et qui est appliquée aux diverses parties du corps. Son action est analogue à celle du bain de boue : sédative et résolutive.

Le bain avec douche sous l'eau, dite aussi douche sous-marine, comporte un jet à pression qu'on règle à volonté.

Les pratiques accessoires comprennent la pulvérisation, le humage de la vapeur, le bain en piscine, les douches intestinales, vaginales, nasales, les gargarismes, les pédiluves, etc.

L'eau sulfureuse forte de Marlioz est employée en douches, bains généraux, gargarismes, et surtout en pulvérisation et inhalation. Cette eau est froide, contient $0^{gr},02$ de monosulfate de sodium. Elle a les indications de toutes les eaux sulfureuses (maladies des voies respiratoires, lymphatisme, scrofule).

b. *Boisson.* — La cure externe diaphorétique est complétée depuis 1905 par la boisson de l'eau des Deux-Reines, qui, grâce à sa fraîcheur à la buvette (12°), réalise une *cure de diurèse* parfaite.

5° Adjuvants.— Institut de physiothérapie très complet. Mécanothérapie Zander. Bains carbo-gazeux. Électrothérapie dans toutes ses applications. Stations climatiques : les Corbières, demi-altitude à 620 mètres (hôtel modèle) ; le Mont Revard, grande altitude (1 568 mètres), plateau immense, prairies, forêts (hôtel très confortable, chauffage central), cures d'été et d'hiver, sports d'hiver.

6° Indications thérapeutiques :

a. *Principales.*— Les *manifestations articulaires, musculaires, névralgiques de l'arthritisme* : goutte, rhumatisme ; goutte chronique articulaire avec empâtement péri-articulaire, raideur (en dehors des poussées aiguës) ; rhumatisme diathésique (goutteux) et toutes ses variétés, spondylite (rhumatisme vertébral), myalgies, lumbago.

Les *arthropathies chroniques multiples*, appelées ostéo-arthrite et polyarthrite déformante, à leur période de début, avant la formation des lésions graves.

Les *arthropathies chroniques d'origine traumatique*, suites de fractures, luxations, contusions avec amyotrophie.

Les *arthropathies, suites du rhumatisme articulaire aigu*, de la blennorragie, des rhumatismes infectieux.

Les *névralgies* d'origines diverses comme celles d'origine arthritique ; sciatique ; névralgies intercostale, crurale (méralgie).

Certaines *névrites périphériques* avec amyotrophie et rétraction fibro-tendineuses, notamment névrite alcoolique.

La *syphilis* à toutes ses périodes, comme traitement intensif.

b. *Accessoires.*— Maladies nerveuses : tabès, paralysie spasmodique, impotence suite d'hémiplégie. Maladie de Raynaud, sclérodermie. Suites de phlébites, impotence, raideurs musculaires et articulaires.

7° Contre-indications.— Les néphrites chroniques, avec

insuffisance rénale ; l'artério-sclérose avec très haute tension
artérielle (25 cent.); les affections valvulaires mal compensées.

Allevard (Isère).

1º Voies d'accès. — A 40 kilomètres de Grenoble. Tramway
à vapeur reliant la station à la ligne du P.-L.-M. A 5 heures

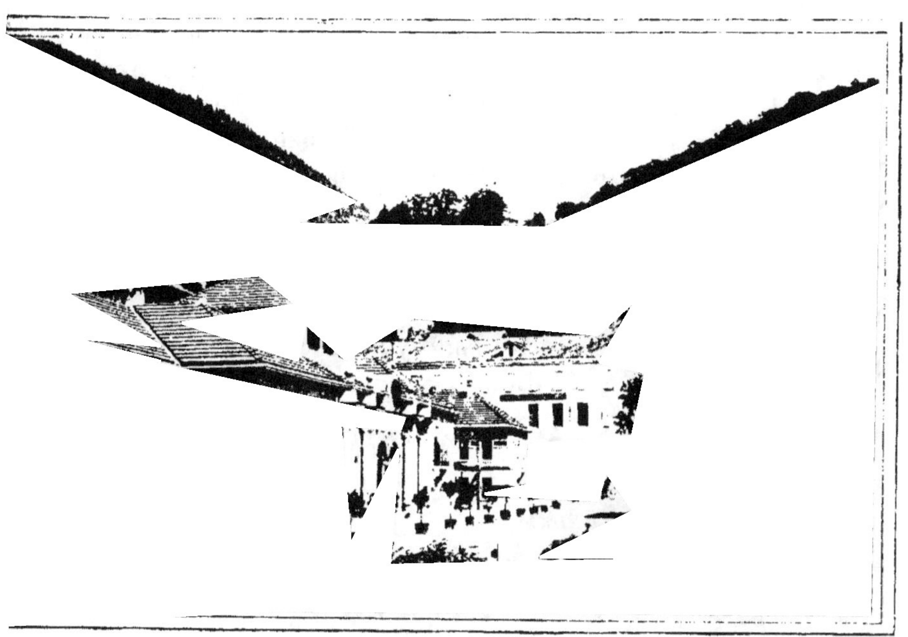

Fig. 102.
Établissement thermal d'Allevard.

de Lyon, 7 heures de Marseille, 10 heures de Paris, 12 h. 03
de Toulouse, 16 heures de Bordeaux.

2º Situation. — Altitude : 465 mètres. Chef-lieu de canton,
de 2 800 habitants, situé dans une pittoresque vallée des
Alpes du Dauphiné. Climat de demi-montagne. Pas de variations brusques, pas de vent, peu de pluies. Installations

confortables ; hygiène très observée ; étuve à désinfection ; les locaux des maisons, les appartements et hôtels sont désinfectés régulièrement. Saison du 1er juin au 30 septembre ; aussi favorable en juin et septembre qu'en juillet et août.

3° Ressources thermales. — Établissement thermal situé dans un grand parc ; installations très confortables ; salles spacieuses, où l'hygiène, la ventilation, sont strictement observées ; crachoirs à eau courante. Une seule source froide, située à 300 mètres de l'établissement, avec buvette annexe dans l'établissement même ; l'eau jaillit du rocher.

Minéralisation caractérisée essentiellement par sa richesse en hydrogène sulfuré, qui est de 24 centimètres cubes par litre, soit $0^{gr},037$. Les autres gaz sont : l'acide carbonique, 97 centimètres cubes ($0^{gr},20$) ; l'azote, 41 centimètres cubes. Les matières fixes atteignent le taux de $1^{gr},925$, sur lequel $0^{gr},95$ appartiennent aux sels de soude et $0^{gr},52$ aux sels de chaux. L'eau d'Allevard est sulfhydriquée, gazeuse, très complexe dans sa minéralisation. $\Delta = 0,095$.

4° Modes d'emploi. — Le traitement est à la fois interne et externe.

a. *Boisson*. — En boisson (1 2 verre à 3 verres par jour), l'eau est très bien supportée, un peu diurétique, elle excite l'appétit, constipe légèrement.

b. *Pratiques externes*. — Elles sont caractérisées par les inhalations, les pulvérisations, les douches de gorge, les gargarismes, les bains de pieds, les douches générales ou locales, les bains généraux.

Les *inhalations* se prennent sous deux formes : inhalations gazeuses sèches et inhalations de vapeurs tièdes, créées par le Dr Niepce père. Les *inhalations gazeuses sèches* se font dans une série de salles, où l'hydrogène sulfuré se dégage spontanément de l'eau à la température des salles qui sont elles-mêmes à la température de l'air extérieur, et n'exigent aucun vêtement spécial : leur durée varie de trois à dix minutes, répétées 5 à 6 fois par jour. Les *inhalations de vapeurs tièdes* se prennent dans des salles remplies de vapeur d'eau sulfureuse associée au gaz hydrogène sulfuré, qui s'y dégage comme dans les inhalations gazeuses sèches, mais qui est tempéré par la vapeur d'eau. Ces inhalations se font une fois par jour, et leur durée ne dépasse pas vingt à trente minutes ; la température des salles varie entre 28° et 30°.

Les *pulvérisations pharyngées*, les douches de gorge, du nez, constituent une médication spéciale des affections respiratoires supérieures.

Les pratiques accessoires du traitement sont les *gargarismes*, les *bains de pieds* à eau courante, à 43°-44°, les *douches générales* suivies de sudation, les *douches locales*, les *bains généraux*.

5° Adjuvants. — Action tonique de l'altitude, au milieu d'une belle végétation, à l'abri du vent et de la poussière.

6° Indications thérapeutiques. — D'une façon générale, les manifestations respiratoires de l'arthritisme ; les manifestations ganglionnaires chez les enfants, lorsqu'il y a, en même temps, une localisation sur les voies respiratoires; les inflammations des voies respiratoires chez les malades nerveux, excitables, facilement congestifs, l'eau étant essentiellement une eau sulfureuse, *modificatrice et calmante* tout à la fois, dans toutes les affections des voies respiratoires (CARRON DE LA CARRIÈRE).

En un mot, l'eau d'*Allevard a une spécialisation fonctionnelle respiratoire* (LANDOUZY), qui la rend très efficace dans les maladies suivantes :

Coryza chronique, rhinite hypertrophique, rhinite atrophique, rhino et pharyngo-salpingite, hypertrophie des amygdales, angine chronique, angine suppurée à répétition, suites de diphtérie, pharyngite granuleuse, végétations adénoïdes, laryngite chronique simple, laryngite striduleuse, spasme de la glotte, trachéite chronique, susceptibilité bronchique, bronchites à répétition, catarrhe sec, suites de vomique, catarrhe chronique et emphysème, bronchite chronique, localisée, tenace, avec germination tuberculeuse, asthme, asthme des foins, suites de rougeole, de coqueluche, de grippe, adénopathie trachéo-bronchique, pneumonie, pleurésies mal résolues, otites, affections de la peau, eczéma, acné de la face, leucorrhée, métrites.

7° Contre-indications. — Toutes les maladies aiguës ou fébriles ou les périodes aiguës des maladies chroniques, surtout respiratoires ; les affections des centres nerveux, ou de la moelle ; les néphrétiques ; les hépatiques ; les artério-scléreux ; les cardiaques aortiques ; les tuberculeux avec hémoptysies.

La Caille (Haute-Savoie).

Établissement où logent les baigneurs à 15 kilomètres d'Annecy et à 600 mètres d'altitude, au fond d'un ravin. Une source chaude (30°), contenant 0^{gr},009 d'hydrogène sulfuré et 0^{gr},004 d'hyposulfite de soude, utilisée contre les affections de nature lymphatique ou scrofuleuse, contre les manifestations herpétiques quand domine un état d'éréthisme, surtout les *maladies de la peau*.

Les Fumades (Gard).

1° Situation. — A 15 kilomètres d'Alais et à peu de distance de la gare de Saint-Julien-de-Cassagnas (ligne d'Alais au Teil), est la station des Fumades, située à 150 mètres d'altitude, au milieu d'un beau parc. Chaleurs de l'été tempérées par les ombrages. Climat doux et chaud l'hiver, grâce à la situation abritée. Établissement ouvert toute l'année.

2° Ressources thermales. — Onze sources froides débitant 500 mètres cubes par jour, minéralisées par des bicarbonates et des sulfates de chaux et de magnésie (bicarbonate de chaux 1^{gr},83), du bitume, du sulfure de calcium 0^{gr},078, de l'hyposulfite de calcium 0^{gr},015, des traces de cuivre, et des gaz : acide sulfhydrique, acide carbonique, azote.

3º Modes d'emploi. — Elles sont employées en *boisson* et à l'*extérieur* en bains, gargarismes, pulvérisations, humages, inhalations chaudes et froides.

4º Indications thérapeutiques. — Les *maladies des voies respiratoires* supérieures et inférieures. Les *maladies de la peau*.

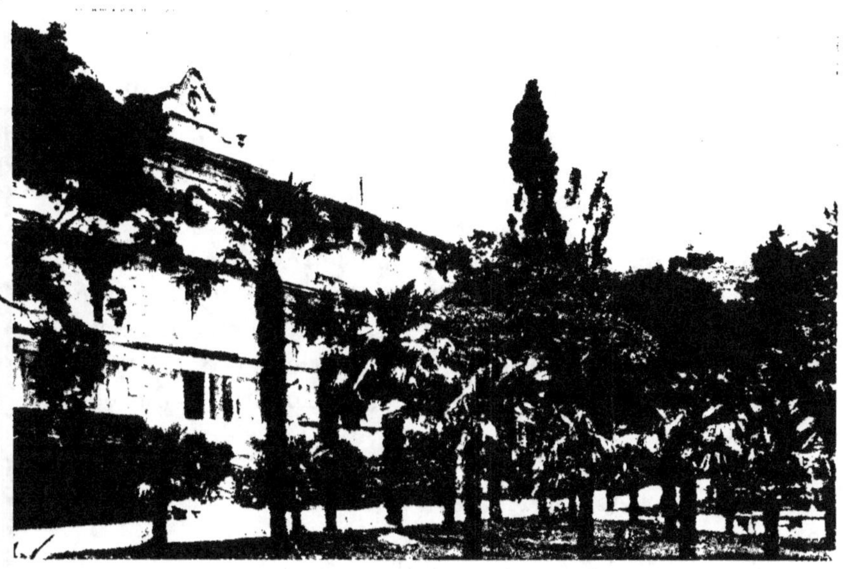

Fig. 103.
Établissement thermal des Fumades.

eczéma sec ou humide, séborrhée, impétigo, acné, pityriasis, ecthyma, lichen, kératoses, etc.

5º Contre-indications. — L'état aigu, les cardiopathies décompensées, l'artério-sclérose, l'albuminurie.

Cauvalat-lès-Le Vigan (Gard).

Établissement très bien installé, avec hôtel très confortable, à 1 kilomètre du Vigan, dans une gorge charmante, au centre d'une région très pittoresque, à l'altitude de 260 mètres. Climat doux et frais.

Quatre sources froides, minéralisées par des bicarbonates et des sulfates alcalino-terreux, une proportion élevée de silicates, et des gaz composés d'azote, d'acide carbonique et de 0^{gr},014 d'hydrogène sulfuré.

Employées en boisson, bains, douches, elles sont indiquées dans les affections des muqueuses respiratoires, de l'estomac et de l'intestin, des voies urinaires ; dans les affections de la peau, les rhumatismes, chaque fois surtout qu'il faut obtenir un remontement de l'organisme.

Montmirail (Vaucluse).

1° Situation. — A quelques kilomètres d'Orange, ville à laquelle il est relié par un service d'automobiles, se trouve l'Établissement thermal de Montmirail, au milieu d'un parc de 200 hectares de pins résineux et de chênes verts, à l'altitude de 180 mètres. Climat tempéré par les ombrages. Saison du 15 juin au 15 septembre.

2° Ressources thermales. — Trois sources très distinctes :

α) *Source sulfureuse froide,* contenant du sulfate de chaux, de l'hydrogène sulfuré libre, 0^{gr},07, du sulfure de calcium, 0^{gr},042 ;

β) *Source purgative* (Eau verte), froide, contenant par litre 0^{gr},51 de sulfate de magnésie, 5^{gr},06 de sulfate de soude, 1 gramme de sulfate de chaux, 0^{gr},86 de chlorure de magnésium, $\Delta = 0,735$;

γ) *Source ferrugineuse* ; caractérisée par la présence de peroxyde de fer : 0^{gr},007.

3° Modes d'emploi. — Ils varient suivant les sources :

a. *Boisson.* — La source purgative et la source ferrugineuse ne s'emploient qu'en boisson ; le source sulfureuse est utilisée à l'intérieur à la dose de 3 à 4 verres.

b. *Pratiques externes.* — On se sert de la source sulfureuse à *l'extérieur*, en bains, douches, lotions, gargarismes, injections, pulvérisations, inhalations et en applications de barégine. La cure est complétée par des bains de vapeur térébenthinés et l'hydrothérapie sous toutes ses formes.

4° Indications thérapeutiques. — Par la Source sulfureuse : les *maladies de la peau*, les *maladies des voies respiratoires*, la *scrofule*, la *syphilis*, le *rhumatisme*.

Par la Source purgative : les *affections du tube digestif*, embarras gastrique, constipation opiniâtre, diarrhée, congestion du foie symptomatique, hémorroïdes ; la pléthore abdominale ; l'obésité ; la goutte.

Par la Source ferrugineuse : l'*anémie*, la *chlorose*, la *débilité* des sujets épuisés et convalescents.

Eugénie-les-Bains (Landes).

1° Situation. — Située à 12 kilomètres de Grenade (station de la ligne de Morcenx à Tarbes) et réunie à la gare d'Aire par un tramway, la station d'Eugénie est cachée dans un vallon orienté de l'est à l'ouest et possède un climat tempéré. Trois établissements de bains, dont un, celui de *Saint-Loubouer*, très bien installé, entouré d'un beau parc et accompagné d'un hôtel très confortable.

2° Ressources thermales. — Neuf sources froides, pas toutes utilisées, dont les propriétés sont eupeptiques, laxatives, diurétiques et sédatives. Débit : 130 mètres cubes. Minéralisation faible : $0^{gr},30$ en moyenne, caractérisée par la présence d'une petite quantité de sulfure de calcium $(0^{gr},003)$.

3° Modes d'emploi. — En *boisson* et à l'*extérieur* en bains douches, entéroclyses.

4° Indications thérapeutiques :
a. *Principales.* — Affections de l'estomac, *dyspepsie hyperchlorhydrique*. Maladies de l'intestin, *constipation par paresse*

intestinale et surtout *entéro-colite muco-membraneuse*, affections des voies urinaires, gravelle, cystalgie, catarrhes vésicaux. Névroses. Neurasthénie. Dermatoses, en raison des propriétés diurétiques de l'eau.

b. *Accessoires*. — Rhumatismes subaigus ou chroniques. Catarrhes des voies respiratoires et des voies génitales de la femme.

5° Contre-indications. — Les états cachectiques ; les maladies trop avancées des poumons et du cœur.

Gamarde (Landes).

1° Situation. — A 2 kilomètres du petit bourg de Gamarde et 15 kilomètres de Dax (ligne de Dax à Mont-de-Marsan), se trouvent dans un site pittoresque au milieu d'un vaste parc, les deux constructions importantes qui constituent la station, à la fois établissements et hôtels confortablement installés.

2° Ressources thermales. — Deux sources froides débitant 200 mètres cubes par jour. Minéralisation : Source *Sainte-Marie* : sulfure de calcium 0^{gr},05 (COUDANNE), chlorure de sodium 0^{gr},35 ; *Source Buccurron* : sulfhydrate de calcium 0^{gr},08, chlorure de sodium 0^{gr},52 (FILHOL).

3° Modes d'emploi. — Mixtes :
a. *Boisson* à la dose de 3 à 4 verres.
b. *Pratiques externes*. — Bains, douches, pulvérisations humages.

4° Indications thérapeutiques
a. *Principales*. — Ces eaux jouissent d'une vieille réputation dans le traitement des *dyspepsies* surtout *hyperchlorhydriques*, des gastralgies et de toutes les affections chroniques de l'estomac, de l'intestin et du foie. Elles sont aussi utilisées avec succès pour combattre les *affections chroniques des voies respiratoires* et *de la peau*.

b. *Accessoires*. — Rhumatismes. Lymphatisme. Scrofule. Chlorose et anémie. Impaludisme. Syphilis.

5° **Contre-indications**. — Celles de la médication sulfurée en général.

Barbotan (Gers).

1° **Situation**. — Village situé au fond d'une large cuvette entourée de coteaux boisés, dans un site très agréable, à 137 mè-

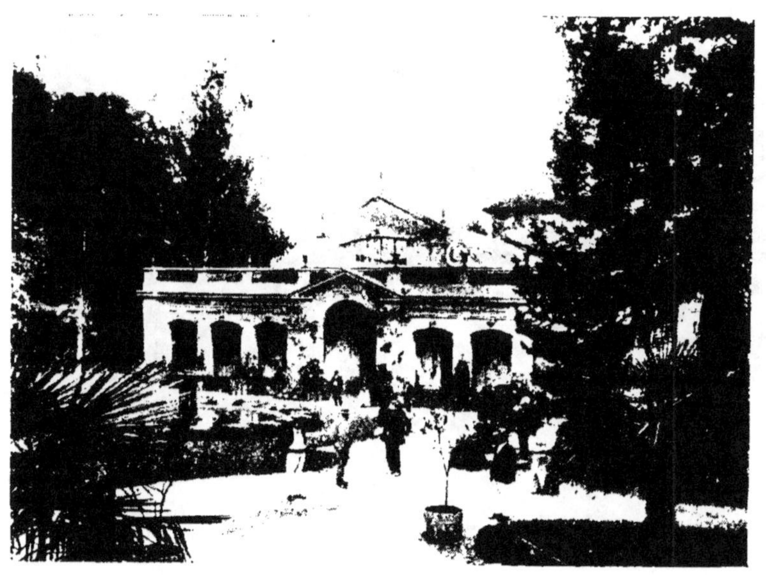

Fig. 104.

Barbotan. établissement des bains de boue.

tres d'altitude, sur la ligne de Mont-de-Marsan à Nérac. Climat sédatif. Hôtel confortable dépendant de l'établissement. Logements meublés dans le village. Saison du 15 mai au 15 octobre.

2° **Ressources thermales**. — Eaux sulfureuses chaudes (35° à 37°) ; eaux ferrugineuses froides ; boues d'une couleur rouge spéciale, douces, onctueuses, ayant une odeur sulfureuse, et produisant un dégagement gazeux considérable au contact de l'eau chaude.

Minéralisation totale, faible ($0^{gr},75$), comprenant des carbonates de chaux et de magnésie, du sulfate de chaux, des chlo-

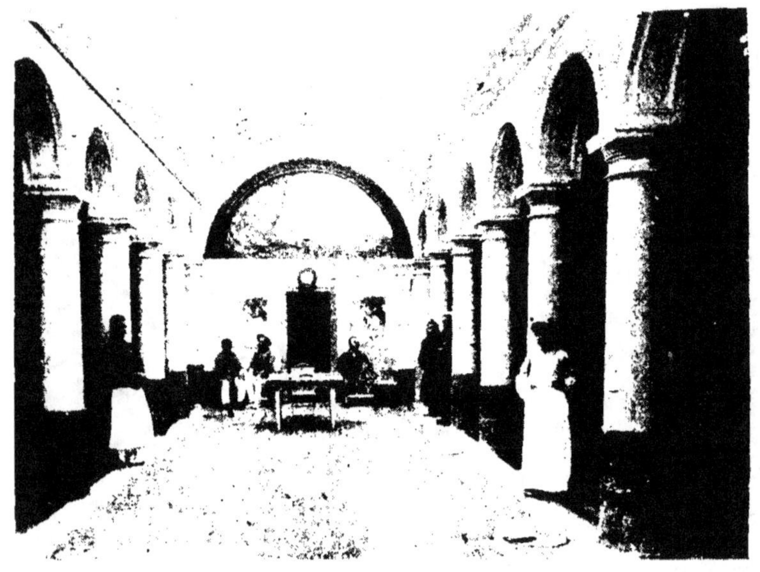

Fig. 105.

Barbotan, établissement des bains à eau courante.

rures de sodium, du fer et de la silice ; gaz caractérisés par de l'acide carbonique libre ($0^{gr},09$) et de l'hydrogène sulfuré ($0^{gr},02$)

3° Modes d'emploi. — Ces eaux sont utilisées en boisson et à l'extérieur.

a. *Boisson.* — A petites doses (200 à 400 grammes), l'eau est laxative ; à doses plus élevées, elle est diurétique, sans toutefois augmenter la tension artérielle.

b. *Pratiques externes.* — Ce sont les *bains minéraux* à eau courante, avec ou sans *irrigations locales* (vaginales, rectales) ;

les *douches* générales et locales ; les bains de vapeurs sulfureuses. Mais c'est surtout le *bain de bouc* qui constitue la
spécialité de la station.

Les bains, et surtout les boues, amènent une vive excitation
vers la peau et une suractivité de la circulation périphérique
avec vaso-dilatation quelquefois très intense et, chez certains
sujets, prurit assez vif ; ils abaissent toujours la tension
artérielle.

4° Indications thérapeutiques. — Elles découlent nettement de l'action physiologique et peuvent se résumer ainsi :
artério-scléreux à tension artérielle élevée, à tendance congestive ;
sujets atteints d'*affections du système veineux.*

a. *Principales.* — Phlébites, œdèmes, varices. Rhumatismes
fibreux, raideurs articulaires, polyarthrite ankylosante. Névralgies, en particulier la sciatique. Douleurs fulgurantes du tabes.

Par leur action sédative, les eaux donnent des résultats remarquables dans les affections de l'utérus.

b. *Accessoires.* — Toutes les lésions traumatiques des os et
les articulations, les entorses, les fractures avec cal douloureux.

5° Contre-indications. — Les eaux sont contre-indiquées
dans les états cachectiques, les rhumatismes et phlébites encore à l'état aigu.

Bagnols-les-Bains (Lozère).

1° Situation. — Altitude : 513 mètres. Village de 400 habitants situé dans la vallée ravissante du Lot, à 20 kilomètres de
Mende (Station de Bagnols-Chadenet, ligne de Mende à la Bastide). Climat de montagne. Excursions magnifiques. Ascension
facile du mont Lozère (1 715 mètres). Gorges du Tarn. Saison
du 15 juin au 15 septembre.

2° Ressources thermales. — Six sources chaudes (31° à 45°).
dont le débit total est de 260 mètres cubes par jour. Leur cap-

tage actuel date des Romains. Minéralisation faible : 0^{gr},61, caractérisée par des sulfates et des carbonates, et une petite quantité d'hydrogène sulfuré, qui les fait classer dans les sulfureuses. Radioactivité considérable. Source communale froide analogue à celle d'Évian.

3° Modes d'emploi. — A la fois interne et externe.

a. *Boisson.* — Dose : 1/2 verre à 2 verres par jour.

b. *Pratiques externes.* — Bains, étuves et douches. On emploie surtout les bains de pieds, les demi-bains et douches sur la partie inférieure du corps pour le *traitement des affections organiques du cœur* qui, depuis 1855, constituent la principale clientèle de Bagnols (DUFRAISSE DE CHASSAIGNE, COULOMB, BOURRILLON).

4° Adjuvants. — Air salubre des montagnes et des forêts voisines. Cure de marche. Cure de petit-lait. Cure de la fontaine froide.

5° Indications thérapeutiques. — Manifestations rhumatismales et goutteuses de toute nature, mais plus spécialement *troubles du cœur et de la circulation.*

6° Contre-indications. — Tuberculose. Diabète. Artériosclérose avancée.

Enghien (Seine-et-Oise).

1° Voies d'accès. — Station de la ligne de Paris à Pontoise A 10 minutes de Paris, 6 h. 30 de Lyon, 7 h. 30 de Bordeaux 11 h. de Toulouse, 13 heures de Marseille.

2° Situation. — La petite ville d'Enghien, qui compte 5 000 habitants, est située non loin de la forêt de Montmorency, au bord d'un lac de 50 hectares. Climat sain, doux et tempéré. Installations confortables. Établissement thermal très moderne et très complet. Casino, fêtes et distractions de toutes sortes. Saison d'avril à octobre. Le traitement est fait surtout par les Parisiens qui viennent se soigner entre deux trains : il n'a souvent, dans ces conditions, qu'une action superficielle.

3° Ressources thermales. — Neuf sources utilisées froides, légèrement gazeuses, débitant ensemble 700 mètres cubes par jour. Minéralisation totale : 0gr,90 dont : sulfure de calcium 0gr,11, acide sulfhydrique 0gr,018, sulfate de chaux, chlorure de sodium. $\Delta = 0,058$.

L'action de l'eau est double : générale, stimulante, tonique et reconstituante : locale, sédative et décongestionnante de la peau et des muqueuses.

4° Modes d'emploi. — Interne et externe.

a. *Boisson.* — Sources de Rey et Deyeux.

b. *Pratiques externes.* — Gargarismes. Pulvérisations. Inhalations dans des salles à 24°-25°, remplies d'une poussière d'eau sulfureuse. Douches nasales, Bains de piscine et de baignoire chauffés à l'aide de serpentins. Bains locaux. Installations hydrothérapiques complètes.

5° Adjuvants. — Installations électriques. Bains hydroélectriques. Bains de lumière. Massage.

6° Indications thérapeutiques :

a. *Principales.* — *Maladies des voies respiratoires :* coryza, rhinite chronique, pharyngites, amygdalites, hypertrophie des amydales, laryngites, bronchites, emphysème pulmonaire et asthme quand le catarrhe est l'élément prédominant, tuberculose pulmonaire chronique apyrétique.

Dermatoses des herpétiques et des scrofuleux, eczéma, lichen, acné.

Maladies des organes génito-urinaires : urétrite chronique des lymphatiques et des débiles, métrite chronique et leucorrhée des lymphatiques, aménorrhée, dysménorrhée.

Syphilis, par la possibilité d'instituer un traitement mercuriel intensif.

b. *Accessoires.* — Rhumatismes chez les débiles, lymphatisme, scrofule. Certaines névroses telles que l'asthme nerveux et la neurasthénie. Certaines maladies de l'enfance (suites de coqueluche, adénopathie trachéo-bronchique, reliquats de rougeole).

7° Contre-indications. — Les états fébriles ; la nervosité excessive ; les cardiopathies avancées ; l'artério-sclérose ; la goutte ; la tuberculose à marche fébrile, hémoptoïque ou avancée.

Pierrefonds (Oise).

L'établissement de Pierrefonds, simple, où l'on administre des bains, des douches et des pulvérisations (installés pour la première fois dans cette station par leur inventeur le Dr SALES-GIRONS), est situé à 100 kilomètres de Paris, non loin du célèbre château, à la lisière de la forêt de Compiègne. Saison du 1er juin au 30 septembre.

Les ressources thermales se composent d'une *source sulfurée calcique froide*, plus faiblement minéralisée que celles d'Enghien, mais ayant sensiblement les mêmes caractères, et d'une *source ferrugineuse* (bicarbonate de fer, 0^{gr},14) ne servant qu'à la boisson.

L'utilisation et les indications thérapeutiques sont les mêmes que celles d'Enghien : maladies des voies respiratoires, de la peau, des organes génito-urinaires.

Guillon (Doubs).

Petit établissement avec hôtel, près de Beaume-les-Dames, à l'altitude de 350 mètres, alimenté par deux sources : l'une sulfurée calcique froide, contenant 0^{gr},003 d'hydrogène sulfuré et 0^{gr},31 de chlorure de sodium par litre ; l'autre, ferrugineuse carbonatée crénatée.

Installations balnéaires et hydrothérapiques convenables (bains, piscines, douches, inhalations).

Les principales indications thérapeutiques sont les *affec-*

tions des muqueuses respiratoires et digestives, les *affections de la peau*, surtout l'*eczéma* chez les lymphatiques ; les affections de nature scrofuleuse ; les affections chirurgicales et les suites de traumatismes.

Puzzichello (Corse).

1° Situation. — Sources situées dans la plaine d'Aléria, à 8 kilomètres de cette localité et à 2 kilomètres de la voie ferrée, au milieu du maquis. Un seul hôtel et un établissement thermal, qui contient 17 baignoires, une piscine et un local pour l'emploi des boues, constituent la station. Saison du 20 avril au 20 juin.

2° Ressources thermales. — Quatre sources froides, dont deux importantes, ayant une forte odeur d'œufs pourris, due au dégagement abondant de H^2S, onctueuses au toucher, d'une saveur styptique et légèrement amère. Elles contiennent près de $0^{gr},05$ d'hydrogène sulfuré, et de $0^{gr},01$ à $0^{gr},02$ de sulfure de calcium.

3° Modes d'emploi. — Employée en bains, gargarismes, pulvérisations, mais surtout en *boisson* ; l'eau doit être prise avec une certaine prudence et par petites doses de 500 à 600 grammes par jour ; l'abus peut amener des troubles divers surtout gastro-intestinaux.

4° Indications thérapeutiques. — Douée d'une grande énergie, cette eau éveille l'appétit, stimule la digestion, supprime peu à peu les fermentations intestinales, a sur le torrent circulatoire une action stimulante, excitante même. C'est surtout dans les manifestations de l'arthritisme que se fait sentir son action.

Principales indications : affections du nez, du pharynx et des bronches : inflammations broncho-pulmonaires, surtout de nature arthritique ; emphysème ; asthme chronique ; tuberculose pulmonaire apyrétique, au début. Entérites chroniques ; fermentations gastro-intestinales. Rhumatisme et goutte chroniques. Dermatoses. Syphilis. Inflammations génito-urinaires : urétrite, cystite, métrite chroniques.

5° Contre-indications. — Affections organiques du cœur, de l'aorte et des artères ; tuberculose fébrile ; goutte franche. D'une façon générale, toutes les affections avec poussées aiguës, avec tendance aux hémorragies.

§ 2. — STATIONS ÉTRANGÈRES

Schinznach (Suisse, canton d'Argovie).

1° Situation. — Établissement situé au bord de l'Aar, à 350 mètres d'altitude. Climat chaud l'été, mais rafraîchi par le courant rapide de la rivière et le voisinage des bois.

2° Ressources thermales. — Une source fortement sulfhy-driquée, chaude (28° à 35°). Minéralisation totale : 2 grammes, dont 1 gramme de sulfate de chaux, $0^{gr},40$ de carbonate de chaux et de magnésie, $0^{gr},60$ de chlorure de sodium. Hydrogène sulfuré, $0^{gr},057$.

3° Modes d'emploi. — Usage interne et externe sous toutes les formes.

a. *A l'extérieur.* — Douches, pulvérisations sèches et humides, gargarismes, douches nasales et naso-pharyngiennes ; et surtout *bains* de température et de durée variable (de 20 minutes à 1, 2 et même 3 heures) La peau est généralement, au bout de quelques jours, le siège d'une *poussée* consistant en une éruption érythémateuse plus ou moins forte.

b. *En boisson.* — On débute par de petites doses pour arriver progressivement à 6 ou 7 verres au plus. L'eau est diurétique, éveille l'appétit ; facilite la digestion lorsqu'elle est prise à dose modérée.

On emploie communément à Schinznach l'eau de *Wildegg* située à 4 kilomètres au sud. Cette eau renferme 10 grammes de chlorure de sodium, avec *près de $0^{gr},03$ d'iodure de sodium,* et plus de 0gr,01 de bromure de sodium. Elle est utilisée en boisson (2 à 3 verres).

5° Adjuvants. — Bains salés, bains de vapeur, électrothérapie.

6° Indications thérapeutiques. — *Dermatoses*, eczéma ancien avec peau squameuse, impétigo, herpès, acné. Maladies parasitaires : teigne, pityriasis, furonculose. Urticaire chronique. Lupus. Ulcères variqueux.

Scrofule ; affections osseuses ; affections articulaires.

Rhumatisme. Syphilis. Intoxications. Catarrhes chroniques des voies respiratoires. Affections chroniques de l'utérus et de ses annexes.

7° Contre-indications. — Les pléthoriques et les personnes sujettes aux congestions actives, les tuberculeux, les nerveux, les cardiaques doivent s'abstenir de ces eaux.

Gurnigel (Suisse, canton de Berne).

1° Situation. — Établissement situé à 20 kilomètres de Berne, à 1 155 mètres d'altitude, au milieu des bois. Climat de montagne, tonique, avec de grandes variations de température.

2° Ressources thermales. — Deux sources froides ayant une forte odeur sulfureuse. La *Schwarzbrunneli* contient 1gr,30 de sulfate de chaux, des sulfates et des carbonates alcalinoterreux, 0gr,004 de sulfure de calcium, 0gr,001 de sulfure de magnésium. Gaz libres : hydrogène sulfuré, 0gr,054 : acide carbonique, 0gr,78 ; azote.

3° Modes d'emploi. — Boisson. Bains, Douches. Pulvérisations. La *Stockquelle* est diurétique, purgative et résolutive ; la *Schwarzbrunneli* est diurétique, mais constipe.

4° Indications thérapeutiques. — Surtout les *affections des organes digestifs* et les *engorgements abdominaux*, les dyspepsies, la dilatation de l'estomac, les gastralgies, les engorgements du foie, les calculs biliaires, l'état hémorrhoïdaire et la pléthore abdominale. Affections de l'utérus. Affections du système nerveux, quand on cherche une action calmante (névralgie, migraine, hypocondrie). Dermatoses, et en particulier les furoncles. Anémie. (Climat d'altitude.)

5° Contre-indications. — Les états fébriles et les congestions actives. Les rhumatismes. Les affections des os et des articulations.

Heustrich (Suisse, canton de Berne).

1° Situation. — Bains situés à 640 mètres d'altitude, à 2 heures de voiture de la station de chemin de fer de Thoune et à 40 minutes de Spiez, débarcadère du bateau à vapeur. Climat doux et sédatif, chaud et variable en été. Saison du 1er juin au 30 septembre.

2° Ressources thermales. — Une source sulfureuse froide, exploitée dans un établissement bien aménagé, où on utilise comme adjuvant les bains d'air comprimé dans certains cas d'emphysème et de bronchite chronique. Eau contenant une proportion assez notable d'hydrogène sulfuré, $0^{gr},016$; du sulfure de sodium, $0^{gr},033$; de l'hyposulfite de soude, $0^{gr},026$; du sulfate de soude, $0^{gr},20$; et, particularité remarquable, une quantité assez élevée de bicarbonate de soude, $0^{gr},67$.

3° Indications thérapeutiques. — Inflammations des voies respiratoires, y compris la tuberculose pulmonaire chronique sans éréthisme. Inflammations des voies urinaires. Catarrhe chronique de l'estomac avec gastrectasie, gastralgie.

Lavey (Suisse, canton de Vaud).

1° Situation. — Établissement situé au bord du Rhône, à 2 kilomètres de Saint-Maurice, ligne de Lausanne à Brigue

Climat doux, tempéré l'été par une brise régulière, et le courant d'air froid mis en mouvement par le Rhône. Altitude : 435 mètres. Saison du 15 mai au 15 septembre.

2° Ressources thermales. — Une source chaude (46°-48°), dont la minéralisation totale est de 1^{gr},3, caractérisée essentiellement par du sulfate de soude 0^{gr},70, du chlorure de sodium 0^{gr},36, et de l'hydrogène sulfuré 0^{gr},005 ; par conséquent eau *faiblement minéralisée et sulfhydriquée, pauvre en sels calcaires.*

3° Modes d'emploi. — Boisson, bains, douches, inhalations. Cette eau est facilement digérée, elle est légèrement laxative, diurétique ; elle modifie les catarrhes des muqueuses vésicale et pulmonaire.

4° Adjuvants. — Hydrothérapie. Bains du Rhône (10°-12°) Bains d'eau minérale additionnée d'eau-mère de Bex. Bains de sable chauffé à 65°.

5° Indications thérapeutiques. — En premier lieu, la scrofule (combinaison de l'eau sulfureuse et de l'eau-mère). Rachitisme. Rhumatisme chronique. Dermatoses. Suites de traumatismes (plaies, fistules, raideurs articulaires). Affections catarrhales des muqueuses (cystite muco-purulente, bronchite, leucorrhée).

6° Contre-indications. — Goutte, nervosisme, états fébriles.

Strathpeffer (Écosse).

Station située dans une vallée bien abritée, qui lui donne un climat doux. Bonnes installations. Saison mai-octobre.

Plusieurs sources froides, contenant environ, par litre, 0^{gr},007 de sulfure de sodium, 0^{gr},02 de sulfure de potassium, et 0^{gr},06 d'hydrogène sulfuré. Une source ferrugineuse, contenant par litre environ 0^{gr},035 de carbonate de fer.

Emploi surtout interne ; mais on prend aussi différentes espèces de bains ainsi que l'hydrothérapie sous toutes ses formes.

Indications thérapeutiques : ce sont surtout les affections rhumatismales et goutteuses, les dyspepsies, les dermatoses chroniques.

Pystian ou Pöstyen (Hongrie, comitat de Neutra).

Les bains de Pystian, situés à 80 kilomètres de Vienne et à 140 mètres d'altitude, comptent parmi les plus fréquentés de la Hongrie. Climat de montagne très variable. Trois établissements. Nombreux hôtels et maisons meublées. Hôpital civil. Hôpital militaire.

Cinq sources thermales (55° à 65°) dont la principale, la *Hauptquelle*, contient $0^{gr},16$ d'hydrogène sulfuré, avec $0^{gr},50$ de sulfate de chaux. $\Delta = 0,045$.

Bains de baignoires, de piscines, douches, massage, électricité, gymnastique, mais surtout bains de boue (36°-42°) et applications locales de boues (45°).

Dermatoses. Syphilis. Catarrhes des voies aériennes. Rhumatismes, névralgies rebelles. Paralysies. Scrofule même profonde. Suites de traumatismes.

Acqui (Italie, province d'Alexandrie).

1° Situation. — Petite ville de 11 000 habitants, sur la ligne de chemin de fer Alexandrie-Savone, à 170 mètres d'altitude, au pied des Apennins. Climat assez chaud l'été, avec matinées et soirées fraîches. Saison : juin-septembre ; cure d'hiver à l'Établissement des *Nuove-Terme*, en ville.

2° Ressources thermales. — Plusieurs sources chaudes (39° à 75°), très abondantes, ayant une minéralisation totale de 1 gramme à $1^{gr},30$, dont $0^{gr},25$ à $0^{gr},60$ de chlorure de sodium, $0^{gr},08$ de bicarbonate de fer et de $0^{gr},03$ à $0^{gr},06$ d'hydrogène sulfuré.

La *Bollente* (75°) jaillit dans l'intérieur de la ville ; elle n'est employée que pour des usages journaliers ou domestiques. Les autres sont réservés aux usages médicaux. Deux, dont l'une est froide, servent exclusivement à la *boisson* ; les autres, don le débit total est de 5 000 mètres cubes par jour, sont réunies dans un vaste bassin et alimentent les services balnéaires répartis entre trois établissements, deux civils et un militaire, situés en dehors de la ville.

3° Modes d'emploi. — L'eau est utilisée à l'extérieur et à l'intérieur.

a. *Pratiques externes.* — On donne des bains, des bains de vapeur, mais surtout des *applications de boues,* spécialité de la station. Ces boues sont des argiles imprégnées des sels de l'eau et de substances organiques. Elles sont appliquées en couches de 4 à 5 centimètres d'épaisseur, à la température de 42° à 50°. Au bout de trente à quarante-cinq minutes, on donne un bain simple.

b. *Boisson.* — Le traitement interne est secondaire et réservé aux malades atteints de catarrhes des voies respiratoires.

4° Indications thérapeutiques. — *Affections articulaires, rhumatismales.* Arthrite chronique déformante ; dermatoses ; scrofule ; syphilis ; empoisonnements métalliques chroniques (plomb, mercure) ; affections catarrhales des voies respiratoires (traitement interne).

Santa-Agueda (Espagne, province de Guipuzcoa).

1° Situation. — A 1 heure et demie en voiture de Vergara, la station de Santa Agueda, située à 230 mètres d'altitude, a un climat frais et sain, des environs pittoresques et accidentés. Établissement thermal bien installé. Habitations confortables.

2° Ressources thermales. — Trois sources sulfureuses froides et une source faiblement ferrugineuse, employée seulement en boisson. Les sources sulfureuses ont une minéralisation totale assez élevée (2^{gr},50 à 3^{gr},30), caractérisée surtout par des sulfates de chaux, 1^{gr},45 ; de magnésie, 0^{gr},25 ; du chlorure de sodium, 0^{gr},40, de petites quantités de carbonates. Les gaz sont composés d'azote, d'acide carbonique et d'hydrogène sulfuré, 0ᵍʳ,06 en moyenne par litre.

3° Indications thérapeutiques.— En premier lieu, la scrofule, la chloro-anémie, les inflammations des voies respiratoires liées à l'herpétisme.

En second lieu, les affections gynécologiques, les névropathies, la syphilis.

Carratraca (Espagne, province de Malaga).

1° Situation. — A 2 heures de voiture de la gare de Gobantes. Petite ville de 1 000 habitants, à 600 mètres d'altitude, dans une gorge pittoresque, avec le climat et le ciel d'Andalousie. Saison du 15 juin au 15 septembre. Séjour des plus agréables. Hôtels et maisons meublées.

2° Ressources thermales. — Une source froide dont la minéralisation totale est de 0ᵍʳ,50 environ, avec 0ᵍʳ,016 d'hydrogène sulfuré ; exploitée dans un établissement assez bien installé, surtout au point de vue hydrothérapique.

3° Indications thérapeutiques. — En premier lieu, les scrofulides et les herpétides, les affections gynécologiques en relation avec ces états.

En second lieu, les névroses, la syphilis, les dyspepsies et les gastralgies.

ARTICLE V

EAUX CHLORURÉES SODIQUES

§ 1. — STATIONS FRANÇAISES.

Salies-de-Béarn (Basses-Pyrénées).

1° Voies d'accès. — Station d'un embranchement de la ligne Toulouse à Bayonne, se détachant à Puyoo vers Mau-

léon. A 3 heures de Bordeaux, 7 heures de Toulouse,
11 heures de Paris, 15 heures de Marseille, 18 heures de Lyon.

2° Situation. — Petite ville de 6 000 habitants, bâtie au
pied d'un coteau, abritée de tous côtés, à 40 kilomètres du
littoral et de la montagne. Climat doux, très sédatif. Chaleur
forte pendant l'été, mais avec des soirées et des matinées fraîches. Hôtels confortables. Villas. Maisons meublées. Établisse-

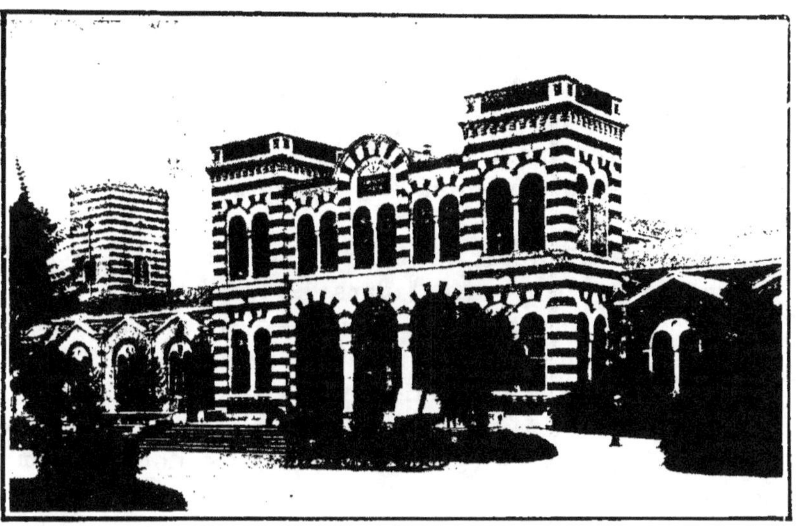

Fig. 106.

Établissement thermal de Salies-de-Béarn.

ment très bien installé, ouvert toute l'année. Saison du 1er mars
au 30 novembre. Époques de choix : le printemps et l'automne.

3° Ressources thermales. — Deux sources artésiennes,
le *Bayâa* et le *Griffon*, émergent près des thermes ; une,
troisième vient d'*Oraas* par une canalisation de 6 kilomètres.
Toutes froides. Minéralisation de la source de *Bayâa*
256 grammes, dont 245 grammes de chlorure de sodium ;

l'eau est trouble onctueuse et douce à la peau (flore et faune microscopiques).

La minéralisation de la source du *Griffon* est un peu moins forte ; celle de la source d'*Oraas* l'est au contraire davantage : 301 grammes dont 278 de chlorure de sodium ; elle est limpide, rude au toucher, utilisée exceptionnellement à l'établissement.

Un bain d'eau minérale pure de Salies contient 80 kilogrammes de sels dont 71 kilogrammes de chlorure de sodium et 118 grammes de bromure de magnésium, quantité que l'on peut augmenter par l'addition d'*eau-mère* dont la composition est : chlorure de magnésium, 230 grammes ; de sodium, 44 grammes ; de potassium, 35 grammes ; bromure de magnésium, 10 grammes ; sulfates de soude, de potasse et de chaux, 52 grammes : au total, 318 grammes par litre.

4º Modes d'emploi. — Le traitement est exclusivement externe et consiste surtout dans la *balnéation* ; l'eau] est employée pure, ou plus ou moins mitigée d'eau douce, au quart, au demi, suivant qu'on veut obtenir des effets sédatifs, stimulants ou excitants. L'action est également modifiée par l'addition d'eau-mère en plus ou moins grande quantité. Douches de toutes sortes. Irrigations nasales. Lotions et compresses d'eau salée et d'eau mère.

5º Indications thérapeutiques. — La caractéristique du traitement est d'activer les mutations nutritives ; il est indiqué chaque fois que la nutrition a besoin d'être stimulée, comme dans le lymphatisme et la scrofule, et dans certaines manifestations de l'arthritisme.

a. *Principales*. — *Lymphatisme, scrofule*, rachitisme. Tuberculoses externes. Obésité par nutrition retardante.

Anémie et *chlorose*, notamment lorsqu'il existe des troubles digestifs et menstruels, ou des troubles névropathiques.

Neurasthénie chez les débilités, les surmenés, les épuisés, les convalescents, surtout chez les femmes et les enfants.

Affections gynécologiques chez les femmes faibles et atones, lymphatiques et scrofuleuses. *Fibromes utérins* (suppression des métrorragies, arrêt du développement de la tumeur, libération des adhérences et disparition des troubles en découlant, douleurs, phénomènes de compression, etc.).

b. *Accessoires.* — Arrêts, retards ou vices de développement, provoquant la scoliose. Luxations par faiblesse ligamenteuse. Inflammations articulaires et périarticulaires. Ankyloses. Exsudats et œdèmes périvasculaires, consécutifs aux phlébites. Certaines affections du système nerveux, chorée, paralysie infantile, goître exophtalmique, quand la faiblesse paraît être le point de départ.

6° Contre-indications. — Herpétisme. Asthme. Albuminurie. Lésions organiques du cœur mal compensées.

Biarritz (Basses-Pyrénées).

1° Voies d'accès. — Station de la ligne Bordeaux-Hendaye, à 6 kilomètres de Bayonne. A 3 h. 30 de Bordeaux, 6 heures de Toulouse, 11 heures de Paris, 14 heures de Marseille, 15 h. 30 de Lyon.

2° Situation. — Ville de 10 000 habitants, au bord de l'Océan, dans une situation admirable. Station maritime très fréquentée. Climat essentiellement marin, tempéré, à humidité moyenne, demi-excitant et tonique. Air très pur. Puissante radiation solaire. Claleur toujours modérée par la brise du large. Station hivernale de plus en plus appréciée. Installations très confortables. Hygiène excellente. Distractions de toutes sortes. *Thermes salins*, à 500 mètres de l'Océan, au milieu d'un parc ombragé, ouverts toute l'année et très bien installés.

3° Ressources thermales. — Eau chlorurée sodique forte, provenant des salines de *Briscous*, situées à 18 kilomètres, froide, ayant une composition sensiblement analogue à l'eau de Salies, avec un degré un peu plus élevé de minéralisation totale, 308 grammes, et de chlorure de sodium, 295 grammes par litre.

Onctuosité due à des matières organiques. Eaux mères à peu près semblables comme minéralisation à celles de Salies.

4° Modes d'emploi. — Traitement exclusivement *externe*, comprenant surtout la *balnéation* avec l'eau minérale pure ou mitigée d'eau douce, additionnée ou non d'eau-mère. Douches de toutes sortes, générales et locales : l'une, dite *filiforme*, est une douche à piston munie d'un embout de très petit orifice, permettant de localiser le jet en un point très limité ; l'autre, dite de *robinet*, est une douche sans pression.

Compresses. Applications locales. Irrigations locales. Inhalation d'eau salée poudroyée.

5° Adjuvants. — Le climat maritime, les bains de mer.

6° Indications thérapeutiques. — Lymphatisme. Scrofule. Rachitisme. Certaines formes torpides d'arthritisme.

Certaines anémies, lorsque les échanges sont diminués. Chlorose. Neurasthénie.

Affections gynécologiques, aménorrhée, dysménorrhée, ménorragie ; métrite catarrhale, lorsqu'elle se développe chez les lymphatiques ; salpingites, lorsqu'il s'agit d'obtenir la résorption de vieux exsudats, d'adhérences ; fibromes utérins mous ou inopérables.

Les indications relèvent de la nécessité de provoquer une stimulation intense. Biarritz est d'autant plus indiqué que la mollesse, l'atonie, l'anémie seront plus marquées.

7° Contre-indications. — Affections organiques du cœur. Asthme. Emphysème. Mal de Bright. Herpétisme. Rhumatismes non absolument torpides.

Salies-du-Salat (Haute-Garonne).

Petite ville située à l'entrée de la vallée de l'Ariège et à 290 mètres d'altitude, sur la ligne de Boussens à Saint-Girons. Climat doux et égal. Sanatorium pour les enfants de l'Hôpital de Toulouse.

Deux sources, l'une sulfurée calcique froide (0^{gr},11 de sulfure de calcium), l'autre chlorurée sodique contenant 30 grammes de chlorure de sodium par litre, non utilisée.

On emploie pour les bains l'eau de la saline qui renferme, par litre, 304 grammes de chlorure de sodium et qu'on additionne d'eaux-mères suivant les indications.

Ces indications sont celles de toutes les eaux chlorurées sodiques fortes, et spécialement les *affections chirurgicales*, surtout osseuses et articulaires.

Pouillon (Landes).

Bourg de 3 000 habitants à 10 kilomètres de Dax, dans les environs duquel est la source froide de *Bidas*, très intéressante par sa minéralisation qui se rappoche de celle de Kissingen. Elle renferme 8 grammes de chlorure de sodium, 2^{gr},35 de sulfate de chaux, 0^{gr},90 de sulfate de magnésie. Elle purge légèrement. Elle s'emploie avec avantage dans certaines affections du tube digestif, les fièvres intermittentes rebelles, l'appendicite.

Balaruc (Hérault).

1° Situation. — Village de 1 000 habitants, situé au bord de l'étang de Thau. On s'y rend de Cette par les bateaux à vapeur ou par le chemin de fer (ligne de Cette à Montbazin-Gigean). Climat doux et sec. Pluies rares. L'air est saturé des émanations des pins qui environnent l'établissement et des particules salines de la mer. Saison de mai à octobre, plus agréable au début et à la fin, à cause de la chaleur de l'été.

2° Ressources thermales. — Trois sources dont deux seuement exploitées : la *Source Ancienne*, ou Romaine ($47°8$), la *Source Bidon* ($19°$).

La première est la plus importante : limpide, sans odeur, d'une saveur salée et piquante, elle débite 300 mètres cubes par jour. Sa minéralisation totale est de 10^{gr},26 dont 7 grammes de chlorure de sodium, des bicarbonates, des sulfates, de la lithine, du cuivre, des traces de bromure et de nitrates, du fer, de l'acide phosphorique, du manganèse, de l'alumine et de la silice. Elle est isotonique au sérum sanguin. $\Delta = 0,55$.

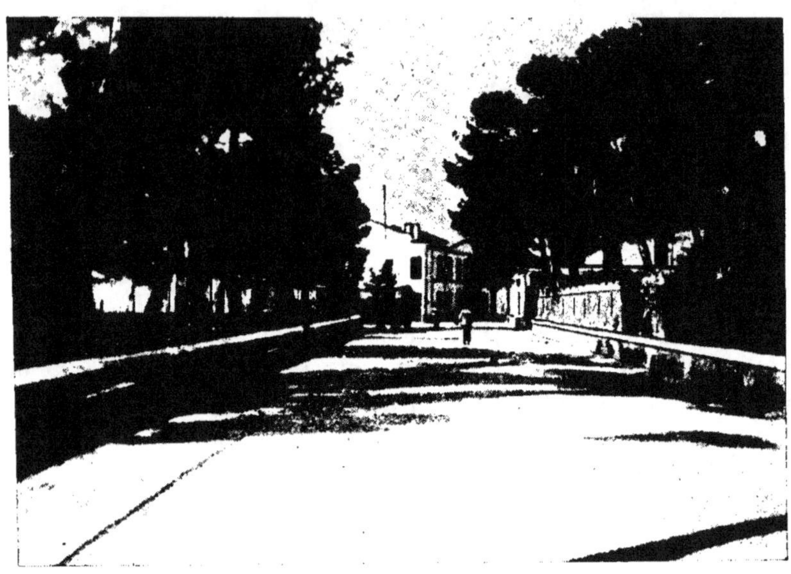

Fig. 107.

Etablissement thermal de Balaruc.

On la mélange pour l'emploi avec la source Bidon dont le débit est considérable, la minéralisation analogue.

3° Modes d'emploi. — A l'intérieur et à l'extérieur.

a. *En boisson.* — Cette eau, d'une digestion facile, est purgative à haute dose, laxative à dose moindre; elle amène une sorte de congestion du système veineux hémorroïdaire, dérivatif des affections cérébrales.

b. *A l'extérieur.* — Les *bains* ont une action stimulante accélératrice de la circulation du tissu cutané, réveillant les réflexes et ramenant progressivement la motilité et la sensibilité ; les *pédiluves* augmentent, eux aussi, la dérivation, ainsi que les

douches, par la révulsion qu'elles exercent sur les membres ;
les *irrigations intestinales* apportent, elles aussi, leur contingent en réveillant la contractilité de l'intestin.

Les *douches vaginales* ont une action antiseptique et tarissent rapidement les sécrétions. Les *lotions*, compresses, gargarismes, sont très utiles contre les manifestations externes de la scrofule.

Les *eaux-mères* de la saline de Villeroy ajoutent leurs effets à ceux des eaux : leur rôle n'est pas sédatif comme à Salies, mais plutôt excitant, car elles sont plutôt des eaux sursaturées.

On utilise encore des *boues*, formées de vases de l'étang, déposées pendant plusieurs mois dans le courant de l'eau thermale et qui forment ainsi une sorte de limon onctueux, très doux au toucher ; ces boues donnent, en applications locales, les résultats les plus satisfaisants dans les affections articulaires de toutes sortes.

4° Indications thérapeutiques. — Tous les cas où la cure salée est nécessaire ; mais la caractéristique de ces eaux est la suractivité qu'elles impriment aux fonctions intestinales, d'où spoliation répétée du torrent circulatoire, et résolution des engorgements glandulaires, viscéraux et articulaires, ainsi que des caillots sanguins consécutifs aux hémorragies cérébrales.

a. *Principales.* — *Paralysies*, soit consécutives aux lésions organiques des centres nerveux, soit fonctionnelles et dépendant d'un état diathésique, rhumatisme, syphilis, chlorose, scorbut, auto-intoxication. *Ataxie locomotrice* lorsque les troubles moteurs constituent le principal symptôme, lorsque la lésion médullaire est sous la dépendance d'un état lymphatique ou scrofuleux, et surtout s'il y a parésie intestinale.

b. *Accessoires.* — Celles de toutes les stations chlorurées. Lymphatisme, scrofule, tuberculoses locales torpides, anémie, chlorose, en tenant compte du climat comme adjuvant. Rhumatisme chez les lymphatiques et les anémiés. Affections utéro-ovariennes, également chez les lymphatiques et les anémiques

5° Contre-indications: — Sujets excitables, névropathes, athéromateux, cardiaques avec altération du myocarde, albuminuriques. Traitement inutile chez les paralytiques dont la lésion date de plusieurs années ; également défavorable chez les ataxiques éréthiques, chez lesquels dominent les troubles de la sensibilité.

La Motte (Isère).

1° Voies d'accès. — Station de la ligne de Grenoble à la Mure. A 4 heures de Lyon, 7 heures de Marseille, 11 heures de Paris, 12 heures de Toulouse, 16 heures de Bordeaux.

2° Situation. — Altitude : 630 mètres. Station formée presque exclusivement d'un ancien château, confortablement aménagé en établissement, avec hôtel de 150 chambres, et entouré d'un parc de 20 hectares. Situation des plus pittoresques. Orientation est-ouest. Climat égal et tempéré, sans poussière, sans vent, sans humidité. Température modérée même au plus fort de l'été. Saison du 10 juin au 20 septembre.

3° Ressources thermales. — Deux sources prenant naissance sur les bords du Drac et élevées jusqu'aux réservoirs de l'établissement. Température : 61°. Débit : 400 mètres cubes par jour. Minéralisation comprenant 3 grammes de chlorure de sodium, $0^{gr},16$ de chlorure de magnésium, $0^{gr},30$ de carbonate de chaux, $1^{gr},67$ de sulfate de chaux, des bromures, des traces d'iodure, de manganèse, de la silice.

4° Modes d'emploi. — En boisson, mais surtout à l'extérieur.

a. *Pratiques externes.* — Bains, quelquefois très prolongés (une heure à une heure et demie), avec adjonction fréquente de douches vaginales sans pression. Douches générales et locales. Pulvérisations. Irrigations nasales. Piscines. L'action générale est tonique, reconstituante, sans excitation ; localement, les effets sont décongestifs résolutifs, fondants et surtout fibrolytiques, sclérotiques.

b. *En boisson*. — A la dose de 1 verre à 2 verres, l'eau est apéritive, eupeptique ; à dose plus élevée, elle est diurétique et laxative.

5° Indications thérapeutiques :
a. *Principales*. — *Affections gynécologiques* : métrites et périmétrites, fibromes utérins ; les états pelviens, congestifs, névralgiques, inflammatoires.

Arthropathies chroniques et *névralgies rhumatismales*, en particulier la *sciatique*, qui est toujours améliorée, sinon guérie, même dans les formes les plus rebelles.

Lymphatisme, scrofule : l'eau agit comme un véritable bain de mer à la montagne (LANDOUZY).

b. *Accessoires*. — Maladies du système nerveux (myélites chroniques, paralysies partielles, chorée, hystérie, neurasthénie); hypertrophie de la prostate et prostatite chronique, suites de traumatisme osseux (entorses, fractures).

6° Contre-indications. — Se limitent aux états aigus et aux états cachectiques.

Roucas-Blanc (Bouches-du-Rhône).

Établissement situé au bord de la mer, près de Marseille, alimenté par une source dont la température est de 22° et qui contient 20 grammes de chlorure de sodium, des bromures et des iodures. En boisson, elle est laxative ; à l'extérieur, elle s'emploie dans les manifestations surtout osseuses et articulaires du lymphatisme et de la scrofule, et dans les affections utérines chez les lymphatiques.

Bourbonne (Haute-Marne).

1° Voies d'accès. — Terminus d'un embranchement se détachant à Vitrey de la ligne Paris-Belfort. A 6 h. 20 de Paris, 8 heures de Lyon, 13 heures de Marseille, 16 heures de Bordeaux, 18 heures de Toulouse.

2° Situation. — Ville de 4 000 habitants, à 280 mètres

d'altitude, dans un cirque environné de belles forêts. Climat très saluble et très agréable en été; ni fortes chaleurs, ni nuits trop fraîches. Casino. Théâtre. Orchestre, Nombreuses excursions. Hôtels et appartements confortables. Saison du 15 avril au 15 octobre. Établissement ouvert toute l'année.

3° Ressources thermales. — L'État est propriétaire des établissements : 1° l'*Hôpital militaire*, très fréquenté, est ouvert du 15 mai au 15 septembre ; 2° l'*Établissement civil*, administré par une Société concessionnaire, comprend des cabinets de bains, des piscines, des étuves et des douches. Ces deux établissements sont très bien installés.

Les eaux, d'une thermalité de 65° à l'émergence, d'un débit de 500 mètres cubes par jour, sont remarquables par leur teneur en brôme et en lithine. Éléments principaux: chlorure de sodium, 5^{gr},20 ; bromure de sodium, 0^{gr},06 ; chlorure de lithium, 0^{gr},09. Traces d'iode et d'arsenic. La thermalité est vraisemblablement la cause principale de l'efficacité de l'eau de Bourbonne, eau vivante employée au sortir du griffon (Landouzy).

Bourbonne possède, en outre, deux sources sulfatées calciques, *Sources Maynard* et *Bayard*, et une source très peu minéralisée, la *Source des Bénédictins* (résidu, 0^{gr},39).

4° Modes d'emploi. — Essentiellement toniques et fortifiantes, ces eaux s'emploient en boisson et surtout à l'extérieur.

a. *Pratiques externes.* — Les *bains* chauds, de plus de 38°, excitants, ne doivent pas être prolongés ; tièdes, 30° à 38°, excitants et toniques, ils sont employés au début et à la fin du traitement ; frais, au-dessous de 30°, sédatifs et fortifiants, ils doivent être de courte durée. La durée des bains varie de quinze à trente minutes.

Les *douches* constituent un des éléments les plus énergiques de la cure à Bourbonne. La spécialité de la station est la *douche à jets multiples parallèles*, remarquable en ce que tous les jets (40 à 60) gardent jusqu'au corps du malade les espaces avec lesquels ils sont sortis de l'appareil. Immédiatement après le bain, à une température un peu plus élevée, le malade prend la douche, couché, assis ou debout. La douche, d'une durée d'une à cinq minutes, se prend aux pressions de 10 et 20 mètres ; mais la douche à haute pression, très active, ne doit être prise que sur indication du médecin (fig. 44). Installation remarquable et très spéciale pour les douches vaginales.

Comme pratiques accessoires, on peut adjoindre au traitement l'emploi d'eaux-mères en bains généraux, locaux, compresses, irrigations vaginales, soit comme adjuvant pendant le traitement, soit quand le malade est rentré chez lui.

b. *Boisson*. — L'eau se boit en général aussi chaude que possible : chaude et en petites quantités, elle est constipante, et laxative si on la prend en assez grande quantité. Froide et prise à jeun à la dose de 4 à 5 verres, elle est un purgatif doux pouvant être continué.

5º Indications thérapeutiques. — Six grands groupes : 1º diathèse arthritique et toutes ses lésions articulaires ou périarticulaires; goutte, rhumatismes ; 2º les lésions chirurgicales, traumatiques, opératoires ; 3º les névralgies, les névrites, les sciatiques; 4º les affections gynécologiques ; 5º les faiblesses constitutionnelles, débilité, intoxications, diabète; 6º les maladies des enfants, lymphatisme, anémie, chlorose, scrofule.

6º Contre-indications. — Il est préférable de n'envoyer à Bourbonne : ni les malades dont le cœur est altéré ; ni ceux dont la crise aiguë n'est pas entièrement finie ; ni les malades pléthoriques ou trop facilement congestionnables.

La Mouillère (Doubs).

Situé dans un faubourg de Besançon, sur la ligne de Dôle à Belfort, à l'altitude de 254 mètres, l'établissement de la Mouillère, très bien installé, utilise l'eau de la saline de *Miserey* qui se trouve à 6 kilomètres.

L'eau a une minéralisation très forte de 298 grammes, dont

283 de chlorure de sodium. Elle est utilisée parfois en boisson, mais *surtout à l'extérieur*, en bains et en douches. L'établissement a également des installations hydrothérapiques très complètes pour l'eau douce, une piscine à 24°, d'une chloruration analogue à l'eau de mer, et à eau courante; des salles pour bains de vapeur, bains de siège, inhalations, pulvérisations, douches ascendantes, ainsi que des installations pour la gymnastique, l'aérothérapie, l'électrothérapie, etc. Les eaux-mères, fréquemment employées, ont une minéralisation totale de 322 grammes, dont 235 de chlorure de sodium, 72 grammes de chlorures de potassium et de magnésium.

Les indications thérapeutiques sont celles de la médication salée : scrofule, lymphatisme, rachitisme, faiblesse générale, maladies des femmes, affections rhumatismales et nerveuses.

Lons-le-Saunier (Jura).

Dans le faubourg de *Perrigny*, à 275 mètres d'altitude et au milieu d'un parc de 7 hectares, se trouve un bel établissement, édifié récemment avec des installations modernes très complètes. On y exploite l'eau d'un forage, qui contient 305 grammes de chlorure de sodium, $0^{gr},04$ de bromures; le chiffre de ces derniers atteint 7 grammes dans l'eau-mère.

Un autre petit établissement exploite la source du *Puits-Salé* qui jaillit spontanément, à 28°, avec un débit de 300 mètres cubes par jour. Cette eau possède 10 grammes de chlorure de sodium, $0^{gr},95$ de carbonate de fer et $2^{gr},30$ de CO_2 ; elle est eupeptique et anti-anémique et se rapproche de certaines eaux allemandes chlorurées sodiques carbo-gazeuses.

Les indications sont celles des eaux chlorurées sodiques fortes.

Salins (Jura).

1° **Voies d'accès.** — Gare d'un embranchement de 8 kilomètres, se détachant, à Mouchard, de la ligne Paris-Pontarlier. A 4 heures de Lyon, 7 h. de Paris, 10 h. de Marseille.

2° **Situation.** — Altitude : 360 mètres. Petite ville de 5 000 habitants, allongée dans une échancrure profonde du bord occidental du Jura, orientée du nord au sud. Air pur. Émanations résineuses. Climat de moyenne montagne, avec changements de température assez brusques et nuits fraîches. Casino. Théâtre. Belles excursions. Pas d'industries de voisinage. Eau potable très pure. Saison du 1er juin au 30 septembre.

3° Ressources thermales. — Groupe de sources froides, dites du *Puits à Muire* émergeant du trias et captées dans le *sous-sol même de l'établissement*.

Minéralisation totale : 27 grammes, dont 23 grammes de chlorure de sodium, 1 gramme de chlorure de magnésium, $0^{gr},03$ de chlorure de potassium. Eaux-mères de minéralisation variable : celles qui servent à additionner les bains sont à minéralisation chlorurée sodique prédominante : 150 grammes avec chlorures de potassium et de magnésium et $3^{gr},25$ de bromure de potassium.

4° Modes d'emploi :

a. *Boisson*. — L'eau de la source est employée en boisson à dose faible, 1/4 à 1/2 verre.

b. *Pratiques externes*. — La cure consiste surtout dans la *balnéation*, composée de cette eau chauffée, additionnée ou non d'eaux-mères. Comme moyens accessoires, il existe une installation hydrothérapique complète ; une piscine de 86 mètres cubes ; des douches pharyngées, nasales, rectales.

5° Indications thérapeutiques :

a. *Principales*. — Toutes les *manifestations de la scrofule et de la scrofulo-tuberculose*, cutanées, muqueuses, ganglionnaires, articulaires et osseuses. Toutes les *affections utérines ou péri-utérines*, chroniques et torpides. Tous les *troubles de la croissance*, les anémies diverses, la convalescence.

b. *Accessoires*. — Arthrites avec exsudats de rhumatisme chronique. Neurasthénie avec hypotension.

Bourbon-Lancy (Saône-et Loire).

1° Voies d'accès. — Station d'un embranchement de la

ligne de Bourbonnais (Cercy-la-Tour à Gilly). A 4 h. 45 de Lyon, 7 h. 30 de Paris, 9 h. 45 de Marseille, 10 heures de Bordeaux, 10 h. 30 de Toulouse.

2° Situation. — Altitude : 240 mètres. Petite ville de 4200 habitants, située sur les premiers contreforts du Morvan dans

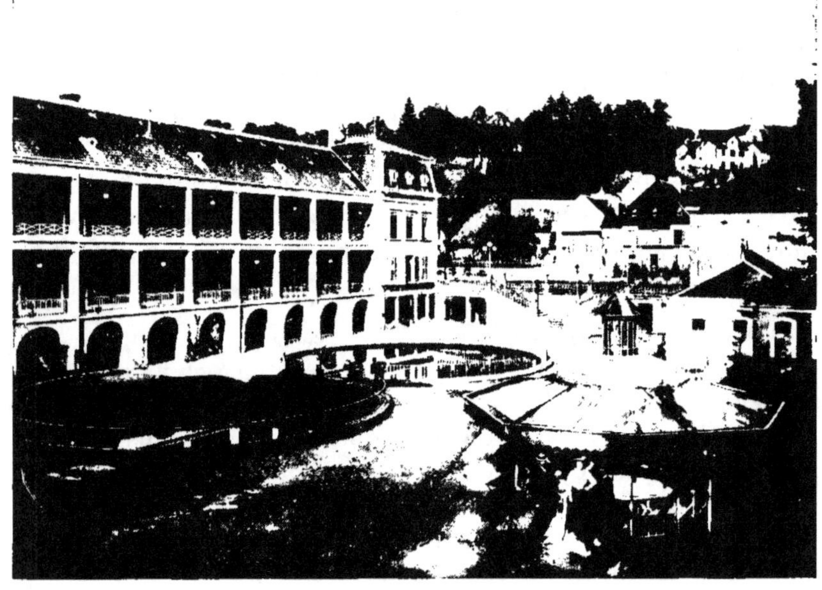

Fig. 108.

Bourbon-Lancy, vue de l'établissement et des bassins
de réfrigération de l'eau.

une vallée abritée sauf à l'ouest. Climat de plaine, sédatif, sans variations brusques, mais un peu chaud. Installations restreintes, mais confortables. Concerts. Jeux divers. Excursions intéressantes. Saison thermale longue, du 15 mai au 15 octobre.

3° Ressources thermales. — Cinq sources d'un débit quotidien de 400 mètres cubes, hyperthermales (47° à 58°), exploitées dans un Établissement bien réorganisé et aux Thermes de l'Hospice d'Aligre.

Minéralisation faible : $1^{gr},70$ par litre dont $1^{gr},30$ de chlorure de sodium et une faible proportion de bicarbonates ($0^{gr},25$), des traces d'iodure, de fluor, d'arsenic et de silice ($0^{gr},07$). Gaz très abondants renfermant, pour 100 : azote, 91,96 ; oxygène, 2,22 ; acide carbonique, 2,8 ; et 3,04 de gaz rares dont 1,84 d'hélium. Le *Lymbe* est une « mine d'hélium » (MOUREU).

Radioactivité : 1,69. Radioactivité appréciable de l'air des galeries de l'établissement (GUILLAUME et HANRIOT). $\Delta = 0,12$.

4° Modes d'emploi. — L'eau est utilisée à l'intérieur et à l'extérieur.

a. *Boisson.* — Dose : 600 à 700 grammes d'eau de la Reine (49°) ou de Descures (54°);   contre-indiquée chez les hyperchlorhydriques.

b. *Pratiques externes.* — Elles sont caractérisées essentiellement par le bain avec ou sans douche sous-marine et les étuves (35° à 40°). Les *bains et douches sous-marines*, 36° à 41°, ont une action sédative sur le système nerveux, dérivative et anticongestive sur la circulation, modérément stimulante sur l'état général, antirhumatismale. Les *étuves en caisses, spontanées*, à 48°, ont une action révulsive et une action antirhumatismale (elles permettent d'utiliser au griffon les propriétés radioactives et électriques des eaux).

Massage sous l'eau, installations gynécologiques modernes et luxueuses.

5° Adjuvants. — Installations de massage et de mécanothérapie (système Herz). Gymnastique Suédoise. Cure de terrain. Tables et menus de régime.

6° Indications thérapeutiques:

a. *Principales.* — *Manifestations articulaires, musculaires ou névralgiques* chez malades à réactions faciles, à système nerveux fragile (convalescence de rhumatisme articulaire aigu avec ou sans lésions cardiaques).

Affections du cœur : 1° *Cardiopathies fonctionnelles*, (sujets atteints de palpitations, dyspnée, douleur précordiale, tachycardie paroxystique, goitre exophtalmique); 2° *Cardiopathies valvulaires*, surtout d'origine rhumatismale (endocardite récente, lésion cardiaque bien compensée, ou au début de l'insuffisance cardiaque).

b. *Accessoires*. — Chorée, diarrhée chronique, névrites périphériques, paralysies, névrites post-puerpérales, maladies des femmes.

7° **Contre-indications**. — Traitement inutile chez les lymphatiques, les malades torpides.

Contre-indication formelle : lésions associées de l'endocarde et du péricarde, pancardite rhumatismale des enfants ; symphyse cardiaque, asystolie confirmée artério-sclérose avancée, surtout s'il existe de l'insuffisance rénale, angine de poitrine coronarienne et anévrysme de l'aorte et des gros troncs artériels.

Santenay et Maizières (Côte-d'Or).

Ces deux stations sont particulièrement intéressantes par ce fait qu'elles contiennent la plus forte proportion connue en hélium (10 à 16 p. 100 à Santenay, 5,92 p. 100 à Maizières).

Santenay, sur un embranchement de la ligne Paris-Lyon, possède plusieurs sources froides : l'une spontanée, la *Fontaine salée*; les autres forées, source *Lithium*, source *Carnot*.

Ces eaux contiennent en moyenne 5^{gr},50 de chlorure de sodium, 2^{gr},25 de sulfate de soude, 0^{gr},85 de sulfate de chaux, 0^{gr},09 de chlorure de lithium, ce qui les met, avec celles de Saint-Gervais, au premier rang parmi les sources lithinées.

Station en voie de développement. Établissement thermal annexé à la source Carnot, mais cure surtout interne. L'eau, purgative à forte dose, est, à dose moindre, apéritive, digestive, laxative et très diurétique.

La cure s'adresse surtout aux dyspeptiques atoniques avec constipation et congestion hépatique, à certains graveleux, à certains goutteux, à certains obèses, à certains artério-scléreux au début, à certains albuminuriques uricémiques.

L'eau de *Maizières* est chlorurée sodique faible, elle est très radioactive (0^{gr},74) et exclusivement utilisée en boisson contre la goutte, les diverses formes du rhumatisme chronique, les lithiases biliaire et rénale, et certaines dyspepsies.

Hammam-Lif (Tunisie).

1º Situation. — Hamman Lif est situé à 15 kilomètres au sud-est de Tunis. C'est à la fois une belle plage et une station thermale précieuse pour la saison d'hiver en raison de son beau ciel, de son climat doux, de son air pur.

2º Ressources thermales. — Deux sources : *Aïn-el-Bey* et *Aïn-el-Ariane ;* la première avec un débit de 222 mètres cubes par vingt-quatre heures et une température de 47º, la seconde fournissant 172 mètres cubes et ayant 51º. Elles sont limpides, ont une saveur salée, pas d'odeur, sauf parfois une légère émanation sulfureuse.

Minéralisation comprenant 8^{gr},75 et 10 grammes de chlorure de sodium, 1^{gr},50 environ de chlorure de calcium, et également 1^{gr},50 environ de sulfate de chaux.

3º Modes d'emploi. — La source d'Aïn-el-Bey alimente le Palais du Bey; elle fournit en outre l'eau de trois piscines publiques. La Source d'Aïn-el-Ariane est exploitée dans un bel établissement qui contient, outre des logements pour les baigneurs, vingt cabines de bains, une grande piscine, deux cabinets spéciaux pour les grandes douches, une grande étuve, deux buvettes, enfin une piscine réservée aux indigents.

a. *Boisson.* — Les eaux sont utilisées en *boisson*, à la dose de 5 à 6 verres, et ont un effet purgatif.

b. *Usage externe.* — C'est surtout l'usage externe qui fait la base de la médication. L'action des bains est excitante et modifie profondément la nutrition. Les effets généraux sont un remontement de tout l'organisme, mais les effets de la cure doivent être surveillés sous peine de dépasser le but et d'amener une trop forte réaction pouvant s'accompagner de fièvre thermale

4º Indications thérapeutiques. — Celles des eaux chlorurées sodiques en général : scrofule dans toutes ses manifestations ; rhumatisme chronique ; lésions traumatiques ; dermatoses sèches ; troubles nerveux dépendant de la faiblesse de l'organisme ; paludisme, par décongestion des viscères abdominaux et amélioration de l'état cachectique.

5º Contre-indications. — Celles de toutes les eaux chlorurées sodiques.

Korbous (Tunisie).

1º Situation. — Station située au bord de la mer dans le golfe de Tunis, sur le versant ouest du cap Bon. Climat très doux l'hiver en raison de l'abri parfait. Vue merveilleuse de la côte jusqu'à Tunis.

2º Ressources thermales. — Huit sources chaudes, 44º à 60º, limpides, avec une faible odeur sulfureuse, un goût salé, onctueuses au toucher à cause de leur teneur en glairine. Débit considérable, supérieur à 4 000 mètres cubes par jour. Composition moyenne: chlorure de sodium, $6^{gr},80$; sulfate de chaux, $2^{gr},25$; bicarbonates alcalino-terreux, $1^{gr},50$; fer, arsenic, phosphates. bromures.

3º Modes d'emploi

a. *En boisson*, ces eaux sont prises à doses assez considérables et constituent une sorte de lavage du tube digestif ne déterminant ni coliques ni fatigues.

b. *A l'extérieur*, elles sont administrées en bains, douches, douches sous-marines, irrigations vaginales, etc. L'établissement de Dar-el-Bey est pourvu des installations les plus perfectionnées. L'Hôtel des Thermes est également très confortablement organisé.

4º Indications thérapeutiques. — Action des eaux chlorurées sodiques, tonique et reconstituante, stimulante des organes défaillants :

a. *Principales.* — *Arthritisme :* rhumatisme articulaire subaigu ou chronique, rhumatisme déformant, rhumatisme musculaire (torticolis, pleurodynie, lumbago), goutte dans sa forme atonique, tuberculoses osseuses.

Scrofule, lymphatisme, tuberculoses osseuses.

Affections utéro-ovariennes : métrites, salpingites, dysménorrhée, fibromes de l'utérus.

b. *Accessoires.* — Affections des voies digestives, atonie gastro-intestinale. Dyspepsies, entérite muco-membraneuse. Affections des voies respiratoires, bronchites chroniques, tuber-

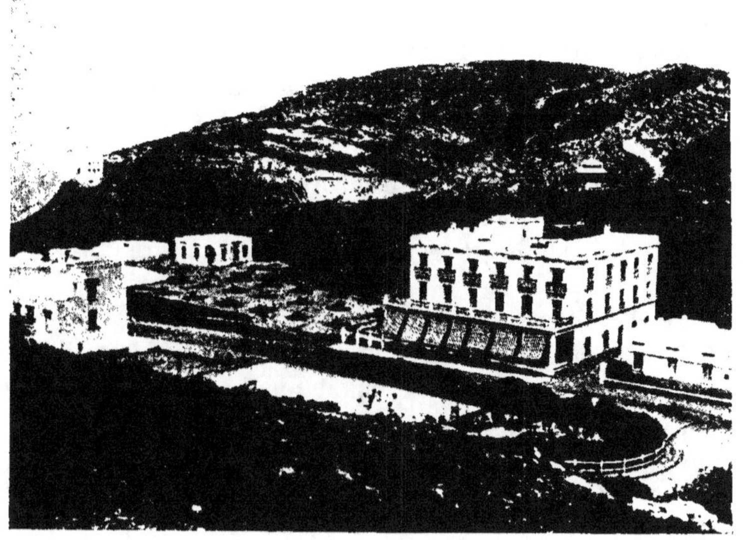

Fig. 109.
Vue générale de Korbous.

culose au début, surtout chez les sujets lymphatiques. Dermatoses, manifestations cutanées de la syphilis. Affections chirurgicales, suites de lésions traumatiques.

§ 2. — STATIONS ÉTRANGÈRES

Bex (Suisse, canton de Vaud).

1° Situation. — Village de la plaine du Rhône, à 465 mètres d'altitude, sur la ligne de Lausanne à Brigue et Milan, à 20 kilomètres du lac Léman, dans un pays fertile. Climat doux et sédatif, chaud l'été, mais avec matinées et soirées fraîches. Saison de mai à octobre.

2º Ressources thermales. — Eau provenant des salines voisines, ayant une minéralisation totale de 311 grammes, dont 275 de chlorure de sodium, 23 de chlorure de calcium, 0,10 de chlorure de lithium, des bromures et des iodures.

On emploie aussi les eaux mères dont la minéralisation est de 333 grammes, avec encore 251 grammes de chlorure de sodium, 44 grammes de chlorure de magnésium, 12 grammes de sulfate de magnésie, et une forte proportion d'iodure et de bromure (1^{gr},10).

A titre d'adjuvant, on utilise encore une source chlorurée sulfurée froide, contenant 2 grammes de chlorure de sodium, 0^{gr},05 de sulfure de calcium, et 0^{gr},02 d'hydrogène sulfuré libre.

3º Modes d'emploi. — Internes et externes.

a. *En boisson*, on utilise l'eau salée à la dose de 1 à 4 verres ; l'eau mère convenablement diluée et parfois gazéifiée ; l'eau sulfureuse ainsi que l'eau peu minéralisée et diurétique de *la Rippaz*.

b. *A l'extérieur*, l'eau salée est employée diluée avec de l'eau douce, en bains titrant 4 à 5 p. 100 de sel, puis 8 à 10, jusqu'à 30 p. 100 ; l'eau sulfureuse, en boisson, gargarisms, pulvérisations ; l'eau mère, en compresses et maillots.

4º Adjuvants. — Bains de résine de pin. Bains carbo-gazeux. Applications de fango de Battaglia. Électricité. Massage. Cure de raisin.

5º Indications thérapeutiques. — Avant tout la *scrofule*, surtout chez les sujets torpides.

Exsudats pleurétiques chroniques, sans fièvre.

Affections gynécologiques (métrites, périmétrites, fibromes).

Certaines *affections nerveuses*. Anémie, chlorose. Rhuma-

tisme articulaire chronique. Rhumatisme déformant. Goutte.
Certaines albuminuries.

Rheinfelden (Suisse, canton d'Argovie).

Petite ville sur la ligne de Bâle à Zurich, à l'altitude de 270
mètres. Climat doux et chaud en été, rafraîchi par le courant du
Rhin, sur la rive gauche duquel est située la station.

Eaux d'infiltration de roches salines, se rendant dans un
puits d'où elles sont pompées. Minéralisation totale: 318 grammes, dont 311 grammes de chlorure de sodium. Eaux-mères
de composition à peu près semblable, avec une dose plus grande
de chlorure de calcium.

Les bains sont donnés avec de l'eau salée ou de l'eau mère, aux
titres les plus divers, 1 à 3 p. 100 et au dessus. L'eau salée est
également employée en compresses, injections, pulvérisations.
Hydrothérapie. Bains du Rhin.

Les indications thérapeutiques sont celles des eaux chlorurées sodiques fortes : scrofule; rachitisme; anémie; rhumatisme chronique; affections gynécologiques ; certaines formes
de goutte atonique.

Bade ou Baden-Baden (Allemagne, duché de Bade).

Ville de 21 000 habitants, située à l'altitude de 180 mètres,
à l'extrémité d'un petit embranchement qui se détache à
Oos de la ligne Francfort-Bâle. Climat doux. Air calme, assez
humide. Belles promenades et excursions. Ressources étendues. Saison : mai-octobre.

Une vingtaine de sources débitant environ 1 000 mètres
cubes par jour, dont la principale est l'*Ursprung*. Température :
44° à 68°. La minéralisation totale est de 2^{gr},75 en moyenne,
dont 2 grammes de chlorure de sodium, avec 0^{gr},05 de chlorure
de lithium, et près d'un milligramme d'arséniate de chaux.
Deux sources froides ferrugineuses.

Ces eaux sont employées surtout en *bains* et en douches,
en bains de vapeur, en inhalations de vapeur ou d'eau pulvé-

risée, en bains de boue ; accessoirement, en boisson, à la dose de 1 à 6 verres. Elles sont apéritives, digestives et diurétiques à dose modérée, laxatives à forte dose. La plupart des hôtels possèdent des baignoires alimentées par l'eau des sources. Il y a, de plus, deux établissements somptueux, les *Bains Frédéric* et les *Bains Impératrice Augusta* ; un établissement pour les bains et douches de vapeur, le *Dampfbad* ; un établissement pour les indigents, appartenant à l'État, et deux *Trinkhalle*, dont l'une forme un immense promenoir.

Les indications thérapeutiques sont, avant tout, les *affections des organes locomoteurs* (rhumatismes, maladies fonctionnelles du système nerveux, névroses, paralysies). *Scrofule* dans ses formes éréthiques. Diabète nerveux et goutteux. Faiblesse générale.

Le traitement interne est dirigé contre les affections catarrhales des voies respiratoires, les dyspepsies, la pléthore abdominale.

Kreuznach et Munster (Allemagne, province Rhénane).

1° Situation. — Ville de la vallée de la Nahe, sur la ligne de Metz à Mayence par Bingen, à l'altitude de 105 mètres. Climat doux, sec, très chaud en été. Ressources très étendues. Hôtels de tous genres. Kurhaus. Saison : mai-septembre.

2° Ressources thermales. — Nombreuses sources froides, ayant un gout saumâtre, et contenant de 1 à 17 grammes de chlorure de sodium par litre. L'*Elisenquelle*, surtout employée pour la boisson, à 9 grammes de chlorure de sodium, $0^{gr},04$ de bromure de magnésium, $0^{gr},0003$ d'iodure de magnésium.

A 4 kilomètres, à *Munster*, se trouve une source à 30°, utilisée sur place dans un établissement et utilisée également à Kreuznach. Cette eau, concentrée et contenant alors 147 grammes de chlorures divers et 1 gramme de bromure de sodium, sert à élever le titre des bains auxquels on ajoute aussi des eaux mères de même provenance, dont la minéralisation totale est de 424 grammes, dont 332 grammes de chlorure de calcium,

6 grammes de bromure de potassium, $0^{gr},08$ d'iodure de potassium. $\Delta = 0,495$ à $0,797$.

3° Modes d'emploi. — A la fois internes et externes.

a. *Boisson.* — A la dose de 2 à 4 verres, l'eau est constipante à faible dose, purgative à dose élevée.

b. *Pratiques externes.* — *Bains* additionnés d'eau salée concentrée et d'eaux mères, en proportions variables. *Eaux-mères*, en compresses, lotions, douches. *Inhalations* d'eau salée pulvérisée. Inhalations de l'air des bâtiments de graduation. Les bains, surtout s'ils sont additionnés d'eaux mères, ont une action stimulante. Ils irritent parfois la peau et déterminent une *poussée* érythémateuse ou même pustuleuse ; quelquefois on observe une *crise* passagère.

4° Indications thérapeutiques. — Station spécialisée pour le traitement de la *scrofule* sous toutes ses formes. *Affections gynécologiques* (aménorrhée, dysménorrhée, métrite, para et périmétrite, fibromes utérins). *Rhumatismes* des sujets lymphatiques. Asthénie goutteuse. Épuisement de causes diverses.

5° Contre-indications. — Tempéraments éréthiques avec tendance aux congestions. Cardiopathies. Tuberculose pulmonaire.

Niederbroon (Allemagne, Basse-Alsace).

Station du chemin de fer de Hagenau à Saargemunde, à l'altitude de 190 mètres, au milieu d'une belle vallée. Saison du 1er mai au 30 septembre.

Bains installés dans les hôtels et les maisons particulières, alimentés par deux sources froides d'eau chlorurée sodique faible (chlorure de sodium, 3 grammes).

En boisson, l'eau est apéritive, laxative, diurétique ; à dose forte, elle est laxative. Elle est utilisée contre les *affections gastro-intestinales* (dyspepsies, constipation chronique, affections du foie, calculs biliaires, pléthore abdominale). Les bains sont administrés pour combattre la scrofule, le rhumatisme, les affections chirurgicales.

Reichenhall (Allemagne, Haute-Bavière).

Station située sur un embranchement de la ligne de Munich à Salzbourg, à 440 mètres d'altitude, dans une vallée pittoresque. Climat doux. Saison du 15 mai au 30 septembre.

Eaux provenant des salines voisines. La source *Edelquelle* contient 240 grammes de chlorure de sodium par litre. Les eaux mères renferment 274 grammes de chlorure et près de 7 grammes de bromure de sodium.

Elles sont surtout utilisées en *bains* avec ou sans addition d'eau mère ; en *inhalations* de l'air des bâtiments de graduation, des vapeurs des chaudières d'évaporation, d'eau salée pulvérisée. En *boisson*, on administre l'eau de l'*Edelquelle* diluée, et gazéifiée artificiellement.

Les indications sont celles des eaux chlorurées sodiques fortes.

Bridge-of-Allan (Écosse).

Petite ville située à égale distance d'Edimbourg et de Glascow, abritée du nord-est par une colline boisée. Plusieurs sources froides, de saveur peu agréable, contenant 5 grammes de chlorure de sodium, 5 grammes de chlorure de calcium, $0^{gr},50$ de sulfate de chaux. Cure à peu près exclusivement interne. L'eau est diurétique, laxative, ou purgative, suivant la dose. Elle est surtout appliquée aux troubles dyspeptiques, aux maladies de l'intestin, du foie et des reins.

Ischl (Autriche, province de la Haute-Autriche).

Station de la vallée de la Traun, affluent du Danube, sur un embranchement de la ligne de Munich à Vienne, à 470 mètres d'altitude. Climat doux, chaud en été. Saison : du 1er juin au 30 septembre.

Eau obtenue par lixiviation de bancs d'argile salifère, ayant une minéralisation totale de 245 grammes dont 236 grammes de chlorure de sodium. En outre : deux sources salées faibles, contenant 5 et 6 grammes de chlorure de sodium, servent à la *boisson* ; une source chlorurée sulfurée est utilisée pour les *bains*. On emploie aussi des *boues* composées d'argile, de chlorure de sodium et de sulfates alcalino-terreux. Bains contenant 10 à 50 litres d'eau salée. Bains de vapeur. Inhalations. Douches.

Les indications thérapeutiques sont : la scrofule, le lymphatisme, les affections gynécologiques, les affections des muqueuses respiratoires (inhalations de vapeur salée). Quelques catarrhes intestinaux sont améliorés par l'usage interne.

Abano et Monte-Grotto (Italie, province de Vénétie).

Abano est une petite ville de 3 500 habitants, à 10 kilomètres de Padoue, au pied des monts Euganéens, sur la ligne de Padoue à Bologne. Pays charmant. Climat tempéré et constant. Saison du 1er juin au 30 septembre.

Une seule source alimente plusieurs établissements, dont deux sont très bien installés, et qui renferment tous des logements pour les baigneurs. Cette source, dont la température est de 83°,7, a un débit considérable : 1 100 mètres cubes par jour. Elle est claire, limpide, d'une saveur salée désagréable. Sa minéralisation totale est de 6^{gr},50, dont 3^{gr},8 de chlorure de sodium, avec des traces d'hydrogène sulfuré libre. $\Delta = 0,340$.

Elle est utilisée en *bains*, en inhalations, en applications sur la peau, des *boues* déposées par la source et imprégnées de ses sels. Ces boues sont composées d'argiles, de petits coquillages, de fibrilles végétales et de sable siliceux. Bains de vapeur.

Les indications thérapeutiques sont : les rhumatismes chroniques articulaires, musculaires, etc.; les paralysies rhumatismales ; les affections chirurgicales du système locomoteur ; les dermatoses surtout humides ; la syphilis.

Comme adjuvants de la médication, on emploie en boisson l'eau des sources sulfureuses de *San Daniele* et d'*Arqua*.

A 3 kilomètres d'Abano, se trouvent également les bains Je *Monte-Grotto*, également chlorurés sodiques (65°-76°) dont les applications thérapeutiques sont les mêmes.

Battaglia (Italie, province de Vénétie).

Village situé sur la ligne de Padoue à Bologne. Deux établissements ouverts toute l'année. Le principal est situé au milieu d'un parc dans lequel jaillissent des sources chaudes non exploitées, parfaitement aménagées, avec appartements très confortables.

Quatre sources utilisées provenant d'une même nappe, 58° à 71°, ayant une minéralisation totale de $2^{gr},36$ dont $1^{gr},57$ de chlorure de sodium. *Boues* très réputées, contenant de l'oxyde de fer, des carbonates terreux, des chlorures, des sulfates, de la silice.

Boisson. Bains. Inhalations. Applications locales de boues. Étuve naturelle à 47° dans une grotte.

Les indications thérapeutiques sont : les rhumatismes ; la goutte ; les paralysies rhumatismales ; toutes les affections du système locomoteur.

ARTICLE VI

EAUX BICARBONATÉES SODIQUES

§ 1. — STATIONS FRANÇAISES

Vichy (Allier).

1° Voies d'accès. — Station de la ligne de Saint-Germain-des-Fossés à Ambert. A 3 h. de Lyon, 6 h. de Paris, 10 h. de Bordeaux, 11 h. de Toulouse, 12 h. de Marseille.

2° Situation. — Altitude : 260 mètres. Chef-lieu de canton dont la population fixe est de 14 000 habitants, situé sur la rive droite de l'Allier, au confluent du Sichon, orienté du nord au sud et protégé à l'est et à l'ouest par les derniers contreforts des monts de la Madeleine et de la chaîne des Puys. Climat doux et sédatif, un peu chaud en été. Installations très confortables ; hygiène parfaite. Théâtres, distractions , fêtes , sports de toutes sortes. Promenades intéressantes. Saison du 1er mai au 30

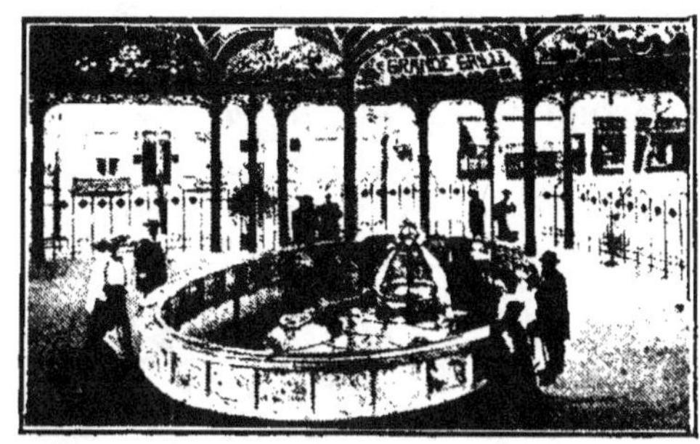

Fig. 110.
Vichy, buvette de la Grande-Grille.

septembre, mais établissement ouvert toute l'année.

3° Ressources thermales. — Douze sources, dont quatre chaudes : le *Puits Chomel*, 44° ; la *Grande Grille*, 42° ; *Boussange*, 41° ; l'*Hôpital*, 39° ; une tiède, *Lucas*, 28°4 ; les autres froides : *Mesdames*, le *Parc*, les *Célestins, Lardy, Prunelle, Larbaud, Dubois.* Les huit premières appartiennent à l'État, les autres à

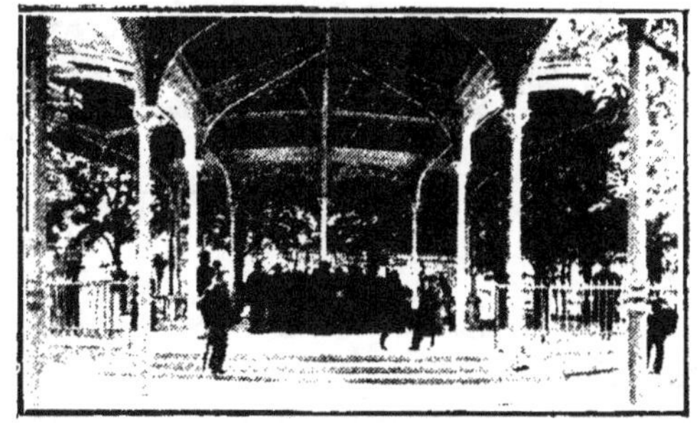

Fig. 111.
Vichy, buvette de la Source Hôpital.

des particuliers. Les sources chaudes, tièdes, et les *Célestins* sont spontanées ; l'époque de leur apparition est inconnue ; les autres ont jailli après un forage.

En dehors de la ville, mais dans son périmètre, se trouvent d'autres sources forées, *Généreuse, Etoiles*.

Les communes voisines possèdent également de très nom-

breuses sources, froides pour la plupart, toutes obtenues
par forage et qui servent exclusivement à l'exportation. La
source *Mesdames*, dont la buvette est à Vichy, a été amenée
de Cusset par une canalisation. L'État possède une source
à Hauterive. La commune de la Tour a les sources les
plus chaudes du bassin (*Dôme thermal*, 60°).

L'eau de Vichy est le type le plus parfait des eaux alcalines
fortes. Les diverses sources, chaudes ou froides, présentent

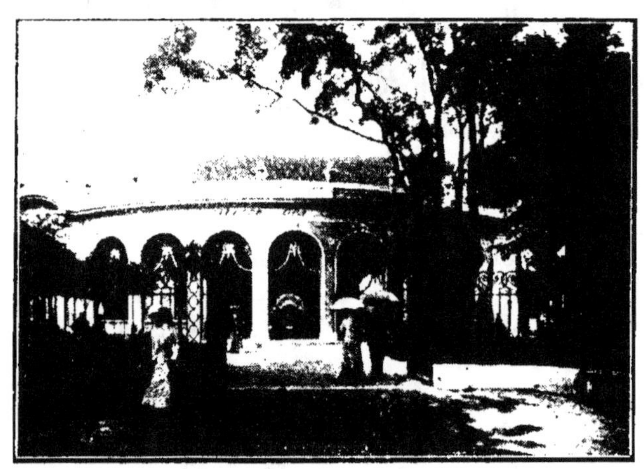

Fig. 112.
Vichy, buvette des Célestins.

une minéralisation à peu près identique, constituée par $4^{gr},50$
à $5^{gr},25$ de bicarbonate de soude et, en moyenne, $0^{gr},50$
de chlorure de sodium, $0^{gr},40$ de bicarbonate de chaux, $0^{gr},30$
de sulfate de soude, des traces d'arséniate de soude et de lithine, et $0^{gr},75$ à 2 grammes d'acide carbonique libre. L'eau
des sources *Lucas*, *Prunelle* et du *Parc* est légèrement sulfureuse ; celle de *Mesdames* et de *Lardy* est ferrugineuse.
$\Delta = 0,220$ (*Célestins*), 0,320 (*Hôpital*), 0,330 (*Grande Grille*).
Les gaz sont dans les proportions suivantes : argon et hélium
en bloc, 0,015 à 0,124 p. 100 en volume ; oxygène et azote,
1,135 à 14,192 p. 100 en volume ; acide carbonique, 98,85 à
85,70 p. 100 en volume.

4° Modes d'emploi. — Le *traitement interne* est le plus important ; les malades de Vichy étant avant tout des « buveurs d'eau ».

a. *Boisson.* — La dose d'eau ingérée est essentiellement variable suivant la source et aussi suivant l'âge, l'affection, l'état général, la tolérance des sujets. On ne saurait donner des chiffres moyens généraux, la réaction de l'organisme demandant à être surveillée de très près. Promenoirs couverts autour des buvettes.

b. *Pratiques externes.* — Complément utile de la cure de boisson, mais le plus souvent non indispensables, elles sont caractérisées, en dehors des bains d'eau de Vichy et des pratiques hydrothérapiques les plus variées, par la « douche-massage de Vichy » (douche en jets fins et nombreux reçue sur un lit spécial pendant le massage). Gargarismes, pulvérisations, douches nasales, douches intestinales et vaginales, lavages d'estomac permettant de porter l'eau au contact de la muqueuse. L'établissement thermal, comprenant les bains de première, de deuxième et de troisième classes, est un des plus considérables, des mieux installés et des plus complets qui existent. L'hôpital militaire possède également un établissement. Plusieurs établissements privés.

5° Adjuvants. — Bains de vapeur, bains d'air chaud, bains de lumière généraux et locaux, électrothérapie, mécanothérapie, massage sous toutes ses formes, toutes pratiques formant un ensemble thérapeutique susceptible de favoriser l'action du traitement interne.

Cure de régime très surveillée par le corps médical, les malades ne recevant de l'hôtelier que les mets autorisés.

6° Indications thérapeutiques. — Les *maladies par ralentissement de la nutrition* : diabète, goutte, lithiase urinaire, rhumatisme chronique, obésité ; les affections cutanées accompagnant ces manifestations morbides ;

La *lithiase biliaire*, la *cholécystite*, l'*angiocholite*, à la période de calme ; les congestions *hépatiques*, paludéennes, alcooliques, des gros mangeurs ;

Les *entérites* liées à des troubles hépatiques ; la *dysenterie* épidémique ; la *diarrhée* de Cochinchine ;

Les dyspepsies hyper- et hyposthéniques.

7° Contre-indications. — Les affections avec fièvre continue, les états aigus ; les états nerveux (hystérie, épilepsie); les calculs volumineux des voies biliaires nécessitant une intervention ; la tuberculose congestive; les hémorragies; l'artério-sclérose avancée, les phlébites récentes.

Vals-les-Bains (Ardèche).

1° Voies d'accès. — Reliée par un embranchement à la ligne Alais-Vogué-le-Teil. A 6 heures de Lyon, 8 heures de Mar-

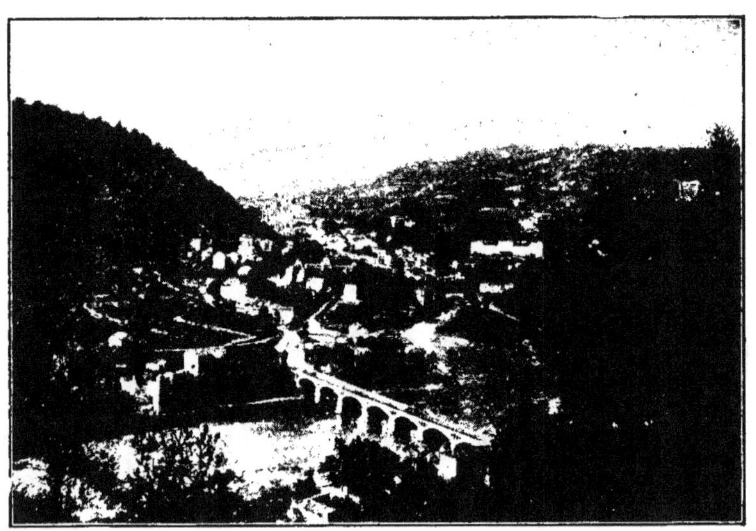

Fig. 113.

Vue générale de Vals.

seille, 11 h. 30 de Toulouse, 13 h. 30 de Paris, 15 h. 30 de Bordeaux.

2° Situation. — Altitude : 250 mètres. Petite ville de 4 000 ha-

bitants, située dans une vallée des Cévennes, orientée du nord
au sud, sur les bords de la Volane, affluent de l'Ardèche, abritée
au nord, à l'ouest et à l'est. Air calme, sans vents régnants
habituels. Climat rhodanien, assez chaud l'été, mais avec
des matinées et des soirées toujours fraîches. Hôtels et villas
de toute catégorie. Parcs très étendus. Casino. Théâtre. Sports
divers. Excursions des plus variées dans les régions volca-

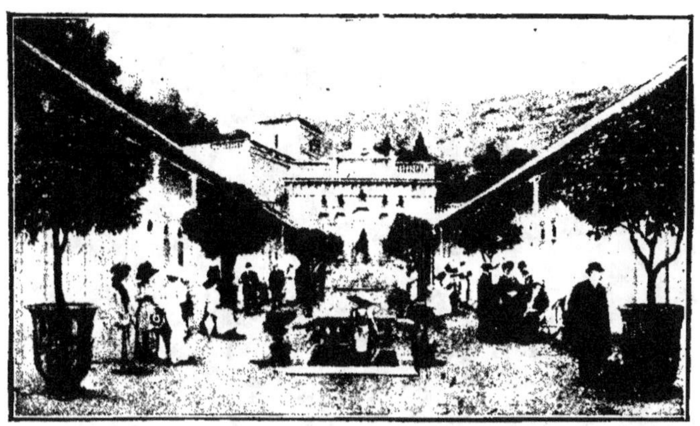

Fig. 114.

Établissement thermal de Vals.

niques du Vivarais et de l'Auvergne et les Cañons de l'Ardèche. Saison du 15 mai au 30 septembre.

3° Ressources thermales. — Eaux alcalines, gazeuses,
froides, minéralisées essentiellement par du bicarbonate de
soude. Sources très nombreuses le long de la Volane, pouvant
se ranger sous trois catégories : sources à minéralisation forte,
de 6 grammes à 9 grammes de bicarbonate de soude par litre
(type : *Source Magdeleine*, 6 grammes) ; sources à minéralisation moyenne, de 2 grammes à 6 grammes de bicarbonate de soude par litre (type : *Sources Favorite, Précieuse*);
sources à minéralisation faible, contenant moins de 2 grammes
de bicarbonate de soude par litre (type : *Sources Saint-Jean,
Reine, Marie*). Pour la commodité, certains groupes de sources

sont désignés par des numéros correspondant à peu près à la teneur en bicarbonate de soude: *Vivaraises*, 1, 3, 5, 7, 9; *Perles*, 1, 3, 5, 7; *Délicieuses*, 1, 3, 6, 8, etc. Elles renferment, en outre, des carbonates de chaux et de magnésie, du chlorure de sodium,

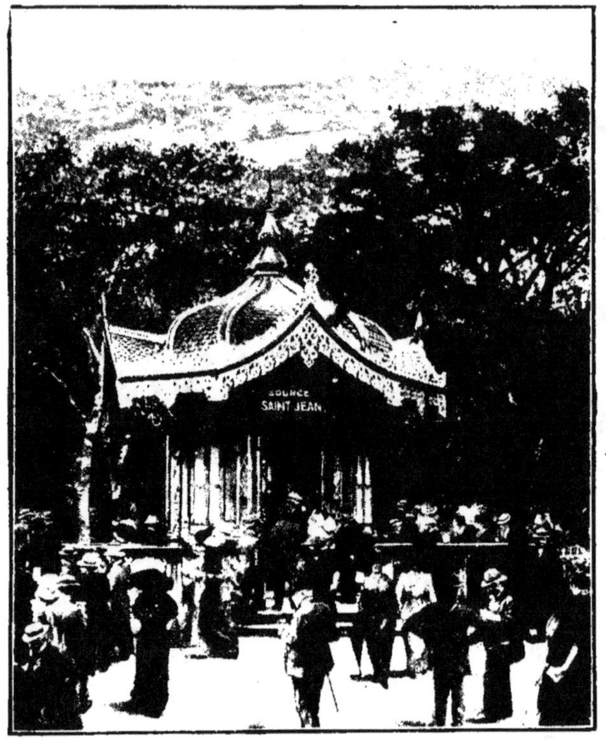

Fig. 115.

Vals, buvette de la Source Saint-Jean

du sulfate de soude. Acide carbonique libre, 0,40 à 2,60. $\Delta = 0,065$ (*Saint-Jean*), 0,265 (*Favorite*).

Certaines sources renferment aussi des proportions très importantes de lithine, $0^{gr},04$ par litre (*Souveraine, Constantine*), et, presque toutes, du fer sous forme de bicarbonate ferreux.

En dehors et à côté de ce groupe des alcalines, sont des

sources ferro-arsenicales, contenant jusqu'à 0^{gr},124 de fer et de l'arséniate de soude à la dose de 0^{gr},003 pour la source *Dominique* et 0^{gr},007 pour la Source *Saint-Louis*.

4° Modes d'emploi — A l'extérieur, mais surtout *cure de boisson*.

a. *Boisson*. — Les eaux se boivent généralement à dose fractionnée et espacée de demi-heure en demi-heure à raison de 600 grammes à 1 litre par jour.

b. *Pratiques externes*. — Bains alcalins alimentés par la Source *Alexandre*, source à minéralisation forte (9 grammes de bicarbonate de soude). Ce bain accélère les échanges nutritifs qui se font au niveau de la surface cutanée, en impressionnant les terminaisons nerveuses par le gaz acide carbonique qu'il renferme en grande abondance. Action excitante.

Bain de *Dominique* donné avec des boues ferro-arsenicales de cette source. Action tonique et sédative. Inhalations d'acide carbonique, nasales et vaginales. Entéroclyses. Bains de siège à eau courante. Bains de vapeur. Douches générales de toutes sortes.

5° Indications thérapeutiques. — Facilité considérable de dosage et d'appropriation individuelle de la cure, en raison de la gamme de minéralisation.

a. *Principales*. — Manifestations digestives du neuro-arthritisme : *Dyspepsies nervo-motrices simples* ou compliquées de catarrhe gastrique avec ectasie. Névroses sécrétoires de l'estomac. *Hyperchlorhydrie* (sources à minéralisation forte). *Hypopepsie* (sources à minéralisation faible). Gastro-entérites, surtout celles de l'enfance. Lithiases du foie et des reins. Diabète arthritique (sources fortes et *Source Dominique*).

b. *Spéciales à la source Dominique*. — Chloro-anémie avec ou sans troubles gastralgiques, accidents chroniques du paludisme.

c. *Accessoires*. — Goutte, Obésité. Rhinite spasmodique. Prurit vulvaire (douches de CO_2).

6° Contre-indications. — Affections cardiaques décompensées. Artério-sclérose. Cachexies. Sclérose rénale.

Châteauneuf (Puy-de-Dôme).

1° Situation. — Petit bourg sur les deux rives de la Sioule, à 30 kilomètres de la gare de Riom (P.-L.-M.) et à 7 kilomètres de celle de Saint-Gervais (P.-O), et à 560 mètres d'altitude. Station en voie de développement. Plusieurs hôtels. Site pittoresque. Climat doux. Saison : juin-septembre.

2° Ressources thermales. — Trois groupes de sources chaudes, 25° à 38°, et froides, débitant ensemble 1 100 mètres cubes par jour, limpides, inodores, d'un goût piquant, agréable, minéralisées essentiellement par du bicarbonate de soude, $0^{gr},80$ à 2 grammes ; du bicarbonate de fer, $0^{gr},01$ à $0^{gr},057$; de la lithine, $0^{gr},03$ (TRUCHOT) avec une proportion d'acide carbonique libre variant entre 1 gramme et $2^{gr},35$. Elles sont utilisées dans deux établissements situés à 800 mètres l'un de l'autre, avec hôtels attenants, les *Grands Bains* et le *Petit Rocher*, et dans plusieurs buvettes.

3° Modes d'emploi. — En boisson, mais surtout à l'extérieur :

a. *En boisson*. — Les doses sont variables suivant les sources ; l'effet est toujours tonique et diurétique.

b. *Pratiques externes*. — On trouve dans la station des cabinets avec baignoires, des services d'hydrothérapie et d'inhalation ; mais le mode de traitement le plus employé est le bain de piscine à eau courante, situé sur le griffon même, à la température native de 28° à 37°, carbo-gazeux. Ce bain produit la vaso-dilatation cutanée, modifiant ainsi la pression artérielle et soulageant le myocarde.

4° Indications thérapeutiques. — Elles se précisent de plus en plus et répondent à deux catégories d'affections : d'*origine anémique*, chlorose, débilité, aménorrhée, dysménorrhée, convalescences ; d'*origine arthritique*, dyspepsies et entérites rhumatismales, congestions du foie et des reins, rhumatismes, goutte, diabète, dermatoses, névroses, névralgies. Elles semblent avoir une action essentiellement sédative.

Les bains carbo-gazeux peuvent combattre avec avantage l'*hypertension artérielle* des préscléreux et des artério-scléreux, les *troubles cardiaques fonctionnels* des dyspeptiques, des neurasthéniques, des anémiques, etc.

Andabre (Aveyron).

Établissement avec hôtel, dépendant de la commune de Camarès, à 25 kilomètres de Saint-Affrique, alimenté par trois sources froides dont la minéralisation est caractérisée par $2^{gr},80$ de bicarbonate de soude, près de 1 gramme de bicarbonates terreux, $0^{gr},75$ de sulfate de soude, $1^{gr},90$ d'acide carbonique libre.

Utilisées en boisson, bains, douches, ces eaux ont les indications générales des eaux bicarbonatées sodiques. Dyspepsie. Gastralgie. Hépatopathies.

Sail-sous-Couzan (Loire).

Établissement bien organisé, autour duquel sont des maisons meublées où logent les baigneurs, à 425 mètres d'altitude.

Plusieurs sources froides de composition identique (sources Rimaud, Fontfort, Bayon, Brault, etc.), minéralisées par 2 grammes environ de bicarbonate de soude, 1 gramme de bicarbonates de potasse, chaux et magnésie et une quantité assez élevée d'acide carbonique libre ($2^{gr},95$ pour la source Brault).

Ces eaux sont utilisées en boisson, bains, douches. Leurs applications thérapeutiques sont celles des bicarbonatées sodiques.

Le Boulou (Pyrénées-Orientales).

1° Situation. — Bourg situé à quelques kilomètres de la frontière d'Espagne, dans la vallée du Tech, sur l'embranchement d'Elne à Amélie et Arles-sur-Tech. Climat très doux, *permettant la cure d'hiver*. Sites ravissants. Établissement thermal confortable, dans un beau parc, à 1 500 mètres du bourg.

2° Ressources thermales. — Trois sources froides : *Le Boulou, Saint-Martin-de-Fenouillard, Clémentine*, limpides, gazeuses, de faible débit. Minéralisation : bicarbonate de soude, 3^{gr},90 à 5^{gr},30 ; bicarbonates de chaux et de magnésie; chlorure de sodium en proportion assez élevée (0^{gr},88 à 1^{gr},15); acide carbonique libre très abondant; lithine, iode, brome, arsenic; *oxyde de cuivre* dans la source du Boulou.

3° Modes d'emploi. — Bains et douches, mais surtout *boisson* à dose assez élevée, quatre à six verres, de quart d'heure en quart d'heure.

4° Indications thérapeutiques. — Les eaux du Boulou ont une très grande analogie avec les sources ferrugineuses de Vals et surtout de Vichy. Elles sont toniques, reconstituantes, sédatives. Elles stimulent l'appétit et l'excrétion urinaire.

Employées avec succès dans les *affections chroniques du foie, des reins, de la vessie*, dans les dyspepsies atoniques et les gastralgies, chez les sujets atteints de gastrites chroniques ou d'ulcère simple de l'estomac, chez ceux qui ont des engorgements viscéraux dus à l'impaludisme ou à un séjour prolongé dans les pays chauds, elles donnent des résultats parfois surprenants chez les coloniaux atteints de diarrhée. On constate particulièrement leur efficacité, lorsque les manifestations morbides sont dues à une diarrhée ou à un état général mauvais, lorsqu'elles se rencontrent chez des goutteux, des uricémiques, des syphilitiques, des anémiques, des diabétiques, des albuminuriques, des personnes atteintes de polysarcie ou de pléthore abdominale.

§ 2. — STATIONS ÉTRANGÈRES

Passugg (Suisse, canton de Grisons).

Établissement situé à 830 mètres d'altitude, à une heure de voiture de Coire, ligne de chemin de fer venant de Zurich. Climat tonique et fortifiant. Saison du 20 mai au 20 septembre.

Deux sources bicarbonatées sodiques, froides, et une source bicarbonatée calcique ferrugineuse. Les deux premières renferment respectivement 5gr,60 et 4gr,70 de bicarbonate de soude ; elles ont 1gr,90 et 1gr,80 d'acide carbonique libre. La source ferrugineuse possède 0gr,03 de bicarbonate de fer, 2 grammes de bicarbonate de chaux ; elle a 2 grammes d'acide carbonique libre.

Les indications thérapeutiques sont celles de la médication alcaline. Chlorose et anémie (eau ferrugineuse). Indications des bains carbo-gazeux. Effets de l'altitude.

Neuenahr (Allemagne, Province Rhénane).

Petite ville sur un embranchement de la ligne de Coblence à Cologne et possédant deux établissements, où sont utilisées des sources jaillissant de quatre puits artésiens, à la température de 20° à 40°. Leur minéralisation est de 2 grammes, dont 1gr,75 de bicarbonate de soude, des bicarbonates de chaux et de magnésie, et 0gr,95 d'acide carbonique libre. $\Delta = 0,807$.

Ces eaux, employées en boisson, bains et douches, ont les indications des bicarbonatées sodiques, en particulier le diabète. Elles sont de plus en plus fréquentées.

Salzbrunn ou Obersalsbrunn (Allemagne, Silésie).

Station du chemin de fer de Breslau à Fribourg, à l'altitude de 400 mètres, possédant des sources froides utilisées dans trois établissements. Beau parc. Kursaal. Théâtre. Belles promenades. Colonnade d'un kilomètre, reliant les principales sources. L'*Oberbrunnen* renferme 2gr,10 de bicarbonate de soude, 0gr,013 de bicarbonate de lithine, avec 1gr,95 d'acide carbonique libre. Cette station jouit surtout d'une grande vogue dans le traitement de la goutte et de la gravelle.

Bilin (Autriche, Bohéme).

A 8 kilomètres de Teplitz se trouve la ville de Bilin, station d'un embranchement de la ligne Dresde-Aussig-Nuremberg, près de laquelle est un établissement où sont exploitées quatre sources froides, que leur minéralisation a fait appeler le Vichy froid. La *Josephquelle*, la plus importante, a une minéralisation totale de 6^{gr},40, avec 4^{gr},20 de bicarbonate de soude, 0^{gr},60 de bicarbonates de chaux et de magnésie, 0^{gr},80 de sulfate de chaux, 0^{r},30 de chlorure de sodium et 1^{gr},45 d'acide carbonique libre. $\Delta = 0,230$.

Les indications thérapeutiques sont celles des eaux bicarbonatées sodiques. L'exportation est considérable.

Giessuhl-Puchstein (Autriche, Bohéme).

Située à 10 kilomètres de Carlsbad, dans une position charmante sur les rives de l'Eger, cette station possède un établissement où sont exploitées deux sources froides très abondantes, ayant une minéralisation totale de 2 grammes, dont 1^{gr},20 de bicarbonate de soude, 0^{gr},55 de bicarbonates de magnésie et de chaux, avec 2^{gr},35 d'acide carbonique libre.

Vidago (Portugal, province de Tras-los-Montes)

A deux heures de la station de Regva, est l'établissement de Vidago où sont utilisées plusieurs sources bicarbonatées sodiques froides très gazeuses, comparables à celles de Vichy. La source *Vidago* possède 4^{gr},62 de bicarbonate de soude, 0^{gr},97 de bicarbonate de chaux, 0^{gr},013 de bicarbonate de fer, 0^{gr},03 de bicarbonate de lithine. Ces eaux ont les indications des eaux alcalines fortes.

ARTICLE VII

EAUX BICARBONATÉES CALCIQUES

§ 1. — STATIONS FRANÇAISES

Pougues (Nièvre).

1° **Voies d'accès.** — Station de la ligne du Bourbonnais, à 11 kilomètres de Nevers. A 3 heures de Paris, 5 h. 45 de Lyon,

10 heures de Bordeaux, 11 heures de Marseille, 16 heures de Toulouse.

2° Situation. — Altitude : 190 mètres. Chef-lieu de canton de 1500 habitants, situé dans un pays vallonné, très boisé. Climat doux et tempéré, sédatif, procurant un bon sommeil. Casino. Théâtre. Belles promenades. Eau potable très pure.

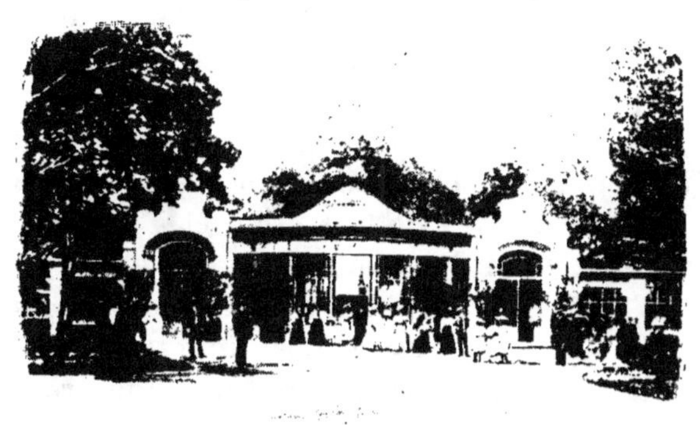

Fig. 116.

Pougues, buvette de la Source Saint-Léger.

Conditions hygiéniques parfaites. Installations excellentes. Saison du 1er juin au 30 septembre.

3° Ressources thermales. — Cinq sources froides dont les principales sont : *Saint-Léger, Alice, Saint-Léon, Saint-Bruno*. La source Saint-Léger, la plus importante et la plus connue, débite environ 15 mètres cubes par jour. Limpide, de saveur aigrelette et un peu styptique, elle a une minéralisation totale de $3^{gr},80$ dont plus de 2 grammes de bicarbonate de chaux et de magnésie. $\Delta = 0,158$. Acide carbonique libre : près de 3 grammes ; un peu d'azote et une petite quantité de gaz rares (argon, hélium).

4° Modes d'emploi. — A la fois interne et externe :
a. *En boisson* surtout, à la dose de 500 à 1 000 grammes

par jour des sources Saint-Léger et Alice. Cette eau a une action stimulante de la nutrition et localement elle active les fonctions gastro-intestinales (augmentation de tous les éléments du suc gastrique, sauf le chlore fixe), et les fonctions urinaires (augmentation du volume, de l'acidité et de l'urée), et elle excite la sécrétion biliaire.

b. Le *traitement externe* est un adjuvant de la boisson, car c'est plutôt un traitement hydrothérapique qu'un traitement hydrominéral ; il est appliqué dans un établissement muni de tous les perfectionnements modernes.

5º Adjuvants. — Cure d'air et de repos sur le plateau de Bellevue, à 1 200 mètres de la station et à 300 mètres d'altitude, d'où l'on a une belle vue sur la Loire et les grands bois du Berry. L'ascension du plateau constitue une cure de terrain, utile aux obèses, aux dyspeptiques, aux asthéniques qui peuvent s'entraîner progressivement (quatre itinéraires de pentes différentes jalonnées de poteaux indicateurs).

6º Indications thérapeutiques. — D'une façon générale, *tous les asthéniques, tous les atoniques, tous les débilités, tous les anémiés.*

a. *Principales.* — *Affections du tube digestif,* dyspepsies avec atonie, dyspepsies nerveuses, dyspepsie surtout hypopeptique, dyspepsie des jeunes filles chlorotiques. Atonie ou paresse intestinale, entérite des constipés névropathes, entérite des coloniaux. Affections du foie, lithiase biliaire, congestion hépatique.

Goutte atonique des sujets débilités ; diabète, lorsque l'appétit et les forces ont baissé, quand il y a de l'amaigrissement et un début de cachexie ; paludisme ; chlorose ; anémie ; neurasthénie avec dépression.

b. *Accessoires.* — Uricémie, lithiase rénale, catarrhe chronique de la vessie chez les dyspeptiques.

7º Contre-indications. — Ulcère de l'estomac. État gastralgique. Artério-sclérose. Éréthisme vasculaire. Tuberculose pulmonaire (sauf pour la cure à domicile, l'eau constituant un excellent élément de recalcification).

Châteldon (Puy-de-Dôme).

A 20 kilomètres de Vichy, et à l'altitude de 340 mètres, se trouve le petit établissement de Châteldon, situé à 1 kilomètre du bourg du même nom, qui comprend, outre les installations balnéaires, les logements pour les malades.

Cinq sources froides débitant 15 mètres cubes par jour, employées seulement en boisson. Elles renferment $1^{gr},40$ de bicarbonate de chaux, $0^{gr},35$ de bicarbonate de magnésie, $0^{gr},60$ de bicarbonate de soude, $0^{gr},03$ de bicarbonate de fer.

Avène (Hérault).

Bourg de 1 200 habitants, à 6 kilomètres de la station du Bousquet d'Orb, ligne de Béziers à Millau, et à l'altitude de 300 mètres. Climat chaud, mais tempéré par le voisinage des montagnes.

Une source à 27°, débitant 500 mètres cubes par jour, utilisée en boisson, et surtout en bains, spécialement en bains de piscine à eau courante à 27°. Elle est faiblement minéralisée par $0^{gr},65$ de bicarbonates de chaux et de magnésie, et elle a $0^{gr},86$ d'acide carbonique libre. L'établissement, bien installé, comprend les logements pour les baigneurs.

Les applications thérapeutiques sont : les maladies cutanées, la scrofule, la chlorose, les affections utéro-ovariennes, les plaies et les ulcères.

Bondonneau (Drôme).

A 3 kilomètres de la gare de Montélimar, se trouve l'établissement thermal de Bondonneau, qui possède 25 baignoires et des logements pour les baigneurs.

Eaux limpides, froides, laissant dégager de nombreuses bulles de gaz carbonique, ayant une légère odeur sulfhydriquée;

elles n'ont qu'une très faible minéralisation (0gr,60 au total), caractérisée surtout par des bicarbonates de chaux et de magnésie; elles sont remarquables par leur teneur en iodures et bromures alcalins. Acide carbonique libre, 1gr,45 environ.

Utilisées en boisson, bains, douches, lotions, elles sont indiquées dans certaines affections de l'estomac et des voies respiratoires, surtout chez les sujets lymphatiques ou anémiques.

§ 2. — STATIONS ÉTRANGÈRES

Fideris (Suisse, canton de Grisons).

Établissement à une demi-heure du village de même nom, sur la ligne Landquart-Davos, à l'altitude de 1 050 mètres dans une gorge étroite. Climat tonique. Chaleur tempérée en été par le bois et les torrents. Matinées et soirées fraîches.

Trois sources froides contenant 1gr,10 de bicarbonates de chaux et de magnésie, 0gr,016 de bicarbonate de fer, 0gr,75 de bicarbonate de soude et 1gr,50 d'acide carbonique libre.

Elles sont employées en *boisson* et en *bains* chauffés par la vapeur, contre l'anémie, l'hystérie, la neurasthénie; les affections du système vasculaire (fatigue nerveuse ou musculaire du cœur, palpitations, dégénérescence graisseuse, lésions organiques au début) ; les affections digestives (dyspepsie, gastralgie des anémiques) ; les affections gynécologiques des anémiques (dysménorrhée, aménorrhée, leucorrhée).

ARTICLE VIII
EAUX BICARBONATÉES MIXTES

§ 1. — STATIONS FRANÇAISES

Bussang (Vosges).

1° **Voies d'accès.** — Station terminus de l'embranchement Épinal-Bussang; à 8 heures de Paris, 11 heures de Lyon, 18 h. 30 de Bordeaux.

2° Situation. — Altitude : 670 mètres. Ville de 2 600 habitants située sur la Moselle, entourée de hauteurs couvertes de forêts de sapins. Atmosphère vivifiante, fraîche, ozonisée. Climat tempéré. Théâtre du Peuple. Belles promenades. Saison du 15 juin au 15 septembre.

3° Ressources thermales. — Trois sources froides : gazeuses, bicarbonatées, légèrement ferrugineuses : *Salmade, Marie, des Demoiselles*. Minéralisation totale : 1^{gr},50, dont 0^{gr},90

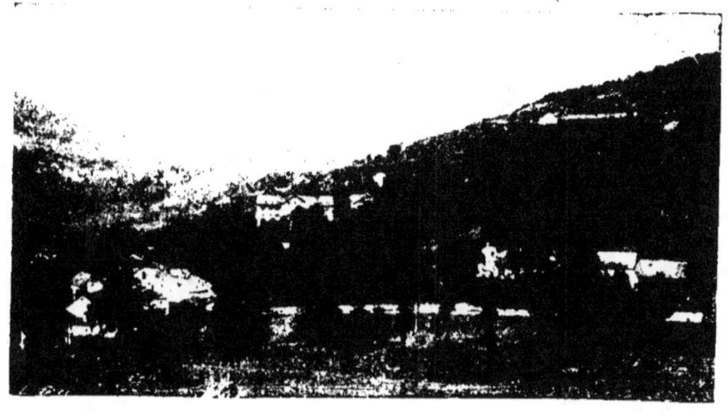

Fig. 117.

Vue générale des sources et établissements de Bussang.

de bicarbonate de soude, 0^{gr},80 de bicarbonate de chaux et de magnésie, 0^{gr},01 de bicarbonate de fer, 0^{gr},001 d'arséniate de soude. Gaz constitués essentiellement par l'acide carbonique libre, 1^{gr},77, avec un peu d'azote et des gaz rares dont 0,33 p. 100 d'hélium et de néon. Radioactivité forte : 1,27. $\Delta = 0,102$.

4° Modes d'emploi. — Surtout en boisson à la dose de trois à quatre verres par jour. L'eau, très agréable à boire, est apéritive, digestive, légèrement diurétique et surtout reconstituante. Elle stimule l'hématopoïèse.

5° Adjuvants. — Installations hydrothérapiques complètes. Bains médicinaux de toute nature. Bains de vapeur, térébenthinés. Cure de terrain sur le flanc du Charat.

6° Indications thérapeutiques. — En premier lieu, l'*anémie* et la *chlorose*, le *lymphatisme* et la *scrofule* (anémie des pays chauds, anémie de croissance, débilité générale due au surmenage physique et moral).

Secondaires : les dyspepsies des anémiques, des chlorotiques, des débilités, des surmenés.

7° Contre-indications. — Tous les états congestifs.

Saint-Alban (Loire).

1° Situation. — Altitude: 500 mètres. Petite ville de 1 000 habitants, située à quarante minutes en chemin de fer de Roanne, à l'entrée d'une vallée profonde et pittoresque. Climat tempéré, frais l'été, grâce aux ombrages et au voisinage de la rivière près de laquelle se trouvent l'établissement thermal, le Casino, et l'hôtel du Grand Saint-Louis. Belles promenades et excursions. Saison du 1er juin au 1er octobre.

2° Ressources thermales. — Quatre sources débitant, par jour, 160 mètres cubes d'eau froide, très gazeuse : acide carbonique libre, 2 grammes; bicarbonate de soude, 0gr,85 ; bicarbonate de chaux, 0gr,95.

3° Modes d'emploi. — Ces eaux sont utilisées à l'intérieur et à l'extérieur :

a. *En boisson* surtout, à doses variables suivant qu'on veut obtenir un effet digestif ou déterminer la diurèse,

b. *A l'extérieur*, on donne des bains généraux ou partiels, de baignoire ou de piscine, des douches générales ou locales ; on utilise aussi l'acide carbonique en pulvérisations et inhalations.

L'action du traitement est tonique et remontante par la stimulation des divers appareils. L'acide carbonique a une action spéciale sur les voies respiratoires.

4º Adjuvants. — Hydrothérapie et balnéothérapie variées (bains salés, sulfureux, térébenthinés, étuves, sudation, massages). Électrothérapie. Cure d'air.

5º Indications thérapeutiques. — Dyspepsies hypersthéniques. Anémie, chlorose. Asthme et emphysème. Lithiases urinaire et biliaire. Certaines névroses. Certaines dermatoses liées à l'état dyspeptique.

Certaines formes de rhumatisme chronique ont été guéris par les premiers bains carbo-gazeux donnés dès 1834 avec l'eau minérale chauffée par un courant de vapeur.

Le gaz carbonique (1) est utilisé avec efficacité dans les maladies des voies respiratoires, dans certaines affections de l'utérus et de la vessie.

Le Mont-Dore (Puy-de-Dôme).

1º Voies d'accès. — Terminus d'un embranchement de chemin de fer se détachant à Laqueuille de la ligne Clermont-Ferrand à Aygurande. A 6 heures de Lyon, 9 heures de Paris, 9 h. 15 de Bordeaux, 14 heures de Marseille et de Toulouse.

2º Situation. — Petite ville de 2 000 habitants, située dans un site magnifique au pied du pic de Sancy. Altitude : 1 080 mètres. Vallée abritée, sauf à l'ouest. Climat de montagne, sans fortes chaleurs, avec matinées et soirées fraîches, et transitions brusques. Saison thermale très courte (10 juin-15 septembre). Installations confortables et parfaites comme hygiène.

3º Ressources thermales. — Onze sources, débitant 900 mètres cubes par jour, thermales et hyperthermales (38º à 47º), sont exploitées dans un établissement luxueux, très bien tenu, édifié sur des constructions romaines, à l'endroit même où elles jaillissent ; le rocher constitue même le fond de certaines piscines.

(1) On fabrique à Saint-Alban, avec le gaz naturel, des limonades et eaux gazeuses très renommées.

Minéralisation peu abondante : 2 à 3 grammes en totalité constituée par des bicarbonates alcalino-terreux, 1 gramme ; fer, 0^{gr},02 ; lithine ; chlorure de sodium, 0^{gr},35 ; silice, 0^{gr},15 à 0^{gr},16 ; arséniate de soude. 0^{gr},001. Gaz : azote, argon, hélium, et surtout acide carbonique, 0^{gr},30 à 0^{gr},70. Radioactivité, 0^{gr},66. État électrique manifeste. $\Delta = 0{,}100$.

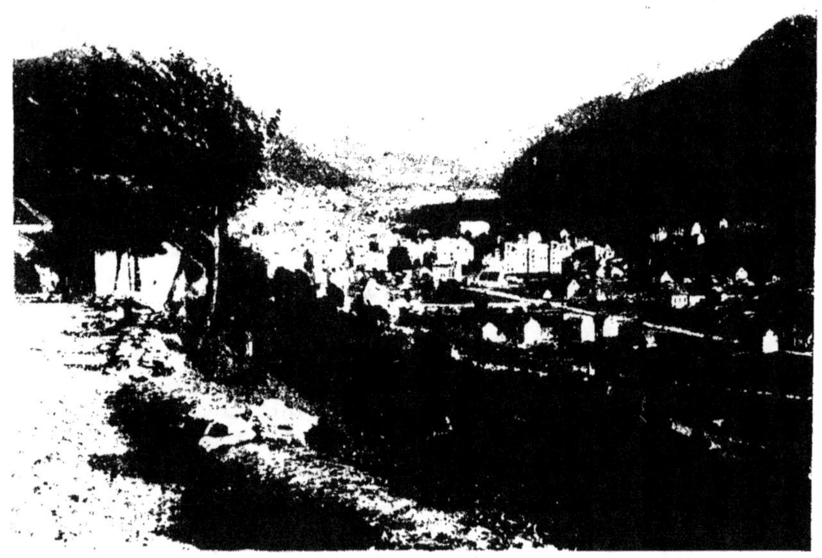

Fig. 118.

Vue générale du Mont-Dore.

4° Modes d'emploi. — Eaux utilisées en boisson et à l'extérieur :

a. *Boisson.* — Sources des *Chanteurs, César, Ramond, Boyer, Madeleine* (un demi à quatre verres par jour) très bien supportées par les hypopeptiques, amenant souvent de la constipation.

On boit encore eau de table : la source .... et guérit .... qui se .... kilomètres du Mont-Dore. et qui est lithinée et chlorurée.

b. *Pratiques externes.* — Caractérisées essentiellement par les demi-bains hyperthermaux, les bains de pieds, les inhalations.

Les *demi-bains*, pris à 39°-42°, pendant cinq à dix minutes, déterminent une rubéfaction intense des parties immergées et de la sudation. Médication très énergique amenant des réactions intenses sur le système nerveux et une décongestion notable des parties hautes (petite circulation).

Les *bains de pieds* à eau courante, à 40°, remplacent ou complètent les demi-bains.

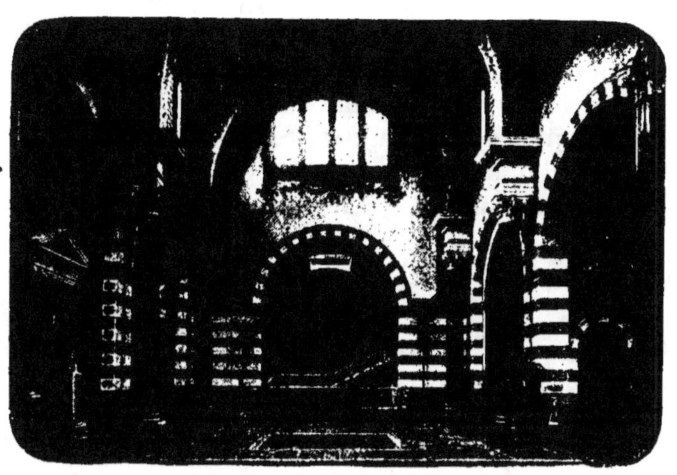

Fig. 119.

Hall de l'établissement du Mont-Dore.

Les *inhalations* se prennent dans une série de salles recevant la vapeur d'eau minérale sous forme de brouillard contenant tous les principes médicamenteux. Température fixe, échelonnée de 28° à 32° suivant les salles; durée, vingt à vingt-cinq minutes ; à la sortie, chaise à porteurs et repos dans un lit bassiné ; quelquefois en même temps que l'inhalation, on pratique la pulvérisation pharyngée.

Les pratiques accessoires du traitement sont : les bains généraux, les pulvérisations pharyngées, les gargarismes, les douches nasales, les douches nasales à gaz, qui ont une action décongestive locale.

5° Adjuvants. — Altitude (1 080 mètres), avec son action stimulante propre, augmentée encore, si l'on monte au Capucin, plateau abrité au milieu de grands bois à 1 300 mètres d'élévation (funiculaire).

6° Indications thérapeutiques :

a. *Principales.* — Les *manifestations respiratoires de l'arthritisme*, quelle qu'en soit la localisation : plus elles sont congestives, spasmodiques, plus la cure est efficace. Asthme, emphysème, bronchite surtout spasmodique (catarrhe sec de Laennec). Laryngite des arthritiques, surtout après surmenage professionnel (chanteurs, orateurs, etc.). Coryza à répétition. Rhino-pharyngite des enfants arthritiques et des adultes. Congestions pulmonaires des goutteux et des rhumatisants. Reliquats pleuro-pulmonaires des maladies infectieuses.

Tuberculose pulmonaire, à condition qu'elle évolue sur un terrain arthritique et que l'état général permette la réaction.

b. *Accessoires.* — Tous les rhumatismes. Quelques formes de diabète.

7° Contre-indications. — Traitement inutile chez : les lymphatiques, les bronchitiques avec expectoration abondante, sans spasme ni congestion associés, les tuberculeux déprimés et ceux dont le larynx est envahi.

Contre-indication formelle chez les néphrétiques, les hépatiques, les artério-scléreux à haute tension artérielle; relative chez les emphysémateux dont le cœur est insuffisant, chez les sujets très excitables supportant mal l'altitude.

La Malou ou Lamalou (Hérault).

1° Voies d'accès. — Station de la ligne de Bédarieux à Montauban, à 5 h. 15 de Toulouse, 6 heures de Marseille, 7 heures de Lyon, 9 h. 15 de Bordeaux, 15 heures de Paris.

2° Situation. — Altitude moyenne : 200 mètres. Commune située dans un vallon qui s'ouvre sur la vallée de l'Orb, au milieu des contreforts montagneux qui unissent la Montagne Noire aux Cévennes. Climat doux, pluies rares, air très pur. Chaleurs fortes en juillet et août, mais matinées et soirées fraîches. Hygiène bien observée. Eau potable très pure. Casino. Théâtre. Jeux divers. Belles promenades. Saison du 1er avril au 31 octobre. On peut facilement faire deux cures, l'une au printemps et l'autre à l'automne.

3º Ressources thermales. — Trois groupes de sources échelonnés sur une étendue de 1 300 mètres, possédant chacun un établissement : La Malou-le-Bas, La Malou-le-Centre, La Malou-le-Haut. La température et la composition chimique ne sont pas absolument identiques dans les trois groupes : d'où indications répondant aux diverses modalités des affections justiciables de La Malou. Limpides à la source, la plupart des sources se troublent à l'air et prennent un aspect louche et jaunâtre; elles tachent les parois des baignoires et les linges.

La minéralisation est constituée par des bicarbonates de soude, de chaux, de magnésie et de fer, de l'arséniate de soude, du cuivre, du nickel, du cobalt, du plomb, du strontium, du baryum, formant en somme une minéralisation totale assez complexe de $1^{gr},50$ à 3 grammes suivant les groupes.

Le plus riche est celui de La Malou-le-Bas, où les bicarbonates alcalino-terreux sont en plus grande proportion (sources *Stoline*, *Usclade*, des *Bains*, *Souveraine*, température : 25º à 50º). Les sources de La Malou-le-Centre sont plus ferrugineuses et moins alcalines (sources *Bourges*, *Nouvelle*, *Marie*, *Capus*, température : 20º à 24º). Celles de La Malou-le-Haut, plus pauvres en sels, contiennent davantage d'acide carbonique (sources des *Bains*, *Petit-Vichy*, *Moïse*, *La Mine*, *Carrière*; température : 16º à 30º). Les chiffres de CO_2 libre peuvent être représentés en moyenne dans chacun des groupes par les chiffres $0^{gr},65$, $1^{gr},15$, $1^{gr},60$. $\Lambda = 0,080$.

4º Modes d'emploi. — A la fois interne et externe :

a. *Boisson*. — Les buvettes peuvent se diviser en deux groupes : les unes reconstituantes, dont l'élément dominant est le fer (*Capus*, 0^{gr},87, *La Mine*, 0^{gr},08) ; les autres, où les principes alcalins jouent le principal rôle.

b. *Pratiques externes*. — Les plus importantes : bains de piscine, bains de baignoire à température variable et à eau courante. Douches sous toutes les formes, mais surtout en pluie fine à température moyenne, et douches chaudes sur les membres inférieurs. Bains de pieds. Étuves chauffées par la vapeur d'eau minérale. Bains et douches locales d'acide carbonique.

5° Adjuvants. — Électrothérapie. Massage. Rééducation motrice. Cures de lait.

6° Indications thérapeutiques. — Elles peuvent se résumer ainsi : *nervosisme, arthritisme, ou les deux réunis : neuro-arthritisme*. Station des douloureux, des déprimés et des impotents (Cauvy).

a. *Principales*. — Les *affections médullaires*, en premier lieu le tabes, l'ataxie locomotrice (amendement constant des troubles de la sensibilité, des douleurs fulgurantes et souvent aussi des crises gastriques; amélioration moins certaine des troubles moteurs, mais arrêt dans l'évolution de la maladie).

Paralysies fonctionnelles, affections médullaires rhumatismales infectieuses ou syphilitiques (myélites, paraplégies, sclérose en plaques, maladie de Little).

Névralgies et névrites, quelle qu'en soit l'origine (arthritisme, anémie, chlorose, épuisement, infection). Névroses (neurasthénie, hystérie, chorée, paralysie agitante).

Asthénie consécutive au surmenage moral ou physique (surtout génésique), aux convalescences de maladies graves. Spermatorrhée.

b. *Accessoires*. — Formes nerveuses de la diathèse arthritique. Rhumatismes en général. Chlorose et anémie. Complications douloureuses des affections utéro-ovariennes.

7° Contre-indications. — Affections cutanées, surtout si

l'affection nerveuse succède à la disparition de la dermatose.
Affections nerveuses coexistant avec une affection grave du
cœur. Sujets pléthoriques, enclins aux hémorragies, ayant de
l'éréthisme vénérien. Myélopathies à début apoplectiforme
ou congestif, ou encore à la période inflammatoire. Tuberculose
pulmonaire.

§ 2. — STATIONS ÉTRANGÈRES

Soultzmatt (Allemagne, Haute-Alsace).

Village des Vosges, à l'altitude de 275 mètres, à 7 kilomètres
de Rouffach, station de la ligne de Bâle à Strasbourg. Saison
du 15 mai au 30 septembre. Six sources froides, gazeuses, ayant
une minéralisation totale d'environ 2 grammes, dont $0^{gr},95$
de bicarbonate de soude, $0^{gr},75$ de bicarbonates de chaux et
de magnésie, et $1^{gr},95$ d'acide carbonique libre. Elles sont
employées en boisson et en bains. Apéritives, digestives, très
diurétiques, elles donnent facilement l'ivresse carbonique.

Leurs applications thérapeutiques sont : les *affections du
tube digestif* (dyspepsie, gastralgie) et des *voies urinaires* (catarrhes) ; la gravelle et la goutte.

ARTICLE IX

EAUX FERRUGINEUSES CARBO-GAZEUSES

§ 1. — STATIONS FRANÇAISES

Neyrac (Ardèche).

Petit bourg, dans une situation très pittoresque, sur la rive
droite de l'Ardèche, à 500 mètres d'altitude, à 10 kilomètres
de la gare de Nieigle-Prades, terminus d'un embranchement
de la ligne d'Alais au Teil. Fréquenté exclusivement par les
gens du pays. Saison du 1er juin au 30 septembre.

Plusieurs sources, dont une principale, la *Source des Bains*,
débitant 400 mètres cubes par jour, à 27°, est employée en

boisson et en bains. Elle a une minéralisation totale de 2 grammes, composée de bicarbonates alcalino-terreux (bicarbonate de soude, $0^{gr},64$; bicarbonate de chaux, $0^{gr},78$) avec $0^{gr},08$ de bicarbonate ferreux et $1^{gr},80$ d'acide carbonique libre.

Eau trop peu connue, remarquable dans les dermatoses, les rhumatismes, les névroses, l'anémie et la chlorose.

Lacaune (Tarn).

Établissement thermal très bien installé, entouré d'hôtels, de villas et maisons meublées, situé dans un beau parc, dans une région des plus agréables, à 850 mètres d'altitude. Vacherie modèle. Cure de lait. Belles promenades. Pêche. Chasse. Station climatérique. Saison du 15 avril au 15 octobre. Deux sources froides, gazeuses, contenant $0^{gr},04$ de bicarbonate ferreux et des bicarbonates terreux, employées avec avantage dans l'anémie, la chlorose, les dyspepsies, la gravelle, les dermatoses, le lymphatisme.

Sylvanès (Aveyron).

Station à 4 kilomètres d'Andabre, à l'altitude de 400 mètres, dans un beau vallon. Ressources très restreintes. Hôtel, dans l'établissement qui laisse à désirer comme installation et possède deux buvettes, quatorze cabines de bains et cinq piscines.

Quatre sources chaudes dont deux seulement utilisées : la source des *Moines* (36°) et celle des *Petites Eaux* (34°). La minéralisation totale est de $0^{gr},80$ à 1 gramme dont $0^{gr},40$ de bicarbonate de chaux, $0^{gr},25$ de chlorure de sodium et $0^{gr},06$ de bicarbonate ferreux.

Utilisées en boisson, mais surtout à l'extérieur, en bains, en douches et particulièrement en bains de piscines, elles paraissent indiquées dans les affections rhumatismales et nerveuses, et dans l'anémie.

Orezza (Corse).

1° **Situation.** — Le canton d'Orezza, dont l'altitude moyenne est de 600 mètres, est situé dans un des plus beaux sites de la Corse, au milieu de châtaigniers séculaires ; il est entouré de hautes montagnes, il possède des excursions et promenades admirables. Air sain, oxygéné, vivifiant. Communications laissant malheureusement à désirer. Saison du 15 juin au 15 septembre.

2o Ressources thermales. — Une douzaine de sources, similaires, froides, dont la principale est la *Source Départementale*, appelée dans le pays « *Sorgente sottana* », qui débite 144 mètres cubes par vingt-quatre heures. Limpide, transparente, elle a un goût ferrugineux et une saveur piquante : bicarbonate de fer, $0^{gr},12$; acide carbonique libre, $2^{gr},15$; carbonates de chaux et de magnésie, 1 gramme. $\Delta = 0,086$.

3o Modes d'emploi. — La cure consiste surtout dans la *boisson* à la dose de deux à quatre verres au début, mais pouvant être portée jusqu'à six ou huit verres.

Le traitement est complété par l'administration de bains et de douches d'eau naturelle, chaude ou froide.

4o Indications thérapeutiques :

a. *Principales*. — *Chlorose* et *anémie*, quelle qu'en soit l'origine ; *névralgies* ; troubles neurasthéniques et hystériques, surtout lorsqu'ils sont sous la dépendance de la chloro-anémie.

Dyspepsies paraissant liées à un défaut d'activité motrice ou sécrétoire des organes digestifs.

Troubles utéro-ovariens : stérilité, aménorrhée, dysménorrhée, leucorrhée, certaines métrites.

b. *Accessoires*. — Certaines affections des voies respiratoires et de l'appareil circulatoire. Certains états généraux, tels que le diabète ou le rhumatisme chronique, lorsque l'affaiblissement est très caractéristique. Paludisme. Lymphatisme. Rachitisme.

5o Contre-indications. — Les maladies aiguës du poumon, l'anémie masquant l'évolution tuberculeuse, les affections cardiaques avec poussées congestives. Effets nuls : dans les troubles gastro-intestinaux ne dépendant pas de l'anémie ; dans les affections aiguës du foie ; chez les hystériques et les neurasthéniques excitables ; chez les artério-scléreux ; enfin chez les femmes sujettes aux métrorragies, ou qui ont des fibromes ou des lésions graves de l'utérus ou des annexes.

§ 2. — STATIONS ÉTRANGÈRES

Saint-Moritz (Suisse, canton de Grisons).

1° Situation. — Les deux agglomérations de Saint-Moritz-Dorf et de Saint-Moritz-Bad qui tendent maintenant à se réunir sont situées dans la haute Engadine, près d'un petit lac, dans la vallée de l'Inn.

Altitude : 1 775 mètres, à Saint-Moritz-Bad. Climat de haute altitude, excitant et tonique. Air vif et sec. Saison du 15 juin au 15 septembre. Quelques hôtels restent ouverts toute l'année. Station climatérique. Ressources très étendues.

2° Ressources thermales. — Trois *sources* de débit restreint, extrêmement froides, de goût agréable, acidulé et astringent, utilisées surtout en boisson. Elles sont remarquables par la quantité considérable d'acide carbonique libre qu'elles contiennent : $2^{gr},55$; elles renferment $0^{gr},03$ de bicarbonate de fer, 1 gramme de bicarbonate de chaux.

3° Modes d'emploi. — En boisson et à l'extérieur :

a. *En boisson.* — L'eau est tonique, reconstituante en même temps que digestive.

b. *Pratiques externes.* — Les deux établissements du *Kurhaus* et du *Stahlbad* sont très confortables et pourvus des installations les plus modernes au point de vue balnéaire et hydrothérapique. Il existe, en outre, des salles d'inhalation, de bains de vapeur.

4° Adjuvants. — En premier lieu, les effets de la haute

altitude et de l'air sec. Installations de bains électriques, de bains de lumière, de massage, de gymnastique, etc.

5° Indications thérapeutiques. — Ce sont celles de la médication martiale : anémie, états asthéniques divers, maladies nerveuses (neurasthénie, hystérie, maladie de Basedow, hypocondrie).

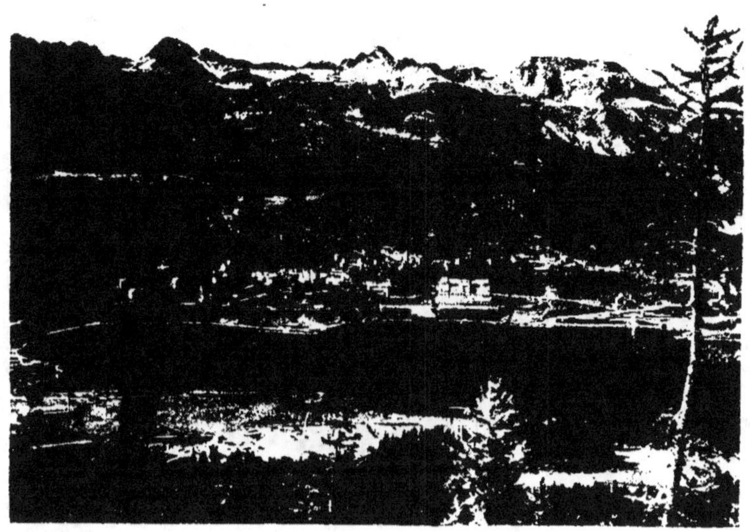

Fig. 120.
Vue générale de Saint-Moritz.

La traitement a aussi une action favorable sur les affections cararrhales diverses (estomac, intestin. vessie, utérus), sur le diabète, l'albuminurie atonique. la scrofule, et même le rhumatisme et la goutte.

6° Contre-indications. — Celles de la médication ferrugineuse et de l'altitude trop forte (nerveux, excitables, anémiques albuminuriques).

Spa (Belgique, province de Liège).

1° Situation. — Petite ville dans une jolie vallée entourée de montagnes boisées, à une altitude de 250 mètres environ. Ressources très étendues. Hôtels nombreux et très confortables. Concerts. Théâtres. Casino. Courses. Belles promenades et excursions. Saison du 15 mai au 15 octobre.

2° Ressources thermales. — Huit sources froides, dont

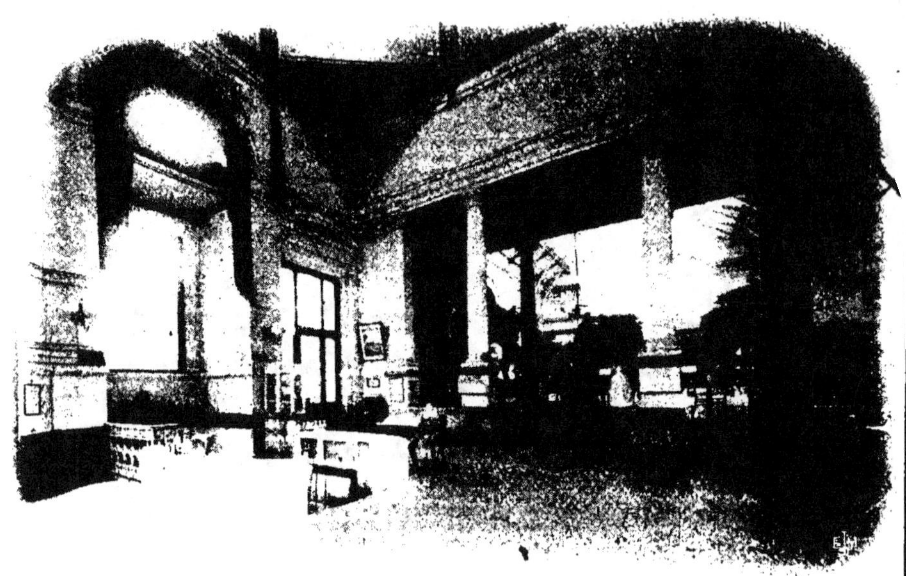

Fig. 121.
Spa. buvette du Pouhon de Pierre-le-Grand.

la plus connue est le *Pouhon de Pierre-le-Grand*, limpide, laissant échapper des bulles de gaz en grand nombre, d'une saveur piquante. Minéralisation composée de bicarbonates alcalino-terreux en faible proportion, et de 0^{gr},19 de bicarbonate de fer ; acide carbonique libre, 2^{gr},55. Certaines sources ont une faible odeur d'hydrogène sulfuré. $\Delta = 0{,}040$.

3° Modes d'emploi. — En boisson et à l'extérieur, dans un établissement thermal qui compte parmi les mieux aménagés et les plus confortablement installés, présentant toutes les ressources de la balnéothérapie moderne.

a. En *boisson*. — On utilise surtout le *Pouhon de Pierre-le-Grand* et le *Pouhon du Prince de Condé*, sources situées toutes deux dans la ville ; on commence par de petites quantités et on ne dépasse généralement pas 900 grammes.

b. *Pratiques externes*. — Les principales sont les bains carbogazeux, les bains de boue préparés avec de la tourbe mélangée à l'eau de la source *Marie-Henriette* ; les douches de toutes sortes, les bains de vapeur, les bains turcs, la piscine de natation.

4° Adjuvants. — Toutes les pratiques physiologiques, le massage, la gymnastique, la cure de terrain, etc.

5° Indications thérapeutiques. — Celles de la médication ferrugineuse en général : anémie, convalescences prolongées ; atonie liée à divers états nerveux ; dyspepsies ; affections utérines.

Les bains carbo-gazeux s'adressent aux cardiaques, aux intoxiqués, aux épuisés ; les bains de boue aux rhumatisants, aux nerveux.

Pyrmont (Allemagne, principauté de Waldeck).

Petite ville élégante sur l'Emmer, dans une vallée entourée de collines boisées, à 120 mètres d'altitude. Climat rude, venteux, pluvieux. Installations confortables. Saison du 15 juin au 15 septembre.

Deux groupes de sources : 1° sources ferrugineuses bicarbonatées, très gazeuses, froides, dont la principale, la *Stahlbrunnen*, renferme 1 gramme de bicarbonate de chaux, et $0^{gr},05$ de bicarbonate de fer, avec $2^{gr},50$ d'acide carbonique libre ; $\Delta = 0,072$; 2° sources chlorurées sodiques, dont la principale, la *Salzbrunnen*, renferme $6^{gr},50$ de chlorure de sodium, $1^{gr},20$ de chlorure de magnésium, avec $1^{gr},40$ d'acide carbonique libre ; $\Delta = 0,072$.

Ces eaux sont utilisées en boisson, surtout les eaux ferrugineuses ; les bains d'eau salée sont souvent additionnés d'eaux mères. Établissements très bien installés.

Les indications thérapeutiques sont celles des eaux ferrugineuses et celles de la médication salée.

Schwalbach (Allemagne, province de Hesse-Nassau).

Petite ville du Taunus, voisine de Wiesbaden et d'Ems, entourée de montagnes boisées, à l'altitude de 300 mètres. Climat tonique, mais froid et variable. Hôtels et maisons meublées. Saison du 1er juin au 30 septembre.

Eaux limpides, de saveur acidulée, un peu atramentaire, froides, exploitées dans plusieurs établissements. La plus employée, la *Weinbrunnen* (ainsi nommée parce que l'acide carbonique qu'elle contient produit une sorte d'ivresse lorsqu'on en abuse), renferme $0^{gr},05$ de bicarbonate de fer, des bicarbonates de chaux, de magnésie et de soude, et $1^{gr},75$ d'acide carbonique libre. $\Delta = 0,075$.

Les indications thérapeutiques sont : la chlorose, l'anémie, les convalescences lentes, les épuisements de causes diverses. *Cure complémentaire* de traitements thermaux divers.

Recoaro (Italie, province de Vicence).

Petite ville de 6 000 habitants, à 460 mètres d'altitude, à 44 kilomètres de la gare de Vicence. Situation pittoresque dans une étroite vallée. Climat doux, agréable, salubre, sans brusques variations. Établissement d'aspect grandiose, bien installé, tant au point de vue des services balnéaires que des logements, autour duquel sont groupés de grands hôtels, de jolies villas, un beau Casino. Hôpital militaire. Hôpital civil. Saison : juin septembre.

Six sources principales, froides, claires, limpides, laissant échapper des bulles de gaz, plus ou moins acidulées ou styptiques suivant les sources. Minéralisation : source *Capitello*, acide carbonique libre $1^{gr},40$, carbonate de fer $0^{gr},04$, carbonates de chaux et de magnésie 0gr,50 ; source *Lelia*, acide carbonique libre 1gr,45, carbonate de chaux 0gr,70, carbonate de fer 0gr,04, sulfates de chaux et de magnésie 2 grammes.

Eaux utilisées en boisson et à l'extérieur (bains, douches, applications de boues ferrugineuses), ayant une action excitante, tonique et reconstituante, plus ou moins laxative: les plus chargées en sulfates sont lourdes à l'estomac.

Les indications thérapeutiques sont l'anémie et tous les états pathologiques s'y rattachant. Affections de l'appareil digestif. Engorgements du foie et de la rate d'origine paludéenne. Certaines névroses.

ARTICLE X

EAUX FERRUGINEUSES BICARBONATÉES, CRÉNATÉES, SULFATÉES, PEU OU PAS GAZEUSES

STATIONS FRANÇAISES

Forges-les-Eaux (Seine-Inférieure).

Station de la ligne Paris-Dieppe, dans la verte vallée de Bray, à l'altitude de 120 mètres. Climat doux et sain, assez pluvieux. Station paisible. Hôtels et maisons meublées. Saison du 15 juin au 15 septembre. Trois sources froides : *Royale*, *Reinette*, *Cardinale* (en souvenir de la visite de Louis XIII, Anne d'Autriche et Richelieu), réunies dans un réservoir commun, minéralisées par 0gr,10 de crénate de protoxyde de fer (O. HENRY), ou par 0gr,012 de bicarbonate ferreux (*École des Mines*). Limpides, et inodores, ne dégageant pas de gaz, elles ont une saveur fraîche et un peu atramentaire. $\Delta = 0{,}025$.

L'établissement thermal est situé au milieu d'un parc traversé par l'Andelle. Il comprend, outre la Buvette, des cabinets de bains, deux piscines, des cabinets de douches, une salle d'inhalation. L'eau est très bien supportée par les sujets les plus irritables et est utile chez les nerveux et les tuberculeux (CAULET). Elle convient surtout lorsque les voies digestives sont débilitées par de longues fièvres ou des hémorragies passives.

Les indications thérapeutiques sont : les dyspepsies ; la diarrhée ; la dysenterie chronique ; les gastralgies ; les entéralgies ; les vomissements nerveux ; les anémies liées aux affections utérines ; le nervosisme.

Provins (Seine-et Marne).

Établissement thermal pourvu d'une buvette, de salles de bains et d'une installation hydrothérapique, alimenté par des sources froides recueillies dans un puits, ayant $0^{gr},076$ d'oxyde de fer (correspondant à $0^{gr},11$ de carbonate ferreux).

Château-Gontier (Mayenne).

Établissement comprenant une buvette, des cabinets de bains et de douches et une installation hydrothérapique, alimenté par une source qui contiendrait $0^{gr},10$ d'oxyde de fer carbonaté, crénaté et apocrénaté.

La Bauche (Savoie).

Source froide qui sourd dans le parc du château de la Bauche. Hôtel. Quelques maisons meublées. Elle contient près de $0^{gr},08$ de bicarbonate ferreux et est utilisée contre la chlorose et l'anémie.

Charbonnières (Rhône).

Établissement bien installé, comprenant une buvette, des chambres de bains, des douches, une grande et une petite piscine, alimenté par deux sources contenant $0^{gr},04$ de bicarbonate ferreux, utilisées dans les anémies, la chlorose, les dyspepsies chez les anémiques.

Rennes (Aude).

Village situé sur les deux rives de la Salz, affluent de l'Aude, dans une gorge pittoresque, à l'altitude de 320 mètres, à 10 kilomètres en voiture de la gare de Couiza-Montazels, ligne de Carcassonne à Quillan. Fréquenté par les gens de la région. Installations modestes.

Trois établissements alimentés par trois groupes de sources très différentes : 1º des sources thermales peu minéralisées, d'une température de 39º à 46º; 2º des sources ferrugineuses ayant une composition toute spéciale, car elles sont minéralisées par du sulfate d'alumine et de l'acide sulfurique libre (sulfate ferreux, 0^{gr},15; acide sulfurique libre, 0^{gr},17); 3º une eau chlorurée sodique, formée de plusieurs sources qui se jettent dans la rivière de la Salz, laquelle, à son passage à Rennes, renferme par litre 2 grammes de chlorure de sodium. Effets sédatifs, stimulants, résolutifs, toniques et reconstituants suivant les sources employées.

Les maladies ordinairement traitées à Rennes sont le *rhumatisme* et la *scrofule* dans leurs diverses manifestations.

Casteljaloux (Lot-et-Garonne).

Établissement alimenté par deux sources froides dont la principale possède près de 0^{gr},05 de carbonate et crénate ferreux.

Ogeu (Basses-Pyrénées).

Petit établissement alimenté par une source légèrement ferrugineuse (0^{gr},006 de bicarbonate de fer).

Sentein (Ariège).

Petit établissement alimenté par une source froide, contenant près de 0^{gr},06 de sesquioxyde de fer.

CHAPITRE III

EAUX MIXTES OU DICHRÉMATIQUES

Dans cette catégorie se placent les stations dont les sources ont leur minéralisation caractérisée par deux éléments prépondérants qui confondent et superposent leur action.

ARTICLE PREMIER

EAUX CHLORURÉES SODIQUES CARBO-GAZEUSES

§ 1. — STATIONS FRANÇAISES

Bourbon-l'Archambault (Allier).

1º Voies d'accès. — A 22 kilomètres de Moulins par le chemin de fer économique de Moulins à Cosne-sur-l'Oil. A 4 h. 30 de Lyon, 5 heures de Paris, 9 heures de Bordeaux, 9 h. 30 de Marseille, 14 h. 45 de Toulouse.

2º Situation. — Altitude : 260 mètres. Chef-lieu de canton de près de 4 000 habitants. Pays riant, accidenté, fertile surtout en pâturages. La ville thermale est située dans une vallée orientée du sud-sud-ouest au nord-nord-est. Climat tempéré, sédatif. Air fréquemment renouvelé par le vent d'ouest. Hygiène parfaite. Eau potable excellente, exempte de tout germe. Casino. Théâtre. Belles promenades aux étangs et forêts du voisinage. Saison du 15 avril au 15 octobre.

3º Ressources thermales. — Une seule source thermale,

52°,5, avec un débit de 1 200 mètres cubes par vingt-quatre heures, captée dans une enceinte romaine, recouverte de trois puits où l'on voit un bouillonnement constant dû aux nombreuses bulles d'acide carbonique et d'azote qui viennent crever à la surface. Claire et limpide, l'eau devient louche si on la laisse se refroidir dans un récipient quelconque, et sa surface se recouvre d'une pellicule de carbonate de chaux ; des conferves abondantes se développent sur les parois des bassins.

La minéralisation totale est de 4^{gr},35 par litre, à base de chlorure de sodium, 2^{gr},25, et de bicarbonates divers, 1^{gr},35,

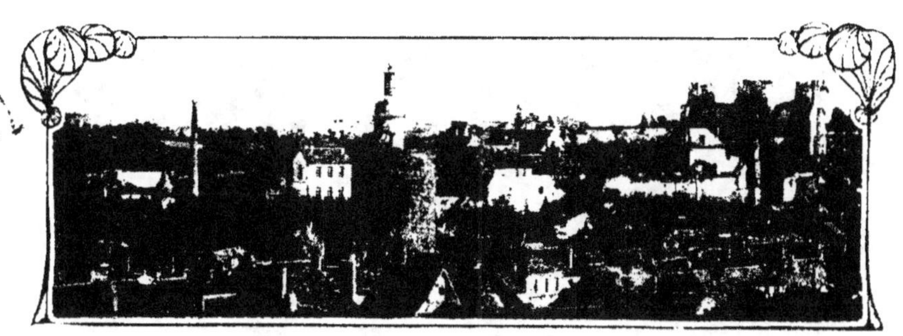

Fig. 122.

Vue générale de Bourbon-l'Archambault.

avec de faibles quantités de silice, d'iodure, de bromures, de lithine. Radioactivité des gaz : 0,17 à l'émergence. Les gaz spontanés présentent la composition suivante en volume : acide carbonique. 49,81 p. 100 ; azote, 48,96 p. 100 ; oxygène, 0,20 p. 100 ; gaz rares, 1,03 p. 100, dont hélium 0,58, argon 0,45.

Indépendamment de la source thermale, deux sources froides dépendent de la station : celle de *Jonas*, carbonatée ferrugineuse et magnésienne, employée en boisson et transformée en eau purgative artificielle ; celle de *Saint-Pardoux*, située à 15 kilomètres de Bourbon, acidulée, gazeuse, silicatée, excellente eau de table bue sur place et exportée. Toutes les deux ont une radioactivité très notable (2,55 à l'émergence).

4° Modes d'emploi. — Ils sont mixtes :

a. *En boisson.* — L'eau de la source thermale est prescrite à la dose de trois à quatre verres.

b. *Traitement externe.* — De beaucoup le plus important, il est administré sous forme de bains en baignoire ou en piscines, de douches locales ou générales, de douches ascendantes, d'étuves ou de douches-massages. Tous ces services sont alimentés par l'eau thermale sans aucun mélange d'eau ordinaire.

L'établissement thermal, reconstruit en 1885 par l'État,

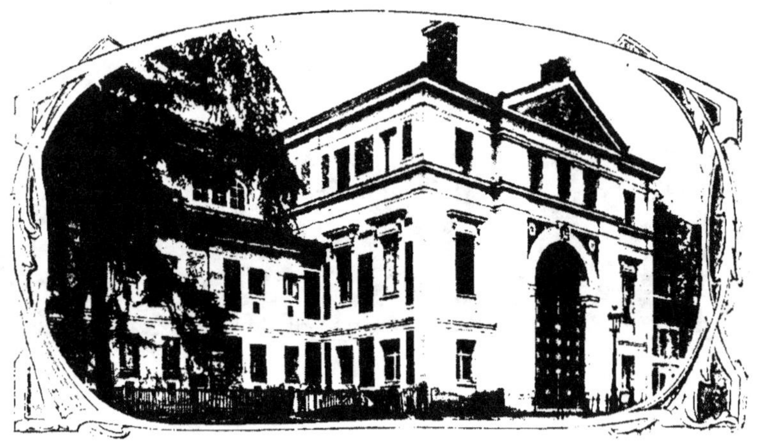

Fig. 123.

Établissement thermal de Bourbon-l'Archambault.

est un des plus beaux qui existent en France. Il renferme soixante-quatre cabinets pourvus chacun d'une piscine avec appareil à douche ou d'une baignoire, quatre salles de douches spéciales, deux très vastes piscines de natation, des salles de bains de vapeur et de pulvérisation.

5° Indications thérapeutiques. — Action spéciale sur les échanges organiques, la nutrition et le système nerveux ; médication indiquée dans la diathèse arthritique, la scrofule et la syphilis, les paralysies, les affections chirurgicales et certaines affections gynécologiques.

a. *Principales*. — Les *rhumatisants* forment la majeure partie des baigneurs ; on obtient des succès particulièrement remarquables dans le traitement du rhumatisme noueux, polyarthrite déformante ou goutte des femmes.

L'action de ces eaux n'est pas moins manifeste dans les *maladies du système nerveux*, qu'il s'agisse de névralgies sciatiques rebelles ou de névralgies faciales, intestinales ou scapulaires. Les myélites systématisées ou diffuses, les névrites périphériques ou généralisées, de même que les *paralysies d'origine cérébrale*, sont aussi justiciables du traitement. La paralysie spinale infantile est heureusement influencée, et la guérison survient après plusieurs cures.

Les *affections chirurgicales* osseuses, articulaires, constituent une indication formelle, quand, toute période aiguë ayant cessé, des raideurs articulaires, des épanchements, des douleurs persistent. C'est pour cette raison que l'administration de la Guerre entretient à Bourbon un *hôpital militaire*.

b. *Accessoires*. — Le lymphatisme et la scrofule ; certaines affections gynécologiques (aménorrhée, dysménorrhée, métrites), la présclérose, les cardiopathies rhumatismales, la syphilis cérébrale et les affections syphilitiques.

6° Contre-indications. — Les affections aiguës ou fébriles ; les lésions cardiaques, avancées ou chez les personnes âgées ; la tuberculose à marche rapide, hémorragique ; la goutte. L'âge n'est pas une contre-indication, et beaucoup de vieillards retirent les plus grands avantages d'une cure bien dirigée.

Salins-Moutiers (Savoie).

1° Situation. — Altitude : 490 mètres. Établissement à $1^{km},500$ de Moutiers, station terminus d'un embranchement de la ligne de Culoz à Modane, dans l'étroite vallée du Doron. Vallée orientée nord-sud. Climat chaud en été, avec matinées et soirées très fraîches. L'établissement est relié par un tramway électrique à la station de Brides qui est à $1^{km},500$. Saison du 1er juin au 30 septembre.

2° Ressources thermales. — Deux sources, 33° et 36°,5, débitant ensemble plus de 5 800 mètres cubes; véritable mer thermale dans les Alpes (LANDOUZY). Eau claire, incolore, traversée par des bulles de gaz, ayant un goût salé, piquant.

Minéralisation totale: 16 grammes par litre, dont 12^{gr},50 de chlorure de sodium, 4 grammes de sulfates, 0^{gr},0007 d'arséniate de soude. Gaz : azote, acide carbonique, 0^{gr},38. Gaz rares, 0,77 p. 100, dont 0,21 d'hélium (MOUREU). Les eaux mères, employées dans certains cas, renferment 75 grammes de sels par litre. L'eau laisse déposer une boue ocreuse, riche en sels de fer et en arsenic ; radioactivité, 0,33 d'après LABORDE. $\Delta = 0,895$.

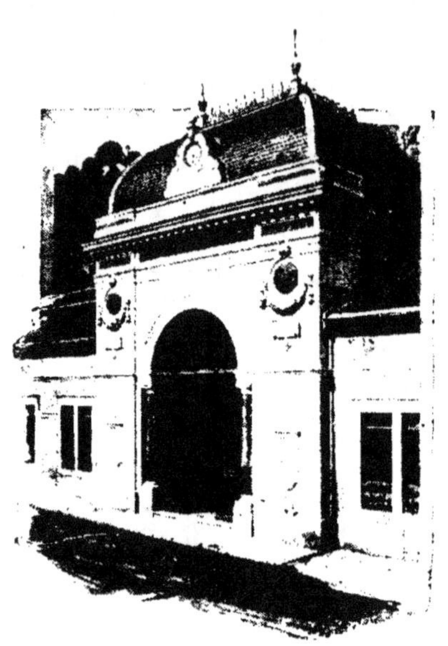

Fig. 124.

Portail de l'établissement de Salins-Moutiers.

3° Modes d'emploi. — En boisson et à l'extérieur :

a. *En boisson*, à la dose de 300 à 400 grammes.

b. *A l'extérieur* surtout, en *bains à eau courante*, de piscines ou de baignoires, véritables bains carbo-gazeux ; en douches générales, en douches vaginales de thermalité et pression variables ; en irrigations nasales ; en pulvérisations ; en applications locales de boues.

4° Adjuvants. — Massage. Gymnastique suédoise. Facilité d'une cure combinée avec celle de Brides.

5° Indications thérapeutiques :

a. *Principales.* — Toutes les *manifestations de la scrofule, du lymphatisme, du rachitisme*. Tuberculoses externes. Paralysies infantiles. Déviations vertébrales.

Affections génécologiques : métrites, périmétrites, fibromes, salpingo-ovarites congestives, aménorrhée, dysménorrhée, stérilité.

Suites de traumatismes : cals douloureux, blessures anciennes.

b. *Accessoires*. — Affections cardiaques : lésions mitrales, myocardites chroniques, surcharge graisseuse. Affections génito-urinaires de l'homme : urétrite chronique, spermatorrhée, impuissance.

6° Contre-indications. — Eréthisme. Grande excitabilité. Tuberculose pulmonaire. Pléthore. Tendance aux congestions. Cardiopathies décompensées. Artério-sclérose. Lésions aortiques. Albuminurie.

§ 2. — STATIONS ÉTRANGÈRES

Kissingen (Allemagne, Bavière).

1° Situation. — Terminus d'un embranchement partant de Francfort par Wurtzbourg, et située à 200 mètres d'altitude, dans une vallée fertile entourée de coteaux boisés, cette station est une des plus importantes d'Allemagne. C'est une de celles où l'on comprend le mieux ce que doit être une cure thermale. Ressources très étendues. Hôtels. Maisons particulières. Kursaal. Promenades intéressantes et variées. Climat doux, tempéré, légèrement stimulant, semblable à celui de Paris (LABAT). Saison du 1er mai au 30 septembre.

2° Ressources thermales. — Cinq sources froides, situées les unes dans l'intérieur de la ville, les autres à peu de distance. Les plus importantes sont les sources *Rakoczy* et *Pandur*, exclusivement réservées à la boisson. La première contient, pour une minéralisation totale de $8^{gr},55$, $5^{gr},80$ de chlorure de sodium, 1 gramme de sulfates de chaux et de magnésie, 1 gramme de carbonate de chaux. La proportion d'acide carbonique libre s'élève au chiffre de $1^{gr},90$. Aussi voit-on se dégager de la surface de la source de nombreuses bulles de gaz, et la saveur est-elle acidule en même temps que salée. $\Delta = 0,470$ (*Rakoczy*), 0,435 (*Pandur*).

Les autres sources sont analogues et toutes très gazeuses ; la source *Maxbrunnen*, qui sert d'eau de table, n'a que $2^{gr},30$ de chlorure de sodium ($\Delta = 0,340$) ; les sources *Soolsprudel* et *Schœnbornsprudel*, qui servent pour les bains, en renferment, au contraire, 11 grammes environ. Ces eaux sont ferrugineuses : 0,03 à 0,04 de bicarbonate de fer. L'eau mère des salines contient 330 grammes de sels par litre, dont 120 grammes de chlorure de sodium, $1^{gr},30$ de bromure de magnésium et 4 grammes de chlorure de lithium.

3° Modes d'emploi. — Ces eaux sont utilisées à l'intérieur et à l'extérieur.

a. *Boisson.* — C'est le fond du traitement : les plus fréquemment employées sont les sources *Rakoczy* et *Pandur* ; la *Maxbrunnen* est réservée aux sujets débilités. Le pavillon des deux premières communique avec une des principales rues de la ville par une *Trinkhalle*, l'*Arcadenbau*, galerie couverte de 600 mètres de longueur. L'eau est laxative, purgative, très diurétique ; elle modifie les sécrétions biliaire et intestinale, accélère la circulation abdominale, augmente l'appétit ; néanmoins, on observe constamment de l'amaigrissement. L'acide carbonique donne souvent lieu à de l'ivresse passagère.

Les effets peuvent être augmentés par le *Bitterwasser*, eau obtenue par concentration de l'eau de *Soolsprudel* et qui renferme 5 grammes de sulfate de magnésie, 6 grammes de sulfate de sodium, 7 grammes de chlorure de sodium, 4 grammes de chlorure de magnésium.

b. *Pratiques externes.* — Elles constituent un complément de cure très varié : bains de baignoire, bains de piscine, bains à la lame. *Wellnbad* ; ces bains se prennent dans de petites piscines à la température prescrite, au moment de sortir, on ouvre la vanne de la vague, une masse énorme d'eau froide vient frapper le corps et la température du bain s'abaisse instantanément de 34° ou 35° à 10° ou 11° ; douches variées ;

bains de vapeur, bains d'acide carbonique, bains d'eaux mères, bains de boue ; inhalations des vapeurs salines. Ces différents traitements sont administrés dans trois établissements fort bien aménagés. Deux sont dans la ville, le troisième à 2 kilomètres ; ce dernier est le plus ancien ; il est situé près des bâtiments de graduation où l'on fait des inhalations d'air salin.

4° Adjuvants. — Cure de petit-lait. Réglementation minutieuse de la vie du baigneur à laquelle tout le monde se conforme strictement, au point de vue des heures de lever et de coucher, de l'alimentation, de l'exercice, de l'administration du traitement des distractions. Établissements de physiothérapie des mieux installés. Maisons importantes de diététique.

5° Indications thérapeutiques. — D'une façon générale, les sujets à nutrition faible et languissante que l'on désire tonifier. *Affections du tube digestif et de ses annexes* : dyspepsie, congestion du foie, calculs biliaires, stase veineuse et pléthore abdominale, constipation habituelle. Obésité. Scrofule. Affections de l'utérus et des annexes chez les femmes lymphatiques, anémiques, atones. Rhumatismes chroniques. Dermatoses. Certaines affections nerveuses périphériques.

6° Contre-indications. — Goutte. Prédisposition aux congestions. Affections du cœur et des gros vaisseaux. Tuberculose.

Nauheim et Schwalheim (Allemagne, duché de Hesse).

1° Situation. — Petite ville sur la ligne de Francfort à Cassel, à 150 mètres d'altitude. Climat doux et tempéré. Ressources étendues. Installations confortables. Magnifique *Kursaal*. Belles promenades. Saison du 1er juin au 30 septembre.

2° Ressources thermales. — Neuf sources principales, d'un débit considérable, d'une température échelonnée entre

10° et 34°, contenant de 11 à 27 grammes de chlorure de sodium 0^{gr},50 à 3 grammes de chlorure de calcium, 0^{gr},50 à 2^{gr},50 de bicarbonate de chaux et de 0^{gr},70 à 1^{gr},90 d'acide carbonique libre.

A 2 kilomètres se trouve la source froide de *Schwalheim*, très fréquentée par les baigneurs de Nauheim et qui est chlorurée, ferrugineuse, bicarbonatée, très gazeuse : chlorures, 1^{gr},40; bicarbonates, 0^{gr},90. Acide carbonique libre, 3^{gr},25. $\Delta = 1,045$.

3° Modes d'emploi. — La cure est à la fois interne et externe :

a. *Boisson.* — Les sources *Kurbrunnen* et *Karlsbrunnen*, très rapprochées l'une de l'autre, sont employées exclusivement en boisson, ainsi que la *Ludwigsbrunnen* et la *Schwalheimer Brunnen* ; elles sont laxatives et même purgatives, eupeptiques et toniques.

b. *Pratiques externes.* — Les autres sources, situées dans le grand parc de l'établissement, où la *Friedrich-Wilhemm* s'élance en une gerbe écumante de 20 mètres de hauteur, sont employées en bains de diverses sortes : bains dépourvus de CO^2 (solbäder) ; bains donnés avec l'eau recueillie dans des bassins ouverts, n'ayant que de peu de CO^2 (thermalbäder) ; bain venant de bassins fermés et possédant presque tous le CO^2 de l'eau (thermalsprudelbäder) ; bains venant directement de la source et possédant le maximum de CO^2 (sprudelbäder). Ces trois derniers peuvent être par un dispositif spécial donnés à eau courante (strombäder). Les autres applications de l'eau sont les douches, les inhalations, les douches d'acide carbonique. Dans certains cas, les bains sont additionnés d'eaux mères. L'eau mère renferme 9 grammes de chlorure de sodium, 35 grammes de chlorure de magnésium et 300 grammes de chlorure de calcium. Établissements très bien installés. Magnifique *Trinkhalle* de 10 mètres de longueur. L'eau agit vivement sur la peau, et produit parfois une révulsion dont il importe de bien surveiller le degré. On observe souvent une poussée érythémateuse ou vésiculeuse ; les degrés de salure et de gaz doivent être dosés avec soin.

4º Indications thérapeutiques. — Avant tout, la *scrofule* dans ses manifestations superficielles, cutanées et muqueuses. *Dermatoses* peu irritables chez les lymphatiques. *Affections gynécologiques. Rhumatismes chroniques*, articulaire et musculaire. *Affections nerveuses*, névroses, neurasthénie, ataxie. *Etats asthéniques*, faiblesse générale, atonie, anémie.

On a voulu faire de Nauheim la station par excellence des *cardiopathes* et la recommander dans tous les cas. Les effets bien étudiés des bains carbo-gazeux sur la tension vasculaire permettent de comprendre l'action de ces eaux; dans les lésions fonctionnelles du cœur, les névroses, les palpitations, les troubles de compensation d'intensité moyenne, l'insuffisance de fonctionnement dans les affections valvulaires.

5º Contre-indications. — Goutte. Tuberculose. Tendance aux congestions. Faiblesse cardiaque notable. Troubles graves de la compensation.

Wiesbaden (Allemagne, province de Hesse-Nassau).

1º Situation. — Ville de 108 000 habitants, sur la ligne de Francfort-Coblence, à l'altitude de 120 mètres. Situation très agréable dans une vallée entourée de collines qui l'abritent des vents. Climat doux en hiver, chaud en été. Ressources très étendues. Installations très confortables. Distractions de toutes sortes. *Kurhaus* très bien aménagé, communiquant par une longue galerie, la *Trinkhalle* avec le *Kochbrunnen*. Deux établissements très luxueux, l'*Alder-Badhaus* et le *Radium-Emanatorium*. L'eau des diverses sources se rend, en outre, dans les hôtels qui possèdent un grand nombre de baignoires, plus de 1 000 dans la station. Nombreux instituts de physiothérapie et de diététique. Saison toute l'année.

2º Ressources thermales. — Sources très nombreuses,

dont les principales sont le *Kochbrunnen* et l'*Adlerquelle*, toutes très chaudes, 35° à 69°, à l'exception d'une qui est froide : elles débitent ensemble 2 000 mètres cubes par jour.

Eau limpide, d'un goût salé faible. Le *Kochbrunnen* a une minéralisation de 8^{gr},60, dont 6^{gr},80 de chlorure de so-

Fig. 125.

Wiesbaden, le Kurhaus du côté du lac.

dium. Acide carbonique libre, 0^{gr},70. Au contact de l'air, l'eau laisse déposer un sédiment ocreux. $\Delta = 0{,}483$.

3° Modes d'emploi. — À la fois internes et externes :

a. *Boisson*. — La *Kochbrunnen* est pour ainsi dire la seule source employée en boisson ; elle est diurétique et laxative en même temps que tonique et stimulante des sécrétions des muqueuses.

b. *A l'extérieur.* — Toutes les sources sont employées en bains, en douches de vapeur, en bains carbo-gazeux, en bains de boue, en inhalations, en fomentations et en bains renforcés par le dépôt ocreux des griffons. Les bains ont une action excitante, résolutive, favorisant la disparition des exsudats, des engorgements.

4º Adjuvants. — Nombreux instituts diététiques, physiothérapiques et autres.

5º Indications thérapeutiques. — Le *rhumatisme chronique* et la *goutte atonique* forment le principal contingent des affections soignées à Wiesbaden. Névralgies. Sciatique. Paralysies. Scrofule. Affections chirurgicales.

Par l'usage interne : *Affections catarrhales des muqueuses* respiratoire, gastrique, intestinale. Congestion du foie. Pléthore abdominale. Cystites.

6º Contre-indications. — Affections cardiaques. Tendance aux congestions. Goutte aiguë. Tuberculose.

Hombourg (Allemagne, province de Hesse-Nassau).

1º Situation. — Petite ville de 14 000 habitants, station terminus de la ligne de Francfort à Hombourg, à 200 mètres d'altitude. Climat assez doux, sec, stimulant. Ressources très étendues, hôtels, maisons meublées. Kursaal. Belles promenades. Saison du 15 mai au 15 octobre.

2º Ressources thermales. — Sept sources froides, dont la plus connue est l'*Elisabethbrunnen*, plus ou moins gazeuses ; deux sont à la fois chlorurées et ferrugineuses : la *Stalhbrunnen*, désagréable à boire, et la *Luisenbrunnen* : chlorure de sodium, 3 à 10 grammes par litre ; acide carbonique libre, $1^{gr},95$ à $2^{gr},85$; bicarbonate de fer, $0^{gr},10$ dans la *Stalhbrunnen*, et $0^{gr},06$ dans la *Luisenbrunnen*. $\Delta = 0,217$ (*Luisen*) ; 0,627 (*Elisabeth*).

3° Modes d'emploi. — Eaux utilisées surtout en *boisson* (*Elisabethbrunnen*). A l'extérieur, bains chauffés par la vapeur dans des baignoires à double fond, douches, bains de vapeur. On ajoute souvent de l'eau mère de Nauheim.

4° Adjuvants. — La diététique est très en honneur à Hombourg ; maisons de régimes ; cartes de régimes dans les hôtels. Cure consistant parfois uniquement dans le régime.

Bains de lumière. Massage. Bains d'aiguilles de sapin.

5° Indications thérapeutiques. — La cure de Hombourg, chlorurée sodique, tonique par son fer, s'adresse surtout aux *affections des viscères abdominaux*, chez les lymphatiques surtout : dyspepsie avec constipation, constipation chronique, pléthore abdominale, hémorroïdes, congestion du foie, calculs biliaires; et à l'*anémie* avec constipation, avec obésité. Elle est indiquée aussi dans la goutte atonique, dans la scrofule (bains avec eau mère), dans les affections utérines, dans la bronchite chronique, conséquences de stase veineuse.

Soden (Allemagne, province de Hesse-Nassau).

Station terminus d'un embranchement de la ligne Francfort-Wiesbaden, à l'altitude de 145 mètres, sur le versant méridional du Taunus. Climat doux, régulier, sédatif, un peu chaud l'été. Saison mai-octobre.

Sources très nombreuses, échelonnées entre 15° et 29°, ayant une minéralisation en chlorure de sodium allant de $0^{gr},20$ à $14^{gr},50$ de chlorure de sodium par litre. Ces eaux, surtout les plus minéralisées, sont gazeuses : $1^{gr},50$ à $2^{gr},95$ d'acide carbonique libre. $\Delta = 0,945$.

On utilise également la source ferrugineuse de *Neuenhain*, située à vingt minutes de Soden et qui contient $0^{gr},04$ de carbonate de fer et $2^{gr},50$ d'acide carbonique.

L'eau employée en *boisson* est, suivant la dose, laxative ou purgative. Elle excite l'appétit et stimule les sécrétions intestinales. Elle est également administrée en *bains*.

Les indications thérapeutiques sont : Scrofule ; Anémie ; Faiblesse ; Nervosisme ; Affections de l'utérus et des annexes ; Affections de l'estomac, dyspepsie, catarrhe chronique ; Catarrhes des voies respiratoires ; Tuberculose pulmonaire chez les sujets délicats, excitables.

Œynhausen ou Rehme Œynhausen
(Allemagne, Wesphalie).

Petite ville située dans un vallon fertile, sur la ligne Colo gne Berlin. Climat frais et doux, un peu humide. Établissements ouverts toute l'année, mais surtout du 15 mai au 30 septembre.

Sources de chloruration diverse : les unes, utilisées surtout en boisson, froides, ayant environ 15 grammes de chlorure de sodium par litre, sont peu gazeuses ; les autres, employées en bains, chaudes, 25° à 33°, contiennent 30 à 40 grammes de chlorure de sodium ; la plus salée atteint même 85 grammes de chlorure de sodium. Acide carbonique abondant, jusqu'à 2 grammes par litre.

Installations balnéaires excellentes, permettant de donner des bains à des degrés divers de concentration saline et gazeuse. Hydrothérapie sous toutes ses formes. Inhalations dans un établissement spécial, et aussi, près des bâtiments de graduation.

Indications des eaux chlorurées gazeuses : anémie ; lymphatisme ; scrofule surtout chez les jeunes sujets ; certaines formes de rhumatisme et de goutte ; catarrhes des voies respiratoires ; affections utérines.

Traitement des affections du cœur semblables à celui de Nauheim. Réputation particulière dans les affections nerveuses organiques, en particulier le tabes et dans les névralgies.

Heilbrunn (Allemagne, Bavière Supérieure).

Source froide exploitée dans un établissement modeste. Elle contient 4 grammes de chlorure de sodium et possède $0^{gr},70$ d'acide carbonique libre. Ce qui la rend intéressante, c'est sa teneur en bromure de sodium, $0^{gr},06$, et surtout en iodure de sodium, $0^{gr},03$, qui en fait une des eaux les plus fortement iodurées. Aussi est-elle fort active et donne-t-elle d'excellents résultats dans la scrofule osseuse et articulaire, dans le goitre, la syphilis, les affections gynécologiques, l'hypertrophie de la prostate et ses conséquences.

Montecatini (Italie, province de Lucques).

1° Situation. — Gros bourg, au pied d'une colline, à 280 mètres d'altitude sur la ligne de Florence à Lucques. Climat doux, chaud en été. Nombreux établissements thermaux, entourés de villas, dont les principaux sont le *Tettuccio*, les thermes *Leopoldine*, *Tamerici*, de la *Torretta*. Casino. Saison : mai-octobre.

2° Ressources thermales. — Nombreuses sources chaudes, 21° à 30°, dont une dizaine utilisées, limpides, légèrement gazeuses. Minéralisation : de 5 grammes à 28 grammes dont 4 grammes à 18 grammes de chlorure de sodium, et $0^{gr},20$ à $0^{gr},55$ d'acide carbonique libre. $\Delta = 0{,}297$ à $1{,}461$. La plupart des fontaines contiennent des conferves d'une couleur vert jaunâtre.

3° Modes d'emploi. — A la fois internes et externes :
a. *En boisson*, base du traitement, l'eau, qui se digère facilement, a une action purgative légère ; elle régularise la digestion et active la circulation. Les plus employées sont celles dont la minéralisation est le moins élevée, le *Tettuccio*, le *Rinfresco*, la *S. Giulia* ; l'action purgative est plus marquée si on utilise les sources plus fortes : *Tamerici*, *Torretta*, *Olivo*, *Regina*, etc.
b. *Pratiques externes.* — Bains de piscine et de baignoire, douches, inhalations, irrigations, etc.

4° Indications thérapeutiques. — Le traitement externe est dirigé contre la *scrofule* et les *rhumatismes* ; le traitement interne, contre les *affections du tube digestif et de ses* *annexes*, engorgements du foie et de la rate, calculs biliaires, constipation, diarrhée, dysenterie des pays chauds, pléthore abdominale, les *inflammations des voies urinaires*, catarrhes, gravelles.

5° Contre-indications. — Cure contre-indiquée chez les cardiaques, les pléthoriques, les tuberculeux pulmonaires surtout.

ARTICLE II

EAUX CHLORURÉES SULFURÉES

§ 1. — STATIONS FRANÇAISES

Uriage (Isère).

1° Voies d'accès. — Station reliée à Grenoble (12 kilomètres) par un tramway électrique. A 3 h. 30 de Lyon, 6 heures de Marseille, 9 h. 30 de Paris, 10 heures de Toulouse, 14 heures de Bordeaux.

2° Situation. — Altitude : 415 mètres. Station située dans une vallée verdoyante entourée de toutes parts de sommets élevés, et au pied d'une colline surmontée d'un vieux château ; elle est séparée du village, qui a 2 000 habitants. Orientation sud-ouest. Climat tempéré, avec matinées et soirées fraîches pendant l'été. Eau potable excellente. Hygiène parfaite au point de vue de la désinfection et de l'évacuation des matières usées. Installations très confortables. Casino. Théâtre. Sports divers. Nombreuses promenades et excursions. Saison du 25 mai au 5 octobre.

3° Ressources thermales. — Deux sources, dont l'une, ferrugineuse, froide ($0^{gr},024$ de bicarbonate de fer), n'est utilisée qu'en boisson et réservée aux anémiques.

La source chlorurée sulfurée ($27°$), la plus importante et qui

31.

caractérise la station, est claire au griffon, et se trouble à l'air en déposant du soufre à l'état de division externe. **Minérali**sation totale: 10^{gr},50 dont 6 grammes de chlorure de sodium, 1^{gr},50 de sulfate de chaux, 1^{gr},20 de sulfate de soude, 0^{gr},60 de sulfate de magnésie, 0^{gr},55 de bicarbonate de soude, 0^{gr},002 d'arséniate de soude. Hydrogène sulfuré, 0^{gr},011. Gaz rares, 1,87 p. 100 dont 0,93 d'hélium. Eau isotonique au sérum sanguin : $\Delta = 0,530$. Onctuosité due à des conferves.

4° Modes d'emploi. — Cure à la fois interne et externe.

a. *En boisson.* — Les effets de l'eau prise à l'intérieur sont purgatifs à la dose de quatre à six verres, altérants à dose plus faible.

b. *Pratiques externes.* — Douches-massages de Gerdy, spécialité de la station : le malade est étendu sur une table inclinée munie d'un rebord qui retient l'eau chaude au niveau des pieds ; la douche frappe verticalement le malade dont les muscles sont relâchés pendant que s'accomplit le massage. Bains d'eau minérale pure ou mitigée, généralement assez prolongés. Douches de toutes sortes générales et locales (ascendantes, vaginales, etc.).

La cure externe a une action antiseptique et stimulante de la peau, reconstituante de l'état général. La cure interne excite les fonctions digestives, régularise les échanges.

5° Indications thérapeutiques. — Toutes les indications de la station sont dominées par la spécialisation diathésique : scrofule et lymphatisme.

a. *Principales.* — *Lymphatisme et scrofule* sous toutes les formes, et spécialement chez les jeunes enfants. *Dermatoses*, surtout d'origine lymphatique, impétigo, eczéma impétigineux, séborrhée, acné, herpès, prurigo de Hébra, urticaire chronique, psoriasis, furonculose. Syphilis à la période secondaire ou tertiaire (cures mercurielle et sulfureuse associées), surtout chez les anémiés, rebelles au mercure, atteints de formes graves.

b. *Accessoires.* — Inflammations des voies respiratoires

(bronchite chronique). Affections de l'utérus. Dysménorrhée. Aménorrhée. Métrite liée au lymphatisme. Rhumatisme surtout douloureux.

6° Contre-indications. — Maladies du foie, du cœur non compensées, des gros vaisseaux avec hypertension. Hyperchlorhydrie. Gastralgie. Hyperexcitabilité nerveuse. Pléthore, avec tendance congestive cérébrale. Métrorr gies des états utérins subaigus.

Gréoux (Basses-Alpes).

Village de la vallée du Verdon, à l'altitude de 320 mètres, à deux heures de voiture du chemin de fer (ligne de Grenoble à Marseille). Climat doux. Hôtels et maisons meublées. Hôtel dans l'établissement, situé à 500 mètres du village dans un beau parc. Saison du 15 avril au 31 octobre.

Deux sources dont une seule est utilisée ; elle a 37° et débite 1 700 mètres cubes par jour ; elle est limpide, onctueuse au toucher, dépose de la glairine en abondance, et possède $1^{gr},55$ de chlorure de sodium, $0^{gr},06$ de bromure et iodure de sodium, $0^{gr},001$ d'hydrogène sulfuré libre et $0^{gr},05$ de sulfure de calcium.

Employée en boisson, bains à eau courante, bains de piscine, douches, pulvérisations, elle s'adresse aux affections lymphatiques, scrofuleuses, rhumatismales, aux dermatoses humides des lymphatiques, aux inflammations herpétiques des muqueuses, à la syphilis.

Accessoirement : chlorose, anémie, affections utérines, paralysie infantile.

Tercis (Landes).

Établissement très simple, avec hôtel, situé à 7 kilomètres de Dax, dans la jolie vallée du Luy. Climat doux. Séjour très calme. Saison avril-octobre.

Une source à 37°,5, portant le nom de *la Bagnère*, débitant

98 mètres cubes par jour, possède une minéralisation de 2 grammes de chlorure de sodium et 0^{gr},003 d'hydrogène sulfuré. Elle est employée en boisson, bains, douches, contre les manifestations de la scrofule et du rhumatisme.

§ 2. — STATIONS ÉTRANGÈRES

Aix-la-Chapelle et Borcette (Aachen-Burtscheid) (Allemagne, Prusse Rhénane).

1º Situation. — *Aix-la-Chapelle* est une grande ville située dans une plaine entourée de collines boisées, à l'altitude de 172 mètres. Climat doux, humide. Ressources très étendues. Conditions hygiéniques irréprochables. Dans le voisinage immédiat d'Aix-la-Chapelle, se trouve *Borcette*, qui possède des sources à peu près analogues et ayant les mêmes indications. Depuis 1897, les deux stations ne forment plus qu'une commune dont la population dépasse 100 000 habitants.

Établissements thermaux nombreux à Aix-la-Chapelle et à Borcette, tous bien installés. Saison toute l'année, mais surtout du 15 mai au 30 septembre.

2º Ressources thermales. — A Aix-la-Chapelle sont plusieurs sources dont quatre ou cinq principales, toutes assez semblables par leur composition, ayant une température comprise entre 45º et 55º, et ayant un débit considérable, environ 900 mètres cubes par jour. La *Kaiserquelle*, la plus chaude et la plus employée, a la minéralisation suivante : chlorure de sodium, 2^{gr},60 ; carbonates, 0^{gr},55 ; sulfates, 0^{gr},45 ; sulfure de sodium, 0^{gr},013 : au total 4 grammes. $\Delta = 0,227$.

Les sources utilisées de Borcette sont au nombre de 28 ; leur température atteint 73º,5 ; leur teneur au chlorure de sodium est de 2^{gr},80. La *Kochbrunnen* est ouverte sur la voie publique.

3º Modes d'emploi. — L'eau d'Aix-la-Chapelle est employée à l'intérieur et à l'extérieur.

a. *En boisson.* — On emploie surtout la *Kaiserquelle* par doses d'un quart de litre à un litre.

b. *A l'extérieur.* — On donne des bains à 35° et au-dessus, excitants, de 31° à 35°, sédatifs ; des douches de toutes sortes, des bains de vapeur, des bains de boue, des inhalations, des frictions, des massages, des douches-massages, des bains de CO^2.

4º Adjuvants. — Tous les procédés de la physiothérapie : bains de lumière, massage vibratoire, mécanothérapie, électrothérapie, etc. Cures de lait. Cures de raisins. Institut pour le traitement physique diététique.

5º Indications thérapeutiques. — Lymphatisme et scrofule dans toutes leurs manifestations. Rhumatisme surtout chez les lymphatiques. Dermatoses sèches et irritables. Affections herpétiques des muqueuses. Névralgies, sciatique, paralysies périphériques, névrites multiples. Syphilis, spécialité d'Aix-la-Chapelle, en combinant le traitement spécifique avec l'emploi de l'eau thermale.

Harrogate (Angleterre, comté d'York).

Petite ville de 5 000 habitants, une des premières villes d'eaux de la Grande-Bretagne, située à une altitude variant entre 80 et 183 mètres (Harrogate-le-Haut). Elle possède toutes les ressources désirables. Hôpital de 80 lits pour les indigents. Saison du 15 avril au 30 septembre, mais l'établissement reste ouvert toute l'année.

Quatre-vingts sources froides, les unes chlorurées sodiques sulfureuses, les autres salées et ferrugineuses, ou simplement ferrugineuses. Parmi les premières, la source *Old Sulphur Well*, la plus employée en boisson, contient par litre 12 grammes de chlorure de sodium, $0^{gr},07$ de sulfure de sodium et $0^{gr},05$ d'H^2S ; elle a en outre du baryum à l'état de chlorure ; parmi les secondes, la *Kissingen Well* renferme 10 grammes de chlorure de sodium, du chlorure de calcium et $0^{gr},13$ de carbonate de fer. Les sources ferrugineuses sont les unes carbonatées, les autres sulfatées (*Alun Well*).

Ces sources sont utilisées dans de magnifiques établissements, le *Royal Baths*, le *Victoria Baths* et le *Starbeck Baths*, qui comprennent toutes les installations désirables, comme bains, bains carbo-gazeux, douches de toutes sortes, douches-massages d'Aix et de Vichy, bains et douches de vapeur, bains électriques, bains de lumière, irrigations intestinales, etc.

Les indications thérapeutiques sont, en premier lieu, les *maladies de la peau* ; les manifestations diverses du lymphatisme et de la scrofule ; la chloro-anémie. Certaines affections du tube digestif sont aussi justiciables du traitement, ainsi que certains catarrhes des voies aériennes supérieures. Bons résultats aussi dans la goutte, les rhumatismes, l'arthrite déformante.

Herculesbad ou Herculesfürdo (Autriche-Hongrie).

Joli village des Carpathes, à 168 mètres d'altitude ; les *bains d'Hercule* sont situés près de Méhadia dans une situation pittoresque. Climat chaud l'été, mais tempéré par la brise de montagne ; matinées et soirées fraîches. Saison : mai-octobre.

Vingt-deux sources chaudes, 37° à 55°, très abondantes, les unes chlorurées sodiques, les autres chlorurées sodiques sulfurées. L'*Herculesforras*, d'un débit si puissant qu'elle pourrait faire tourner un moulin, possède $1^{gr},60$ de chlorure de sodium, et $0^{gr},90$ de chlorure de calcium avec des traces d'hydrogène sulfuré. La source *Szapary* a $3^{gr},72$ de NaCl, $0^{gr},05$ de sulfure de calcium et $0^{gr},03$ d'H^2S. L'*Elisabethforras* a une minéralisation à peu près identique.

Employées en boisson et en diverses pratiques externes, bains salés, bains sulfureux et salés, hydrothérapie sous toutes ses formes, étuves, massages, ces eaux s'adressent aux *maladies cutanées*. Affections chroniques de l'appareil respiratoire. Tuberculose pulmonaire au début. Scrofule et rhumatisme dans toutes leurs formes. Troubles de l'appareil digestif. Pléthore abdominale. Engorgement du foie et de la rate. Hémorroïdes. Catarrhes des voies urinaires. Cachexies paludéennes. Névroses. Suites de traumatismes. Paralysies d'origine centrale. Goutte.

Porretta (Italie, province de Bologne).

Station de chemin de fer de Bologne à Pistoie, à 350 mètres d'altitude, dans la vallée du Reno. Climat de montagne. Saison du 1ᵉʳ juillet au 30 septembre. Neuf sources chaudes, 28° à 39°, limpides, d'un goût amer et désagréable, contenant une matière huileuse et bitumineuse et dégageant des *gaz inflammables* (carbure d'hydrogène), ainsi que de l'hydrogène sulfuré, $0^{gr},001$ à $0^{gr},02$. La minéralisation comprend de 3 à 8 grammes en moyenne de chlorure de sodium, une petite quantité d'iodure et de bromure de sodium, des traces d'arsenic, des bicarbonates alcalino-terreux.

L'eau est employée en boisson, bains, douches, inhalations. Purgative et diurétique, elle s'adresse aux affections congestives du foie, aux calculs biliaires, à la pléthore abdominale, aux hémorroïdes. Les bains combattent efficacement les dermatoses chroniques (eczéma humide, acné, psoriasis), ainsi que les rhumatismes.

Archena (Espagne, province de Murcie).

Bains situés à 2 kilomètres du bourg, à 24 kilomètres de Murcie et à 120 mètres d'altitude. Établissement complet : bains de baignoire et de piscine, salles de douches et de vapeur. Hôtels. Casino. Parc. Séjour des plus agréables et une des villes d'eaux les plus fréquentées d'Espagne. Deux saisons à cause de la chaleur: 1ᵉʳ avril-30 juin, 1ᵉʳ septembre-31 octobre.

Une seule source, 52°5, minéralisée par $2^{gr},50$ de chlorure de sodium et $0^{gr},005$ d'hydrogène sulfuré est utilisée à l'intérieur à la dose de deux à six verres et à l'extérieur.

Rhumatismes. Névralgies. Paralysies. Dermatoses. Syphilis,

Caldas de Rainha (Portugal, province de l'Estramadure)

L'établissement de Caldas de Rainha, le plus fréquenté du

Portugal, est situé dans une belle position, à 56 kilomètres de la station de Corregado. Installations excellentes. Nombreux hôtels. Hôpital pour les indigents.

Bains chauffés à la vapeur. Douches générales et locales. Appareils d'inhalations et de pulvérisations.

Plusieurs sources (33° à 34°,5), minéralisées par 1^{gr},60 de chlorure de sodium, 0^{gr},002 de sulfure de sodium, avec dégagement abondant d'azote, d'acide carbonique et d'hydrogène sulfuré.

Rhumatismes. Névralgies. Herpétisme. Scrofule. Syphilis. Affections catarrhales des muqueuses.

ARTICLE III

EAUX CHLORURÉES SULFATÉES

§ 1. — STATIONS FRANÇAISES

Brides (Savoie).

1° **Voies d'accès**. — A 6 kilomètres de la gare de Moutiers (ligne d'Albertville à Moutiers). Tramway électrique. A 4 heures de Lyon, 9 h. 30 de Marseille, 11 heures de Paris, 15 h. 30 de Bordeaux et de Toulouse.

2° **Situation**. — Altitude : 600 mètres. Riant village de la vallée ravissante du Doron. Climat de montagne sans brusques variations, la ville étant orientée est-ouest. Matinées, soirées, nuits fraîches. Installations confortables. Plusieurs hôtels dont un dépendant de l'Établissement. Station calme. Casino. Théâtre. Jeux divers. Excursions fort belles. Saison du 15 mai au 30 septembre.

3° **Ressources thermales**. — Une source chaude, 34°-35°, débitant 400 mètres cubes par jour, limpide, ayant une faible odeur hépatique et une saveur ferrugineuse peu prononcée, laissant dans les bassins un dépôt ocracé. Minéralisation totale: 5^{gr},70, dont : sulfate de soude, 1^{gr},16: sulfate de magnésie, 0^{gr},53; sulfate de chaux, 1^{gr},70; sulfate de lithine, 0^{gr},009; chlorure de sodium, 1^{gr},83 ; bicarbonate de chaux, 0^{gr},45 ; fer, arsenic, traces de bromure et d'iodure. $\Delta = 0,245$.

4° Modes d'emploi. — La cure est surtout interne :

a. *En boisson.* — 200 à 1 500 grammes par doses fractionnées avant le repas. Cette eau *agit sur le foie*, augmentant la sécrétion biliaire et le pouvoir glycogénique, diminuant l'hypertension portale ; *sur l'estomac*, activant la motilité et la sécrétion; *sur l'intestin*, étant laxative à petites doses (500 à 800 grammes), purgative à partir de 800 grammes; *sur le rein*, provoquant une diurèse abondante, élevant le taux de l'urée, du rapport azoturique, du soufre et de l'acide urique ; *sur la circulation*, qu'elle relève à faible dose, qu'elle abaisse à dose élevée. L'action est renforcée par l'emploi des sels extraits de l'eau, dont l'action est nettement purgative.

b. *Pratiques externes.* — Bains de baignoire et de piscine à eau courante, douches chaudes et froides de toute nature, douches intestinales, pulvérisations, inhalations, etc.

5° Adjuvants. — Massage. Bains de vapeur. Bains électriques, etc. Cure chlorurée sodique de Salins. Cure de terrain. Cure de régime. Post-cure d'altitude (Pralognan, 1 425 mètres).

6° Indications thérapeutiques :

a. *Principales.* — *Obésité*, surtout avec atonie ou pléthore (cure thermale diurétique, massage, marche graduée).

Affections du foie (lithiase biliaire, congestion du foie, angiocholites chroniques, cirrhoses au début).

b. *Accessoires.* — Arthritisme (goutte, gravelle, diabète). Affections gastro-intestinales (hypopepsie, atonie gastrique, entérocolite muco-membraneuse, appendicite chronique, entérite des pays chauds, hémorroïdes). Affections des reins (néphrite des graveleux, albuminurie des dyspeptiques et des goutteux). Certaines maladies des vaisseaux et de la nutrition (présclérose, chloro-anémie, bradytrophie).

7° Contre-indications. — Cardiopathies décompensées ; artério-sclérose avancée ; lésions aortiques. Néphrite avec lésions rénales. Sujets atteints d'irritation spinale ou cérébrale. Diabète avec tuberculose.

Saint-Gervais ou Le Fayet (Haute-Savoie).

1° Voies d'accès. — Le Fayet, où se trouve l'établissement thermal, est une station terminus d'un embranchement du P.-L.-M. à 8 heures de Lyon, 12 h. 30 de Paris, 14 heures de Marseille, 18 heures de Toulouse, 22 heures de Bordeaux.

2° Situation. — Saint-Gervais, qui compte environ 2 000 habitants, se compose de deux parties distinctes : Le Fayet, station hydrominérale, altitude 590 mètres; et Saint-Gervais-Village, station climatique, altitude 800 mètres. Installations confortables. Hygiène irréprochable. Eau potable très pure. Égouts collecteurs. Belles promenades et excursions. Saison du 15 mai au 30 septembre.

3° Ressources thermales. — Trois sources jaillissent au fond d'une gorge boisée, s'ouvrant au nord, et au bord du torrent le Bonnant. Ce sont les sources Mey (38°), Gontard (39°), du Torrent (40°). Débit : 370 mètres cubes par jour. Ces eaux sont limpides, onctueuses au toucher, sans odeur pour les deux premières, d'odeur sulfureuse pour la dernière.

Minéralisation totale : 5 grammes, caractérisée par : environ $1^{gr},75$ de chlorure de sodium, $1^{gr},75$ de sulfate de soude, $0^{gr},75$ de sulfate de chaux, du bromure de sodium, de la lithine et des gaz : acide carbonique, azote ; hydrogène sulfuré dans la source du Torrent ($0^{gr},005$). $\Delta = 0,215$.

4° Modes d'emploi. — L'eau est utilisée en boisson et à l'extérieur.

a. *En boisson*. — A la dose de 200 à 1 500 grammes, l'eau augmente l'appétit, aseptise l'intestin en produisant des effets laxatifs ou légèrement purgatifs, régularise les fonctions digestives, élimine les toxines en provoquant une diurèse abondante, avec excrétion plus grande d'urée et d'acide urique, diminue l'hypertension artérielle.

b. *Pratiques externes*. — Les bains, les pulvérisations locales ou générales, les douches nasales, pharyngiennes, ascendantes, les gargarismes, les inhalations, ont une *action sédative et décongestionnante de la peau et des muqueuses*.

5° Adjuvants. — Le climat, sédatif et tonique par sa luminosité et son insolation très grandes, son absence d'humidité, convient aux neuro-arthritiques, aux neurasthéniques, aux coloniaux hépatiques,

6° Indications thérapeutiques :
a. *Principales*. — En tête se placent les *affections cutanées des arthritiques, lorsque domine l'élément douleur ou prurit*, eczémas rebelles, plutôt secs qu'humides, les séborrhées, les psoriasis irrités, les lichens, les prurigos, les dermatites. *Névropathies des neuro-arthritiques* : algies diverses, cardiaques, utérines, ovariennes. *Dyspepsies* hyposthéniques, hypersthéniques, atoniques, surtout douloureuses, spasmodiques, neurasthéniques. *Neuro-arthritisme des enfants* dégénérés, névrosés.

b. *Accessoires*. — Affections des voies respiratoires supérieures ; fausses cardiopathies des dyspeptiques ; goutte des dyspeptiques et des gros mangeurs : certaines hépatopathies.

7° Contre-indications. — Dermatoses torpides et atones. Dépression ou cachexie trop prononcée. Lésions rénales. Tuberculose avancée. Artério-sclérose. Hypertension. Asystolie.

§ 2. — STATIONS ÉTRANGÈRES

Baden (Suisse, canton d'Argovie).

1° Situation. — Située à 390 mètres d'altitude sur la

Limmat, entre Bâle et Zurich, dans un vert bassin entouré d'assez hautes collines, la station de Baden a un climat un peu chaud l'été, mais toujours tempéré par un courant d'air constant, avec des matinées et des soirées fraîches. Casino. Théâtre. Distractions de toutes sortes. Installations très confortables. Bains installés au rez-de-chaussée ou dans le sous-sol de tous les hôtels ; corridors chauffés pendant la saison froide, d'où saison très longue : du 1er mars au 30 novembre.

2° **Ressources thermales.** — 21 sources chaudes, très abondantes (1 000 mètres cubes par jour), de même température (46° à 48°) et de composition identique, minéralisées essentiellement par du sulfate de soude (1gr,80) et des chlorures surtout de calcium (1gr,34), avec un peu d'arsenic et des filaments de glairine. Les gaz sont composés d'azote, d'acide carbonique, d'argon (1,2 p. 100) et d'une faible quantité d'hydrogène sulfuré. Radioactivité des gaz, 25,4 à 25,5 en unités de Mache. L'air des cabines et même celui des corridors et chambres d'hôtels est radioactif.

3° **Modes d'emploi.** — Boisson, mais surtout *traitement externe*, sous forme de bains entiers et locaux, enveloppements, bains de vapeur, de douches de toutes sortes dans le bain et après le bain, d'irrigations nasales, pharyngiennes, vaginales, rectales, d'inhalation des gaz qui s'échappent des sources. Les bains entiers ne se donnent pas dans des baignoires, mais dans des piscines particulières, contenant un demi à un mètre cube d'eau d'eau thermale, dont l'avantage est de permettre des exercices gymnastiques utiles chez les rhumatisants.

4° **Adjuvants.** — Électrothérapie. Bains électriques. Massages. Gymnastique. Mécanothérapie.

5° **Indications thérapeutiques.** — En premier lieu : la *goutte*, toutes les variétés de rhumatisme, les névralgies, et en particulier la *sciatique*.
Secondairement : certaines paralysies périphériques. Cer-

taines dermatoses. Syphilis. Bronchite chronique, asthme
nerveux (inhalation de gaz et de vapeurs). Catarrhes pharyngo-
laryngés (inhalation de gaz) ; en un mot, les affections des
organes respiratoires d'origine rhumatismale ou goutteuse.

Friederischall (Allemagne, duché de Saxe-Meiningen).

Établissement bien aménagé, mais peu fréquenté, alimenté
par une eau surtout exportée, possédant 18 grammes de sulfate
de soude, 24 grammes de chlorure de sodium, 12 grammes de
chlorure de magnésium. Facile à digérer, laxative à petite dose,
elle a une action favorable sur l'intestin.

Cheltenham (Angleterre, comté de Glocester).

Ville de 45 000 habitants, au milieu d'une belle contrée,
ayant un climat d'été agréable, très fréquentée par la grande
société anglaise. Une des stations anglaises les plus riches par
le nombre et la variété des sources, qui, malgré leur richesse
de minéralisation, sont peu utilisées.

Quatre groupes de sources, dont les principaux sont : le
groupe de *Montpellier* comprenant sept sources froides ;
composition du n° 4 : chlorure de sodium, $5^{gr},80$; sulfates
de soude et de magnésie, $3^{gr},60$; acide carbonique libre, $0^{gr},65$;
et le groupe de *Pittvile-Springs*, comprenant trois sources dont
la minéralisation est : chlorure de sodium, $6^{gr},80$; sulfate de
soude, $1^{gr},60$; acide carbonique libre, $0^{gr},65$. Les groupes de
Royal Old Wills et de *Cambray* possèdent des sources magnésiennes ferrugineuses.

Ces eaux sont surtout utilisées en *boisson*. Elles sont laxatives et diurétiques, mais lourdes à l'estomac. Elles sont surtout
employées contre les engorgements du foie, les obstructions,
intestinales, les dyspepsies, les gastralgies, les entéralgies ;
elles sont fréquentées principalement par les personnes reve-
nant des colonies intertropicales.

Leamington (Angleterre, Warwicshire).

Belle ville de 26 000 habitants sur la ligne du Great-Western.

Climat doux et humide. Un des principaux endroits de réunion de l'aristocratie anglaise. Distractions de toutes sortes. Saison toute l'année, mais surtout de novembre à avril. Cinq sources principales, froides ou tièdes, minéralisées par 3 grammes à $3^{gr},40$ de chlorure de sodium, 2 à 5 grammes de chlorure de calcium, 1 gramme à $1^{gr},25$ de chlorure de magnésium, 3 à 4 grammes de sulfate de soude. L'une d'elles est, en outre, sulfureuse et possède près de 7 centigrammes d'hydrogène sulfuré.

Traitement *interne* : 200 à 400 grammes d'eau, et *externe* : bains de baignoire, bains de piscine à eau courante et à 21°, devant être pris très courts, douches.

L'action de l'eau est surtout purgative ; elle détermine en même temps une surexcitation très grande de la circulation et du système nerveux. Dyspepsies et gastralgies des sujets lymphatiques et débilités ; engorgements viscéraux de l'impaludisme. Dermatoses humides. Lymphatisme, scrofule. Syphilis. Intoxications mercurielle et saturnine. Elle est contre-indiquée, s'il existe de l'éréthisme nerveux et des tendances aux congestions.

Cestona (Espagne, province de Guipuzcoa).

Bains situés à 1 kilomètre de Santa-Cruz de Cestona, dans un pays très pittoresque, comprenant des installations balnéaires, bien comprises et des appartements confortables. Saison du 15 juin au 15 septembre.

Deux sources chaudes, 27° à 35°, renfermant 2 grammes et $5^{gr},50$ de chlorure de sodium, 1 gramme de sulfates de soude et de magnésie, $0^{gr},50$ et $1^{gr},80$ de sulfate de chaux, représentant une médication reconstituante, tonique et laxative.

Les indications thérapeutiques sont : avant tout, les *localisations digestives de l'arthritisme*, gastralgie, entéralgie, inflammations du foie, calculs biliaires, catarrhes gastriques, constipation chronique, inflammations utéro-ovariennes, rhumatisme, obésité.

Alceda et Ontaneda (Espagne, province de Santander).

Bains situés à 500 mètres l'un de l'autre, ne formant pour

ainsi dire qu'une seule station, à 160 mètres d'altitude, à 19 kilomètres du chemin de fer. Climat sain, un peu humide. Deux établissements avec logements confortables et installations balnéaires très complètes. Saison : juin-septembre.

Eaux tièdes (25°,7), très abondantes, contenant 2 grammes de sulfates de soude et de magnésie, 1^{gr},60 de sulfate de chaux, 1^{gr},30 de chlorures de sodium, de magnésium et de calcium, avec 0^{gr},05 d'hydrogène sulfuré.

Employées en boisson, bains généraux, douches, inhalations, bains de vapeur, ces eaux, excitantes, s'adressent surtout aux *manifestations cutanées d'origine herpétique*, aux catarrhes des appareils respiratoire et digestif, à la scrofule, aux rhumatismes, aux affections utéro-ovariennes, à la syphilis.

ARTICLE IV

EAUX BICARBONATÉES CHLORURÉES

§ 1. — STATIONS FRANÇAISES

Royat (Puy-de-Dôme).

1° Voies d'accès. — Gare de la ligne de Brive à Clermont-Ferrand. Reliée à cette dernière ville par un tramway électrique. A 3 heures de Lyon, 7 h. 30 de Paris, 10 heures de Bordeaux, 12 heures de Marseille, 13 heures de Toulouse.

2° Situation. — Altitude moyenne: 475 mètres. La station est groupée à l'entrée d'une gorge qui s'ouvre du plateau des Dômes vers la plaine de la Limagne. A 1 kilomètre du village. Climat vif et tonique, avec nuits relativement fraîches. Eaux potables abondantes et pures. Écoulements faciles, sol très perméable. Installations confortables. Casino. Théâtre. Kursaal. Fêtes et sports divers. Parc Bargouin. Belles excursions. Saison du 15 mai au 15 octobre.

3° Ressources thermales. — Cinq sources à débit très

abondant. Quatre sont gazeuses alcalines tièdes : *Eugénie,
Saint-Mart, César, Saint-Victor.* Leur minéralisation varie de
$2^{gr},85$ à $5^{gr},60$, constituée surtout par des bicarbonates de
soude, de chaux, de magnésie et de fer. Ce dernier corps atteint
$0^{gr},056$ à Saint-Victor qui est aussi remarquable par sa teneur
en arséniate de soude ($0^{gr},0045$). La lithine est surtout abondante à Saint-Mart ($0^{gr},035$). Chlorure de sodium, $1^{gr},60$ en

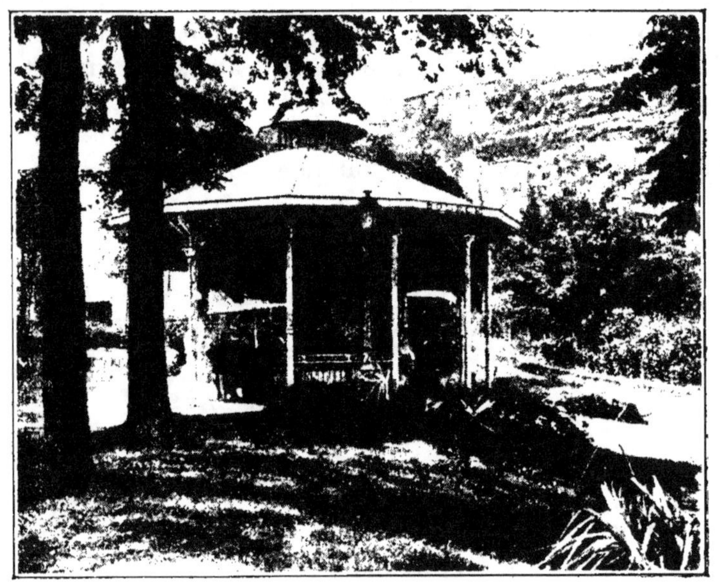

Fig. 126.

Royal, buvette de la Source Eugénie.

moyenne ; acide carbonique libre, $1^{gr},40$ à $1^{gr},80$. La source
Velléda, non gazeuse, sert uniquement aux cures de lavage.
$\Delta = 0,175$ (*César*), $0,252$ (*Eugénie*).

4° Modes d'emploi. — La cure est à la fois interne et
externe :

a. *En boisson.* — On emploie *César*, la moins minéralisée, qui
active la sécrétion gastrique ; *Saint-Victor* est réservée aux
anémiques ; *Saint-Mart*, la source des goutteux, provoque

des émissions de sable uratique chez la plupart des arthritiques.

b. *Pratiques externes.* — La médication fondamentale est le
bain carbogazeux qui se donne sans aucune modification avec
l'eau des trois sources : Eugénie (35°), 377 grammes de CO_2 :
Saint-Mart (30°), 1 700 grammes ; César (27°), 1 200 gammes.
Le bain est d'autant plus chargé en gaz qu'il est plus frais. De
plus, les bains peuvent être donnés, soit avec de l'eau ayant
séjourné dans un réservoir (bains A), soit venant directement
du griffon (bains B), et dans les deux cas à eau courante et à
eau dormante. Il en résulte une gamme très étendue s'adap-
tant à toutes les nécessités thérapeutiques.

Sous l'influence des bulles gazeuses déposées à la surface du
corps immergé, il se produit une vasodilatation cutanée avec
abaissement progressif de la pression artérielle ; puis, secondairement, se manifeste une action tonicardiaque (ralentissement du pouls, réduction de la matité cardiaque). Après le
bain, la pression artérielle se relève chez les hypotendus ;
elle reste plus ou moins abaissée chez les hypertendus. La diurèse augmente, ainsi que les éliminations solides ; le rapport
azoturique s'élève, l'hémoglobine et le nombre des globules
rouges également.

Les *pratiques accessoires* sont : les pulvérisations pharyngées, les humages, les inhalations dans des salles remplies de
vapeurs d'eau minérale ; les bains hydro-électriques des petites articulations, les massages sous l'eau, les douches vaginales, les bains de piscine. Installations hydrothérapiques modernes.

5° **Adjuvants.** — Bains d'air chaud, de vapeur sèche, de
vapeurs aromatisées. Cure de terrain.

6° **Indications thérapeutiques.** — Action générale caractérisée par la reconstitution des forces et de l'hématopoïèse,
par le redressement des échanges nutritifs. Action spéciale
s'exerçant sur le tonus artériel qui est régularisé et sur le
myocarde dont l'action est augmentée.

a. *Principales.* — Arthritiques anémiés et fatigués, surtout lorsqu'ils présentent des manifestations congestives alternantes, des poussées eczémateuses succédant à des crises d'asthme ou de bronchite spasmodique, des accès migraineux remplacés par des crises goutteuses, des œdèmes cutanés alternant avec des crises gastralgiques, etc. Diabétiques, goutteux, uricémiques affectés de troubles circulatoires (hypertension, albuminurie).

Les *cardiopathies* constituent l'indication capitale de station : la cure bien dirigée abaisse la tension des hypertendus, relève au contraire celle des cardiaques à myocarde faible et dilaté ; les résultats les plus durables sont obtenus chez les hypertendus sans lésions vasculaires ou rénales évidentes (arthritiques penchant vers l'artério-sclérose, femmes à la ménopause) ; très bons également sont ceux observés chez nombre d'athéromateux aortiques, d'artério-scléreux au début, de cardio-rénaux à diurèse encore suffisante.

Parmi les cardiaques à cœur faible, il faut adresser surtout ceux qui relèvent de rhumatisme articulaire aigu, avec ou sans séquelle d'endopéricardite, les porteurs d'insuffisance mitrale avec décompensation débutante; en seconde ligne, les sténoses mitrales et les insuffisances aortiques, les emphysémateux avec dilatation droite, les basedowiens.

b. *Accessoires.* — Chlorotiques, tabétiques ; on donne alors des bains très gazeux, frais, agissant surtout sur les troubles sphinctériens et les anesthésies.

7° **Contre-indications.** — Parmi les arthritiques, écarter les tuberculeux et les grands névropathes. Parmi les hypertendus, écarter ceux dont la pression ne s'est pas abaissée au bout de quelques bains, ceux qui présentent une forte albuminurie, ou des cylindres granuleux, ou un œdème persistant à la déchloruration, ou qui ont eu des crises d'œdème pulmonaire. Parmi les cardiopathes, écarter les porteurs de symphyse ou d'ascite, des signes de néphrite, ceux qui ont eu plusieurs attaques d'asystolie (surtout s'il s'agit d'artério-scléreux).

Saint-Nectaire (Puy-de-Dôme).

1° **Voies d'accès.** — A 20 kilomètres de la gare de Coudes,

à 24 kilomètres de celle d'Issoire (service automobile). A
5 heures de Lyon, 7 h. 30 de Paris, à 12 heures de Toulouse
et de Bordeaux.

2° Situation. — Altitude moyenne : 750 mètres. Bourgade de
1 200 habitants, bâtie le long d'une gorge pittoresque descen-
dant de la chaîne du Sancy, qui l'abrite à l'ouest, tandis qu'un

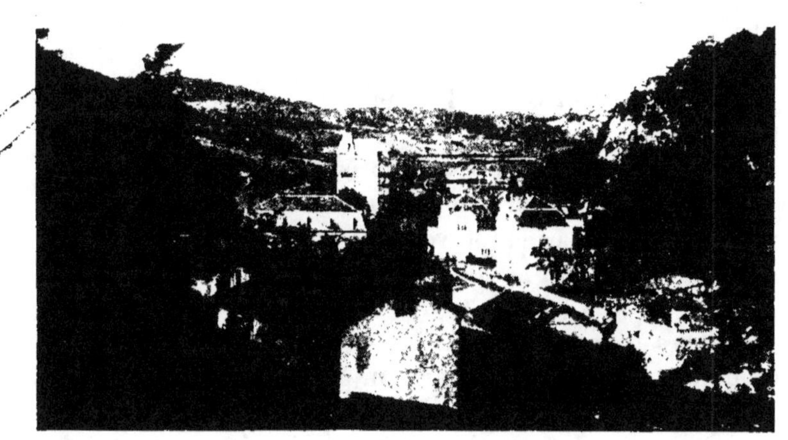

Fig. 127.

Vue générale de Saint-Nectaire-le-Bas.

haut plateau le protège au nord. Deux agglomérations, Saint-
Nectaire-le-Haut et Saint-Nectaire-le-Bas, tendant à se réunir.
Sol poreux. Climat très sec, sans transitions de température
trop brusques. Installations confortables. Promenades de montagne faciles, abritées par des sapins. Casino. Théâtre. Fêtes
champêtres. Jeux divers. Saison du 15 mai au 15 octobre, surtout
juin à septembre.

3° Ressources thermales. — Vingt-deux sources de thermalité variant de 9° à 52°, débitant 2 000 mètres cubes, sont exploitées dans trois établissements, ayant la même direction: Mont-Cornadore, Bains Romains, Grands Thermes, et constituant chacun un groupe thermal avec les sources qui l'avoisinent. Des appartements sont attenants aux Thermes Romains et au Mont-Cornadore. Minéralisation très riche: 4 grammes à 7 grammes d'extrait par litre, formé de bicarbonates alcalino-terreux, $3^{gr},50$; chlorure de sodium, $2^{gr},50$; fer, arsenic ($0^{gr},001$ à $0^{gr},003$ d'arséniate de fer) ; lithine, phosphore, iode, bore, traces de mercure (Garrigou) ; $0^{gr},60$ à $1^{gr},70$ d'acide carbonique par litre. Δ varie de 0,170 à 0,390. Elles sont excitantes, résolutives, accroissent fortement les mutations nutritives.

4° Modes d'emploi. — La cure est à la fois interne et externe :

a. *En boisson.* — Les eaux sont prises à doses fractionnées (300 à 600 grammes par jour), dans l'intervalle des repas. Les principales sources employées sont : *Saint-Cézaire, Rouge, Gros-Bouillon, Dames, André, Marie, Parc, Mont-Cornadore, Morange.*

b. *Pratiques externes.* — Bains à eau courante, douches Tivoli, pédiluves à eau courante à 40°, injections vaginales à eau courante. Le traitement spécial consiste en *affusions lombaires hyperthermales* au moyen d'appareils qui déversent sur les lombes l'eau minérale à température native de 40° à 42°, tandis qu'une pluie à 37° réchauffe tout le corps (employées chez les albuminuriques).

5° Adjuvants. — Tables de régime contrôlées quotidiennement par le corps médical. Eaux diurétiques de *Saohapt* et des *Granges*, provoquant souvent une décharge uratique intense.

6° Indications thérapeutiques :

a. *Principales.* — *Les albuminuries* : reliquats de néphrites post-infectieuses ou toxiques, gravidiques, spécifiques, alors

que le processus inflammatoire est bien éteint. Les albuminuries intermittentes de la croissance (albuminurie des hérédo-
néphrétiques); albuminuries pré-goutteuses de PAVY-TEISSIER;
albuminurie prétuberculeuse ; albuminurie orthostatique,
avec urines claires, quelquefois phosphaturie, diurèse moléculaire exagérée; albuminurie variable; albuminuries dyscra-

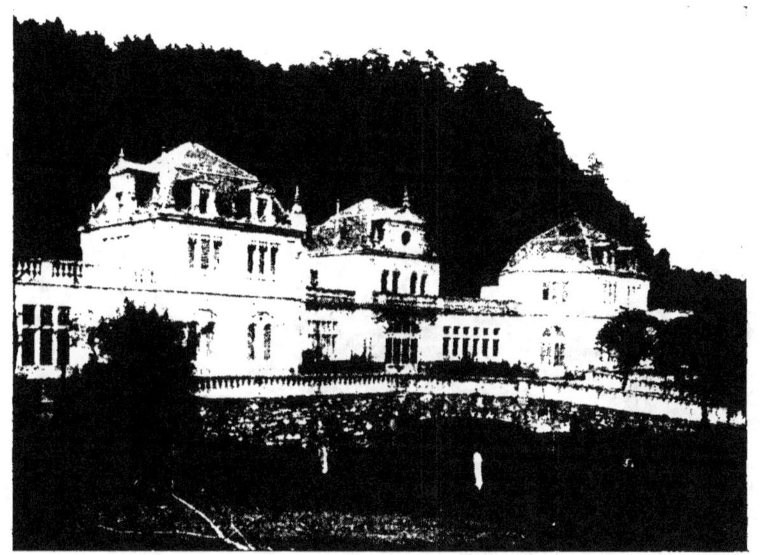

Fig. 128.

Les Grands Thermes, à Saint-Nectaire-le-Bas.

siques (des goutteux atoniques, des anémiques, des diabétiques, des neurasthéniques, avec ou sans phosphaturie). L'albuminurie des brightiques scléreux avec dépuration insuffisante,
insuffisance polyglandulaire, signes suburémiques, hypertension
moyenne ou hypertension notable mais variable. Plus ces
divers albuminuriques sont anémiés, plus la cure est efficace.

b. *Accessoires* — Les hypopepsies, les anémies secondaires
(paludéennes, toxiques, etc.), les formes lymphatiques où se
pose l'indication de la médication ferrugineuse, les gynéco-

pathies (inflammations chroniques utéro-annexielles) ; le rhumatisme atonique ; les arthropathies traumatiques.

7° Contre-indications. — Les néphrites mal refroidies ; le mal de Bright subaigu ; les néphrites tuberculeuses ; les névralgies, les névropathies; les états congestifs, spasmodiques, accompagnant les indications énumérées plus haut.

Châtel-Guyon (Puy-de-Dôme).

1° Voies d'accès. — Terminus d'un embranchement du. P.-L.-M. A 6 kilomètres de Riom. A 5 heures de Lyon, 6 h. 15 de Paris, 11 h. 15 de Toulouse, 11 h. 30 de Bordeaux, 12 h. 45 de Marseille.

2° Situation. — Altitude : 360 mètres. Coquette station de la vallée du Sardon, orientée est-ouest, bien abritée des vents du nord. Elle comprend deux parties : la vieille ville où se trouvent quelques hôtels et des maisons meublées, sur une éminence: la station thermale proprement dite, en bas, au bord du Sardon. Climat doux et sec, stimulant et tonique, sédatif du système nerveux. Nuits toujours fraîches, même par les gros étés. Variations assez brusques de température à la suite des orages. Eau potable très pure. Hygiène excellente. Installations confortables. Casino. Théâtre. Parc. Belles promenades. Saison du 1er mai au 15 octobre.

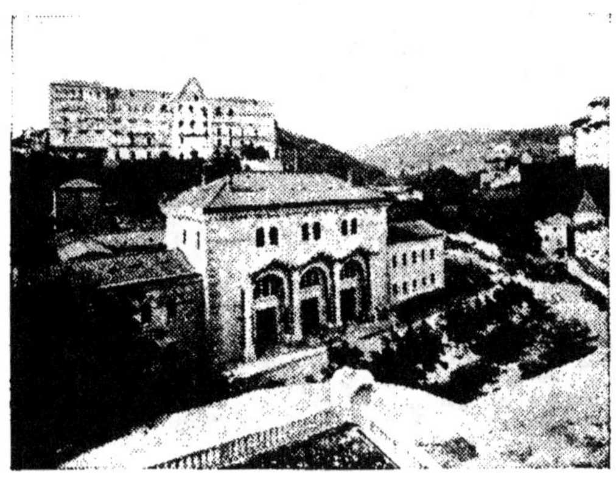

Fig. 129.

Châtel-Guyon, les Nouveaux Thermes.

3° Ressources thermales. — Vingt-sept sources donnant

5 000 mètres cubes d'eau par jour ; cinq sont utilisées pour les buvettes, les autres pour les bains, les douches et l'embouteillage. La température des eaux varie de 26° à 38°. Δ 0,34. Eaux assez fortement minéralisées, 8 grammes par litre, chargées d'acide carbonique, chlorurées sodiques et magnésiennes, bicarbonatées mixtes, ferrugineuses et alcalines. Éléments caractéristiques : chlorure de magnésium, 1gr,56 par litre. Chlorure de sodium, 1gr,60. Bicarbonates de chaux et de magnésie, 2gr,90. Acide carbonique libre, 1 gramme.

4° Modes d'emploi. — Ces eaux sont utilisées en boisson et à l'extérieur.

a. *En boisson.* — C'est la base de la cure. L'eau n'est pas, ainsi qu'on le croit généralement, purgative ; elle régularise la fonction intestinale (motricité, sécrétion, nervosité), d'où son emploi, paradoxal pour les malades, chez les diarrhéiques et les constipés. Cinq sources utilisées pour les buvettes :

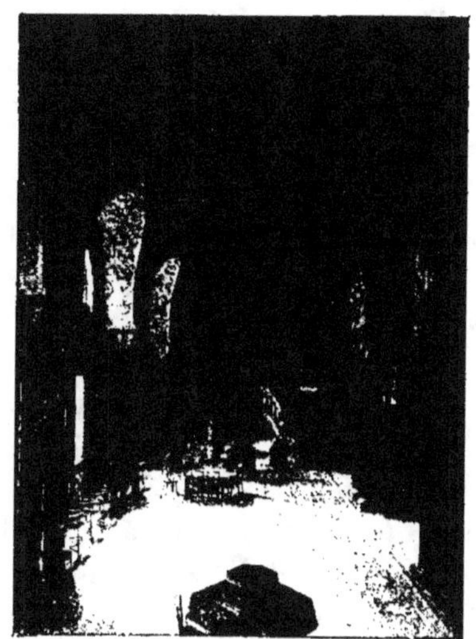

Fig. 130.

Châtel-Guyon. hall des Nouveaux Thermes.

Gubler 26°, *Deval* 27°, *Yvonne* et *Marguerite* 31°, *Germaine* 38°. Leur composition paraît chimiquement la même : la différence de température modifie légèrement les propriétés thérapeutiques. Eau à action très énergique ; les quantités en doivent être bien dosées et les malades très surveillés. D'une façon générale, les spasmodiques dominant à la station, on donne des quantités minimes d'eau : 200 à 500 grammes *pro die*, en cinq à six reprises.

b. *Pratiques externes.* — Aux Nouveaux Thermes : bains carbo-gazeux d'eau courante à 34° amenée à l'abri de l'air, du griffon d'émergence à la baignoire, avec douche sous-marine d'eau minérale à 44°, prise dans le bain même ; les effets calmants, décongestifs et antispasmodiques sont remarquables.

A l'Établissement Henry : douches d'eau minérale, d'eau douce, bains de siège, bains de pieds, irrigations vaginales, lavages de l'estomac, douches de gorge, massages sous l'eau, bains de boues généraux et locaux.

Les *lavages intestinaux*, donnés avec trois sondes spéciales à la station, à une température et pression variables, sont actuellement moins employés qu'il y a quelques années.

5° Adjuvants. — Installation très complète de mécanothérapie et d'électricité. Massage.

Cure de régime (tables et menus de régime imposés par le corps médical aux hôtels, et très bien observés). Cure d'air.

6° Indications thérapeutiques. — Station des *atones et des infectés du tube digestif* et des *atones généraux*.

a. *Principales.* — La cure s'impose chaque fois qu'il faut modifier la tonicité, la sensibilité, les sécrétions intestinales.

Entérites chroniques : muco-membraneuses, post-typhiques, post-dysentériques, coloniales ; appendicites refroidies, diarrhées chroniques, atonie et spasmes intestinaux.

Congestions hépatiques : des gros mangeurs, des dyspeptiques, des infectés (paludisme, dysenterie chronique, colonialités), des intoxiqués (alcool, goutte, cholémie familiale).

b. *Accessoires.* — Certaines affections de l'estomac, hypochlorhydrie, dyspepsie nervo-motrice, dilatation, dyspepsie atonique. Affections de l'utérus, métrites chroniques, aménorrhée, dysménorrhée. Maladies du rein et de la vessie, lithiase rénale, catarrhe et atonie de la vessie. Obésité. Diabète gras. Neurasthénie. Lymphatisme. Débilité des enfants dyspeptiques et constipés.

7° Contre-indications. — Mal de Bright, hypertension, coliques hépatiques. Hyperchlorhydrie, tuberculose de l'intestin.

Vic-le-Comte (Puy-de-Dôme).

Chef-lieu de canton, à 20 kilomètres de Clermont, sur la ligne d'Arvant, possède plusieurs sources dont la minéralisation se rapproche de celle des eaux de Royat : 1° groupe de Saint-Maurice, quatre sources, 13° à 32°; *Source Sainte-Marguerite* : bicarbonate de soude 2 grammes, bicarbonate de chaux $1^{gr},15$, chlorure de sodium $2^{gr},25$, bicarbonate de fer $0^{gr},06$, acide carbonique libre 1 gramme (cette source a un débit continu, mais avec des oscillations régulières) ; 2° groupe de Martres de Veyres, cinq sources, 15° à 24°; *Source du Tambour :* bicarbonate de soude $2^{gr},75$, bicarbonate de chaux 1 gramme, chlorure de sodium $2^{gr},20$, bicarbonate de fer $0^{gr},07$, acide carbonique libre $0^{gr},95$.

Il existe un petit établissement à Saint-Maurice, renfermant une buvette, quelques baignoires et deux piscines. Quelques hôtels. Maisons meublées.

Les indications thérapeutiques sont les fièvres intermittentes rebelles; les dyspepsies; la chlorose; la scrofule; le rachitisme.

§ 2. — STATIONS ÉTRANGÈRES

Ems (Allemagne, province de Hesse-Nassau).

1° Situation. — Ville de 7 000 habitants, station d'un embranchement de la ligne Francfort-Cologne, sur les bords de la Lahn, affluent du Rhin. Vallée étroite, orientée est-ouest. Chaleur forte en été, mais matinées et soirées fraîches. Climat sédatif. Hôtels nombreux. Maisons meublées. Logements en communication avec les six principaux établissements. Ressources très étendues. Kursaal. Belles promenades. Saison du 1er mai au 30 septembre.

2° Ressources thermales. — Une douzaine de sources chaudes, 28° à 57°, toutes appartenant à l'État, ayant un débit considérable, 1 300 mètres cubes pour le *Kesselbrunnen* ;

elles sont limpides, laissent échapper des bulles de gaz. La minéralisation est similaire pour toutes les sources avec plus ou moins d'acide carbonique libre. Bicarbonate de soude, 2 grammes ; bicarbonates de chaux et de magnésie, $0^{gr},45$; chlorure de sodium, 1 gramme ; acide carbonique libre, 1 gramme à $1^{gr},35$. $\Delta = 0,165$ à $0,190$.

La *Kalte Stahlquelle* est une eau ferrugineuse acidulée froide, différente des autres sources.

3° Modes d'emploi. — A la fois interne et externe.

a. *En boisson.* — A la dose de deux à six verres, l'eau active les fonctions digestives, la diurèse, augmente l'alcalinité du sang et des liquides séreux, la quantité d'urée et des sulfates de l'urine, modifie la nutrition des muqueuses dont les sécrétions sont améliorées.

b. *Pratiques externes.* — Bains, douches, inhalations avec ou sans appareils, bains carbo-gazeux, bains de vapeur, administrés dans des établissements, fort bien aménagés dont les plus importants sont le *Royal Kurhaus* et le *Neuesbadehaus.* Douches périnéales et vaginales contre la stérilité, administrées d'une manière empirique peu rationnelle (*Bubenquelle*).

4° Adjuvants. — Bains d'air comprimé. Bains de lumière. Électrothérapie. Inhalatoriums divers. Cure d'air sur le Malberg (380 mètres), relié à Ems par un funiculaire. Cure de lait, petit-lait, képhir.

5° Indications thérapeutiques. — *Catarrhes des muqueuses respiratoires*, surtout chez les arthritiques ; laryngite chronique, bronchite chronique, quand il n'y a pas trop d'hypérémie, ni de tendance à l'inflammation aiguë. Résidus de bronchopneumonie, de pleurésie.

Affections catarrhales du tube digestif, dyspepsie, catarrhe intestinal, calculs biliaires, congestion du foie.

Inflammations catarrhales des voies urinaires, des organes génitaux des femmes (métrites, leucorrhée, stérilité). Rhumatismes. Goutte surtout atonique.

6º Contre-indications. — Tuberculose pulmonaire, sauf dans les formes éréthiques.

Gleichenberg (Autriche, province de Styrie).

Station située à 210 mètres d'altitude dans une magnifique vallée jouissant d'un climat doux, sans brusques variations.

Deux établissements, dont l'un fort bien installé, utilisent six sources froides dont la minéralisation est, pour la *Constantinsquelle* : carbonate de soude, $2^{gr},40$; carbonates de chaux et de magnésie, 1 gramme; chlorure de sodium, $1^{gr},80$; acide carbonique libre, $2^{gr},30$. Certaines ont en plus du carbonate de fer.

L'eau, employée en boisson, en bains et en douches, s'adresse aux scrofuleux, aux lymphatiques, aux anémiques, dont elle relève la circulation et la digestion, en remontant l'organisme; elle est indiquée dans les dyspepsies acides, les maladies du foie, les catarrhes des voies respiratoires et urinaires, dans l'arthritisme et le diabète.

Ischia (Italie, province de Naples).

L'île d'Ischia est située à la pointe occidentale du golfe de Naples. Climat chaud, tempéré par la brise de mer. Végétation tropicale. Hôpitaux thermaux civils et militaires.

Les ressources thermales sont caractérisées par de nombreuses sources chaudes, 39º à 95º, sur tout le territoire, avec deux centres principaux : Casamicciola et Porto d'Ischia. Sources principales : *Gurgitello*, 60º ; *Fornello*, 50 à 60º ; *Fontana*, 50 à 60º ; *Restituita*, 50º ; *Castiglione*, 37º. Débit total: environ 2 200 mètres cubes. Minéralisation : bicarbonates de soude de potasse, de chaux et de magnésie, $1^{gr},75$; chlorure de sodium, $2^{gr},70$; sulfate de soude, $0^{gr},50$; silice, $0^{gr},16$. Traces d'arsenic, de cobalt, de titane ; acide carbonique libre, $1^{gr},60$.

Ces eaux sont employés à l'intérieur et à l'extérieur en bains, boues, étuves, douches.

Les indications thérapeutiques sont, en premier lieu, le

rhumatisme sous toutes ses formes, et la goutte. Scrofule. Paralysies d'origine spinale. Tabes. Dermatoses. Syphilis. Affections gynécologiques. Inflammations des voies urinaires.

ARTICLE V

EAUX BICARBONATÉES SULFURÉES

Acque Albule (Italie, province de Rome).

Établissement situé aux environs de Rome, d'où l'on y accède par le chemin de fer Rome-Tivoli, ou un tramway. Les baigneurs doivent revenir à Rome ou s'installer à Tivoli, à 200 mètres des bains. A l'établissement, vastes salles de réunion, café, restaurant.

Eau très abondante: plus d'un million de mètres cubes par jour, 24º à 25º, minéralisée par des sulfates et des carbonates, $0^{gr},02$ de sulfure de calcium, $0^{gr},01$ d'hydrogène sulfuré libre, et plus d'un gramme d'acide carbonique libre. Utilisée en bains de baignoires, et surtout de piscines à eau courante, en pulvérisation dans une grotte artificielle.

Les principales indications sont: l'herpétisme chronique, la laryngite granuleuse, le rhumatisme chronique, la syphilis, les catarrhes trachéo-bronchiques, les dyspepsies, les hémorroïdes, certaines inflammations des voies urinaires et de l'utérus.

Telese (Italie, province de Naples).

Sur la ligne Caserte-Bénévent, à deux heures de Naples, se trouvent les eaux très abondantes de Télèse, semblables à celles d'Acque Albule, avec une grande quantité d'acide carbonique libre, $0^{gr},02$ à $0^{gr},03$ d'hydrogène surlfuré, des carbonates et des sulfates et une température de 20º. Ces eaux sont utilisées en bains de piscine, forcément assez courts à cause de la température de l'eau, en douches froides, en applications de boues.

Lymphatisme et scrofule. Dermatoses. Syphilis. Gravelle. Affections utérines.

ARTICLE VI

EAUX SULFURÉES ARSENICALES

Saint-Honoré-les-Bains (Nièvre).

1º Voies d'accès. — A 7 kilomètres de Vandenesse, station de la ligne Clamecy à Cercy-Latour. A 6 heures de Lyon, 6 h. 30 de Paris, 12 heures de Marseille, 13 heures de Toulouse, 14 heures de Bordeaux.

2º Situation. — Altitude: 300 mètres. Bourg de 1 800 habitants, situé sur la bordure occidentale du Morvan, dans un site pittoresque. Pays boisé, couvert de grandes forêts et de prairies très fertiles. Climat intermédiaire entre celui de la plaine et celui de la montagne. Air très ozonisé et d'une grande pureté. Chaleur assez marquée dans le jour, mais nuits fraîches ; pas de changements brusques de température. Établissement thermal dans un parc champêtre, restauré et agrandi il y a quelques années. Hôtels et maisons meublées confortables et bien tenus, la plupart entourés de jardins. Hygiène parfaite. Casino. Théâtre. Fêtes diverses. Belles promenades. Saison du 1er juin au 30 septembre.

3º Ressources thermales. — Quatre sources utilisées, de 27º à 31º, débitant plus de 900 mètres cubes par jour, employées à leur sortie du griffon et n'étant pas mises en réserve.

Minéralisation très complexe comprenant : des carbonates, chlorures, bromures, iodures, sulfures et sulfates, arséniates, borates, phosphates et azotates de sodium, calcium, potassium, lithium, magnésium, fer et manganèse ; de l'acide carbonique, de l'hydrogène sulfuré, des *gaz rares* très abondants, à l'état libre ; des *sulfuraires* contenant un ferment déplaçant 1 500 fois son volume d'oxygène. Les principes fixes ne dépassent pas $0^{gr},50$ par litre ; les corps, dont l'action domine, sont les composés sulfureux et arsenicaux : sulfures alcalins, $0^{gr},003$; acide sulfhydrique libre, $0^{gr},07$ à $0^{gr},10$; arséniate de soude, $0^{gr},002$ à $0^{gr},004$. Cette eau tient le milieu entre les eaux sulfureuses et les eaux arsenicales. $\lambda = 0,035$.

4° Modes d'emploi. — Le traitement est à la fois interne et externe.

a. *En boisson.* — On emploie à la dose d'un demi à trois verres par jour toutes les sources, dont la minéralisation, plus ou moins intense, permet de graduer le traitement. L'eau est très bien supportée, sauf pour les hypersthéniques exagérés ; elle est apéritive.

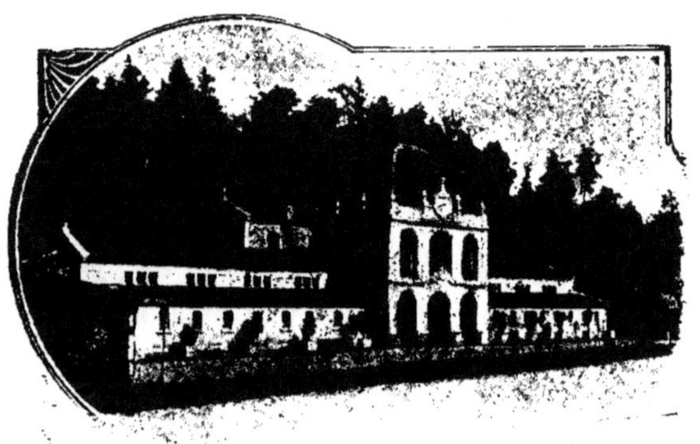

Fig. 131.

Établissement thermal de Saint-Honoré.

b. *Pratiques externes.* — Les plus caractéristiques sont : les *douches de pieds* et l'*inhalation.* Les premières constituent une spécialité de la station, et sont d'un usage général, sauf en cas de varices ou autres affections des membres inférieurs ou chez le cardiaques ; leur température est graduée jusqu'à 50°-55° ; leur durée, de trois à cinq minutes.

L'*inhalation* est administrée dans des salles placées au-dessus des sources ; l'atmosphère y est composée d'air dans lequel on introduit une certaine proportion de gaz (azote, acide carbonique, hydrogène sulfuré, hélium, argon, néon, etc.), obtenus par le battage de l'eau minérale au sortir des griffons ; peu d'humidité, pas de chaleur exagérée ; durée : dix minutes à cinq et six heures par jour, suivant les cas. L'inhalation, à dose *optima*, a une action sédative et modificatrice des sécrétions des voies respiratiores ; c'est un traitement mixte, car il introduit les gaz dans la circulation.

Les autres modes de traitement sont : la pulvérisation qui se fait par les divers systèmes, le gargarisme, les douches nasales et les bains de nez.

Les bains généraux tièdes sont employés comme adjuvants, sauf dans les affections de peau où ils prennent la première place avec la boisson. On ordonne peu les bains hyperthermaux, même en demi-bains, sauf chez les syphilitiques et quelques autres cas. Quelques bains de siège. Peu de bains de pieds. Les bains frais se prennent dans une grande piscine à 28°, très usités.

Douches générales chaudes en grande faveur, ainsi que les diverses douches locales. Douches froides ou écossaises moins employées.

5° Indications thérapeutiques. — Elles dérivent des propriétés des eaux qui sont sédatives quoique sodiques, décongestionnantes, modificatrices des muqueuses et de la peau, antisécrétoires par conséquent, et en outre apéritives et anti-déperditrices. Leur action est très douce, quoique profonde. Les *manifestations respiratoires des uricémiques et des enfants ainsi que des personnes délicates ou excitables* sont de leur ressort.

Tandis qu'on réservera pour le Mont-Dore les grands spasmodiques et les congestionnés, pour les eaux sulfureuses des Pyrénées les grands catarrheux, on enverra à Saint-Honoré les malades moyens ou susceptibles de retour à l'acuité. Saint-Honoré réussit parfois là où les sulfureuses ou arsenicales pures ont échoué.

a. *Principales.* — Les catarrhes nasaux, naso-pharyngiens, pharyngiens laryngés, bronchiques ; les séquelles d'affections aiguës pleuro-pulmonaires ; l'asthme humide ; la susceptibilité des voies respiratoires. En outre, chez les enfants, l'adénopathie trachéo-bronchique, le petit adénoïdisme.

b. *Accessoires.* — L'eczéma, le psoriasis, l'impetigo, le catarrhe utérin, les périphlébites.

6° Contre-indications. — L'asthme sec, la tuberculose laryngée et fébrile, les affections rénales et hépatiques, les cardiopathies asystoliques.

ARTICLE VII

EAUX FERRO-ARSENICALES

Levico (Autriche, Tyrol).

A 20 kilomètres de Trente, station de chemin de fer du Brenner et à l'altitude de 520 mètres, se trouve la petite ville de Levico dans une belle vallée arrosée par le Brenta, près d'un lac. Climat doux, chaud, en été. Air rafraîchi le matin et le soir par les brises de montagne.

Un bel établissement thermal, au milieu d'un magnifique jardin et sur une terrasse d'où la vue est splendide, reçoit les eaux jaillissant à Vetriolo, à 1 490 mètres d'altitude, dans deux grottes peu éloignées l'une de l'autre. L'une, l'*Eau Faible*, est conduite par un tuyau de bois ; l'autre, l'*Eau Forte*, est transportée en bouteilles. Un petit établissement a été construit au lieu d'émergence des sources. Ces deux sources froides, limpides, incolores, fortement acides, d'un goût astringent, ont la minéralisation suivante : *Eau Faible*, sulfate de fer $0^{gr},90$, acide arsénieux, $0^{gr},00095$; *Eau Forte*, sulfate de fer $3^{gr},80$, arséniate de soude $0^{gr},018$, sulfate de cuivre $0^{gr},04$.

Elles sont employées en *bains* et en *boisson*. Pour les bains, l'eau de la source faible est diluée avec un tiers et, plus tard, deux tiers de la source forte. On emploie aussi les boues, et, en applications, le dépôt limoneux de la source faible. En boisson, on prend surtout l'eau faible à petites doses.

Bien supportées par l'estomac, ces eaux ont une action tonique et reconstituante, qui les rend précieuses dans l'anémie, la chloro-anémie rebelle, les névroses, les affections paludéennes, les dystrophies, les dermatoses, les affections de l'utérus et des annexes, les rhumatismes.

Roncegno (Autriche, Tyrol).

A 33 kilomètres de Trente, station du chemin de fer de Brenner, et à l'altitude de 535 mètres, est le village de Roncegno, dans la vallée du Brenta. Climat doux, tonique et reconstituant. Établissement balnéaire alimenté par une source froide provenant d'une galerie de mine, contenant $3^{gr},10$ de sulfate de fer, $0^{gr},13$ d'arséniate de soude. Trouble à l'émergence, elle s'éclaircit par séjour dans des bassins.

Elle est employée en *boisson* par cuillerées, en *bains*, diluée avec de l'eau douce. Bien supportée même par les estomacs délicats, cette eau s'adresse à l'anémie, à la chlorose, aux fièvres paludéennes, aux affections nerveuses (hystérie, neurasthénie), aux dermatoses.

ARTICLE VIII

EAUX FERRO-CUIVREUSES

Saint-Christau (Basses-Pyrénées).

1° Voies d'accès. — A 8 kilomètres d'Oloron, terminus d'un embranchement de la ligne Bayonne-Toulouse, partant de Pau. A 5 heures de Bordeaux, 5 h. 30 de Toulouse, 13 heures de Paris, 14 heures de Marseille, 16 heures de Lyon.

2° Situation. — Altitude : 320 mètres. Établissements, hôtels et villas au milieu d'un beau parc dépendant de la commune de Lurbe, dans un vallon frais et ombreux. Climat doux et tempéré, un peu humide, sédatif, reposant, et de ce fait réparateur. Saison du 1er mai au 31 octobre, mais les établissements sont ouverts toute l'année.

3° Ressources thermales. — Cinq sources principales,

froides et tièdes, débitant ensemble 1 850 mètres cubes. Les trois principales sont : la source des *Arceaux*; la source du *Pêcheur*, employée en boisson seulement; la source du *Prieuré*, 26°. Minéralisation faible: $0^{gr},27$ à $0^{gr},47$, se différenciant des autres eaux par la présence du cuivre à dose pondérable, $0^{gr},0003$ à $0^{gr},0005$, uni à du fer, des silicates, des sulfates alcalino-terreux, des traces d'iode, d'arsenic et de lithine. La source du *Pêcheur* contient des traces d'hydrogène sulfuré ; la source du *Prieuré* a parfois une odeur légèrement sulfureuse. $\Delta = 0,045$ (Source du Prieuré).

4° Modes d'emploi. — Traitement à la fois interne et externe :

a. *En boisson.* — A la dose de deux à six verres par jour, cette eau stimule l'appétit, active les sécrétions de la peau, provoque une abondante diurèse avec élimination de sable urique ; aussi est-elle utile chez les arthritiques.

b. *A l'extérieur.* — Bains généraux et locaux ; lotions ; fomentations ; irrigations nasales, buccales, vaginales ; douches à pression variée; *douches en épingles*, spéciales à la station, consistant en un faisceau de jets capillaires lancés sur la peau, à la pression de 15 à 18 atmosphères ; *pulvérisations*, avec des appareils spéciaux à la station, et très ingénieux par la graduation de la température et de la pression, oculaires, nasales, intrabuccales, bi-auriculaires, ano-périnéales, à jets multiples, etc. Ces dernières pratiques ont une action stimulante, résolutive, cicatrisante, sur la peau et les muqueuses.

5° Indications thérapeutiques :

a. *Principales.* — Avant tout, *les maladies de la langue et de la muqueuse buccale*, leucoplasie, psoriasis buccal, plaques des fumeurs, glossites scléreuses, sclérose linguale syphilitique ; les *dermatoses*, eczéma impétigineux, séborrhéique, variqueux, lichen corné, acné surtout *rosacea*; certaines *affections oculo-palpébrales*, blépharites et conjonctivites, kératites, taies superficielles de la cornée ; quelques *affections gynécologiques*, leucoplasie vulvo-vaginale, métrite catarrhale chronique, leucorrhée.

b. *Accessoires.* — Maladies du nez et de la gorge, coryza chronique, rhinites, pharyngite chronique. Arthritisme, gravelle urique, chlorose, anémie, syphilis, neurasthénie.

6° Contre-indications. — Cure à éviter par les congestifs, les déprimés, les pléthoriques abdominaux ; par les malades porteurs d'eczémas aigus et subaigus, à formes très irritables ; par ceux qui ont des lésions oculaires profondes.

Trébas (Tarn).

Établissement auquel est annexé un hôtel, situé au bord du Tarn, dans un joli site très salubre, à 37 kilomètres d'Albi, à 220 mètres d'altitude, alimenté par trois sources froides minéralisées par des carbonates de chaux, de soude, de magnésie et de fer, des sulfate et silicate de soude, de la lithine et $0^{gr},004$ de *carbonate de cuivre* (source Saint-Roch).

Cette station, fréquentée seulement par une clientèle régionale, donne des résultats analogues à ceux de Saint-Christau. Affections des muqueuses, bucco-linguale en particulier, nasale, oculaire, vulvo-vaginale. Dermatoses. Arthritisme. Rhumatisme chronique. Chloro-anémie.

CHAPITRE IV

EAUX COMPLEXES OU POLYCHRÉMATIQUES

Plusieurs éléments juxtaposent leur action dans ces eaux, sans qu'on puisse dire nettement si l'un d'eux a une action prépondérante. Un certain nombre de stations très importantes se rangent dans cette catégorie.

ARTICLE PREMIER

EAUX BICARBONATÉES CHLORURÉES SULFATÉES

§ 1. — STATIONS FRANÇAISES

Ydes ou Saignes (Cantal).

A 3 kilomètres de la gare de Saignes-Ydes (ligne d'Aygurande à Mauriac), dans un joli vallon, se trouvent plusieurs sources dont la minéralisation est des plus intéressantes, mais dont le débit est faible. Elles ne sont fréquentées que par les gens de la contrée. Plusieurs hôtels.

Minéralisation totale: 21^{gr},80 dont 9^{gr},30 de sulfate de soude, 8^{gr},20 de chlorure de sodium, 1 gramme de bicarbonate de soude, 1^{gr},80 de bicarbonates de chaux et de magnésie et 1^{gr},75 d'acide carbonique libre.

Ces eaux sont laxatives, diurétiques en même temps que toniques et reconstituantes. On les emploie surtout contre les états bilieux et les fièvres intermittentes.

Vaux (Allier).

Trois sources dont la minéralisation est répartie entre 4 grammes de bicarbonate de soude, 0^{gr},55 de chlorure de sodium, 1 gramme de sulfate de soude, 0^{gr},90 de sulfate de magnésie.

Jenzat (Allier).

A 6 kilomètres de Gannat, à l'altitude de 300 mètres, émergent trois sources dont la température est de 26°, et la minéralisation représentée par du bicarbonate de soude 0^{gr},60, du sulfate de soude 0^{gr},37, du chlorure de sodium 0^{gr},30. Elles sont laxatives et reconstituantes, et sont utilisées surtout en boisson par les gens du pays.

§ 2. — STATIONS ÉTRANGÈRES

Tarasp-Schuls-Vulpera (Suisse, canton de Grisons).

Station située à 1 200 mètres d'altitude, à 6 heures et demie en voiture de Davos, terminus du chemin de fer. Jouissant d'un air pur et vivifiant, d'un climat tonique et reconstituant très remarquable, elle est malheureusement d'un accès difficile. Saison du 1er juin au 15 septembre.

Très nombreuses sources froides, ayant une minéralisation moyenne formée de 2 à 4 grammes de chlorure de sodium, de 1^{gr},50 à 5 grammes de bicarbonate de soude, de 2 grammes à 2^{gr},50 de bicarbonate de chaux et de 1 à 2 grammes de sulfate de soude, avec 0^{gr},02 à 0^{gr},04 de bicarbonate de fer, et 1^{gr},75 à 2^{gr},25 d'acide carbonique libre. Elles sont utilisées en boisson et en bains, douches, bains carbo-gazeux, au *Kurhaus* de Tarasp, situé vis-à-vis des sources dans un endroit encaissé où logent les baigneurs, et dans l'établissement de Schuls à trente minutes en aval où se trouvent plusieurs hôtels dans une situation ouverte et ensoleillée. Hôtels également à Vulpera, à dix minutes de Tarasp. Installations balnéaires très confortables.

Cette eau excite les sécrétions gastriques, intestinale, biliaire; elle est diurétique et laxative.

Les indications thérapeutiques sont les *affections du tube digestif et de ses annexes.* Goutte, Gravelle. Obésité. Diabète chez les sujets pléthoriques. Anémie, chlorose et états qui en dépendent (sources ferrugineuses).

Les contre-indications sont les affections cardiaques ; l'artério-sclérose ; la tendance à la congestion cérébrale.

Elster (Allemagne, Saxe).

Station de chemin de fer, située près de la frontière de Bohême. Établissement bien installé, alimenté par le mélange des sources qui jaillissent dans le voisinage, au nombre de treize, toutes froides, dont six seulement sont utilisées.

La minéralisation de ces sources, caractérisée par du sulfate de soude $1^{gr},50$ à 3 grammes, des carbonates $0^{gr},75$ à $5^{gr},25$, du chlorure de sodium $0^{gr},80$ à $1^{gr},80$, avec $0^{gr},06$ de carbonate de fer, et 2 grammes à $2^{gr},70$ d'acide carbonique libre.

Les eaux sont administrées en boisson, bains, bains de boue, composés avec des boues qui séjournent pendant l'hiver dans des réservoirs. Elles sont laxatives, diurétiques, toniques. Les principales indications sont : la pléthore abdominale, les dyspepsies, les formes torpides de la scrofule et les affections nerveuses dépendant de l'anémie et de la chlorose. Les boues sont utilisées contre les rhumatismes, et les paralysies rhumatismales.

Carlsbad ou Karlsbad (Autriche, Bohême).

1° Situation. — Ville de 18 000 habitants, bâtie sur les deux rives de la Tepl, dans une gorge étroite entourée de montagnes boisées, sur la ligne Nuremberg-Eger-Aussig, à l'altitude de 380 mètres. Climat tempéré, humide, avec variations fréquentes et brusques de température. C'est la plus célèbre ville d'eau de l'Europe centrale ; elle a des ressources très étendues. Hôpital communal. Hôpital des étrangers. Hôpital militaire. Promenades charmantes. Saison du 1er mai au 30 septembre, mais l'un des établissements reste ouvert toute l'année.

2° Ressources thermales. — Sources très nombreuses, chaudes, 20° à 73°, ayant un débit considérable.

Les principales sont : la *Schlossbrunnen*, 52°,9 ; la *Mülbrunnen*, 51°,4 ; et surtout le *Sprudel*, 73°, qui jaillit avec violence en bouillonnant, et donne plus de 2 000 mètres cubes par jour d'une eau limpide, incolore.

Minéralisation sensiblement analogue pour toutes les sources, avec plus ou moins d'acide carbonique libre. Le *Sprudel* possède, pour une minéralisation totale de 5^{gr},20, 1^{gr},30 de bicarbonate de soude, 1 gramme de chlorure de sodium, 2^{gr},40 de sulfate de soude. Acide carbonique libre, 0^{gr},70. $\Delta = 0,245$ à $0,275$.

3° Modes d'emploi. — Ils sont à la fois internes et externes.

a. La *boisson* constitue le traitement principal. De splendides promenades couvertes sont attenantes aux principales sources et sont très utiles par le mauvais temps. L'eau, généralement refroidie avant d'être bue, est prise à la dose de deux à six verres à jeun le matin. Elle produit des effets laxatifs, se manifestant par des sels en bouillie, noirâtres, caractéristiques. Augmentation de la bile. Action diurétique avec diminution de l'urée. Crise thermale fréquente au bout de quelques jours de traitement.

b. Les *pratiques externes*, bains, douches, bains de boue, hydrothérapie, etc., sont administrées dans cinq établissements luxueux, qui sont : le *Sprudelbad*, le *Kurhaus*, le *Neubad*, le *Kaiserbad*, l'*Elisabethbad*.

4° Adjuvants. — Établissements diététiques. Mécanothérapie. Inhalatorium. Électrothérapie. Radiothérapie. Aérothérapie. Bains de lumière. Cures de petit-lait, cures de terrain, etc.

5° Indications thérapeutiques. — Avant tout les *affections du foie :* hypérémie, engorgement dépendant de la stase veineuse abdominale, foie gras, foie gras alcoolique; affections hépatiques des pays chauds, *lithiase biliaire*, ictère chronique.

Affections gastro-intestinales : dyspepsie avec hyperacidité et constipation, ulcère, catarrhe chronique de l'intestin avec constipation. Hypérémie et gonflement de la rate.

Pléthore abdominale. Obésité. Goutte. Gravelle. Catarrhe chronique de la vessie. Diabète sans autophagie chez les sujets gras.

6° Contre-indications. — Cirrhose du foie avancée. Foie gras avec chloro-anémie grave. Foie amyloïde. Diabète avec azoturie, autophagie. Anémie prononcée. Faiblesse. Tuberculose. Tendance à la congestion. Affections cardiaques. Cœur gras. Artério-sclérose.

Marienbad (Autriche, Bohême).

1° Situation. — Petite ville de 6 000 habitants, située dans une vallée pittoresque ouverte au Midi, sur la ligne Nuremberg-Eger-Pilsen, à l'altitude de 630 mètres. Climat doux, humide, avec brusques variations. Journées chaudes, matinées et soirées fraîches. Ressources très étendues. Distractions nombreuses. Belles promenades. Saison du 15 mai au 15 octobre.

2° Ressources thermales. — Très nombreuses sources froides, dont trois surtout sont employées: la *Kreuzbrunnen*; la *Ferdinandsquelle*, la *Marienquelle*. La minéralisation de la première peut servir de type pour la station ; elle renferme 9 grammes de matières fixes dont $1^{gr},65$ de bicarbonate de soude, $1^{gr},70$ de chlorure de sodium, 5 grammes de sulfate de soude, avec 1 gramme d'acide carbonique libre. La *Marienquelle* est beaucoup plus pauvre en sels, plus riche en acide carbonique ; elle sert surtout pour les bains. On trouve également une source alcaline, la *Rudofsquelle*, et une source ferrugineuse, l'*Ambrosiusbrunnen*. Cette dernière renferme $0^{gr},16$ de bicarbonate de fer, avec $2^{gr},30$ d'acide carbonique libre. $\Delta = 0,090$ à $0,460$.

3° Modes d'emploi. — Les eaux sont utilisées surtout en boisson et à l'extérieur :

a. *En boisson.* — A la dose d'un à six verres, l'eau est diurétique, augmente l'appétit, a une action purgative très franche ; son usage amène un amaigrissement rapide, dû à l'expulsion hâtive du contenu intestinal. Elle détermine parfois l'ivresse carbonique et des phénomènes congestifs.

b. *A l'extérieur.* — Bains, douches, bains carbo-gazeux bains d'acide carbonique, bains de terre tourbeuse analogues à ceux de Franzensbad Trois établissements luxueusement installés.

4° Indications thérapeutiques. — En premier lieu, l'*obésité*, la *pléthore abdominale.* Affections de l'estomac, du foie, calculs biliaires, foie gras. Goutte. Gravelle. Affections utéro-ovariennes. Anémie, chlorose (sources ferrugineuses). Inflammations des voies urinaires (*Rudolfsquelle*).

Les bains de terre tourbeuse s'adressent, en outre, aux affections nerveuses greffées sur l'anémie ; aux paralysies périphériques, *a frigore* ou traumatiques ; aux diverses formes du rhumatisme, aux arthrites et contractures, à la scrofule.

5° Contre-indications. — Affections cardiaques. Faiblesse. Épuisement. Tendance aux congestions.

Franzensbad (Autriche, Bohême).

1° Situation. — Petite ville de 2 500 habitants, située sur un plateau abrité au nord par l'*Erzgebirge*, à l'altitude de 450 mètres, sur la ligne Eger-Leipzig. Climat de montagne avec variations brusques. Installations très confortables. Beau parc. Kurhaus. Peu de promenades. Saison du 1er mai au 30 septembre.

2° Ressources thermales. — Neuf sources froides utilisées, dont la plus importante est la *Franzensquelle.* Sa minéralisation est de 5gr,50, dont 0gr,95 de bicarbonate de soude, 1 gramme de chlorure de sodium, 3gr,15 de sulfate de soude, 0gr,03 de bicarbonate de fer. Acide carbonique libre, 2gr,90. La *Stahlquelle* a près de 0gr,08 de bicarbonate de fer. La *Kaltesprudel* a un dégagement d'acide carbonique si grand, qu'il forme un bouillonnement pouvant être entendu à 50 mètres de distance. $\Delta = 0,160$ à $0,250$.

3º Modes d'emploi. — En boisson et en pratiques externes :

a. *En boisson.* — A la dose de deux à quatre verres, l'eau est diurétique, laxative plutôt que purgative.

b. *A l'extérieur.* — Bains, bains carbo-gazeux plus ou moins actifs. *Bains de boue tourbeuse*, spécialité de la station. La tourbe, extraite d'une prairie voisine saturée de sels, est exposée à l'air tout l'hiver, subissant ainsi une série de transformations qui donnent naissance à des acides sulfurique, acétique, formique, crénique, etc. Elle est broyée pour l'emploi, mélangée à l'eau minérale et chauffée par un jet de vapeur. Le bain de boue, d'une durée d'une demi-heure à une heure, est suivi d'un bain simple.

4º Indications thérapeutiques. — *Affections du tube digestif et des annexes.* Dyspepsies. Engorgements du foie et de la rate ; calculs biliaires. Constipation chronique. Obésité et pléthore abdominale. Diabète. Affections des voies urinaires et utéro-ovariennes.

Les eaux ferrugineuses, aidées des bains de tourbe, s'adressent aux affections suivantes : anémie, chlorose, neurasthénie, névroses, névralgies, paralysies toxiques ou consécutives aux infections, paralysie infantile, atrophie musculaire progressive.

Les bains de tourbe combattent les rhumatismes articulaires et musculaires chroniques.

ARTICLE II

EAUX BICARBONATÉES CHLORURÉES ARSENICALES

La Bourboule (Puy-de-Dôme).

1º Voies d'accès. — Station d'un embranchement qui se détache à Laqueuille de la ligne Brive à Clermont. A 6 heures

de Lyon, 9 heures de Paris, 9 heures de Bordeaux, 9 heures
de Toulouse, 15 heures de Marseille.

2º Situation. — Altitude moyenne : 850 mètres. Petite ville
d'un peu plus de 2 000 habitants, sur la Dordogne, à 6 kilomètres du Mont-Dore. Climat de montagne sans contre-indications ni incompatibilités. Vallée orientée est-ouest, pro-

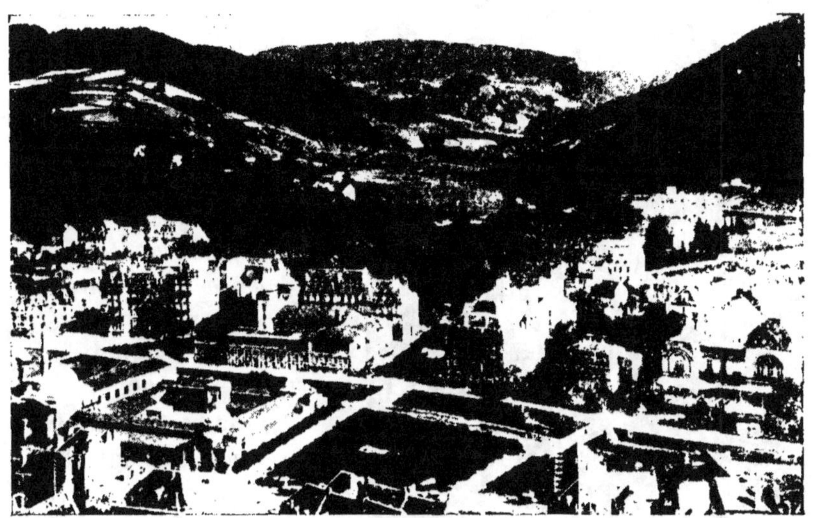

Fig. 132.

Vue générale de La Bourboule.

tégée du vent du nord par les montagnes de la Banne d'Or-
danche, du Puy Gros et leurs contreforts. Insolation longue
et forte. Matinées et soirées fraîches. Nombreux et luxueux
hôtels, coquettes villas. Eau potable pure. Hygiène irréprochable. Casino. Théâtre. Théâtre de verdure. Fêtes et sports
divers. Belles promenades et excursions. Saison du 25 mai au
30 septembre.

3º Ressources thermales. — Six sources, 10º à 60º, exploitées dans trois établissements thermaux : les Thermes, l'Établissement Choussy, l'Établissement Mabru.

On utilise surtout l'eau de la source *Choussy-Perrière*, la plus importante et qui caractérise la station ; elle contient par litre $0^{gr},028$ d'arséniate de soude (correspondant à **XXXI** gouttes de liqueur de Fowler), $2^{gr},90$ de bicarbonate de soude et $2^{gr},85$ de chlorure de sodium, pour une minéralisation totale de $6^{gr},50$. $\Delta = 0,317$.

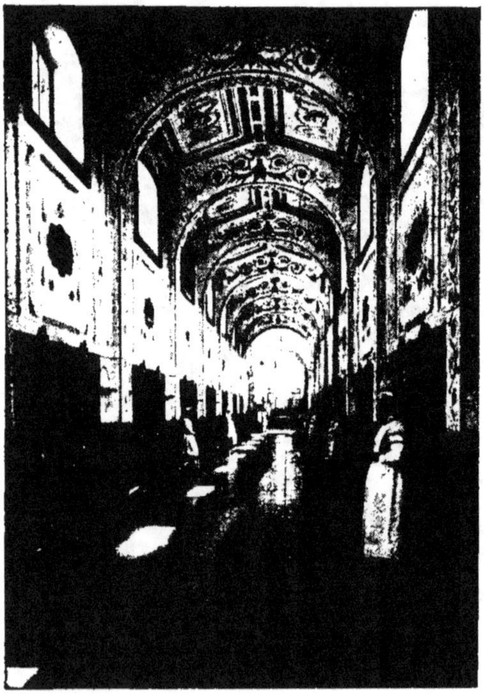

La source *Croizat* contient $0^{gr},017$ d'arséniate de soude, $5^{gr},65$ de chlorure de sodium, 3 grammes de bicarbonate pour un total de $9^{gr},85$.

Les sources *Fenestre*, *Henry*, *Marie-Rose* et *Clémence* présentent une teneur en arséniate de soude de $0^{gr},008$ à $0^{gr},003$.

La source Choussy-Perrière contient des gaz rares, en particulier de l'hélium ; sa radioactivité est très forte : 3,56 milligrammes - minute pour l'eau à l'émergence ; 22,04 milligrammes-minute pour les gaz.

Fig. 133.

La Bourboule, une des galeries de l'établissement thermal.

4° Modes d'emploi. — L'eau est utilisée en boisson et à l'extérieur :

a. *En boisson.* — Elle relève l'appétit et la coloration des muqueuses, et augmente progressivement le poids du corps. On observe quelquefois au bout de quelques jours des signes d'intolérance gastro-intestinale. Les effets sur l'élimination urinaire varient suivant les doses et suivant le terrain.

b. *Pratiques externes*. — Bains : bains hyperthermaux ; bains prolongés (jusqu'à trois heures de durée). Douches chaudes et froides, douches sous-marines, douches-massages sous l'eau. Inhalations (eau minérale brumifiée) d'une durée d'un quart d'heure à une heure.

Pulvérisation au tamis et à la palette. Humage de vapeur. Douches et bains de vapeur. Douches filiformes, locales, nasales, ascendantes.

5o Adjuvants. — Action stimulante de l'altitude moyenne, augmentée de celle du plateau de Charlannes (1 300 mètres, haute altitude), relié à la station par un funiculaire ; bois de sapins. Vastes espaces découverts permettant de faire la cure de soleil.

6o Indications thérapeutiques. — Médication la plus arsenicale des eaux chaudes connues, tonique de la nutrition, (dystrophies), régénératrice du sang (dyscrasies).

a. *Principales*. — D'une façon générale, les *anémiques*, les *diabétiques et les lymphatiques, atteints dans leurs voies respiratoires ou leur peau*. Diabète, surtout azoturique ; glycosurie simple ; diabète compliqué d'acétonurie et d'albuminurie.

Lymphatisme, scrofulo-tuberculose, prétuberculose.

Chloro-anémies. Impaludisme, cachexies palustres.

Dermatoses : eczémas, psoriasis, pityriaris rubrapilaire, lichen plan, prurits et prurigos, acnés, furonculose, kératose pilaire et ichthyose, ecthymas, lupus tuberculeux et érythémateux, tuberculides, lèpre.

b. *Accessoires*. — Asthme, hay-fever, laryngites et bronchites chroniques, emphysème pulmonaire, coryzas, rhinites et otites chroniques des strumeux.

7o Contre-indications. — Formelles : tuberculoses avancées, goutte, cardiopathies à lésions mal compensées, artériosclérose, éréthisme nerveux accusé, maladies des voies urinaires (blennorragies, cystites, pyonéphroses, prostatites chroniques), lithiases hépatique et rénale.

Relatives: dyspepsies, entérites (traitement interne surtout à surveiller).

Vic-sur-Cère (Cantal).

Station de la ligne d'Arvant à Capdenac, à l'altitude de 670 mètres, dans la délicieuse vallée de la Cère. Hôtels et maisons meublées. Grand Hôtel de la Compagnie du P.-O. Magnifiques excursions. Saison du 15 juin au 15 septembre.

Établissement à 1 kilomètre de la petite ville, alimenté par quatre sources froides de minéralisation analogue, caractérisée par $1^{gr},80$ de bicarbonate de soude, $1^{gr},25$ de bicarbonate de chaux et de magnésie, $1^{gr},25$ de chlorure de sodium, $0^{gr},85$ de sulfate de soude, $0^{gr},05$ de bicarbonate de fer, arséniate de soude, $0^{gr},0085$ et $1^{gr},50$ d'acide carbonique libre.

Ces eaux, à la fois modificatrices, altérantes et reconstituantes, sont utilisées en boisson, bains, douches, contre les manifestations de la scrofule et du lymphatisme, l'anémie, les dyspepsies, les cachexies paludéennes, les épuisements, les troubles utérins, la goutte, la gravelle.

QUATRIÈME PARTIE

THÉRAPEUTIQUE HYDRO-MINÉRALE
(CLINIQUE THERMALE)

Après avoir exposé ce que sont les eaux minérales, après avoir passé en revue leurs divers modes d'emploi et classé leurs diverses variétés, après avoir décrit les localités qui les utilisent, nous devons maintenant envisager les maladies auxquelles on peut les opposer dans un but thérapeutique.

Ici encore nous avons pensé que la concision était nécessaire et que le praticien devait trouver rapidement la ou les stations répondant le mieux à un cas déterminé ; aussi avons-nous réduit les développements au minimum, au risque de produire une certaine monotonie. Pour nous rapprocher le plus possible de la vérité, nous nous sommes inspirés des meilleures monographies écrites sur les stations ; nous avons trouvé un grand nombre de renseignements utiles dans l'*Index médical des principales stations thermales et climatiques de France,* publié par le Syndicat des médecins des stations balnéaires et sanitaires de la France[1] ; nous nous sommes documentés dans les traités les plus récents et surtout dans la *Pratique de la climatothérapie et des cures thermales* de P. MAYER[2] ; dans la *Crénothérapie, Climatothérapie, Thalassothérapie* de LANDOUZY, A. GAUTIER, MOUREU, DE LAUNAY, HEITZ, LAMARQUE, LALESQUE, P. CARNOT[3] ; dans la *Clinique hydrologique* de BARADUC, F. BERNARD, M.-E. BINET, COTTET-PURET, PIATOT, SERSIRON, SIMON, TARDIF[4]. Ce dernier, notamment, contient des développe-

1. J. GAINCHE, Paris, 1903.
2. L. HORTOLA et F. GITTLER, Paris, 1910.
3. J.-B. BAILLIÈRE et fils, Paris, 1910.
4. MASSON et Cie, Paris, 1909.

ments très complets auxquels on pourra se reporter. Nous avons également consulté avec fruit le récent ouvrage de L. Porcheron : *les Villes d'eaux françaises* [1].

CHAPITRE PREMIER

MALADIES GÉNÉRALES

Dans ce chapitre doivent prendre place les maladies par déviation de la nutrition : arthritisme, lymphatisme, scrofule, et les maladies par altération du sang, altération qui reconnaît souvent pour cause une intoxication.

ARTICLE PREMIER

MALADIES DE LA NUTRITION

Les explications fournies jusqu'à présent sur la nature intime et les causes de l'arthritisme restent toujours peu satisfaisantes. Que l'on admette le ralentissement de la nutrition comme le veut Bouchard, ou qu'on incline vers les idées d'A. Robin et de Lécorché, ou vers celles de Lancereaux et de Renaut, que l'on accepte la théorie infectieuse de Guyot ou la théorie chimique de Fiquet, on reste toujours en présence d'un problème obscur dont la solution se fait attendre. Ce qui toutefois n'est pas discutable, c'est la parenté existant entre les diverses affections réunies sous le nom général de diathèse arthritique. Nous en avons donné une vue d'ensemble au chapitre iv de la deuxième partie (p. 227). Les indications de la plupart d'entre elles se confondent avec celles des autres maladies des organes qu'elles affectent et seront données en même temps ; dans ce chapitre, nous ne traiterons que de l'arthritisme proprement dit, avec ses deux grandes divisions, le *rhumatisme* et la *goutte*, et de deux maladies générales dérivées de l'arthritisme gastro-hépatique, le *diabète* et l'*obésité*.

1. Maloine. Paris, 1912. 2ᵉ édition.

Nous parlerons ensuite de deux autres maladies générales, qui sont aussi, quelle que soit l'idée que l'on se fasse de leur nature, des maladies de la nutrition : le *lymphatisme* et la *scrofule*.

§ 1. — RHUMATISMES

Toutes les variétés de rhumatisme peuvent être renfermées dans trois catégories :

1º Le rhumatisme articulaire aigu, franc, polyarthrite aiguë, infectieuse, spécifique, dont l'agent pathogène n'est pas encore découvert ;

2º Les rhumatismes infectieux, localisations articulaires d'infections microbiennes dont l'agent est connu ou demeure encore caché, et qui ne sont que des pseudo-rhumatismes ;

3º Le rhumatisme chronique, vocable qui comprend un certain nombre d'arthropathies à évolution lente, qu'il est difficile de classer, parce que leur véritable nature est encore ignorée.

Les cures thermales ne pourront être applicables aux deux premières catégories qu'après la cessation de l'état aigu ; leur rôle devra être, selon les cas, tonique, résolutif, sédatif, diurétique.

La première indication sera fournie par les sulfureuses et les chlorurées sodiques, qui s'appliqueront de préférence aux malades torpides, lymphatiques, sans réactions faciles ; l'action résolutive sera réalisée au plus haut point par les boues, grâce à l'excitation, à la sinapisation qu'elles déterminent sur la peau, à la pression spéciale qu'elles exercent, aux gaz nouveaux dont elles provoquent la formation ; les eaux oligo-métalliques, radioactives, remplissent l'indication sédative, de même que les sulfureuses blanchissantes ou dégénérées ; enfin, les eaux de diurèse réaliseront la dernière indication.

Ces diverses actions sont obtenues, en dehors de la nature de l'eau, par les procédés d'application : bains de baignoire ou de piscine plus ou moins prolongés, douches, douches-massages, douches sous-marines, étuves, boues; par les divers adjuvants tels que le massage, la mécanothérapie, l'exercice, les frictions, le régime et par les effets du climat et de l'altitude.

1° Convalescences du rhumatisme articulaire aigu et rhumatisme subaigu. — Le traitement thermal, bien appliqué, donne dans ces cas des résultats très remarquables et parfois très rapides.

C'est aux stations à caractère sédatif qu'il faut s'adresser, aux eaux peu minéralisées de *Plombières*, *Bains*, *Luxeuil*, *Néris*, *Bourbon-Lancy*, *Chaudesaigues*, *Evaux*, *Châteauneuf*, *Ussat*, *La Malou*, *Bagnères-de-Bigorre*, *Hammam-Meskoutine*, *Ragatz*, *Gastein*, *Buxton*, *Caldas-de-Montbuy*, *Alhama-de-Aragon*, aux sulfureuses dégénérées d'*Ax*, de *Luchon*, d'*Amélie*, de *Cauterets*, aux sulfureuses sédatives de *Saint-Sauveur*, *Eaux-Chaudes*, *Molitg*.

Lorsque les articulations sont encore empâtées et tuméfiées, mais non douloureuses, c'est encore aux mêmes stations qu'il faut recourir si les malades sont excitables. Chez les sujets torpides, mous, lymphatiques, il sera préférable de s'adresser à des eaux plus toniques : aux chlorurées sodiques, telles que *Balaruc*, *Bourbonne*, *Bourbon-l'Archambault*, *Wiesbaden*, ou aux sulfureuses comme *Barèges*, *Luchon*, *Cauterets*, *Ax*, *Aix-en-Savoie*, *Aix-la-Chapelle*, *Schinznach*, *Herculesbad*, *Harrogate*.

2° Rhumatismes infectieux. — Toutes les infections peuvent avoir des complications articulaires ; ce sont par ordre d'importance : la blennorragie, l'érysipèle, l'infection puerpérale, l'infection urinaire, la pyohémie, la pneumonie, la scarlatine, la fièvre typhoïde, la diphtérie, la variole, la rougeole, la dyssenterie, la grippe, la syphilis, les oreillons.

Le traitement thermal doit être, au début, sédatif : les stations les mieux indiquées sont *Néris*, *Plombières*, *Bourbon-Lancy*, *Evaux*, *Chaudesaigues*. La période douloureuse une fois passée, des eaux plus actives doivent être préférées, en particulier les chlorurées sodiques et les sulfureuses. Ici, les étuves donneront des résultats rapides, à *Aix*, *Luchon*, *Bourbon-Lancy*, *Bourbon-l'Archambault*, *Bourbonne*, *Evaux*, *Néris*, *Plom-*

bières; là, ce seront des bains prolongés, à *La Motte*, à *Châteauneuf*; ailleurs, ce seront surtout des bains de boue qui amèneront la cessation des accidents, à *Balaruc, Saint-Amand, Dax, Préchacq, Barbotan.*

Le traitement du rhumatisme chez les tuberculeux, quelle que soit l'idée que l'on se fasse de la nature de cette affection, doit être à la fois local et général.

Le gonflement, les épanchements, les raideurs articulaires, les atrophies musculaires seront modifiés par les eaux sulfureuses : *Aix-les-Bains, Luchon, Ax, Bagnols-de-Lozère*, et par les chlorurées sodiques : *Balaruc, Bourbon-l'Archambault, Bourbonne, Salins-Moutiers.* Chez les affaiblis, les anémiés, on préférera le *Mont-Dore, la Bourboule, Royat.*

3° Rhumatisme chronique. — Le rhumatisme chronique peut être articulaire ou extra-articulaire.

A. RHUMATISME ARTICULAIRE. — Le premier se présente sous de multiples formes qui ont fait l'objet de classifications nombreuses, mais qui, au point de vue hydro-minéral, peuvent se ramener à deux principales :

α) *Le rhumatisme chronique partiel*, s'attaquant de préférence aux grandes articulations, succédant, ou non, au rhumatisme aigu, affectant une ou plusieurs jointures où se déclarent des douleurs plus ou moins vives, et donnant lieu à de la déformation plus ou moins considérable, des craquements plus ou moins marqués, de l'impotence fonctionnelle plus ou moins accentuée, et parfois de l'atrophie des muscles voisins ;

ε) *Le rhumatisme articulaire progressif*, affectant surtout les petites articulations, avec ses diverses variétés : polyarthrite déformante, rhumatisme noueux, nodosités d'Heberden, etc., dont le caractère commun est une marche lente, mais progressive et difficile à enrayer.

Les eaux sulfurées, les chlorurées sodiques, les arsenicales, les sulfatées calciques, les thermo-minérales simples conviennent éminemment à ces états articulaires, quelle qu'en soit la variété. Les excitables, les éréthiques, chez lesquels il faut, avant tout, obtenir la cessation des douleurs, seront dirigés vers des stations telles que *Plombières, Bains, Luxeuil, Néris, Evaux, Bourbon-Lancy, Bagnères-de-Bigorre, Saint-Sauveur, Eaux-Chaudes, Molitg, Ax, Hammam-Meskoutine, Teplitz, Gastein, Ragatz, Buxton, Alhama-de-Aragon, Caldas de Montbuy.* Les déprimés se trouveront bien d'un traitement à *Balaruc, Bourbon-l'Archambault, Bourbonne, Salins-Moutiers* ou *Uriage.*

Dans les formes plus torpides, la médication sulfureuse a l'avantage d'agir à la fois, par sa thermalité et sa nature spéciale. Si l'on craint une réaction un peu vive, on peut utiliser les eaux altérables glairineuses hyposulfitées d'*Amélie, Ax, Luchon, Molitg, Eaux-Chaudes, Acqui, Alceda.* Dans les cas moyens, les sources moyennes d'*Ax,* de *Luchon,* de *Cauterets* s'imposent.

Dans les rhumatismes anciens, lorsqu'il n'y a plus de réaction, lorsqu'on constate de l'atrophie musculaire, on doit s'adresser aux sources fortement excitantes de *Barèges, Luchon, Ax, Cauterets,* ou mettre en œuvre les pratiques si actives d'*Aix-en-Savoie.* C'est dans ces cas surtout que la révulsion par les boues est utile et qu'on obtient de beaux succès à *Dax, Préchacq, Barbotan, Saint-Amand, Balaruc, Franzensbad, Marienbad, Battaglia, Abano..* On pourra encore recourir à l'action puissamment trophique de *la Bourboule* et de *Levico,* à celle de *Royat, Saint-Nectaire, Neyrac, Rennes, Orezza, Saint-Moritz,* chez les affaiblis; d'*Uriage, Aix-la-Chapelle, Ischia, Herculesbad, Porretta,* chez les lymphatiques.

Les eaux alcalines comme *Vichy, Pougues, Saint-Alban,* trouveront leur indication lorsque les fonctions digestives auront besoin d'être stimulées ; *Châtel-Guyon* et *Plombières,* si l'intestin est malade ; les eaux diurétiques comme *Vittel, Martigny, Contrexéville, Capvern, Evian,* lorsqu'on aura des raisons de chercher avant tout la dépuration de l'organisme.

Dans le rhumatisme noueux, la polyarthrite déformante, les eaux chlorurées sodiques sont particulièrement utiles : *Bourbon-l'Archambault, Bourbonne, La Motte, Balaruc, Salins-Moutiers, Korbous, Hammam-Lif, Kissingen, Nauheim,*

Wiesbaden, Baden-Baden, Kreuznach, Rheinfelden, Montecatini, Cestona.

B. Rhumatisme extra-articulaire. — Le rhumatisme extra-articulaire, dont le diagnostic sera établi par l'hérédité, les troubles morbides éprouvés antérieurement, l'état général, et dont les principales formes sont le rhumatisme musculaire, les névralgies et surtout la sciatique, offre les mêmes indications thermales que le rhumatisme articulaire ; ces indications sont fournies, s'il y a des douleurs, par les eaux sédatives, sinon par les sulfurées et les chlorurées sodiques, ainsi que par les boues.

C. Rhumatisme avec complications. — Si le rhumatisme s'accompagne de lésions rénales, *Saint-Nectaire* est indiqué ; s'il existe des phlébites, des varices, *Bagnoles-de-l'Orne, Néris, Luxeuil, Plombières* sont les stations de choix ; les gynécopathies rhumatismales exigent l'envoi vers *Saint-Sauveur, Eaux-Chaudes, Luxeuil, Plombières* ; les complications cardiaques doivent faire songer à *Royat* si on a affaire à un malade affaibli, anémié, à *Bourbon-Lancy* s'il s'agit d'un sujet excitable et nerveux.

§ 2 — GOUTTE

1° Nature de l'affection. — La goutte est caractérisée essentiellement par un retard dans la formation et l'excrétion de l'acide urique, d'où encombrement de l'organisme par ce corps et ses dérivés. Ceux-ci, indépendamment de leur action sclérosante sur le système cardio-artériel, forment sur les cartilages des dépôts que l'on désigne sous le nom de tophus.

L'acide urique paraît provenir des nucléines ingérées avec les aliments (acide urique exogène), ou mises en liberté par la fonte des cellules de l'organisme (acide urique endogène), et cela par une série de transformations de ces nucléines dans les premières portions du tube digestif, sous l'influence des ferments gastro-intestinaux. C'est vraisemblablement l'insuffisance d'un ou de plusieurs de ces ferments qui trouble ces mutations et produit la goutte.

2° Traitement hydro-minéral. — Les deux buts principaux vers lesquels il faut viser sont : éliminer l'acide urique retenu en excès dans l'organisme, améliorer les troubles digestifs [1]. Le premier est atteint au moyen des eaux de diurèse : *Evian, Thonon, Vittel, Contrexéville, Martigny, Aulus, Capvern, Barbazan, Cambo, Euzet, Hammam-Rhira, Louèche, Bath* ; le second, au moyen des eaux alcalines chlorurées sulfatées; les plus employées sont *Vichy, Vals, Châteauneuf, Le Boulou, Bilin, Neuenahr, Pougues, Royat, Vic-sur-Cère, Ems, Saint-Nectaire, Châtel-Guyon, Brides, Saint-Gervais, Miers, Carlsbad, Marienbad, Tarasp, Salzbrunn, Soultzmatt, Herculesbad, Ischia.*

Le traitement externe joue dans la thérapeutique hydrominérale de la goutte un rôle secondaire, car il peut réveiller des crises aiguës. Toutefois, dans les formes torpides et chez les malades débiles, on peut utiliser avec avantage les chlorurées sodiques, *Bourbon-l'Archambault, Bourbonne*, et surtout *Bourbon-Lancy, Korbous :* à l'étranger, *Wiesbaden, Hombourg, Baden-Baden, Rheinfelden*; de même que les thermales simples, *Néris, Luxeuil, Plombières, Chaudesaigues, Evaux, Teplitz, Gastein, Wilbad, Caldas de Montbuy, Buxton, Ragatz, Schlangenbad* ; ou, dans certains cas, *Ussat, La Malou, Saint-Moritz.* Chez les goutteux peu excitables, les boues de *Dax, Barbotan, Saint-Amand, Abano, Battaglia*, peuvent être employées avec succès. Les eaux sulfureuses sont généralement contre-indiquées, sauf *Aix-les-Bains* qui agit surtout par sa thermalité, et certaines sources dégénérées d'*Ax*, de *Thuès*, de *La Preste :* il est même certaines eaux sulfureuses étrangères, chlorurées sulfurées, à la vérité, qui sont préconisées contre la goutte, *Aix-la-Chapelle, Harrogate*, par exemple.

Au traitement thermal s'ajoutent les effets des adjuvants :

---

1. Signalons à ce sujet : l'opinion de KIONKA. qui s'appuyant sur des données expérimentales. rattache les causes de la goutte à des troubles du foie. comme l'avaient déjà fait DUCKWORTH. ROOSE et d'autres. Cette manière de voir expliquerait l'action favorable des eaux alcalines dans cette maladie.

massage, mécanothérapie, marche, diététique, repos, climat, altitude.

Au point de vue clinique, il faut considérer deux catégories de goutteux : en premier lieu, les *goutteux avérés*, ceux qui ont eu des accès de goutte articulaire, ou des manifestations dont la nature goutteuse n'est pas douteuse ; en second lieu, la catégorie innombrable des enfants, des adolescents et des adultes qui n'ont jamais présenté d'accidents, mais qui sont des candidats à la goutte, ou qui présentent des troubles généraux dont l'origine se rattache nettement à la diathèse, qui sont, en un mot, en *puissance de goutte*.

A. GOUTTEUX AVÉRÉS. — Dans la goutte articulaire chronique, on opposera, suivant les manifestations dominantes et d'après les règles générales que nous venons d'énoncer, les eaux alcalines, les eaux chlorurées, les eaux sulfatées, les eaux faiblement minéralisées. *Bourbon-l'Archambault, Bourbonne, La Motte, Aix-en-Savoie* rendront de grands services quand il n'y a pas de grandes douleurs ; si, au contraire, les articulations sont très sensibles, les sujets excitables, il vaudra mieux recourir aux eaux sédatives, *Plombières, Néris, Bourbon-Lancy.* Lorsque les malades supportent mal, le traitement externe, on leur fera suivre une cure interne à *Bagnères-de-Bigorre, Capvern, Contrexéville, Vittel, Evian, Martigny, Aulus, La Preste.* La coexistence de troubles digestifs décidera du choix des eaux alcalines, sodiques ou calciques, suivant les cas. Les anémiques seront dirigés sur *Royat*, les insuffisants rénaux sur *Saint-Nectaire*, les obèses sur *Châtel-Guyon, Brides, Miers.*

Les indications seront les mêmes dans les formes plus rares de *goutte musculaire* qu'on observe parfois chez des goutteux héréditaires n'ayant pas eu de crises articulaires.

Dans la *goutte cardio-rénale*, on s'attachera à diminuer l'hypertension par les cures de diurèse ou les bains carbogazeux de *Royat* et de *Bourbon-Lancy.*

Dans les formes neurotrophiques, on s'adressera à la médication sédative : *Néris, Plombières, Bains, Luxeuil,* etc.

Les autres complications de la goutte, et elles sont nombreuses, puisqu'elles peuvent affecter tous les organes, seront justiciables des stations qui se montrent favorables dans les maladies de ces divers organes, toujours en tenant compte des principes généraux exposés en tête de cet article.

B. SUJETS EN PUISSANCE DE GOUTTE. — Les enfants neuro-arthritiques, présentant du coryza, de la bronchite, de l'asthme, de l'incontinence d'urine, seront envoyés, suivant les cas, au *Mont-Dore*, à *La Bourboule*, à *Royat*, à *Saint-Nectaire*, à *Uriage*, à *Allevard.*

Les jeunes gens ayant des pertes séminales, des épistaxis, des névralgies, seront favorablement influencés par *Néris, Plombières, Bourbon-Lancy :* les jeunes filles, chez lesquelles on observera des règles difficiles, de la céphalée, se trouveront bien d'une cure à *Luxeuil,* ou à *Ussat.*

Chez les adultes robustes, gros mangeurs, présentant des signes de goutte gastro-hépatique, c'est-à-dire de la pléthore abdominale, des hémorroïdes, de l'hypertension, on ordonnera les eaux alcalines, *Vichy, Vals, Le Boulou* ; les bicarbonatées chlorurées, *Châtel-Guyon* ; les sulfatées chlorurées, *Brides* ; les bicarbonatées chlorurées sulfatées, *Carlsbad, Marienbad.*

Sont encore des goutteux en puissance, de par leur hérédité ou leur genre de vie, les nombreux sujets atteints de dyspepsie, d'entérite, de lithiase bilaire ou urinaire, d'obésité, d'hémorroïdes, de varices, ceux qui présentent de l'emphysème, du nervosisme ; à tous ceux là conviendront les *eaux alcalines,* de même que *Châtel-Guyon, Brides,* les *eaux de diurèse* ; ceux qui ont des manifestations respiratoires iront à *Royat,* au *Mont-Dore.*

§ 3. — DIABÈTE

L'importance des eaux minérales dans le traitement du diabète n'est plus à établir ; elles doivent être placées avant les médicaments, car leur action est plus puissante (JACCOUD) ; elles remplissent les conditions désirables suivant les cas : excitation de l'activité des tissus, rendant ceux-ci plus aptes

à brûler le sucre en excès et à éliminer les déchets produits par
les oxydations ; ou, au contraire, réduction d'une désassimilation trop intense ; effets toniques sur le système nerveux;
modification des troubles fonctionnels glandulaires. Ces
conditions sont remplies par les eaux alcalines, les sulfatées
chlorurées, les bicarbonatées sulfatées chlorurées, les arsenicales, les chlorurées sodiques et les ferrugineuses.

Le choix de la station chez un diabétique sera dicté par la
manière dont se font, chez lui, les éliminations azotées.

Dans l'azoturie par hypernutrition, lorsque l'urée est au-
dessus de la normale, les forces générales conservées, l'embonpoint marqué, on ne doit pas hésiter, quelle que soit la quantité de sucre contenue dans l'urine, à prescrire les eaux alcalines, *Vichy*, *Vals*, *Le Boulou*, *Bilin*, ou les sulfatées chlorurées
et les bicarbonatées sulfatées chlorurées, *Brides*, *Carlsbad*,
Marienbad, *Tarasp*. Ces dernières conviendront surtout aux
obèses et aux congestifs, aux pléthoriques abdominaux, à ceux
qui ont de l'atonie gastro-intestinale et des hémorroïdes.

Si l'azoturie par hypernutrition est peu marquée, si l'excrétion de l'urée est normale, quelle que soit l'intensité de la
glycosurie, il ne faudra envoyer le malade ni à Vichy ni à
Carlsbad, mais auprès des sources bicarbonatées sodiques
faibles : *Châteauneuf*, *Neuenahr*; des bicarbonatées calciques:
Pougues, *Saint-Alban* ; ou des bicarbonatées chlorurées :
Royat, *Ems* ; ou encore dans les stations sulfatées calciques :
Contrexéville, *Martigny*, *Vittel*, *Capvern* ; l'action de ces dernières suffira à diminuer le sucre sans porter une atteinte trop
profonde au travail de désassimilation organique déjà suffisamment ralenti.

Dans les cas où l'excrétion de l'urée est augmentée, mais où
il y a amaigrissement et épuisement des sujets, c'est-à-dire
azoturie par dénutrition, ainsi que dans les cas où l'excrétion
de l'urée est abaissée, où il y a *hypo-azoturie*, par suite de la
déchéance générale de la nutrition épuisée par excès de fonctionnement de la cellule hépatique, les eaux alcalines ne sont
plus indiquées, elles sont même dangereuses; l'indication sera
alors fournie par les eaux arsenicales qui constituent une médi-

34.

cation d'épargne, régulatrice de la nutrition et de la cellule hépatique. *La Bourboule* en premier lieu, *Vic-sur-Cère*, la *Dominique de Vals*, ou encore, dans certains cas, *Royat*, le *Mont-Dore, Saint-Nectaire*, seront les sources qui devront être recherchées.

Les indications de ces stations sont encore plus marquées, s'il existe des accidents du côté de la peau ou des muqueuses, des complications broncho-pulmonaires, de l'anémie.

Aux périodes avancées du diabète ou dans le diabète compliqué, le traitement hydrominéral peut encore rendre des services sérieux, non plus en agissant sur la glycosurie, mais sur l'état général. Ce sont les eaux chlorurées et ferrugineuses qu'il faut utiliser dans ce but. Parmi les premières, on pourra utiliser *Bourbonne, Hombourg, Kissingen, Wiesbaden, Kreuznach*, ainsi qu'*Uriage*, chlorurée sulfureuse; parmi les secondes, *Forges, Spa, Saint-Moritz, Schwalbach, Franzensbad*.

A ces grands principes viennent s'accoler les indications tirées des symptômes prédominants. Les troubles du foie et de l'estomac indiquent *Vichy, Vals, Pougues*, ou encore *Kissingen, Hombourg* ; ceux de l'intestin, *Plombières, Chatel-Guyon, Brides* ; les complications pulmonaires feront recommander le *Mont-Dore* chez les congestifs, *la Bourboule, Saint-Honoré* chez les torpides et les lymphatiques, ou encore la source *Mauhourat de Cauterets* (DUHOURCAU) ; l'albuminurie fera songer à *Saint-Nectaire* et à *Evian*; les troubles nerveux, à *Royat, Plombières, Bourbon-Lancy, Néris, Gastein*; la coexistence de gravelle, de goutte, fera choisir de préférence les *eaux de diurèse* ; la présence de rhumatisme, *Aix-les-Bains, Evaux, Royat, Bourbon-Lancy* ; pour les autres maladies concomitantes, tabes, syphilis, paludisme, paralysies, etc., on se reportera aux stations de choix pour la cure de ces maladies.

On pourra d'ailleurs trouver souvent l'indication de cures associées : par exemple Vichy, puis la Bourboule et Royat ; Vichy, puis le Mont-Dore et Châtel-Guyon ; Évian, Vittel ou Néris, puis Vichy, etc.

On n'enverra pas aux eaux les diabétiques qui présentent des troubles artériels ou cardiaques graves, ceux qui ont des accidents cutanés étendus, des phénomènes nerveux accentués, des lésions oculaires, les brightiques, les diabétiques dont l'haleine exhale une odeur d'acétone, les cachectiques, les tuberculeux avancés.

Les diabètes infantiles, qui revêtent si rapidement des allures graves, ne sont guère justiciables des cures thermales; cependant les chlorurées sodiques pourront parfois être utiles, *Salies-de-Béarn* ou encore *Uriage, Kreuznach*; ces eaux devront toujours être *employées avec prudence.*

§ 4. — OBÉSITÉ

La cure hydrominérale de l'obésité, de tout temps pratiquée en Allemagne, beaucoup plus qu'en France, consiste essentiellement à fournir le moins d'éléments possible aux transformations graisseuses, par un régime approprié, pendant que le traitement fait appel à des moyens spoliateurs énergiques : purgatifs, diurétiques, diaphorétiques. Aussi les stations indiquées sont-elles celles qui purgent légèrement et amènent la diurèse; le fonctionnement des autres émonctoires est obtenu par les pratiques telles que les étuves, les sudations (boues, bains de vapeur et de lumière), l'exercice (cure de terrain), la gymnastique, la mécanothérapie, le massage.

En Allemagne, la station type est *Marienbad*, à côté de laquelle se placent *Carlsbad, Tarasp*, ainsi que certaines chlorurées sodiques telles que *Nauheim, Kissingen, Niederbronn Hombourg.*

En France, *Brides* occupe le premier rang, surtout pour les obèses pléthoriques ; chez les obèses déprimés ou lymphatiques, la cure de *Salins-Moutiers* peut être heureusement associée à celle de Brides.

Les obèses atones ou cachectiques peuvent retirer un grand bénéfice d'une cure modérée à *Brides* ; *Châtel-Guyon* est également indiqué dans cette forme.

Lorsque l'uricémie est notable, que les urines présentent des dépôts d'acide urique et d'urates, une cure à *Evian, Vittel,*

Contrexéville, Martigny, Capvern, Barbazan, est indiquée; ou encore à *Vichy, Vals, Pougues, Neuenahr.*

Les *eaux alcalines* s'imposent chez les obèses dyspeptiques ; s'il existe de l'hypertension ou de l'artério-sclérose, *Royat* est la station de choix ; ce sera *Saint-Nectaire*, s'il existe de l'albuminurie.

Dans l'obésité anémique, surtout fréquente chez la femme et accompagnée ordinairement de troubles menstruels et nerveux, les sources ferrugineuses et les sulfatées bicarbonatées ferrugineuses, telles que *Franzensbad, Elster*, sont indiquées ; il est possible qu'en agissant sur l'hématopoïèse ces eaux provoquent une augmentation des échanges ralentis par l'obésité.

§ 5. — LYMPHATISME, SCROFULE

Le *lymphatisme* n'est pas un état pathologique, mais un état transitoire dont la trop grande persistance met l'organisme de l'enfant en état d'imminence morbide ; elle favorise, en effet, l'installation de ces altérations cutanées, muqueuses ou ganglionnaires, qui caractérisent la *scrofule* et qui à leur tour ouvrent la porte à d'autres accidents plus graves, portant sur les os, les articulations et les viscères eux-mêmes et constituant la *scrofulo-tuberculose.*

Le lymphatisme doit être séparé de la scrofule, mais il est extrêmement difficile de dire à quel moment le lymphatique devient un scrofuleux. Au point de vue hydro-minéral, cette division est, d'ailleurs, de peu d'importance, le traitement étant le même, quel que soit le degré de l'envahissement strumeux. L'essentiel est de distinguer les deux variétés principales, le *type ganglionnaire*, le plus fréquent, et le *type cutanéo-muqueux.*

Dans le premier, c'est la vie au bord de la mer qui donne les bénéfices les plus considérables, sauf chez les enfants trop jeunes, au-dessous de trois ans, chez ceux qui sont trop irritables, chez ceux qui ont des affections du cœur, des reins, ou des dermatoses étendues. Le malade restera sur la plage, au soleil, et prendra des bains de mer froids et très courts s'il les supporte, s'il n'est pas trop jeune (trois à cinq ans), ou sinon des bains chauds et des douches chaudes d'eau de mer.

A côté des bains de mer, se placent les eaux chlorurées sodiques fortes, dont les résultats sont également remarquables ; on choisira de préférence les stations de plaine, si les enfants présentent de la susceptibilité bronchique, *Biarritz, Salies-de-Béarn, Dax-Salins, Balaruc, La Mouillère, Bourbonne, Bourbon-l'Archambault* ; les enfants anémiés seront plutôt envoyés dans les stations d'altitude, *Salins-Moutiers, Salins-du-Jura, La Motte,* ou encore *La Bourboule, Levico, Roncegno,* eaux arsenicales particulièrement indiquées s'il existe des tendances à la leucémie. A l'étranger, citons encore *Kreuznach, Ischia, Reichenhall, Rheinfelden, Bex, Nauheim, Oeynhausen, Leamington.*

On n'enverra pas dans les stations chlorurées sodiques les enfants asthmatiques, ou ceux qui ont des affections cutanées irritables. Les lymphatiques et scrofuleux à manifestations cutanées, ceux qui ont des affections chroniques du nez ou de la gorge, ou de la bronchite chronique, devront plutôt être dirigés. vers les stations sulfureuses, soit sulfurées sodiques : *Barèges, Challes, Cauterets, Luchon, Ax, Amélie, le Vernet, Eaux-Bonnes, Molitg,* soit sulfurées calciques : *Allevard, Enghien,* surtout si les dermatoses sont humides et s'il existe du côté des muqueuses un état catarrhal prédominant ; *Saint-Honoré, Vic-sur-Cère, La Bourboule* rempliront des indications analogues, surtout cette dernière station, si les malades présentent de la tendance à l'asthme. Les excitables et les névropathes, enclins aux congestions, seront plus favorablement influencés par le *Mont-Dore, Saint-Gervais, Louèche.* La tendance aux manifestations cutanées torpides fera préérer *Uriage, Aix-la-Chapelle, Alceda.* Les ferrugineuses sont quelquefois, prescrites, *Spa, Schwalbach, Pyrmont.* Dans les crofulides des muqueuses, *Saint-Christau* se montre particuièrement efficace.

On ne négligera pas les adjuvants, tels que la gymnastique

suédoise, et le massage, les frictions, les bains de soleil, le régime, etc.

§ 6. — RACHITISME

Le rachitisme, maladie chronique de la première enfance, caractérisée par des gonflements, des déformations et du ramollissement des os, semble dû à une intoxication digestive provoquée par une alimentation trop abondante ou de mauvaise qualité ; en tout cas, les lésions osseuses succèdent à une période plus ou moins prolongée de troubles digestifs, gastro-entérite ordinairement.

Lorsque ces troubles digestifs dominent, les stations indiquées sont: *Vichy*, *Vals*, *Pougues*, quand il y a surtout dyspepsie et insuffisance hépatique ; *Châtel-Guyon*, *Brides*, si les troubles intestinaux sont accentués. Cette dernière station permet de faire une cure associée avec Salins ; elle est donc indiquée dans les formes mixtes.

Lorsque dominent les lésions osseuses, les indications sont les mêmes que pour la scrofule, c'est-à-dire qu'elles comprennent le séjour au *bord de la mer*, les *stations chlorurées sodiques fortes*, les *sulfureuses*, avec leurs indications et contre-indications respectives.

ARTICLE II

MALADIES DU SANG ET INTOXICATIONS

Nous réunissons dans un même article les maladies du sang et les intoxications, les premières étant souvent la conséquence d'une intoxication, les secondes, comme le paludisme, ayant pour véhicule le liquide sanguin.

§ 1. — ANÉMIE, CHLOROSE

1° Considérations générales. — Quoique différentes l'une de l'autre, l'anémie et la chlorose présentent, dans la quantité et la qualité du sang, des modifications identiques portant sur l'hémoglobine qui est diminuée, sur le plasma qui est tantôt plus, tantôt moins abondant, et sur les organes hématopoié‑tiques, foie, rate, moelle, qui présentent des altérations.

Le traitement doit donc résider dans les moyens propres à donner un coup de fouet à l'hématopoièse, et à fournir aux hématoblastes, ainsi qu'aux globules rouges, les éléments salins et minéraux qui leur manquent.

Ces conditions sont réalisées par le fer, le soufre, l'arsenic, le chlorure de sodium, d'où l'indication d'envoyer les anémiques et les chlorotiques aux eaux qui contiennent ces éléments.

Le fer est vraisemblablement le meilleur remède contre la chlorose; dans certaines anémies, au contraire, il est inutile.

Le soufre, excitant général de la nutrition, conviendra sur‑tout aux états infectieux, aux intoxications qui réclament avant tout un agent de stimulation de tout l'organisme.

L'arsenic, agent hématopoiétique énergique, en même temps que médicament d'épargne, sera réservé aux cas dans lesquels l'organisme est épuisé, la nutrition languissante, le système nerveux affaibli.

Le chlorure de sodium sera particulière ment utile aux ané‑miques torpides et lymphatiques, chez lesquels domine la déperdition plasmatique ; il devra être interdit aux conges‑tifs, aux nerveux, aux sujets dont la peau et les muqueuses sont très sensibles.

Ces agents médicamenteux seront aidés dans leurs effets par le repos, le grand air, le soleil, l'altitude, l'hydrothérapie.

2º Anémie. — Il est des anémies pour lesquelles tout traite‑ment thermal est inutile et qui guérissent par la suppression de leur cause, telles les anémies parasitaires (ankylostomiase, helminthiase) ; il en est d'autres pour lesquelles la cure ther‑male doit être avant tout celle de la maladie génératrice de l'anémie, des fibromes utérins par exemple, en raison des hémorragies répétées qu'ils provoquent, de la syphilis, de la tuberculose, du paludisme, des maladies de l'estomac, de l'in‑testin, du foie.

D'autres fois, le séjour au grand air, au bord de la mer, à la montagne pourront suffire à faire disparaître les troubles ; il en sera ainsi dans les anémies par poisons hématiques de ceux qui vivent dans un air confiné, surchauffé (collèges, ateliers, bureaux).

Dans les anémies consécutives aux maladies aiguës, aux intoxications, au surmenage intellectuel, à l'épuisement nerveux, les eaux ne sont qu'un adjuvant, mais un adjuvant des plus précieux ; ce seront les ferrugineuses, *Forges, Orezza, Renlaigue, Neyrac, Sylvanès, Lacaune, Spa, Pyrmont, Schwalbach, Saint-Moritz*; les alcalines ferrugineuses, *Saint-Nectaire, Royat, Châtel-Guyon, Châteauneuf, Vals, Vichy, Saint-Alban, Pougues, La Malou*, ces dernières utiles surtout dans les anémies consécutives aux hémorragies intestinales; les arsenicales, *La Bourboule, Vic-sur-Cère, Vals* (Dominique), *Levico, Roncegno* ; les sulfureuses et les chlorurées sulfureuses, *Barèges, Cauterets, Luchon, Ax, La Preste, Saint-Sauveur, Eaux-Chaudes, Eaux-Bonnes, Uriage* ; les sulfureuses arsenicales, *Saint-Honoré*, quand les muqueuses sont délicates.

Dans les anémies infectieuses, suites de grippe, rougeole, diphtérie, coqueluche, oreillons, dans les anémies suites de grossesse ou de lactation, les *arsenicales*, les *sulfureuses* seront indiquées ainsi que les chlorurées sodiques fortes chez les sujets torpides, les lymphatiques, les rachitiques, *La Motte, Salins-Moutiers, Salins-du-Jura, Salies-de-Béarn, Biarritz, Dax-Salin, Balaruc, Bourbonne, La Mouillère, Hammam-Lif, Nauheim, Kreuznach, Baden-Baden, Rheinfelden, Bex.* Il ne faudra pas négliger de bien se rendre compte de l'état des organes digestifs, l'anémie liée à des troubles gastro-intestinaux étant très fréquente à tout âge, soit par insuffisance fonctionnelle des organes hématopoiétiques due à la toxi-infection, soit par passage dans le sérum sanguin d'une substance hémolysante pour les hématies ; le traitement, dans ces cas, devra comprendre la lutte contre les troubles digestifs.

Les anémies graves progressives, les leucémies sont une contre-indication formelle de cures thermales.

3º Chlorose. — La chlorose est une anémie essentiellement féminine, qu'on observe à peu près exclusivement chez
les jeunes filles aux approches de la puberté et dans laquelle
on constate une augmentation de la masse totale du liquide
sanguin, une diminution de la richesse du sang en hémoglobine
et du nombre des globules rouges; diverses théories ont été
émises pour expliquer sa production sans qu'aucune soit satisfaisante; on sait seulement qu'elle est éminemment justiciable du fer.

Les eaux minérales qu'on emploie chez les chlorotiques
devront donc être ferrugineuses. Si les altérations du sang
constituent le symptôme dominant, les ferrugineuses pures
seront indiquées, *Orezza*, *Forges*, *Spa*, *Pyrmont*, *Saint-Moritz*,
Schwalbach ; si les signes dyspeptiques, toujours concomi-
tants, sont très accentués, on s'adressera aux eaux alcalines
ou chlorurées bicarbonatées, en choisissant de préférence
les sources les plus riches en fer, *Vichy*, *Vals*, *le Boulou*,
Pougues, *Bussang*, *Châteauneuf*, *Châtel-Guyon*, *Royat*; s'il existe
des troubles intestinaux, *Châtel-Guyon*, *Plombières* s'imposeront,
de même que *Saint-Nectaire*, s'il y a des altérations rénales;
dans les formes nerveuses, on s'adressera aux eaux sédatives,
Luxeuil, *Plombières*, *Néris*, *Bagnères-de-Bigorre*, *Ussat*, *Ragatz*,
Gastein, *Buxton* ; les eaux chlorurées sodiques, les eaux sulfureuses, seront applicables aux chlorotiques chez lesquelles
dominent les troubles utérins, ainsi qu'aux sujets peu excitables.

§ 2. — PALUDISME

Infection causée par le développement dans le sang d'un
parasite (hématozoaire de LAVERAN), le paludisme amène des
modifications du sang, qui se traduisent par de l'anémie, de
la cachexie, et des altérations de divers organes, en particulier de la rate et du foie; d'où l'existence chez les paludéens
de troubles digestifs marqués.

Le traitement devra tendre, avant tout, à régénérer le sang
et à combattre les troubles digestifs.

La première **indication** sera remplie par le changement d'air et l'arsenic : les coloniaux devront habiter, l'hiver, les villes du littoral méditerranéen ou les stations thermales chaudes telles qu'*Amélie*; l'été, ils devront faire un séjour en montagne, qui augmentera le nombre de leurs hématies, qui activera leur nutrition en favorisant les oxydations et en accélérant les échanges respiratoires. L'arsenic fera disparaître plus rapidement la dyscrasie sanguine et aidera à la reproduction des globules rouges ; *la Bourboule, Levico, Roncegno*, en première ligne, puis *Vic-sur-Cère, Royat, Saint-Nectaire, Vals* (Dominique) seront les stations préférables.

Contre les troubles digestifs, le gonflement du foie et de la rate, on aura recours aux eaux alcalines, *Vichy, Vals, le Boulou*; aux bicarbonatées sulfatées chlorurées, *Carlsbad, Marienbad, Tarasp*; ou encore à certaines sulfatées, *Encausse, Barbazan, Miers*. On choisira *Plombières, Brides, Saint-Gervais, Châtel-Guyon*, si les troubles intestinaux dominent ; s'il existe des complications rénales, on recourra, suivant les cas, à *Saint-Nectaire, Pougues*, ou aux *eaux de diurèse* ; si l'on constate des troubles respiratoires, *la Bourboule, le Mont-Dore, Cauterets, Luchon* pourront être indiqués ; les menaces de phlébites feront choisir *Bagnoles-de-l'Orne* ; les troubles nerveux, *Pougues, Néris* ; l'anémie, les *eaux ferrugineuses*.

Il y aura souvent avantage à instituer des cures associées, Vichy et La Bourboule par exemple, ou Vichy et Châtel-Guyon.

§ 3. — SYPHILIS

Un certain nombre de stations thermales revendiquent le traitement de la syphilis, sans que leur action puisse s'expliquer autrement que par des effets toniques (chlorurées sodiques, arsenicales), ou par des effets de dépuration urinaire (sulfatées calciques).

Il en est tout autrement d'une classe d'eaux dont les effets ne peuvent guère être niés, en présence des effets observés; ces eaux sont les *eaux sulfureuses*.

La réputation des eaux sulfureuses dans la cure de la syphilis est fort ancienne : on leur attribuait jadis un rôle, qui eût été des plus précieux s'il avait été réel, celui d'indiquer si un syphilitique ancien était encore sous le coup de la maladie, ou si on pouvait le considérer comme indemne ; il a été fait justice de cette épreuve, les éruptions produites par les cures sulfureuses ne pouvant servir de pierre de touche, et n'étant souvent que des éruptions irritatives dues au soufre.

Actuellement, les eaux sulfureuses ne sont pas considérées comme pouvant être une médication spécifique, mais comme un adjuvant précieux du traitement mercuriel.

En effet, lorsque on traite un syphilitique, il arrive souvent que les accidents persistent, parce que le mercure s'immobilise dans les tissus et n'est pas absorbé ; il arrive aussi que, brusquement, l'absorption se fait en produisant des phénomènes d'intoxication ; d'autres fois, le traitement ne peut être fait parce que les malades se montrent intolérants.

Si, dans le premier cas, on administre de l'eau sulfureuse, on voit aussitôt les accidents disparaître, parce que le soufre a provoqué l'absorption mercurielle, et on évite de ce fait les accidents possibles par l'absorption brusque d'une grande quantité de mercure plus ou moins longtemps retenu. L'eau sulfureuse régularise donc l'élimination mercurielle, augmente l'utilisation de ses effets et prévient de ce fait l'hydrargyrisme ; pour la même raison, elle supprime pour ainsi dire l'intolérance de certains sujets.

On a attribué ces effets aux sulfites et aux hyposulfites qui facilitent plus particulièrement, et dans une large mesure, la redissolution des albuminates mercuriques insolubles formés dans l'organisme, lesquels, spontanément, ne peuvent être redissous que par un grand excès d'albumine.

Lorsqu'on se trouve en présence de phénomènes d'hydrargyrisme, de stomatite surtout, ou d'entérite, de néphrite, etc., les eaux sulfureuses ne sont pas moins utiles ; en effet, dans ces cas, il faut attendre la cessation des accidents, ce qui est parfois très long, avant de recommencer le traitement, et, pendant ce temps, les accidents évoluent ; l'absorption d'eau sulfureuse produit, au contraire, leur guérison rapide et permet la reprise hâtive du traitement spécifique, qui souvent même, peut n'être pas interrompu.

Enfin, dans l'anémie syphilitique, le traitement sulfureux est précieux, puisqu'on sait que, sous son influence, l'activité de réduction de l'hémoglobine dans les tissus est augmentée d'un tiers.

Les cures sulfureuses dans la syphilis sont donc toujours utiles; mais elles s'imposent toutes les fois que l'on se trouve en présence de sujets intolérants vis-à-vis du mercure, et chaque fois que, chez des sujets normaux, la rapidité de reproduction ou la gravité des accidents nécessitent un traitement intensif.

Les stations qui se sont plus particulièrement spécialisées pour le traitement de la syphilis sont: *Luchon, Ax, Cauterets, Challes, Aix-les-Bains, Uriage, Gréoux, Puzzichello* et l'hiver, *Amélie :* à l'étranger, *Aix-la-Chapelle, Schinznach, Acqui, Santa-Agueda, Carratraca, Caldas de Cuntis.*

Les chlorurées sodiques qui inscrivent la syphilis parmi leurs indications sont : *Bourbonne, Balaruc, Bourbon-l'Archambault* (syphilis cérébrale), *Korbous, Abano, Ischia, Leamington.* Certaines sulfatées calciques ont également une réputation justifiée pour la cure de cette affection, notamment *Aulus, Capvern, Hammam R'hira, Louèche.* Nous rappellerons que nous ne connaissons que très imparfaitement sous quelle forme le soufre est contenu dans ces eaux à bases terreuses, et qu'il se fait peut-être dans l'organisme des combinaisons sulfureuses qui expliqueraient leur action. Signalons encore *Saint-Gervais,* sulfatée chlorurée légèrement sulfhydriquée, *la Bourboule* bicarbonatée chlorurée arsenicale, et citons en terminant la spécialisation des eaux ferro-cuivreuses de *Saint-Christau,* dans la leucoplasie linguale et la glossite tertiaire.

§ 4. — INTOXICATIONS MÉDICAMENTEUSES OU PROFESSIONNELLES

Les plus communes sont l'intoxication par le mercure et par le plomb ; la thérapeutique doit avoir pour but, d'une part d'éliminer le plus possible les métaux, d'autre part de faire disparaître les états pathologiques produits par ces poisons : anémie, cachexie, paralysies, contractures, névralgies, affections osseuses ou articulaires.

Nous avons vu, à propos du traitement de la syphilis, l'influence des *eaux sulfureuses* sur la solubilisation des composés mercuriels répandus dans l'organisme ; la même conception peut s'appliquer aux sels plombiques, et elle explique les résultats favorables des cures sulfureuses dans l'hydragyrisme et le saturnisme.

Les troubles gastro-intestinaux et hépatiques seront combattus par les *eaux alcalines* ; l'anémie, par les *eaux ferrugineuses et arsenicales*.

C'est probablement en relevant les fonctions digestives, circulatoires et respiratoires, que les cures thermales se montrent favorables dans les troubles dus à l'intoxication par l'alcool, le tabac, l'opium et la morphine ; les troubles gastriques seront amendés par les *eaux alcalines*, la cachexie et l'anémie par les *chlorurées sodiques*, les *arsenicales* et les *ferrugineuses*.

CHAPITRE II

MALADIES DES APPAREILS

Il n'est guère d'organe, ni de fonction qui ne puisse être influencés par les eaux minérales ; aussi l'emploi de ces dernières est-il indiqué chaque fois qu'il existe une altération d'un organe quelconque, ou une déviation d'une fonction, que cette altération ou que cette déviation soient primitives ou qu'elles soient le résultat d'un trouble de l'équilibre général.

ARTICLE PREMIER

MALADIES DES VOIES RESPIRATOIRES

Les maladies chroniques des voies respiratoires fournissent aux stations thermales un nombre considérable de malades, et cela parce que ces affections sont souvent très tenaces, à cause du lien intime qui les unissent, dans la plupart des cas, à un état constitutionnel défectueux, ou à des causes d'irritation difficiles à supprimer. L'indication d'un traitement thermal se pose donc très souvent, mais le choix de la station est ordinairement délicat.

Il est une catégorie d'eaux qui attire tout d'abord l'attention: celle des *sulfureuses*, dont nous avons dit l'action spéciale, modificatrice des muqueuses, anticatarrhale, cicatrisante, antibacillaire, en même temps que l'action générale sur tout l'organisme ; mais nous avons vu que ces eaux sont plutôt toniques et excitantes, ce qui devra les faire réserver pour les affections torpides avec état catarrhal dominant, évoluant chez des lymphatiques, des scrofuleux, certains herpétiques, et des syphilitiques, et ce qui contre-indique

leur emploi chez les éréthiques nerveux ou à tendance congestive.

A ces derniers, quelques eaux se montrent particulièrement
favorables: certaines alcalines faibles fortement silicatées
(le Mont-Dore, Saint-Alban) ou certaines chlorurées bicarbonatées (Royat, Ems).

Chez les goutteux, on recourra avec avantage aux mêmes
eaux plus minéralisées (Vichy, Saint-Nectaire).

Les bicarbonatées chlorurées arsenicales, dont la Bourboule
est le type, fourniront aussi un contingent important d'indications, en raison du pouvoir eupnéique remarquable et des
propriétés antidéperditrices de l'arsenic ; leur emploi sera
souvent parallèle à celui des eaux sulfureuses, chez les scrofuleux et surtout chez les herpétiques ; le choix sera dicté par
des questions d'espèce, par exemple lorsque la déminéralisation
organique est prononcée, ou lorsque les affections respiratoires sont en relation avec des dermatoses. Sans convenir
absolument aux éréthiques, elles sont, chez ces malades,
moins dangereuses que les sulfureuses, et, en résumé, elles
offrent une place intermédiaire entre les sulfureuses et les
alcalines.

Chez les sujets scrofuleux ou très affaiblis, on peut avoir
recours aux chlorurées sodiques, surtout si elles sont gazeuses ; c'est surtout à l'étranger que les eaux de cette catégorie
sont utilisées (Kissingen, Hombourg, Kreuznach, etc.). Leur
emploi doit toujours être surveillé à cause de leur pouvoir
excitant ; il est surtout indiqué dans les inflammations des
voies supérieures, rhinites, adénoïdites, hypertrophie des
amygdales. On utilise aussi à l'étranger quelques eaux sulfatées calciques dans les affections irritatives avec sécrétion
abondante (Weissembourg, Lippspringe, etc.) ; des services
peuvent encore être rendus par les indéterminées (Baden-
Baden, Badenweiler), par les ferro-cuivreuses (Saint-Christau),
par certaines eaux ferrugineuses.

Outre l'effet général de l'eau en boisson, en bains et en
douches, on recherchera l'action locale directe et on devra de
préférence s'adresser aux stations les mieux outillées en vue de

cette application spéciale, à celles qui permettent de pratiquer dans de bonnes conditions les irrigations nasales quand elles sont indiquées, les pulvérisations, les humages ou les inhalations ; on devra aussi tenir grand compte de l'altitude, de l'orientation, du climat de chaque station, ces facteurs jouant un rôle important dans le succès du traitement.

§ 1. — MALADIES DU NEZ, DU PHARYNX ET DU LARYNX

1° Coryza chronique. — Souvent lié à l'arthritisme ou au lymphatisme, il est parfois sous la dépendance de la tuberculose ou de la syphilis.

Dans les coryzas liés à un état lymphatique ou scrofuleux, chez les enfants particulièrement, le choix de la station est dicté par l'état général et le tempérament du malade. Les chlorurées sodiques fortes, *Salies*, *Biarritz*, *Salins-Moutiers*, *Salins-du-Jura*, *la Mouillère* sont généralement indiquées. Si le catarrhe est très abondant, ou s'il y a en même temps susceptibilité bronchique, les sulfureuses fortes doivent être préférées : *Barèges*, *Cauterets*, *Luchon*, *Challes*, *Enghien*, ou encore les sulfurées chlorurées : *Uriage*. Si l'on observe des manifestations herpétiques, on peut donner la préférence à *la Bourboule*, *Saint-Honoré*, *Allevard*.

Dans les formes hyperémiques et congestives des adultes, avec poussées aiguës pendant lesquelles on observe, non pas un écoulement de muco-pus, mais de l'hydrorrhée nasale, les chlorurées sodiques et les sulfureuses fortes sont contre-indiquées, au profit d'une médication plus sédative et décongestionnante ; les stations de choix sont alors : *le Mont-Dore* chez les éréthiques, *la Bourboule* chez les non-congestifs ou les diabétiques, *Royat* chez les goutteux déprimés, *Saint-Gervais* chez les goutteux congestifs et dyspeptiques. Néanmoins, les sulfureuses douces d'*Allevard*, *Saint-Honoré*, *Pierrefonds*, les sources sédatives de *Cauterets* ou d'*Ax* peuvent être utilisées chez les sujets peu excitables.

2° Rhinite hypertrophique. — Aboutissant fréquent du

coryza chronique, cet état de la muqueuse nasale est plutôt justiciable de la chirurgie, la cure thermale n'intervenant que comme adjuvant.

Rhinite atrophique. — La rhinite atrophique sans ozène est généralement liée à la sénilité, à l'herpétisme ou à l'artério-sclérose ; c'est une affection rare, justiciable du *Mont-Dore* et de *la Bourboule*, ainsi que de *Royat* chez les affaiblis.

Plus fréquente, la rhinite atrophique avec ozène a des rapports étroits avec la scrofule et la syphilis. Les résultats du traitement thermal ne sont généralement pas très brillants. Les sulfureuses fortes sont ici indiquées, surtout si l'on soupçonne la syphilis: en premier lieu *Challes*, qui compte de beaux succès, puis *Barèges, Luchon, Cauterets, Enghien*. On pourra aussi envoyer les malades à *Uriage*, à *Saint-Christau* ou vers les stations chlorurées sodiques fortes, et à *la Bourboule*, si la scrofule domine.

4° Rhinite spasmodique. — Apanage des nerveux de souche neuro-arthritique, cette affection caractérisée par une hyperexcitabilité de la pituitaire, peut s'observer chez certains sujets, à des époques fixes, généralement au printemps (rhume des foins), chez d'autres, à des époques variables, sous les influences les plus diverses. Les eaux sédatives trouvent ici leur indication formelle, en tête le *Mont-Dore*, puis *la Bourboule* s'il existe des troubles cutanés, *Royat* chez les goutteux atones, *Vichy*, *Vals* chez les goutteux florides, *Néris*, *Bagnères-de-Bigorre* chez les hyperexcitables, *Allevard* dans les formes torpides. Souvent, dans ces cas, les inhalations de CO^2 procurent un soulagement notable.

5° Pharyngites et laryngites chroniques. — Pour éviter des répétitions interminables, nous groupons, sous ce titre général, les catarrhes naso-pharyngiens, les pharyngites et laryngites catarrhales, glanduleuses, granuleuses et les amygdalites chroniques, le traitement en étant le même ou ne différant

35.

que par les détails de son application. Ces états inflammatoires sont souvent sous la dépendance de l'herpétisme, du lymphatisme et surtout de l'arthritisme; souvent ils sont entretenus par des causes diverses, emploi exagéré de tabac ou de liqueurs fortes, fatigues professionnelles (chanteurs, orateurs, prédicateurs).

Ce sont toujours les mêmes considérations qui devront dicter le choix de la station : les sulfureuses, *Cauterets,Eaux-Bonnes*, *Luchon*, *Challes*, *Ax*, *Amélie*, *Le Vernet*, *Enghien*, *Pietrapola*, chez les sujets torpides, lymphatiques, à catarrhe abondant ; le *Mont-Dore*, *la Bourboule*, *Alhama de Aragon*, s'il y a de l'hyperexcitabilité, des poussées congestives fréquentes ; *Royat*, s'il s'agit de goutteux affaiblis ; *Allevard*, *Saint-Honoré*, *Bagnères-de-Bigorre*, dans les formes mixtes ; les *chlorurées sodiques* fortes ou *Barèges* dans les cas très torpides, chez les scrofuleux, lorsqu'il existe de l'hypertrophie des amygdales, des végétations adénoïdes, de l'empâtement ganglionnaire, de l'otorrhée.

Quelques sulfatées calciques, *Weissembourg*, l'eau ferro-cuivreuse de *Saint-Christau*, donnent aussi de remarquables succès dans les formes plutôt éréthiques.

6° Catarrhe tubaire. — Les inflammations du nasopharynx peuvent se propager à l'oreille moyenne et déterminer des otites catarrhales ou suppurées. Les premières sont traitées avec succès à *Ax*, *Luchon*, *Cauterets*, où existent des installations permettant de faire dans la caisse des insufflations d'hydrogène sulfuré et de vapeurs. Les otites suppurées, qui s'observent généralement chez les enfants strumeux, relèvent surtout des chlorurées sodiques fortes, des sulfureuses fortes, ou de *la Bourboule* chez les scrofulo-herpétiques.

7° Paralysies laryngées. — Chez les lymphatiques, les parésies des cordes vocales, survenues à la suite d'inflammations répétées ou de laryngites infectieuses, sont avantageusement traitées dans les stations sulfureuses fortes, *Cauterets*, *Luchon*, *Allevard* ; les anémiés seront dirigés sur *Royat* ;

les congestifs vers le *Mont-Dore*. C'est encore cette station qui convient aux paralysies purement nerveuses, ainsi que *Néris, Royat, Bagnères-de-Bigorre*.

8° Tuberculose laryngée. — Nous ne différencierons pas les diverses variétés d'inflammation du larynx chez les tuberculeux; nous ne discuterons pas pour savoir si ces malades peuvent ou non être atteints de laryngite simple, catarrhale; nous dirons seulement que les inflammations du larynx chez les tuberculeux sont justiciables, suivant les cas, des eaux sulfurées sodiques, des hydrosulfurées, des bicarbonatées chlorurées, des arsenicales.

Dans les phases congestives, *Cauterets, Saint-Honoré, Enghien, Allevard*, pourront être conseillés, à la condition que le traitement soit rigoureusement surveillé; il y aura, le plus souvent, intérêt à recommander la cure plus sédative du *Mont-Dore*, la seule qui pourra être autorisée à la phase ulcéreuse, lorsque l'état général reste bon, la fièvre nulle ou très modérée.

§ 2. — MALADIES DES BRONCHES ET DES POUMONS

1° Adénopathie trachéo-bronchique. — Le traitement devra, avant tout, remonter l'état général et combattre les lésions ganglionnaires ; on aura le choix entre les *bains de mer*, les *eaux chlorurées sodiques, la Bourboule* s'il s'agit d'enfants un peu nerveux ou herpétiques irritables, le *Mont-Dore* chez ceux qui sont congestifs, les sulfurées ou les chlorurées sulfurées, *Challes, Eaux-Bonnes, Cauterets, Luchon, Barèges, Uriage*, s'il existe de la susceptibilité bronchique et de la tendance au catarrhe.

Si l'on a lieu de craindre de l'infiltration tuberculeuse au début, les chlorurées sodiques devront être proscrites : on conseillera les *Eaux-Bonnes* en premier lieu, *Allevard, Saint-Honoré, Bagnères-de-Bigorre*, dans les formes torpides ; le *Mont-Dore* dans les formes congestives.

2° Bronchite chronique. — La bronchite chronique peut

succéder à une bronchite aiguë et ne reconnaître pour cause que le manque de soins de l'affection primitive; mais souvent ce passage à l'état chronique est favorisé par un état de moindre résistance dû à l'anémie, à une dépression des forces d'origine variable, ou à un état diathésique, arthritisme, herpétisme, lymphatisme. On peut voir, dans ce dernier cas, l'inflammation bronchique suivre la disparition de manifestations cutanées par exemple, et céder à son tour si la dermatose reparaît.

Dans la bronchite simple, les eaux sulfureuses s'imposent lorsque la sécrétion est abondante, car elles fluidifient les mucosités et rendent l'expectoration plus facile. Les indications différentielles seront tirées de certaines susceptibilités particulières, de l'altitude et de la climatologie spéciale à chacune des stations, de la nature de l'inflammation.

Si l'état catarrhal est plus léger, s'il existe un peu d'éréthisme, les cures d'*Allevard, Enghien, Saint-Honoré* seront indiquées de préférence ; si l'on a affaire à des sujets nerveux, présentant des poussées congestives, une toux spasmodique, le *Mont-Dore* sera plus favorable, ou encore les azotées d'Espagne, *Panticosa, Urberruaga-de-Ubilla* ; pour les déprimés, les anémiques, on choisira *Royat*, ou *Bagnères-de-Bigorre*.

Lorsque la bronchite évolue sur un terrain lymphatique, on s'adressera, avant tout, aux eaux sulfurées sodiques ; plus le lymphatisme sera accentué, plus on devra rechercher une station active par sa minéralisation, son altitude : les *Eaux-Bonnes, Luchon*, occupent le premier rang dans ces cas ; l'hiver, l'indication sera remplie par *Amélie* et *le Vernet*. Les eaux chlorurées sulfurées, *Uriage, Aix-la-Chapelle*, les eaux arsenicales, *la Bourboule*, sont aussi indiquées, surtout si le malade a des tendances aux réactions cutanées. Mêmes indications dans les bronchites herpétiques, en ajoutant *Saint-Gervais* chez les congestifs irritables à lésions cutanées prurigineuses. Chez les sujets lympho-arthritiques, chez les arthritiques, dont le catarrhe est abondant, *Cauterets, Ax, Allevard, Saint-Honoré* seront utilisés avec avantage.

Mais ces stations deviendront trop excitantes si on se trouve en présence de malades congestifs, névropathes ; dans ce cas, on aura plutôt recours aux bicarbonatées chlorurées de *Royat*, d'*Ems* chez les goutteux atones, ou aux eaux du *Mont-Dore*, surtout si ces malades ont de l'asthme associé à leur bronchite. Cette dernière station s'applique aux bronchites diabétiques, chez les congestifs ; les diabétiques bronchitiques non congestifs seront dirigés sur la *Bourboule* et *Royat*.

Enfin, dans certains cas, la persistance de la bronchite paraît liée à un état accentué d'anémie, et c'est aux eaux ferrugineuses qu'il faut demander le remède à cet état de choses.

3° Pneumonie et pleurésie chroniques. — Les mêmes considérations s'appliquent aux malades qui présentent de la pneumonie chronique ou des reliquats de pleurésie chronique.

Dans ces cas, on doit toujours craindre une éclosion possible de la tuberculose ; aussi choisira-t-on de préférence une station élevée permettant de faire de la cure d'air et d'altitude, en même temps qu'un traitement hydrominéral.

4° Asthme. — Nous ne chercherons pas à rouvrir le débat sur la place véritable que l'asthme doit occuper dans le cadre nosologique ; nous ne nous demanderons pas si l'altération du poumon, des bronches ou de la muqueuse nasale, qui existe dans bien des cas, est la cause provocatrice des accès, ou si elle en est la suite occasionnelle ; si, en un mot, l'asthme doit être considéré comme une maladie pulmonaire ou bronchique, ou seulement comme une névrose à manifestations symptomatiques pulmonaires, bronchiques ou nasales ; nous nous bornerons à rappeler que l'asthme se divise cliniquement en deux grandes classes : l'asthme sec ou nerveux et l'asthme humide. Le premier, caractérisé par des sécrétions nulles ou peu abondantes, est plus fréquent dans la jeunesse, ne laissant souvent rien d'anormal à l'auscultation en dehors des accès ; le second s'accompagne de sécrétions bronchiques abondantes, il est presque uniquement le lot de l'âge mûr et de la vieillesse, et

il laisse entre les accès, les râles muqueux, sibilants et ronflants de l'emphysème.

L'indication d'une cure thermale chez les asthmatiques est un des problèmes les plus difficiles à résoudre de la thérapeutique hydro-minérale. Trois classes d'eaux peuvent revendiquer le traitement de cette affection : les sulfurées, les bicarbonatées et les bicarbonatées chlorurées, les bicarbonatées chlorurées arsenicales.

Les premières sont presque exclusivement réservées aux formes humides, leur indication étant d'autant plus nette que l'élément catarrhal est plus important ; les stations auxquelles on pourra s'adresser sont: *Luchon, Cauterets, Eaux-Bonnes, Amélie, Allevard, Enghien, Saint-Honoré.* Si l'élément catarrhal est modéré et le spasme violent, c'est au *Mont-Dore* qu'il faudra envoyer les malades. S'il existe des manifestations cutanées, concomitantes ou alternant avec les accès, on choisira *la Bourboule*, à moins que les sujets soient trop excitables et congestifs; dans ce cas, le *Mont-Dore* resterait la station la plus favorable. *Saint-Honoré* ou *Allevard*, ou même les sources blanchissantes de *Luchon*, peuvent aussi s'appliquer à ces formes. Les sulfatées calciques légèrement sulfhydriquées et bitumineuses d'*Euzet* se sont fait depuis quelques années une véritable spécialisation du traitement de l'asthme.

Dans l'asthme sec, nerveux, essentiel, la station indiquée au premier chef est le *Mont-Dore :* les inhalations tièdes d'*Allevard* peuvent, également, être mises à profit, de même que les sources douces d'*Amélie* et de *Cauterets*. Les inhalations de CO^2 à *Saint-Alban* donnent également d'excellents résultats dans certains cas.

Lorsqu'on veut éviter une action trop vive, aussi bien dans le sens de l'excitation que dans le sens de la dépression, et qu'il est nécessaire de remonter l'économie, on peut s'adresser à *Royat*, à *Saint-Nectaire*, à *Ems*, suivant le degré d'affaiblissement.

On doit rechercher si l'asthme n'est pas lié à quelque autre affection, auquel cas des cures associées doivent être éminemment utiles, *Vichy* ou *Vals*, par exemple, chez les goutteux dyspeptiques, *Saint-Sauveur*, *Luxeuil* chez les utérines, *Néris* chez les névropathes, *Brides* chez les obèses, *Châtel-Guyon*, *Plombières* chez les entéritiques.

5° Emphysème. — L'emphysème n'est pas une maladie, mais une lésion consécutive à une maladie ; c'est contre cette dernière que devront être dirigées les cures thermales, le *Mont-Dore* chez les neuro-arthritiques congestifs, *la Bourboule* chez les herpétiques non congestifs, *Royat* chez les goutteux affaiblis, *Saint-Honoré* chez les catarrheux que le soufre modifiera pendant que l'arsenic remédiera à l'emphysème.

6° Tuberculose pulmonaire. — Le traitement hydrominéral de la tuberculose pulmonaire, si en faveur autrefois, a été depuis quelques années délaissé, en grande partie, pour la cure d'air ou la cure d'altitude ; peu à peu, néanmoins, on revient à une plus saine appréciation des choses et on reconnaît que certaines formes de tuberculose peuvent être améliorées, guéries même par l'usage de diverses eaux, qui, si elles ne peuvent détruire le bacille de Koch, modifient favorablement l'état général et les symptômes pulmonaires. Ces eaux sont, d'une part, les sulfureuses, d'autre part, certaines bi-carbonatées ou bicarbonatées chlorurées, les arsenicales, et quelques eaux oligo-métalliques riches en azote.

L'indication principale de la médication sulfurée est fournie par son action anticatarrhale ; elle convient éminemment à la période prétuberculeuse; à ce moment, elle empêche la germination, en rendant le terrain moins vulnérable. Une fois la lésion constituée, elle en arrête l'évolution, à la condition que le retentissement sur l'organisme ne soit pas trop intense, c'est-à-dire dans les formes torpides, lorsque les phénomènes réactionnels sont peu accentués, la toux facile, l'expectoration abondante, la fièvre rare.

La médication sulfurée remonte l'organisme qu'elle met ainsi en état de défense contre l'envahissement bacillaire ; elle donne aux muqueuses une résistance plus forte qui les immunise pour ainsi dire, et elle détermine la cicatrisation des tissus déjà atteints ; les microbes de la suppuration disparaissent graduellement, en même temps que diminue le nombre des bacilles de Koch; la constatation de ces effets a permis de penser à une action bactéricide réelle que des expériences paraissent justifier.

Les eaux sulfureuses employées dans le traitement de la tuberculose pulmonaire peuvent être des sulfurées sodiques ou des sulfurées calciques.

Parmi ces dernières, *Allevard* conviendra aux formes apyrétiques ou presque apyrétiques, même s'il existe des crachats hémoptoïques et de petites pertes de substance, pourvu que l'état général soit satisfaisant ; *Enghien* et *Pierrefonds* seront indiqués dans les formes très lentes et très torpides.

Au premier rang des sulfurées sodiques, se trouvent les *Eaux-Bonnes* qui donnent le maximum de résultats avec le minimum de réactions, pourvu que le traitement soit prudemment dirigé et rigoureusement surveillé. A côté de cette station, *Cauterets*, *Ax*, *Luchon*, *Challes*, peuvent être opposés à l'infection bacillaire ; *Amélie* et *le Vernet* doivent être conseillés avec avantage pendant l'automne et l'hiver, en raison de leur climat et de leurs installations spéciales.

Les doses administrées doivent toujours être faibles ; le moindre écart peut entraîner des troubles gastriques et de la diarrhée, constamment à craindre chez les tuberculeux, de même que l'excitation et la fièvre.

Dans les formes éréthiques, caractérisées par une irritabilité particulière des sujets, la tendance aux poussées congestives et aux hémoptysies, la présence de la fièvre, l'excitabilité cardio-vasculaire, on ne doit employer les eaux sulfureuses qu'avec beaucoup de réserve, et il vaut mieux, dans ces cas, donner la préférence à certaines eaux alcalines ou alcalines chlorurées, telles que le *Mont-Dore*, *Royat*, *Ems*, aux eaux arsenicales comme *la Bourboule*, ou encore à certaines eaux sédatives telles que *Bagnères-de-Bigorre*, *Lippspringe*, *Weissembourg*. L'action décongestionnante et sédative du Mont-Dore montre les indications de cette station chez les tuberculeux hémoptoïques, aux diverses périodes, lorsqu'il n'y a pas de fièvre d'inflammation ou de résorption, qu'il n'existe pas de cavernes étendues, que la déchéance n'est pas trop marquée, qu'il n'y a pas de laryngite ni d'autres bacilloses viscérales. Sédatives également, les eaux d'Ems fournissent des résultats favorables chez les tuberculeux congestifs au premier degré. La cure de Royat sera réservée aux tuberculeux goutteux, anémiques, diabétiques.

On connaît les effets de l'arsenic dans le traitement de la tuberculose ; les mêmes se retrouvent dans les eaux arsenicales. *La Bourboule* sera conseillée chez les malades à nutrition languissante, dans les formes à évolution lente, sans fièvre et sans hémoptysies répétées, dans les tuberculoses à la période de germination, et surtout chez les suspects, candidats à la tuberculose. Cette station devra être évitée par les tuberculeux éréthiques, par ceux dont les lésions sont avancées.

Les eaux à la fois sulfureuses et arsenicales de *Saint-Honoré*, dont les indications dérivent des deux principes, modifient la bronchite et la congestion pérituberculeuses; elles ne provoquent ni poussées congestives, ni hémoptysies, mais elles ne donnent aucun résultat dans les cas fébriles.

Enfin, certaines eaux peu minéralisées, contenant de l'azote en grande quantité, ont acquis en Espagne une réputation justifiée dans le traitement de la tuberculose pulmonaire ; parmi elles, il convient de citer *Urberruaga de Ubilla* et surtout *Panticosa* qui reçoit chaque année un nombre considérable de malades. Une partie des effets de ces eaux peut être vraisemblablement rapportée à l'azote, gaz beaucoup moins inerte qu'on ne le pense, et dont l'action sédative paraît bien établie. Notons que certaines eaux sulfureuses, la *Source Vieille* d'*Eaux-Bonnes*, certaines sources de *Cauterets*, la source *Viguerie* d'*Ax*, celle d'*Allevard*, sont très riches, elles aussi, en azote.

Les chlorurées sodiques sont nocives pour les tuberculeux ; leur usage doit être limité à certains prétuberculeux du type lymphatique ou scrofuleux, dont les fonctions organiques ont besoin d'être stimulées.

Chez les prétuberculeux ou les tuberculeux au début, on

devra, s'il existe des troubles digestifs importants, chercher à amender ces troubles, sous peine de les voir jouer le rôle le plus néfaste sur l'évolution de la maladie. Les hypersthéniques déprimés pourront retirer de grands avantages de l'usage de la source *Mauhourat* de *Cauterets* ; les hyposthéniques devront être envoyés, suivant les cas, à *Vichy*, *Pougues*, ou *Royat*.

On ne devra pas envoyer aux eaux les phtisiques à marche rapide, les chroniques ayant facilement des poussées aiguës, les hémoptoïques, les cachectiques, les malades qui, n'ayant que des lésions limitées ou peu accentuées, ont un état général mauvais.

ARTICLE II

MALADIES DE L'APPAREIL CIRCULATOIRE

Il y a peu d'années encore, les maladies du système circulatoire étaient considérées comme une contre-indication formelle à l'usage des eaux minérales.

Pourtant, depuis déjà longtemps, des tentatives avaient été faites en France pour réagir contre cette idée. Le premier, dès 1823, MICHEL BERTRAND au Mont-Dore, puis DUFRAISSE DE CHASSAGNE, RAYNAL DE TISSONNIÈRE, BOURILLON à Bagnols (Lozère), DE BOSIA à Bourbon-Lancy, VERNIÈRES à Saint-Nectaire, DE RANSE à Néris, obtenaient des résultats encourageants ; PATISSIER, en 1854, lisait à l'Académie de médecine un mémoire sur le traitement de l'endocardite chronique par les eaux minérales. A l'étranger, les médecins de Weissembourg publiaient, eux aussi, des résultats remarquables ; plus tard seulement, après les travaux de BENEKE et des frères SCHOTT, Nauheim devenait, en Allemagne, la station guérissant toutes les cardiopathies sans exception, vraies ou fausses, fonctionnelles ou valvulaires.

Il a été fait justice de ces exagérations ; les observations rigoureusement établies de GUBIAN, CHIAÏS, TABERLET, TILLOT, BLANC, LAUSSEDAT, CENSIER, les publications de

TEISSIER, de CONSTANTIN PAUL, de HUCHARD, ont montré que les maladies de la circulation pouvaient être traitées avec avantage, et dans bien des cas avec succès, dans diverses stations remplissant certaines conditions indispensables : altitude modérée ne dépassant pas 500 mètres, situation abritée du vent, climat doux ; stabilité thermique, barométrique et hygrométrique ; sol perméable rendant impossible l'humidité de l'atmosphère ; eau peu minéralisée, suffisamment thermale, sédative par sa radioactivité, diurétique et éliminatrice de l'acide urique, accélératrice des oxydations organiques ; séjour calme et paisible.

Les maladies de l'appareil circulatoire justiciables de la médication hydro-minérale peuvent être : 1º des *cardiopathies* : 2º des *lésions artérielles* ; 3º des *altérations veineuses*.

§ 1. — CARDIOPATHIES

Les cardiopathies peuvent être purement fonctionnelles, ou dues à une lésion du cœur.

1º Cardiopathies fonctionnelles. — Lorsqu'il n'existe qu'un trouble, soit des nerfs cardiaques, soit du myocarde, soit des valvules, en dehors de toute lésion, il y a seulement cardiopathie fonctionnelle.

Ces troubles peuvent s'observer dans une foule de circonstances ; ce sont les palpitations vraies ou fausses, les intermittences, les syncopes, les précardialgies diverses, les fausses angines de poitrine, nerveuses, réflexes ou toxiques, la tachycardie pulsatile des neurasthéniques, celle qui est d'origine thyroïdienne ; ce sont encore les souffles extracardiaques, l'hypertrophie dite de croissance, que l'on trouve au moment de la puberté, etc.

La thérapeutique de ces accidents consiste à en rechercher la cause et à la combattre. S'ils sont d'origine gastrique ou gastro-intestinale, il faudra envoyer les malades à *Vichy, Vals, Plombières, Châtel-Guyon, Saint-Gervais* ou autres stations similaires. S'il s'agit de troubles cardiaques chez les nerveux les neurasthéniques, les hystériques, le traitement devra s'attaquer au système nerveux, et les malades devront être dirigés sur *Luxeuil, Néris, Bourbon-Lancy, Saint-Gervais* ou autres stations sédatives. S'il existe de l'anémie, de l'épuisement, *Royat* sera indiqué. Dans la surcharge graisseuse du cœur chez les obèses, la cure de *Brides* s'impose. Dans les palpitations de la croissance, le traitement hydro-minéral est le plus souvent inutile; le résultat sera atteint par la mise en pratique des moyens propres à développer le thorax : gymnastique, surtout respiratoire, avec ses exercices méthodiques.

2° Cardiopathies valvulaires. — Lorsqu'il existe des lésions, on ne peut espérer les guérir par les cures thermales, on n'obtiendra jamais, grâce à elles, que la *guérison fonctionnelle*, résultat appréciable toutefois, qui permet au malade de vivre sans trop de gêne, avec son cœur tel que l'endocardite l'a laissé. Dans quelques cas seulement, chez les sujets jeunes, atteints d'endocardite, n'ayant pas plus de six mois à un an de date, on peut observer la régression anatomique de la lésion; les symptômes fonctionnels et les signes d'auscultation disparaissent entièrement. Le traitement devra toujours être tenté le plus rapidement possible, trois mois après la fin de la crise aiguë, même si les articulations sont encore un peu douloureuses, à la condition qu'il n'y ait plus de fièvre.

La cure thermale s'adressera surtout à la cause de l'endocardite, qui sera, dans la grande majorité des cas, le rhumatisme ; sous ce rapport, une station s'est montrée comme réalisant les conditions les plus favorables : *Bourbon-Lancy*, dont la balnéation, combinée avec la douche sous-marine, agit sur la circulation périphérique par réaction vaso-dilatatrice, provoque la déplétion des organes profonds, en augmentant la tonicité et l'élasticité des petits vaisseaux, calme le système nerveux et stimule la nutrition générale.

Bourbon-Lancy sera indiqué chez tous les cardiopathes excitables, qu'il y ait encore ou non, chez eux, des manifestations douloureuses. A côté de cette station, il convient de citer *Bourbon-l'Archambault* et *Bagnols* (Lozère). L'altitude de cette dernière (860 mètres) est toutefois un peu élevée ; elle sera réservée aux malades ayant besoin d'être tonifiés et présentant des réactions peu accentuées. Les demi-bains que l'on y applique à température graduellement croissante, et surtout les bains de piscine à 40° amènent une véritable révulsion cutanée suivie de sudation abondante.

Dans les séquelles post-infectieuses, chez les sujets déprimés ou anémiés, et sans réactions vives, chez les hyposystoliques, quelle que soit la cause de la maladie valvulaire, on pourra avec avantage diriger les malades sur *Royat. Salins-Moutiers* conviendra à certaines myocardites, à certains malades ayant de la surcharge graisseuse. A l'étranger, les stations à citer sont : *Nauheim, Oeynhausen.*

§ 2. — MALADIES DES ARTÈRES

La cause des lésions artérielles est, avant tout, l'intoxication ; l'indication primordiale des cures thermales est donc la lutte contre cette intoxication, par la recherche des moyens susceptibles d'éliminer les substances toxiques répandues dans l'organisme ; ces moyens sont réalisés par la *cure de diurèse.*

Une station est, à ce point de vue, remarquable : Évian, dont les eaux ont des propriétés osmotiques très accentuées et réalisent, au plus haut point, le lavage de l'organisme, débarrassant ainsi les tissus des substances toxiques qui y étaient retenues. La cure de diurèse s'impose dans les premiers stades de l'artério-sclérose, surtout à celui de la présclérose ; elle peut à ce moment faire tout rentrer dans l'ordre. Plus tard, dans la sclérose confirmée, lorsque commence la sclérose rénale, on ne peut plus espérer la guérison ; mais il est possible d'enrayer la marche de la maladie, en diminuant les intoxications et en réduisant, de ce chef, la cause de l'irritation des vaisseaux. On atténue en même temps la dyspnée toxi-alimentaire, la dyspnée d'effort, l'hypertension, les œdèmes ; on amène de longues rémissions et on arrête souvent, pour longtemps, l'évolution de la maladie.

Les mêmes résultats sont obtenus à *Thonon, Amphion,*

Vittel, Contrexéville, Martigny, Aulus, Capvern, ainsi qu'à *Brides,* lorsqu'on a affaire à des obèses.

A côté de l'indication de la cure de diurèse, il existe, dans les maladies artérielles, une autre indication à remplir : diminuer dans la mesure du possible le travail du cœur en stimulant la circulation cutanée ; cette indication est remplie par les bains carbo-gazeux.

Mis en pratique à Saint-Alban par Gouin, il y a plus de soixante ans, ce traitement est systématiquement appliqué à *Royat* surtout, qui remplit toutes les conditions imposées aux stations fréquentées par les cardiaques. Plus ou moins gazeux, suivant les sources, ces bains peuvent avoir une action nettement hypotensive (*Source Eugénie*) ou cardio-tonique, hypertensive (*sources Saint-Mart et César*), et on peut très facilement, tantôt abaisser, tantôt élever la tension, suivant les indications ; en même temps, les propriétés spoliatrices d'acide urique, décongestionnantes des voies respiratoires, ou toniques, des différentes sources, viennent s'ajouter à l'action des bains.

La même indication que Royat peut être remplie par *Salins-Moutiers* où l'installation des bains carbo-gazeux fonctionne régulièrement, mais où l'on obtient surtout l'augmentation de la tension. *Châteauneuf,* avec ses nombreuses sources, pourrait fournir, si cette station était mieux exploitée, des bains gazeux offrant une gamme des plus étendues. Citons encore les bains gazeux de *Châtel-Guyon* et de *Saint-Nectaire.* A l'étranger, *Nauheim* présente certains inconvénients dont on a fait trop bon marché : chlorurés sodiques comme ceux de Salins-Moutiers et de plus très gazeux, ses bains élèvent tous la tension, et l'on est obligé, pour contrebalancer leurs effets, d'utiliser la gymnastique et ses adjuvants. Pour obtenir des bains hypotenseurs, il faut brasser l'eau sans être bien sûr de la quantité restante d'acide carbonique (Huchard).

A *Spa,* les eaux froides très gazeuses sont réchauffées par un serpentin de vapeur placé au fond de la baignoire ; une partie des gaz est ainsi chassée; il en reste assez pour que le bain ne soit pas hypertenseur. Cette recherche de l'hypertension ou de l'hypotension est une question de doigté d'où dépend le succès du traitement.

Les localisations cardio-artérielles de la syphilis constituent au point de vue de l'opportunité des cures thermales un problème délicat. Lorsque l'on constatera chez un syphilitique en pleine évolution l'existence d'une aortite spécifique, et que l'adjonction d'un traitement sulfureux à la médication mercurielle paraîtra d'autre part formellement indiquée, quelle conduite faudra-t-il tenir ? Pour VAQUEZ et RIBIERRE, une aortite en pleine évolution subaiguë avec manifestations douloureuses, accidents pulmonaires, etc., contre-indiquera la cure, mais une lésion aortique à peu près silencieuse et décélable seulement à l'examen physique ne devra pas empêcher d'adjoindre au traitement spécifique l'action si précieuse de la cure sulfureuse.

§ 3. — MALADIES DES VEINES

Si, au premier abord, elles paraissent moins capitales que celles du cœur et des artères, les fonctions des veines ne sont pas d'une importance plus minime et leurs altérations doivent être soignées avec attention, depuis les plus légères fluxions, congestions douloureuses ou non, pseudophlébites et périphlébites, jusqu'aux phlébites vraies, aux endophlébites.

Ces altérations sont très souvent sous la dépendance d'un état général qui est l'arthritisme ; c'est cet état général qui crée la faiblesse des veines, leur susceptibilité, leur marche vers la phlébosclérose, c'est lui qui prépare la lésion, au plus petit accident, à la moindre infection.

Une station se place en tête de toutes les autres dans le traitement des maladies des veines: *Bagnoles-de-l'Orne*, qui sera indiquée dès l'enfance chez les prédisposés dont la vitalité des parois veineuses est insuffisante, chez les adolescents neuro-arthritiques ayant des crises de phlébalgie, et, encore plus chez les adultes atteints dans leur système veineux, qu'il s'agisse de phlébites de tous ordres et de leurs suites, soit circulatoires, soit nerveuses, qu'il s'agisse d'éréthisme veineux douloureux, ou de varices congestives et douloureuses, de phlébalgie, ou encore de stases et d'œdèmes d'ordre circulatoire périphérique.

Ces applications thérapeutiques découlent naturellement des effets physiologiques de ces eaux qui, par la pratique du bain tiède et de la boisson modérée, déterminent une suractivité circulatoire périphérique très marquée, entraînant celle des fonctions cutanées et glandulaires superficielles et même profondes, du foie en particulier et du rein ; la diurèse produite amène des décharges uratiques ; les tonicités valvulaires et viscérales se réveillent ; la nutrition est activée, le système nerveux calmé. Ces effets peuvent toujours être modérés, renforcés ou modifiés par les diverses pratiques thermales, balnéation, douches générales ou locales, douches sous l'eau, et par le massage, adjuvant précieux de la cure.

Il est une autre station dont la spécialisation veineuse s'affirme chaque jour davantage : c'est *Barbotan*, dans le Gers, dont l'action diurétique et excitante de la circulation cutanée a été bien mise en évidence (LEURET), et qui donne des résultats excellents dans les phlébites et leurs suites, en même temps que dans toutes les affections articulaires.

Les malades nerveux, congestifs, douloureux, atteints de phlébites rhumatismales, pourront aussi être soignés avec avantage par les eaux peu minéralisées et radioactives de *Néris*, *Bains*, *Plombières*, *Luxeuil*. Il est encore d'autres stations qui peuvent être recommandées dans toutes les suites de phlébites et les varices : *Aix-les-Bains*, *Ussat*, *Saint-Amand*, *Bagnères-de-Bigorre*, *Castéra-Verduzan*, *Louèche*, *Schinznach*.

§ 4. — CONTRE-INDICATIONS GÉNÉRALES

Les contre-indications du traitement hydro-minéral des cardiopathies sont caractérisées par la phase aiguë, la période fébrile des endocardites ; l'asystolie confirmée avec œdèmes prononcés, congestions hépatiques, pulmonaires et rénales avancées, et même plus tôt, dès que l'hyposystolie avec arythmie est trop accentuée ; la thrombose cardiaque avec bradycardie ou tachycardie diastolisante (GILLET); la dilatation du cœur, l'angine de poitrine, la pancardite des enfants.

La limite de l'indication est fixée par la résistance du myocarde chez les valvulaires, par la perméabilité rénale chez les artériels.

Chez les artériels ou les valvulaires présentant des troubles gastro-hépatiques, on aura parfois avantage à faire précéder la cure de Bourbon-Lancy ou de Royat, d'une saison dans une station appropriée, Vichy ou Pougues, par exemple.

ARTICLE III

MALADIES DE L'APPAREIL DIGESTIF

Les affections chroniques de l'appareil digestif fournissent un contingent important de malades aux stations thermales ; nous envisagerons sucessivement celles qui conviennent le mieux au traitement des maladies de l'estomac, de l'intestin, du foie.

§ 1. — MALADIES DE L'ESTOMAC

L'estomac est le siège ou le point de départ d'une foule de maladies ; il peut être affecté primitivement ou secondairement. Les maladies des organes les plus éloignés ont leur retentissement sur lui, comme aussi toutes les fonctions éprouvent tôt ou tard le contre-coup d'une lésion de cet organe. Il en résulte que le traitement hydro-minéral des maladies de l'estomac doit s'adresser avant tout à la cause, et qu'ainsi les eaux les plus diverses peuvent améliorer les dyspepsies ou autres troubles.

Il est toutefois des eaux qui s'adressent plus particulièrement à l'estomac dyspeptique ; nous allons les faire connaître sans entrer dans de trop longs détails, car la question est des plus complexes et des plus obscures. On a vu combien l'action physiologique de certains éléments contenus dans les eaux minérales, sur les sécrétions de l'estomac et de l'intestin, est discutée ; le bicarbonate de soude, par exemple, est considéré, par certains expérimentateurs, comme excito-sécréteur, par d'autres, à l'étranger surtout, comme nettement inhibiteur. On a vu aussi que, dans une même eau, les divers éléments agissent souvent dans des sens opposés, de telle sorte que la meilleure ligne de conduite est encore celle qui consiste à s'en rapporter à la clinique, comme la meilleure méthode, pour décrire les dyspepsies, est celle qui est basée sur les symptômes fondamentaux. C'est cette méthode que nous suivrons purement et simplement, en adoptant la division en dyspepsies nerveuses, nervo-motrices ou hyposthéniques, hypersthéniques ; nous passerons ensuite en revue les dyspepsies secondaires, la gastralgie et l'ulcère de l'estomac.

1° Dyspepsie nerveuse. — Liée à des phénomènes d'excitation médullaire, ou au contraire de dépression nerveuse, cette dyspepsie s'accompagne souvent de dilatation atonique ; elle donne lieu tantôt à de l'hyperchlorhydrie, tantôt à de l'hypochlorhydrie. Mais, quel que soit le trouble sécrétoire constaté, l'indication qui domine le traitement est la sédation de l'hyperesthésie stomacale. Cette action sera obtenue par l'hydrothérapie, par des eaux calmantes comme celles de *Plombières*, surtout s'il existe de la diarrhée, de *Bains, Castéra-Verduzan, Bagnères-de-Bigorre, Saint-Gervais, Ragatz, Panti-cosa*, ou excito-motrices comme celles de *Châtel-Guyon*, dans les cas de constipation atonique. Les eaux alcalines de *Vichy, Vals, le Boulou, Neuenahr, Pougues, Bussang, Saint-Alban*, pourront être essayées, mais avec prudence, car il est des cas où elles ne font qu'exaspérer les symptômes douloureux.

Quoique les affections des voies digestives ne relèvent pas en principe de la médication sulfurée, on ne peut passer sous silence les résultats excellents obtenus parfois par l'usage de la source *Mauhourat* de *Cauterets*, la *Hontalade* de *Saint-Sauveur*, les sources *Pâtissier* et *Petite Sulfureuse* d'*Ax*, dans les dyspepsies nerveuses et les gastralgies.

2° Dyspepsie nervo-motrice ou hyposthénique. —

Cette forme, que caractérisent les douleurs précoces, qui s'accompagne quelquefois d'hyperchlorhydrie, mais le plus souvent d'hypochlorhydrie, est justiciable d'eaux excitantes de la musculature de l'estomac, en même temps que calmantes de l'hyperesthésie de la muqueuse : *Vichy*, *Vals*, *le Boulou*, *Pougues*, fournissent d'excellents résultats.

S il y a de l'hypochlorhydrie, des eaux comme *Santenay*, *Wiesbaden*, *Kissingen*, *Hombourg*, la source du *Puits salé* de *Lons-le-Saunier*, peuvent être utilisées avec avantage.

3° Dyspepsie hypersthénique. — Les douleurs, dans cette forme, sont tardives ; elles apparaissent quatre ou cinq heures après le repas et sont dues généralement à un spasme du pylore. Ici, les *eaux alcalines* sont formellement indiquées, en particulier les sources chaudes de *Vichy*, qui doivent être administrées à doses fractionnées, à moins que l'hypersécrétion gastrique paraisse due à des phénomènes d'excitation médullaire ; ces derniers justifieraient le choix d'une station sédative comme *Plombières*, *Luxeuil*, *Ragatz*.

4° Dyspepsies secondaires. — Très nombreuses, comme nous l'avons dit au début de ce chapitre, elles doivent être traitées en agissant sur la cause.

Les dyspepsies liées aux ptoses viscérales sont justiciables de *Vichy*, de *Pougues* ; celles qui sont liées à des troubles entéritiques doivent être envoyées à *Châtel-Guyon* ou à *Plombières :* celles qui dépendent d'une affection hépatique doivent être traitées en même temps que cette affection.

Dues à une intoxication ou à une altération du sang, les dyspepsies seront soignées suivant les indications dominantes : les paludéens se trouveront favorablement de *Vichy*, s'ils ne sont pas très anémiés ; les alcooliques, d'eaux modificatrices, diurétiques ou purgatives : *Vichy*, *Vittel*, *Evian*, *Brides*. Les dyspepsies des obèses, des diabétiques, des goutteux, des chlorotiques seront traitées avec la maladie qui leur a donné naissance ; ainsi les eaux ferrugineuses, comme *Forges*, *Orezza*, seront utiles chez les anémiques ; *Plombières*, *Néris*, *Luxeuil*,

Saint-Gervais, chez les névropathes ; les eaux thermo-minérales simples, *Bourbon-Lancy*, *Bagnères-de-Bigorre*, chez les rhumatisants ; *Royat*, chez les goutteux anémiés ; *Cauterets* (*Mauhourat*), *Eugénie*, *Gamarde*, chez les herpétiques.

Dans les dyspepsies des cardiaques, il faudra se rendre compte si le symptôme est suffisamment accentué pour justifier un traitement spécial, qu'on pourra généralement réaliser dans des stations favorables au cœur, telles que *Royat* ou *Bourbon-Lancy*. Les dyspepsies des urinaires relèveront généralement des cures de diurèse ; celles des utérines, de *Luxeuil*, de *Néris*, ou, s'il existe de l'entéro-colite, de *Plombières* ou de *Châtel-Guyon*. Les troubles gastriques des tabétiques resteront sous la dépendance du traitement causal.

5° Gastralgie. — Symptôme douloureux survenant au cours de certaines dyspepsies, plutôt que maladie proprement dite, la gastralgie considérée en elle-même relève avant tout des bicarbonatées chaudes et peu gazeuses. D'une façon générale il faut éviter les eaux à forte minéralisation.

6° Ulcère de l'estomac. — Le diagnostic de sténose pylorique avec ulcération doit faire écarter l'idée d'une cure thermale, à moins que toute menace d'hématémèse soit depuis longtemps écartée, et que l'état général soit satisfaisant. Les sources chaudes de *Vichy* peuvent alors être prescrites avec prudence ; à l'étranger, *Carlsbad* jouit d'une grande réputation pour le traitement de cette affection.

§ 2. — MALADIES DE L'INTESTIN

Plus encore que pour l'estomac, on est dans l'incertitude des effets physiologiques sur l'intestin, de la plupart des eaux minérales, et l'observation seule justifie le choix des stations utiles dans les maladies de cet organe ; ces stations sont nombreuses et appartiennent aux bicarbonatées sodiques ou calciques, qui dissolvent le mucus, agissent sur le foie et le pancréas, aux bicarbonatées chlorurées qui influencent la motricité et la sécrétion, aux sulfatées, aux sulfatées chlorurées, aux bicarbonatées sulfatées chlorurées, qui sont dépuratives, laxatives, cholagogues et diurétiques, aux thermales simples, sédatives et modératrices du spasme, aux faiblement minéralisées, utiles chez les uricémiques.

Les chlorurées sodiques ne peuvent être employées que très exceptionnellement, chez les lymphatiques ; toutefois en Allemagne on utilise assez fréquemment les stations chlorurées gazeuses, telles que *Kissingen*, *Hombourg*, *Wiesbaden* ; les ferrugineuses doivent être réservées aux chlorotiques et aux anémiques ; les sulfureuses sont généralement considérées comme trop excitantes, sauf quelques sources dont l'efficacité dans certaines entérites est incontestable : *Mauhourat* de *Cauterets*, la *Hontalade* de *Saint-Sauveur*, les sources *Pâtissier* et *Petite Sulfureuse* d'*Ax*. Dans certaines stations, la médication produit des effets directs; dans d'autres, elle agit par l'intermédiaire du système nerveux, et le traitement est purement externe.

1° Diarrhée. — Pour que l'intestin fonctionne normalement, il faut qu'il y ait équilibre parfait dans le fonctionnement des diverses fibres de sa musculature. Si les fibres longitudinales, trop impressionnées par le contenu intestinal, n'ont pas leur action modérée par celle des fibres circulaires, la progression de ce contenu est trop rapide et il se produit de la diarrhée ; si, au contraire, ces fibres longitudinales ne répondent plus à l'excitation du bol fécal, il y a stase et constipation atonique ; il y a encore constipation, mais constipation spasmodique, quand les fibres circulaires contractées annihilent les contractions des fibres longitudinales. Quelle est l'influence, sur ces divers phénomènes, du contenu intestinal, c'est une question délicate dont nous n'avons pas à nous occuper ici.

La diarrhée peut avoir une origine infectieuse ou toxique ; dans ces cas, si le malade est névropathe, s'il existe des douleurs, *Néris*, *Luxeuil* sont les stations de choix ; si l'infection est le symptôme dominant, *Châtel-Guyon*, *Brides*, *Carlsbad*, doivent être préférés; si l'intoxication provient d'une insuffisance rénale, on aura recours à une cure de diurèse à *Evian*. Chez les arthritiques, *Plombières*, *Bourbon-Lancy*, *Néris*, *Luxeuil*, pourront rendre de grands services, et aussi, dans les diarrhées nerveuses, que l'on pourra encore traiter à *La Malou*, *Alet*, *Ussat*. Si la diarrhée est d'origine gastrique, ou hépatique, *Vichy*, *Vals*, *le Boulou* pourront être indiqués, de même que *Brides*, *Châtel-Guyon* ou *Plombières* selon les cas, ou encore la source du *Puits' salé* de *Lons-le-Saunier*, *Kissingen*, *Montecatini*, *Hombourg* chez les hyposthéniques.

2° Entéro-colite muco-membraneuse. — Syndrome et non entité morbide, cette affection sera traitée avantageusement si la constipation est le symptôme prédominant, à *Châtel-Guyon*, *Brides*, *Carlsbad*, *Marienbad*, *Kissingen*, *Hombourg*, *Montecatini*; ou à *Plombières*, *Néris*, *Bains*, *Luxeuil*, si la constipation est d'origine spasmodique. Les formes douloureuses et éréthiques relèveront de ces dernières stations, ainsi que de *Bagnères-de-Bigorre*, *Castéra-Verduzan*, *Eugénie*, *Wildbad*, *Gastein*.

Les formes diarrhéiques seront particulièrement améliorées à *Plombières*; mais *Châtel-Guyon* agit efficacement par son action régulatrice sur certains diarrhéiques ; le choix sera dicté par l'ensemble des symptômes, l'état nerveux ou la dépression. S'il existe en même temps une gastropathie, il faudra soigner cette affection concomitante ; les hypersthéniques seront de préférence dirigés sur *Plombières*, les hyposthéniques sur *Châtel-Guyon*, sans que ces indications aient rien d'absolu ; ces deux catégories de malades sont également réclamées par *Vichy*, *Carlsbad*, *Hombourg*, *Kissingen*, *Montecatini*, *Korbous*.

La présence d'une affection hépatique fera conseiller les mêmes stations, et en particulier *Vichy* et *Carlsbad*, s'il existe de la lithiase biliaire.

Dans les cas où dominent la lithiase rénale et l'uricémie, les bains de *Plombières* amènent une sédation des symptômes de cystite ou de cystalgie ; mais les cures de diurèse, *Contrexéville*, *Vittel*, *Martigny*, *Capvern*, sont indiquées au premier chef.

L'entéro-colite liée aux affections ovariennes justifiera le choix de *Luxeuil*, et, dans les formes éréthiques, de *Plombières*, *Néris*, *Saint-Sauveur*, *Bagnères-de-Bigorre*.

On pourra, chez des malades lymphatiques et très déprimés, utiliser les eaux chlorurées sodiques fortes, *Salies-de-Béarn*, *Biarritz*, *Salins-Moutiers*, *Salins-du-Jura*, *La Mouillière*, *Rheinfelden*.

3° Entérites chroniques. — Dans les entérites chroniques infantiles, dans celles des adultes, dans celles qui ont été contractées aux colonies, les indications restent les mêmes que dans les entérites muco-membraneuses. Les stations de choix sont toujours *Châtel-Guyon* chez les hyposthéniques, les intoxiqués, *Plombières* chez les hypersthéniques, *Brides* chez les malades présentant de la congestion du foie, *Néris* chez les névropathes, *Vichy*, *le Boulou* chez les coloniaux.

4° Appendicite chronique. — On usera, si l'élément douloureux prédomine, des eaux de *Plombières*, *Bains*, *Néris*, *Gastein*, *Wildbad* ; si les malades sont intoxiqués, de *Châtel-Guyon*, *Brides*, *Pouillon*, *Kissingen*, *Marienbad*, *Hombourg*.

Après l'intervention opératoire, s'il existe des adhérences douloureuses, on se trouvera bien des mêmes stations, ainsi que des eaux chlorurées sodiques fortes, dans les cas de dépression extrême, ou de cures de lavage, s'il reste des signes d'intoxication.

5° Entéralgie. — Les symptômes douloureux de l'intestin qui peuvent se rencontrer chez les arthritiques et les névropathes en dehors de toute autre lésion seront justiciables, suivant le degré de l'élément nerveux, de *Plombières* ou de *Néris*, ou encore de *Luxeuil*, *Bains*, *Bagnères-de-Bigorre*, *Castéra-Verduzan*.

6° Ulcère du duodédum. — Cette affection rebelle serait, d'après certains auteurs, favorablement influencée par les eaux alcalines telles que *Vichy*, *Neuenahr*, ou celles de *Carlsbad*.

7° Hémorrhoïdes, pléthore abdominale. — Chez les gros mangeurs, les sédentaires, plutôt obèses, on observe souvent des phénomènes caractérisés par un état saburral habituel, de la lourdeur après les repas, de la lenteur des digestions, du tympanisme, de la constipation. Cet état, bien étudié en Allemagne, a été appelé veinosité ou pléthore abdominale ; il est souvent accompagné de distension des veines hémorrhoïdales.

Les eaux déplétives, décongestionnantes et stimulantes des fonctions hépatiques sont indiquées dans ce cas, en particulier *Châtel-Guyon*, *Brides*, *Saint-Nectaire* et, chez les nerveux, les spasmodiques, *Plombières*.

En Allemagne, ces malades sont les clients habituels de *Wiesbaden*, de *Hombourg*, de *Kissingen*, et des eaux de Bohême : *Carlsbad*, *Marienbad*, *Franzensbad*. En Italie, c'est *Montecatini* qui répond à ces indications.

Certaines eaux calciques du midi de la France exercent également une action stimulante et régulatrice sur la circulation veineuse de l'abdomen : *Aulus*, *Castéra-Verduzan*, *Bagnères-de-Bigorre*, *Barbazan*, *Capvern*.

§ 3. — MALADIES DU FOIE

Le foie est sujet à de nombreuses affections, depuis la congestion simple jusqu'aux lésions et aux dégénérescences les plus avancées. Ces dernières ne peuvent pas être justiciables de la médication hydro-minérale qui ne doit être conseillée efficacement que dans l'hyperémie, dans quelques formes d'hypertrophie, dans certaines cirrhoses au début lorsqu'il n'y a encore que des troubles congestifs, dans les catarrhes chroniques et les calculs de la vésicule biliaire.

1° Congestion du foie. — L'hyperémie du foie peut être active ou passive, idiopathique ou symptomatique ; elle reconnaît une foule de causes : les principales sont la pléthore abdominale dont il a été parlé plus haut, le paludisme dans les pays chauds, les inflammations du tube digestif, les troubles de la circulation centrale, les états diathésiques.

Il faudra donc, avant tout, traiter l'affection causale, le paludisme, la dyspepsie, l'obésité, la goutte, le diabète, la cardiopathie. La plupart du temps, *Vichy* remplira les indications, de même que les eaux alcalines qui s'en rapprochent. En Allemagne, c'est vers *Carlsbad, Marienbad, Tarasp* et quelques chlorurées sodiques, *Kissingen, Hombourg, Wiesbaden*, que l'on dirigera ces mêmes malades, ou, s'il existe de l'anémie, vers *Elster* et *Franzensbad*.

Dans certains cas trop éréthiques, il y aura avantage à préférer des eaux comme *Pougues, Royat* et *Saint-Nectaire*, ou des sulfatées calciques, *Capvern, Contrexéville, Vittel, Martigny, Bagnères-de-Bigorre*, des thermales simples comme *Plombières, Alet*, ou des eaux de lavage comme *Evian*, des eaux laxatives comme *Brides, Encausse, Barbazan, Saint-Gervais*, s'il existe de la constipation, des hémorrhoïdes, de l'obésité. D'une façon générale, la congestion du foie sous toutes ses formes, ictère simple, angiocholite, précirrhose, est justiciable de la médication gastro-intestinale ou de la dépuration urinaire, le choix du traitement étant dicté par la susceptibilité du foie et les signes d'insuffisance urinaire.

2° Lithiase biliaire. — Le catarrhe des voies biliaires et les calculs biliaires sont des affections qui marchent généralement ensemble, l'une étant le produit de l'autre et réciproquement.

Les eaux alcalines ont été, de tout temps, préconisées pour le traitement des concrétions des voies biliaires ; si on ne peut espérer provoquer par ce moyen leur désagrégation, on n'en obtient pas moins d'excellents effets, parce qu'en augmentant la sécrétion biliaire, elles rendent cette sécrétion plus fluide, et parce qu'en rendant plus énergique la contraction des canaux excréteurs, elles favorisent l'expulsion, quand elle est possible, de ces concrétions.

On mettra donc, en tête des stations qui doivent recevoir les lithiasiques biliaires, *Vichy* et ses similaires, *Vals, le Boulou, Neuenahr, Bilin*, ou encore *Pougues, Saint-Alban*. S'il existe de la constipation opiniâtre, *Brides* sera particulièrement indiqué, de même que *Carlsbad, Marienbad, Elster, Tarasp.*

Dans certains cas, on pourra associer avec avantage, le traitement de Brides et de Vichy, de Châtel-Guyon et de Vichy.

A côté de ces stations, on emploie aussi avec succès des chlorurées sodiques gazeuses comme *Kissingen* et *Hombourg.*

Si l'on croit préférable d'agir sur le filtre rénal, on dirigera les malades sur *Vittel, Martigny, Contrexéville, Evian, Capvern, Aulus, Castéra-Verduzan, Cambo, Barbazan* ; cette conduite sera dictée par la coexistence de gravelle rénale, par la crainte de provoquer une réaction trop vive sur les voies biliaires, lorsque, par exemple, les crises de coliques hépatiques sont très rapprochées, lorsqu'on aura lieu de penser qu'il y a de l'obstruction du canal cholédoque.

On aura avantage à se rappeler la division très justifiée de GILBERT et de ses élèves, en lithiase des canaux biliaires et lithiase de la vésicule. Dans la première seulement, on cherchera l'évacuation de la boue et du sable biliaire ; dans la seconde, on devra éviter de provoquer des crises trop violentes en cherchant l'expulsion vaine de calculs qui ne peuvent être ni éliminés ni dissous ; on devra plutôt dans ces cas tendre à assurer la tolérance de la vésicule pour ces concrétions ; on appliquera la balnéation sédative et les eaux peu actives.

Dans les états cholémiques, prélithiasiques, on aura à envisager les mêmes indications ; on cherchera toujours à agir sur la cellule hépatique par les eaux alcalines, ou sur le filtre rénal par la cure de diurèse.

Les contre-indications sont l'état cachectique, la cirrhose biliaire, l'oblitération trop ancienne du cholédoque, le début d'une lésion cancéreuse. Il y aura contre-indication temporaire s'il y a eu depuis peu de temps une ou plusieurs crises intenses de colique hépatique, des poussées d'angiocholite fébrile, de la cholécystite et de la péricholécystite.

ARTICLE IV

MALADIES DES VOIES URINAIRES

Autrefois l'indication dominante de la cure hydro-minérale,

dans les maladies des voies urinaires, était de faire un lavage
de ces voies, basé sur l'action diurétique de certaines eaux,
les eaux sulfatées calciques, en particulier ; toute la médication
reposait sur le principe de la « chasse d'eau » appliqué souvent
sans discernement et non sans danger par les malades eux-
mêmes, et encore trop fréquemment mis en pratique dans
certaines stations. Mais, en général, on est, à l'heure actuelle,
plus réservé dans l'emploi des eaux en boisson, par la notion
plus exacte que l'on possède de l'origine des néphrites, de la
pathogénie des œdèmes et des dangers de l'hypertension artérielle.

On devra donc, dans toutes les maladies des voies urinaires
et surtout des reins, considérer l'action que devra produire
la cure hydro-minérale sur les lésions, et celle qu'elle exercera sur l'état général, sur les troubles fonctionnels. Suivant
qu'on croira devoir obéir à l'une ou à l'autre de ces deux indications, on s'adressera aux eaux de diurèse, ou à d'autres eaux.

§ 1. — MALADIES DES REINS

1º Albuminuries non brightiques. — On sait que toutes
les albuminuries ne sont pas facteurs essentiels de néphrites.
Ainsi Teissier admet des albuminuries intermittentes irrégu-
lières, des albuminuries de l'adolescence à type intermittent
et cyclique, des albuminuries d'ordre digestif et hépatique, des
albuminuries d'ordre névropathique, parmi lesquelles il range
l'albuminurie orthostatique. Il faut ajouter encore les albuminuries d'origine cardiaque et les albuminuries infectieuses,
ordinairement aiguës, mais quelquefois chroniques (albuminurie tuberculeuse).

Pendant l'adolescence, ces albuminuries se rencontrent :
tantôt chez des sujets délicats, plus ou moins lymphatiques,
adénoïdiens ou déprimés, voués à la neurasthénie, la cholémie, les gastropathies ; tantôt chez des enfants colorés,
pléthoriques précoces, candidats à la goutte, l'obésité, le diabète et l'artériosclérose. A l'âge adulte, on observe surtout de
l'albuminurie goutteuse.

Les premiers pourront être envoyés auprès des eaux arsenicales ou chlorurées sodiques, c'est-à-dire à *la Bourboule* ou à *Salies-de-Béarn*, *Biarritz*, *Dax-Salin*, *Salins-du-Jura*, *La Mouillère*, *Salins-Moutiers*. Cette dernière station permettra, dans certains cas, de faire une cure associée avec celle de Brides.

Royat pourra être indiqué chez les albuminuriques orthostatiques avec hypotension ; *Vichy*, *Vals*, *le Boulou*, *Pougues*, s'il existe des troubles gastriques accentués ; *Plombières* ou *Châtel-Guyon*, s'il y a des troubles intestinaux. On a même obtenu des résultats parfaits chez des albuminuriques porteurs de catarrhes broncho-pulmonaires auprès de certaines eaux sulfureuses, *Cauterets*, *La Preste*. Chez les névropathes, *Néris*, *Plombières* s'imposent ; *Ragatz*, *Gastein*, *Wilbad*, chez les rhumatisants nerveux ; *Contrexéville*, *Vittel*, *Martigny*, *Aulus*, *Ussat*, *Capvern*, *Bagnères-de-Bigorre*, chez les arthritiques éréthiques, *Forges*, *Spa*, *Saint-Moritz*, chez les convalescents anémiés. Dans les albuminuries dues à un trouble circulatoire, on pourra, selon la nature de ce trouble, recourir au bain carbo-gazeux de *Royat*, ou à la cure de diurèse.

Mais la station qui paraît s'imposer chaque fois que l'albuminurie est sous la dépendance d'un état fonctionnel et rénal ou d'une lésion peu accentuée, est *Saint-Nectaire*; ces eaux, particulièrement utiles chez les débilités, ont une action générale et digestive, mais doivent être employées prudemment lorsqu'il existe de la tendance à la rétention chlorurée ; il se produit, en effet, au bout de quelques jours de traitement, une augmentation passagère de l'albuminurie, qui ensuite s'abaisse au-dessous du taux initial pour diminuer après la cure d'une façon progressive.

2° **Néphrites chroniques.** — Que l'on conserve l'ancienne appellation de néphrite parenchymateuse et de néphrite interstitielle, ou que l'on adopte les dénominations plus modernes de néphrite hydropigène et de néphrite urémigène, montrant que la première est caractérisée par la rétention chlorurée, les reins restant perméables aux autres substances, et que la seconde est constituée par une imperméabilité à l'azote et à toutes les subtances en général, il subsiste toujours le fait clinique que les malades ont, dans le premier cas, de l'albuminurie massive, avec œdème et hydropisie considérables, et, dans le second cas, une albuminurie minime, intermittente, avec polyurie et œdèmes peu marqués, mais avec troubles cardiaques valvulaires importants.

Chez les premiers, aucune cure thermale n'est indiquée ; chez les seconds, on doit tenter la cure de diurèse, lorsque les troubles rénaux sont les plus importants ; on s'adressera aux stations peu minéralisées ou sulfatées calciques, *Évian*, *Thonon*, *Vittel*, *Contrexéville*, *Martigny*, *Capvern*, *Aulus*, *Ussat*, ou bien on tentera de modifier les troubles cardio-vasculaires par la balnéation carbo-gazeuse de *Royat*.

Dans bien des cas, on devra faire des cures associées ou alternées, et il faudra toujours se rappeler que le succès n'est possible que si la perméabilité rénale est suffisamment conservée. Comme l'a dit très justement COTTET, la cure d'Évian ne peut pas ouvrir un rein fermé.

3° Lithiase rénale. — La formation, dans les reins, de concrétions qui résultent de la précipitation et de l'agglomération de certains sels de l'urine, constituent la lithiase ou gravelle rénale. Ces concrétions sont tantôt formées d'acide urique et d'urates (gravelle rouge), ou d'acide oxalique (oxalurie), tantôt de phosphate de chaux et surtout de phosphate ammoniaco-magnésien (gravelle blanche).

Les deux premières sont diathésiques et liées à la goutte, la troisième est secondaire, subordonnée à une lésion de l'appareil urinaire. Au point de vue du traitement hydrominéral, ces divisions importent peu.

On leur oppose parfois la médication alcaline, *Vichy*, *Le Boulou*, *Vals*, *Pougues*, *Bilin*, *Neuenahr*, *Obersalzbrunn*, *Soulzmatt*, *Wildungen*, ou la médication plus complexe de *Royat*, de *Miers*, de *Carlsbad*, de *Marienbad*, de *Tarasp*, ou encore les chlorurées gazeuses de *Hombourg*, *Wiesbaden*, *Kissingen*, *Montecatini* : ces eaux sont surtout utiles lorsqu'il existe concurremment de la lithiase biliaire, des troubles digestifs.

Dans les autres cas, on aura, de préférence, recours aux eaux sulfatées calciques, *Contrexéville, Vittel, Martigny, Capvern, Aulus, Bagnères-de-Bigorre, Cambo, Euzet, Saint-Amand, Barbazan, Castéra-Verduzan*, aux ferro-cuivreuses de *Saint-Christau*, ou aux eaux faiblement minéralisées, *Évian, Dax, Préchacq, Buxton*, qui non seulement provoquent l'entraînement des sables, mais déterminent, sur la muqueuse enflammée, des changements assez marqués pour qu'on ait pu attribuer à ces eaux une sorte d'action élective vis-à-vis de cette muqueuse.

Il est une autre classe d'eaux à laquelle on n'envoie pas, autant qu'il conviendrait, ces malades : ce sont les sulfurées dégénérées des Pyrénées-Orientales, *La Preste, Molitg, Thuès*, dont on peut rapprocher quelques autres sources, *Mauhourat de Cauterets*, la *Hontalade* de *Saint-Sauveur*, l'*Eau Bleue d'Ax*, la source du *Pont-de-Ravi* de *Luchon*, la source *Minvielle* des *Eaux-Chaudes*.

C'est même à ces eaux qu'il conviendrait souvent de donner la préférence dans la gravelle phosphatique, en raison de l'état catarrhal qui est souvent concomitant, qui même, dans bien des cas, est la cause de cette gravelle. D'une façon générale, dans cette variété de gravelle, les eaux alcalines doivent être mises de côté.

§ 2. — MALADIES DES VOIES D'EXCRÉTION DE L'URINE

1° Pyélite et pyélonéphrite. — L'inflammation des calices et des bassinets, et quelquefois aussi du rein, peut être due à une maladie infectieuse, à la lithiase, à la grossesse, ou à une rétention de l'urine dans la vessie par une myélopathie, un rétrécissement de l'urètre ou une hypertrophie de la prostate. Quelle qu'en soit l'origine, l'infection doit être traitée par les eaux de diurèse, et souvent, avec plus de succès, par les eaux sulfurées dégénérées, en tête desquelles il convient de placer *La Preste*. Quel que soit le mode d'action de ces dernières, que leurs propriétés antiseptiques, antifermentescibles, soient dues à leurs silicates ou à leur soufre (sulfates et hyposulfites), il est un fait certain, c'est qu'elles n'agissent pas seulement comme eaux de lavage, mais qu'elles s'adressent aux cellules elles-mêmes, modifiant les sécrétions et aseptisant les muqueuses.

2° Cystite chronique, lithiase vésicale. — En présence d'une inflammation chronique de la vessie, on devra, avant tout, se demander si elle n'est pas entretenue par un calcul, une hypertrophie de la prostate, un rétrécissement de l'urètre ou une tumeur, et s'il n'y a pas lieu d'appliquer un traitement chirurgical.

Il est évident qu'une cure thermale ne pourra être indiquée dans les cas de lithiase, que s'il ne s'agit que de petits graviers, ou, après la lithotritie des gros calculs, pour aider à l'expulsion des débris et désinfecter la vessie.

Les eaux les plus indiquées sont les eaux *sulfatées calciques*, les eaux *faiblement minéralisées*, les eaux *alcalines* lorsque les voies urinaires ne sont pas excitables et qu'il n'y a pas de dépôts phosphatiques, et surtout les *sulfurées dégénérées* de *La Preste*, de *Molitg*, de *Thuès*, ainsi que certaines sources de *Luchon* et de *Cauterets*, la *Hontalade* de *Saint-Sauveur*, les eaux de *Lacey*.

3° Urétrite chronique. — Il existe souvent, à la suite d'une inflammation aiguë, des états sub-inflammatoires de la région profonde de l'urètre qui persistent à la faveur des causes générales : anémie, herpétisme, arthritisme, lymphatisme. Dans ces cas, le simple lavage ne suffit pas : il fa   que l'eau employée ait une action anticatarrhale qui mette la muqueuse en état de résistance plus forte, et qui cicatrise les tissus déjà atteints ; les eaux sulfurées ont précisément cette propriété, et c'est pourquoi des guérisons sont obtenues dans les stations des Pyrénées, à *Saint-Sauveur*, *La Preste*, souvent même par les sources les plus fortes de *Luchon*, *Cauterets*, *Barèges*.

§ 3. — MALADIES DES ORGANES GÉNITAUX DE L'HOMME

1° Épididymite. — On observe parfois, à la suite de la blennorragie, des indurations de l'épididyme, dont le danger est d'entretenir une irritation sourde, qui, à la longue, peut amener l'oblitération des conduits séminifères. Les *eaux sulfureuses* et les *eaux chlorurées sodiques* favorisent la disparition de ces noyaux indurés. C'est encore à ces mêmes eaux que l'on devra s'adresser dans les cas d'épididymite d'origine tuberculeuse.

2° Spermatorrhée. — Cette affection, qui pourrait aussi bien prendre place parmi les maladies du système nerveux, est justiciable des *eaux sulfureuses*, des *chlorurées sodiques fortes*, et de quelques *eaux alcalines ferrugineuses* telles que *La Malou*. L'indication variera d'après le degré d'affaiblissement ou d'excitation dans lequel se trouvent les malades ; il est même des cas où il est nécessaire de recourir à des eaux plus sédatives, telles que certaines *thermales simples*.

ARTICLE V

MALADIES DES FEMMES

Nombreuses sont les stations qui peuvent être utilisées avec avantage dans les gynécopathies, parce que ces affections sont elles-mêmes très nombreuses, très diverses dans leurs formes, dans leurs allures, parce qu'elles évoluent sur des sujets dont le tempérament est essentiellement différent, parce qu'elles sont tantôt sous la dépendance de causes locales, tantôt sous l'influence d'un état général, parce qu'elles s'observent soit à l'époque de la puberté, soit pendant la vie menstruelle, soit à l'âge de la ménopause.

Aussi ces maladies relèvent-elles d'eaux les plus dissemblables, de traitements les plus opposés.

Les *eaux sulfureuses* conviennent, en général, lorsqu'il s'agit d'inflammations passives, atoniques, et surtout si la malade est herpétique ou lymphatique ; certaines stations comme Saint-Sauveur, les Eaux-Chaudes, certaines sources de Cauterets, d'Ax, peuvent néanmoins être utilisées avec efficacité chez les nerveuses, car elles ont des propriétés sédatives remarquables.

La *cure salée* est indiquée lorsqu'il y a lieu de modifier un

état général scrofuleux ; leurs effets sont surtout remarquables
par leur action résolutive ; elles provoquent un afflux leucocy-
taire au niveau des foyers d'inflammation qui amène la disparition des exsudats et libère les organes ; la condition essentielle de leur emploi est que les affections soient torpides.

Les *eaux alcalines* doivent être réservées aux cas où l'arthritisme domine, et où il existe des complications gastro-intestinales, de l'herpétisme ou de la lithiase biliaire.

Lorsque les malades sont affaiblies, les bicarbonatées chlorurées, plus douces, doivent être préférées (Royat, Ems) ; s'il
existe de l'albuminurie, Saint-Nectaire est tout indiqué ;
s'il y a de l'atonie congestive, on utilise Châtel-Guyon, Brides
ou les bicarbonatées sulfatées de Bohème.

La *cure arsenicale* sera réservée aux métrites herpétiques
compliquées d'affections cutanées.

Les eaux *sulfatées calciques* sont indiquées lorsque l'arthritisme se traduit par de la gravelle rénale ou biliaire, ou un
retentissement quelconque sur la muqueuse des voies urinaires.

Parmi ces eaux, Ussat est la station la mieux spécialisée
dans le traitement des affections gynécologiques ; Bagnères-
de-Bigorre réclame les états où prédominent à la fois l'anémie
et la susceptibilité nerveuse ; Dax, par la diversité de ses
moyens balnéo-thérapiques, se recommande dans les cas où
existent surtout des troubles de la sensibilité, une névropathie,
du rhumatisme.

Les *eaux ferrugineuses* répondent aux cas où l'affection
s'accompagne d'un état d'anémie accentué, d'asthénie, de
névropathie, et particulièrement s'il existe des troubles fonctionnels.

La *cure thermo-minérale simple* a des effets à la fois sédatifs
et reconstituants ; elle peut être mise en pratique quand l'état
est encore subaigu, et surtout quand on constate des troubles
nerveux.

En même temps que la nature de l'eau choisie s'adresse à
l'état constitutionnel, son mode d'emploi modifie l'affection,
et, dans ce cas, les résultats les plus divers peuvent être obtenus
suivant les pratiques usitées ; les principales sont les bains

généraux, les bains de siège, les bains d'acide carbonique, les bains de boues, qui jouissent en Allemagne d'une grande faveur, les applications locales d'eaux-mères, les irrigations vaginales et rectales, les douches vaginales d'acide carbonique, etc.

Afin de nous répéter le moins possible, nous examinerons successivement les troubles fonctionnels, les lésions vulvo-vaginales, utérines et annexielles ; nous dirons ensuite quelques mots des indications des cures thermales pendant la grossesse.

§ 1. — TROUBLES FONCTIONNELS

Ces troubles peuvent être l'aménorrhée, la dysménorrhée, les ménorragies et les métrorragies, la stérilité, les névralgies pelviennes.

L'aménorrhée comme la dysménorrhée peuvent être primitives ou secondaires, et, dans ce dernier cas, elles peuvent reconnaître une cause locale ou une cause générale. La cause locale devra toujours être recherchée et traitée, s'il y a lieu, par des moyens appropriés.

L'aménorrhée primitive peut être due à la torpeur utérine, qui exige l'emploi d'eaux excitantes et toniques, des chlorurées sodiques, *Salies*, *Biarritz*, *Dax-Salin*, *Salins-du-Jura*, *Salins-Moutiers*, *Balaruc*, *Bourbonne*, *Bourbon-l'Archambault*, *Korbous*, *Kissingen*, *Nauheim*, *Hombourg*, etc.; des sulfurées, *Luchon*, *Cauterets*, ou des chlorurées sulfurées, *Uriage*.

Dans l'aménorrhée, la dysménorrhée, la stérilité d'origine nerveuse, les eaux oligo-métalliques seront indiquées, *Évaux*, *Luxeuil*, *Néris*, *Bains*, *Plombières*, *Schlangenbad*, ainsi que d'autres eaux sédatives comme *Ussat*, *Bagnères-de-Bigorre*, *Bourbon-Lancy* ; si la cause est la chloro-anémie, c'est aux eaux ferrugineuses qu'il faudra avoir recours, *Forges*, *Spa*, *Pyrmont*, *Schwalbach*, ou aux arsenicales, *La Bourboule* ou encore à *Bourbon-Lancy*, *Luxeuil*, *Royat*, *Saint-Sauveur* dont le pouvoir régénérateur de l'hémoglobine a été bien mis en lumière (M. FAURE).

Lorsque ces troubles paraissent liés à l'obésité, à la pléthore abdominale, *Châtel-Guyon*, *Brides*, *Miers*, les eaux de Bohême,

Marienbad en particulier, s'imposent ; s'il sont en relation avec le rhumatisme et la goutte, on choisira les eaux alcalines de *Vichy, Vals, Châteauneuf*, les bicarbonatées chlorurées de *Royat*, ou les *eaux diurétiques*.

La dysménorrhée membraneuse, qui relève ordinairement d'une métrite, sera traitée, soit par les *eaux indéterminées sédatives*, soit par les *eaux alcalines* ou les *eaux de diurèse*.

Le vaginisme réclamera les *eaux sédatives*. La stérilité des syphilitiques devra être soumise au traitement spécifique, aidé des eaux sulfureuses, chlorurées sulfureuses, ou d'*Aulus*.

La cause des ménorragies et des métrorragies devra être recherchée et, si elle est locale, on instituera le traitement approprié ; les pertes de sang qu'on observe à la puberté seront tantôt justiciables des *eaux ferrugineuses*, si la chlorose paraît en être l'origine, ou des *eaux sédatives* ; lorsque, chez les adultes, elles paraissent dues à des fatigues, des émotions, elles seront justiciables de *Luxeuil, Plombières, Néris, Saint-Sauveur, Bourbon-Lancy* ; si elles se produisent à la ménopause, elles pourront être amendées, soit par les *eaux sédatives* s'il existe de la névropathie, soit par les *eaux diurétiques* si l'origine en est goutteuse, soit par la cure associée de Brides et de Salins-Moutiers ou par les eaux de Bohême, si l'on cherche à produire une déplétion du système veineux. Les ménorragies et les métrorragies pré- ou post-ménaupausiques sont très souvent dues à une insuffisance hépatique (altération ou déplacement) ; Vichy donne dans ces cas des succès remarquables.

C'est aux *eaux sédatives indéterminées*, qu'il faudra adresser les femmes qui souffrent, sans que ces douleurs soient symptomatiques d'affections utéro-ovariennes qui présentent, en un mot, ces états qui ne peuvent être désignés autrement que sous le vocable de *névralgies pelviennes*.

§ 2. — INFLAMMATIONS VULVO-VAGINALES

1° Inflammations de la vulve. — Quelle qu'en soit l'origine, la *vulvite* des femmes affaiblies, celle des petites filles convalescentes, exigent un traitement tonique ; les *eaux* *sulfureuses* sont ici particulièrement indiquées, de même que les chlorurées sulfurées : *Uriage*, les sulfurées arsenicales : *Saint-Honoré*, les arsenicales : *la Bourboule*.

2º Prurits vulvaires. — Les prurits vulvaires sont justiciables des eaux sédatives, *Néris*, *Dax*, *Ussat*, *Plombières* ; ou, s'ils sont sous la dépendance de la goutte, du diabète, d'une affection rénale ou hépatique, de *Vichy*, *Vals*, *Pougues*, *Royat*, *Saint-Nectaire*, ou des *eaux de diurèse*.

On emploie quelquefois avec avantage dans ces cas, les bains ou les douches d'acide carbonique.

3º Dermatoses de la vulve. — Les dermatoses de la vulve doivent être dirigées vers les eaux sulfureuses arsenicales. La leucoplasie vulvo-vaginale est heureusement modifiée par les pulvérisations et les bains de *Saint-Christau*.

4º Leucorrhée. — Les propriétés anticatarrhales des *eaux sulfureuses* en imposent l'emploi, au premier chef, dans la leucorrhée ; on peut employer aussi contre cette affection les *chlorurées sodiques* chez les lymphatiques, les *ferrugineuses* chez les chlorotiques.

§ 3. — LÉSIONS DE L'UTÉRUS

1º Congestion utérine. — Dans bien des cas, on ne constate que des troubles congestifs ; le col est gros, turgescent, violacé ; il existe souvent des varices des membres inférieurs ; il s'agit de femmes arthritiques, et c'est cet état qu'il convient d'amender par l'emploi d'eaux *alcalines* ou *diurétiques*, de *Châtel-Guyon* ou de *Brides* s'il existe de la constipation, de l'obésité, de *Bagnoles-de-l'Orne* quand il y a des varices, des *eaux sédatives* quand les troubles nerveux prédominent.

2º Déviations. — La cure hydrominérale ne peut agir contre les déviations utérines, que si ces déviations sont dues à de la laxité ou à des adhérences provenant d'inflammations anciennes ; la résolution de ces adhérences, le retour de la tonicité des tissus permettent à la matrice de reprendre sa place normale.

3° Métrites. — Le choix de la station est souvent des plus délicats et subordonné à une foule de considérations tirées du caractère plus ou moins aigu de l'inflammation, de l'état général du sujet, des affections concomitantes.

On s'adressera de préférence aux sources douces lorsqu'on aura lieu de craindre le retour à l'état aigu : *Luxeuil, Néris, Plombières, Bains, Dax, Évaux, Ussat, Saint-Sauveur, Eaux-Chaudes, Molitg, Le Vernet, Bagnères-de-Bigorre, Saint-Gervais, Bourbon-Lancy, Louèche, Bath, Panticosa*. Si, au contraire, l'affection est très ancienne et très torpide, on choisira de préférence les chlorurées sodiques, *Salies-de-Béarn, Biarritz, Dax-Salin, Salins-du-Jura, Salins-Moutiers, Balaruc, Bourbonne, Bourbon-l'Archambault*. Lorsque l'élément catarrhal domine, ce sont les sulfurées fortes qui remplissent le mieux l'indication, *Ax, Luchon, Barèges, Cauterets, Enghien, Allevard, Saint-Honoré, Uriage, Lavey, Gurnigel* ; il en est de même s'il existe de l'herpétisme, ou de la syphilis.

L'anémie prononcée peut faire songer aux *eaux ferrugineuses*, la scrofule aux *eaux salées*, l'albuminurie à *Saint-Nectaire*, les affections cardiaques à *Bourbon-Lancy* et à *Royat*, l'obésité à *Brides*.

Les arthritiques et les hépatiques pourront être envoyées de préférence à *Vichy, Royat, Brides, Castéra-Verduzan, Ems*, les goutteuses et les graveleuses dans les *stations de diurèse*.

La coexistence d'entérite fera penser à *Châtel-Guyon* ou à *Plombières*, de phlébite à *Bagnoles-de-l'Orne*, de dyspepsie à *Vichy, Pougues, Royat* ; les complications vésicales pourront décider l'envoi aux eaux sédatives, *Néris, Bains, Plombières, Luxeuil*, s'il s'agit de ténesme, de cystalgie ; aux eaux de diurèse, s'il s'agit d'infection.

4° Fibromes. — Tous les fibromes ne sont pas justiciables du traitement hydro-minéral : on n'enverra pas aux eaux une femme qui, jeune encore, a un fibrome à développement rapide, douloureux, déterminant des hémorragies abondantes et des phénomènes de compression ; au contraire, on n'opérera pas, sans qu'il y ait de raisons majeures, une femme près de la ménopause, qui a un fibrome de dimension moyenne, ne déterminant pas ou peu des réactions douloureuses et inflammatoires, et ne donnant pas lieu à des pertes de sang considérables ; dans bien des cas, on pourra toujours essayer un traitement thermal avant de prendre une décision opératoire, les succès de ces traitements étant très nombreux ; cette conduite s'imposera toutes les fois qu'on se trouvera en présence de fibromes enclavés dont l'extirpation présente certains dangers ; elle sera logique toutes les fois que l'on aura affaire à des fibromes à évolution lente, sans hémorragies profuses, et surtout si la ménopause peut être regardée comme prochaine.

Sous l'influence du traitement, on voit s'atténuer tous les symptômes causés par la tumeur, phénomènes de compression, douleurs, métrorragies ; le fibrome s'isole de la gangue inflammatoire, qui disparaît à peu près complètement ; l'utérus se libère des adhérences, qu'il a pu contracter avec les organes voisins ou avec la paroi abdominale ; si la tumeur ne disparaît pas, sa tendance à l'augmentation est enrayée, et, puisque les inconvénients sont atténués ou même supprimés, il y a là un résultat thérapeutique appréciable.

Ce résultat ne peut guère être obtenu qu'auprès des chlorurées sodiques fortes qui constituent pour ainsi dire une *médication hydro-minérale spécifique* de la fibromatose utérine, *Salies, Biarritz, Dax-Salin, La Mouillère, Salins-du-Jura, La Motte, Lons-le-Saunier, Korbous, Bex, Kreuznach,* etc. *Salins-Moutiers,* par son association avec *Brides,* peut remplir des indications spéciales, s'il existe de la pléthore abdominale et de la constipation.

Dans les fibromes très douloureux et inopérables, on pourra faire de la médication symptomatique auprès des eaux sédatives de *Néris, Évaux, Ussat.*

§ 4. — INFLAMMATIONS DES ANNEXES

Ce sont toujours des effets résolutifs qu'on doit rerchercher, c'est-à-dire la diminution ou la disparition des empâtements, des exsudats, des adhérences. C'est pourquoi les eaux résolutives sont indiquées d'une façon toute spéciale, en particulier les chlorurées sodiques, *Bourbonne*, *Balaruc*, *Bourbon-l'Archambault*, *Salins-du-Jura*, *Salins-Moutiers*, *Salies-de-Béarn*, *Biarritz*, *Dax-Salin* ; l'action de ces eaux est précieuse, même après les interventions opératoires, pour libérer des adhérences et remonter l'organisme.

Les bains de boue peuvent être utiles dans les formes torpides et l'on choisira *Dax*, *Saint-Amand*, *Préchacq*, *Barbotan*, *Franzenbad*, *Carlsbad*, *Marienbad*, *Elster*, *Schlangenbad*. Si l'on veut faire de la dérivation sur l'intestin, les eaux de *Châtel-Guyon* et de *Brides* sont indiquées, ainsi que les eaux de Bohême.

· S'il faut, avant tout, calmer les douleurs, on aura recours aux eaux sédatives, *Luxeuil*, *Néris*, *Plombières*, *Bourbon-Lancy*, *Saint-Sauveur*, *Eaux-Chaudes*, *Ussat*, *Saint-Gervais*, *La Malou*.

Nous ne terminerons pas cet important chapitre sans insister une fois de plus sur l'intérêt des cures thermales dans les affections des femmes, ces affections n'étant bien souvent que des symptômes secondaires, tenus sous la dépendance d'un état général que la chirurgie est impuissante à modifier ; dans bien des cas, on sera en droit d'attendre des eaux minérales un résultat aussi bon que d'une opération, et souvent plus durable.

§ 5. — PUERPÉRALITÉ

En passant en revue les indications et les contre-indications des cures thermales, nous avons dit que ces cures pouvaient pendant la grossesse avoir des inconvénients et que, d'une façon générale, il valait mieux s'abstenir à ce moment de traitements pouvant amener une perturbation quelconque dans l'organisme.

Nous devons toutefois signaler les avantages que peuvent retirer de la cure de *Vichy* ou de *Vals* les femmes qui pendant la gestation présentent des accidents hépatiques. M. PINARD a pu observer un certain nombre de femmes ayant eu de l'ictère avec vestige symptomatique plus ou moins complexe, soit pendant des gestations antérieures, soit après des accouchements et qui, grâce à la cure de Vichy, faite au début ou en cours de la gestation, n'ont plus présenté le moindre accident lors de leurs puerpéralités ultérieures.

Lorsque des accidents hépatiques se montrent après l'accouchement, la cure de Vichy n'est pas moins utile ; et l'allaitement peut être continué pendant la durée de la cure.

Est-il besoin d'ajouter, qu'à domicile, l'emploi des eaux alcalines ou des eaux de diurèse est d'un usage courant pendant la grossesse lorsqu'il existe des phénomènes d'auto-intoxication digestive ou des *troubles hydrauliques* de PETER, ou encore des *dermatoses gravidiques-autotoxiques* ?

Pour M. PINARD également, la cure de Bagnoles-de-l'Orne, sagement dirigée, est susceptible de donner les meilleurs résultats chez les femmes atteintes du *phlegmatia alba dolens*.

ARTICLE VI
MALADIES DE LA PEAU

Il était jadis de notion courante, que toute affection de la peau était la manifestation d'un état général : l'école française, en particulier, considérait cette relation comme absolument constante, et cette conception était pour ainsi dire classique. Puis, à la suite des travaux d'HÉBRA, une réaction violente se produisit contre cette théorie ; un grand nombre de dermatologistes se rallièrent à l'idée que les dermatoses étaient des maladies purement locales, nettement circonscrites ; la découvertes de micro-organismes dans certaines affections cutanées vint étayer cette opinion.

Toutefois, de nombreux faits d'observation journalière ne tardèrent pas à montrer qu'une manière de voir aussi absolue était exagérée, qu'on ne pouvait nier les rapports existant entre certaines dermatoses et le diabète ou la goutte, qu'on ne pouvait pas nier davantage le rôle de l'arthritisme comme facteur étiologique des affections cutanées.

En cela, comme en bien d'autres choses, la vérité se trouve entre les deux extrêmes : certaines affections cutanées comme l'érythrasma, le *pityriasis versicolor*, peut-être aussi le *pityriasis simplex*, semblent être des affections purement locales ; d'autres, d'origine parasitaire, paraissent également être bien limitées aux téguments ; il en est qui sont d'origine staphylococcique, comme l'acné, l'ecthyma vrai, les folliculites suppurées, les furoncles ; d'autres se rattachent à l'infection streptococcique : l'impétigo, les dermites infantiles, la perlèche, etc. ; d'autres, enfin, se rapportent au bacille de Koch : les tuberculides externes.

Mais la majeure partie des dermatoses, en particulier l'eczéma, paraissent bien être des réactions cutanées intimement liées à l'état général de l'organisme.

Quel est, dans les deux cas, le rôle des eaux minérales ? Dans le premier, leur action locale est prépondérante, et c'est elle que l'on doit viser avant tout dans le choix de la station : dans le second, cette action locale passe à l'arrière-plan, l'action générale des eaux devant être utilisée avant tout.

L'*action locale* est complexe ; incontestablement antiseptique en ce qui concerne les eaux sulfureuses, les eaux arsenicales, les eaux silicatées et peut-être aussi certaines eaux thermales simples (radio-activité), elle est modificatrice, kératoplastique, stimulante de la circulation et du fonctionnement glandulaire (thermalité) ; au contraire, elle est sédative, et précieuse dans d'autres cas, pour calmer l'impressionnabilité nerveuse, pour atténuer les prurits, les douleurs.

L'*action générale* est différente suivant la constitution des eaux : les sulfureuses stimulent la nutrition, diminuent les fermentations intestinales, activent le fonctionnement du foie ; les arsenicales ont une action tonique générale, de même que les alcalines, délaissées aujourd'hui dans le traitement des dermatoses ; les oligo-chrématiques diminuent l'état nerveux et agissent dans les dermatoses prurigineuses.

Les *pratiques thermales* dirigées contre les affections de la peau sont très variées : en dehors de la boisson, on donnera des bains de baignoire ou de piscine d'une durée variant de quelques minutes à plusieurs heures, des douches à pression très variable, générales ou locales, des douches-massages, des pulvérisations de diverses sortes, de force et de durée très variables.

1º Dermatoses purement locales. — Ce groupe sera éminemment justiciable des eaux dont le pouvoir antiseptique et modificateur sera le plus marqué. Les dermophyties, les diverses formes d'acné, les folliculites suppurées, les furoncles, seront heureusement influencés par les sulfurées sodiques, *Barèges, Cauterets, Luchon, Ax, Allevard, Saint-Honoré*, par les hydrosulfurées, *Les Fumades, Enghien, Schinznach*, par les chlorurées arsenicales, *La Bourboule* et les *chlorurées sodiques* chez les lymphatiques et les scrofuleux, ainsi que par les chlorurées sulfurées, *Uriage*, les ferro-arsenicales, *Levico, Roncegno*.

Si elles se sont développées chez des goutteux, *Royat* ou *Vichy* seront préférables ; *Vichy* ou *Pougues* devront être choisies chez les dyspeptiques ; *La Bourboule* et *Saint-Nectaire* chez les anémiques, les chlorotiques.

Les tuberculides externes relèvent des arsenicales, des chlorurées sodiques fortes, des chlorurées sulfurées, des sulfurées fortes. L'acné chéloïdienne de la nuque sera traitée avec succès à *Saint-Christau*, ainsi que les autres acnés et particulièrement l'*acné rosacea*.

2º Eczéma. — Le choix d'une cure hydro-minérale contre l'eczéma est des plus difficiles, tant sont variées les formes de cette affection, les réactions au traitement, les états généraux dans lesquels elle se développe.

D'une façon générale, on établit que les eaux sulfureuses et arsenicales conviennent aux eczémateux lymphatiques et scrofuleux. Les formes torpides seront dirigées vers les stations les plus actives : *Barèges*, les sources fortes de *Luchon, La Bourboule* ; les formes moyennes seront traitées dans toutes les stations sulfureuses en choisissant les sources plus ou moins fortes suivant les cas ; les formes irritables seront réservées aux sources blanchissantes de *Luchon*, à *Saint-Sauveur*, *Molitg*, *La Preste*, *Saint-Honoré*; les débilités irritables iront à *Uriage*, à *Aix-la-Chapelle*.

Les arthritiques, les goutteux intoxiqués, dont les eczémas sont généralement irrités ou irritables, doivent être adressés à *Royat, Châteauneuf, Saint-Alban*, quelquefois à *Vichy*, quoique l'eau de cette station soit plutôt irritante pour la peau, ou mieux encore aux eaux sulfatées calciques de *Bagnères-de-Bigorre, Aulus, Saint-Amand, Louèche*, aux eaux faiblement minéralisées de *Dax*, de *Préchacq*, de *Sail*, de *la Roche-Posay*, d'*Hammam-Meskoutine*, de *Panticosa*, aux eaux sulfatées chlorurées de *Saint-Gervais*.

Si la sensibilité de la peau est extrême, le malade nerveux, on s'adressera aux eaux sédatives de *Néris, Plombières, Bourbon-Lancy, Bagnères-de-Bigorre*.

Si l'on croit devoir rattacher l'eczéma au mauvais fonctionnement des reins ou à des fermentations intestinales, on peut escompter l'action stimulante sur la nutrition, des eaux sulfureuses ou arsenicales, ou mieux encore tenter une cure de lavage à *Evian, Vittel, Contrexéville* ou *Capvern* : si on estime plus utile d'exercer une action sur l'intestin, *Châtel-Guyon* ou *Plombières* se présentent à l'esprit.

Dans les mêmes cas, si l'on veut agir sur le foie et la circulation du bas-ventre, on peut recourir aux eaux de *Carlsbad* et similaires, mais à la condition que l'eczéma ne soit pas irritable.

Chez les anémiques, les chlorotiques, *La Bourboule, Saint-Nectaire* ou les eaux ferrugineuses, donnent d'excellents résultats, en particulier *Neyrac*, station trop peu connue.

En Allemagne, quelques eaux chlorurées paraissent applicables à certaines formes d'eczéma, *Kissingen, Nauheim* : les stations tunisiennes d'*Hammam-Lif* et de *Korbous* mettent également cette affection au nombre de leurs indications ; en Italie, *Abano* réussit très bien dans les eczémas humides.

La cure ferro-cuivreuse de *Saint-Christau*, par ses modes

d'application variés, convient essentiellement aux affections indolentes et torpides chez les sujets scrofuleux ou syphilitiques.

3° Herpès. — L'herpès récidivant, buccal ou génital, est, avant tout, justiciable des eaux sulfureuses. Les pulvérisations sulfureuses sont aussi des plus utiles pour combattre la desquamation persistante des lèvres.

4° Prurigos et prurits. — Les diverses variétés de prurigo, le prurigo diabétique de Besnier, le prurigo vrai, le strophulus, le prurigo de Hébra, fournissent les mêmes indications que l'eczéma. Les prurits d'origine nerveuse sont amendés par la médication sédative : *Néris, Bagnères-de-Bigorre, Plombières, Luxeuil, Bourbon-Lancy,* et par les eaux arsenicales de *la Bourboule.*

Ceux qui sont liés au diabète, au tabes, au brightisme doivent être traités avec la maladie qui leur a donné naissance. Ceux qui se rattachent au lymphatisme seront envoyés à *la Bourboule* ou à *Uriage.*

5° Urticaire chronique. — L'urticaire chronique s'observe surtout chez les arthritiques et coïncide souvent avec un état de nervosisme, des troubles gastro-hépatiques, ou une affection utérine.

Dans le premier cas, les eaux sédatives remplissent la principale indication ; dans les deux autres, les troubles viscéraux provocateurs doivent être combattus, à *Vichy, Vals, Pougues, Brides, Carlsbad, Marienbad, Tarasp.*

Dans les urticaires d'origine palustre, *La Bourboule* peut donner de très bons résultats.

6° Lichens. — La régularisation des fonctions digestives et rénales est également à rechercher avant tout dans le traitement des diverses lichénifications. *La Bourboule* est la station de choix contre le lichen plan, en dehors des poussées aiguës ; dans les lésions des muqueuses, *Saint-Christau* occupe le premier rang; dans les formes suraiguës, les eaux sédatives sont indiquées : *Néris, Plombières, Bagnères-de-Bigorre,* etc.

7º Pelade. — Le traitement thermal n'agit sur la pelade que par son action sédative, et l'influence qu'exerce le changement de milieu d'air et le repos. Dans les pseudo-pelades, c'est le traitement sulfureux qui s'impose.

8º Ichtyose. — L'ichtyose sera améliorée d'une façon momentanée, mais quelquefois assez longue, à *la Bourboule* ou encore à *Barèges*.

9ºPsoriasis. — Cette affection, essentiellement rebelle et récidivante, fournit néanmoins des résultats satisfaisants, lorsqu'on emploie des eaux actives, arsenicales, chlorurées sodiques, sulfureuses, et même alcalines. Nous citerons les *eaux sulfureuses* des Pyrénées, *Schinznach, Uriage, Harrogate Louèche, La Bourboule*. C'est le même traitement qu'il convient d'imposer aux dermatoses voisines, l'eczéma séborrhéique de Unna, les parakératoses psoriasiformes de Brocq.

10º Maladies de la muqueuse buccale. — Dans le traitement des affections de ces muqueuses, *Saint-Christau* s'est fait une réputation très justifiée. On pourra donc adresser de confiance à cette station, les leucoplasies buccales, le psoriasis buccal, les glossites scléreuses, la sclérose linguale syphilitique.

ARTICLE VII

MALADIES DU SYSTÈME NERVEUX

1º Paralysies d'origine centrale ; hémiplégie. — Lorsqu'on craint la production ou le retour d'accidents congestifs sur le cerveau, la médication hydrominérale peut être indiquée à titre préventif, par la dérivation qu'on peut obtenir, grâce à elle, sur l'intestin ; il y a lieu, dans ces cas, de s'adresser aux eaux qui ont la propriété de fluxionner les organes abdominaux, à celles qui ont été indiquées dans le traitement de la pléthore abdominale, de la constipation.

L'hémiplégie constituée pourra être améliorée auprès de certaines eaux, en particulier auprès des eaux salées, à la condition que la médication thermale ne soit pas trop tardive.

Il importe toutefois de ne pas la mettre en œuvre avant que le travail inflammatoire occasionné par l'hémorragie cérébrale ne soit tout à fait calmé ; c'est là une affaire de tact et de doigté. Le traitement, dans ce cas, doit être essentiellement *dérivatif* et *révulsif* ; cette dérivation se fait par l'action purgative et diurétique des eaux, par la révulsion faite sur la peau de diverses manières.

Les stations les plus recommandables sont les chlorurées sodiques, *Bourbonne, Bourbon-l'Archambault, Balaruc, La Motte, Bourbon-Lancy, Wiesbaden, Baden-Baden, Bex*, ou encore *La Malou, Saint-Amand, Ussat, Évaux, Plombières, Luxeuil, Néris, Gastein*.

En Espagne, on recommande les eaux sulfureuses de *Ledesma* et de *Caldas de Cuntis;* on peut en rapprocher *Aix-les-Bains*, station proposée dans l'impotence fonctionnelle consécutive à l'hémiplégie, *Herculesbad*, chlorurée sulfurée.

Lorsque la lésion est ancienne et les contractures prononcées, on peut faire un traitement énergique au moyen des eaux chlorurées ou des boues de *Balaruc, Barbotan, Saint-Amand*.

Les petits ictus, chez les hypertendus, peuvent être combattus par les *cures de lavage* ou encore par les bains hypotensifs de *Royat* ou de *Bourbon-Lancy*.

L'hémiplégie syphilitique peut, dans certains cas, être sérieusement amendée par le traitement mercuriel et les eaux sulfureuses.

2° **Paralysies périphériques.** — Nous désignerons, sous ce nom général, les paralysies autres que celles qui sont liées à une lésion cérébrale, c'est-à-dire les paralysies toxiques (saturnine, alcoolique ou autre), les paralysies fonctionnelles ou *a frigore*, celles qui proviennent d'asthénie locale ou générale. On peut leur opposer les *eaux chlorurées sodiques*; les chlorurées sulfurées, *Aix-la-Chapelle*; les thermo-minérales simples, *Néris, Luxeuil, Dax, Plombières, Teplitz, Gastein*; les sulfatées calciques chaudes, *Bagnères-de-Bigorre, Ussat, Hammam-R'hira, Louèche*; les alcalines mixtes de *La Malou*; les sulfurées, *Barèges, Cauterets, Luchon, Aix-les-Bains*; les boues, en particulier

Marienbad, Franzensbad. Le choix sera déterminé par la considération du tempérament du malade, l'état plus ou moins torpide, ou au contraire plus ou moins excitable, l'affaiblissement plus ou moins marqué.

Les mêmes eaux, et particulièrement les eaux salées, conviennent éminemment à la *paralysie infantile.* S'il existe de l'anémie, ou un degré prononcé d'affaiblissement, les eaux ferrugineuses peuvent être préférées.

3° Tabes. — De tout temps, les cures thermales ont été préconisées contre le tabes, leur emploi étant quotidiennement justifié par la pratique. Comme la syphilis est, dans bien des cas, sinon dans tous, l'origine de cette affection, les premiers symptômes devront commander un traitement spécifique intensif, aidé d'une cure sulfureuse.

Quand la maladie est confirmée, trois stations sont indiquées au premier chef : *La Malou, Néris, Balaruc.*

A La Malou doivent être envoyés les névropathes et les déprimés, ceux qui ont des douleurs fulgurantes, de la parésie vésicale et de l'incontinence des matières fécales, de l'impuissance, des phénomènes ataxiques, de l'atrophie musculaire. A Néris seront réservés les névropathes, les malades qui présentent de l'excitation génitale, des troubles trophiques tels que le zona. Balaruc convient aux lymphatiques et aux scrofuleux, à ceux qui ont de la parésie vésicale, de la constipation, des troubles paraplégiques, des atrophies musculaires.

De La Malou se rapprochent *Royat, Gastein, Bath,* qui peuvent remplir les mêmes indications ; toutes les eaux thermales simples en particulier *Ragatz, Teplitz,* peuvent donner des résultats analogues à Néris ; les tributaires de Balaruc se trouveront également bien de *Bourbonne, Wildbad, Nauheim, Bex,* ou des boues de *Saint-Amand, Dax, Acqui.* Il sera toujours préférable de choisir les stations installées pour faire la rééducation motrice de ces malades, pratique d'une importance capitale.

4° Neurasthénie. — La neurasthénie, qu'on désignait

autrefois sous le nom de nervosisme, est éminemment justiciable des cures thermales, mais non pas dans toutes ses formes. Les troubles psychiques accentués que l'on distingue maintenant sous le nom de psychasthénie ne sont amendés aux eaux que par l'influence des distractions, du repos, du changement de vie, et de l'hydrothérapie ; la médication hydro-minérale n'est que le prétexte, comme le montrent les résultats obtenus à *Divonne*, établissement hydrothérapique spécialisé pour le traitement de ces affections.

Au contraire, dans la neurasthénie due à la faiblesse nerveuse engendrée par le neuro-arthritisme, le surmenage, ou l'altération d'un des appareils de l'organisme, les cures thermales sont généralement du plus heureux effet : les excités se trouveront bien de *Saint-Amand*, les douloureux de *La Malou*, les déprimés de *La Bourboule* ou de *Pougues*, les dyspeptiques et les entéritiques de *Vichy*, *Châteauneuf*, *Saint-Alban*, *Châtel-Guyon*, *Plombières*, ou des cures de diurèse, *Vittel*, *Évian*, etc.

La neurasthénie, liée à une lésion de l'appareil génital de la femme, est heureusement influencée, suivant les cas, par les eaux sédatives ou les eaux chlorurées sodiques, *Plombières*, *Bains*, *Luxeuil*, *Saint-Sauveur*, *Ussat*, *Dax*, *Ragatz-Pfæfers* ou *Salies-de-Béarn*, *Balaruc*, *La Mouillère*, *La Motte*, *Salins-Moutiers*, *Hammam-Lif*, *Nauheim*, *Baden-Baden*.

Certains neuro-arthritiques hypertendus, généralement des hommes approchant de la cinquantaine, ou des femmes à l'époque de la ménopause, présentent des phénomènes pseudo-neurasthéniques, dus à l'insuffisance rénale : ces malades-là sont justiciables des *cures de diurèse*, ou de la médication carbo-gazeuse de *Royat*, *Bourbon-Lancy*, ou encore de *Brides*, s'ils sont obèses, pléthoriques.

5° Hystérie. — Presque toutes les eaux minérales ont été préconisées contre l'hystérie ; les meilleurs résultats sont obtenus au moyen des eaux qui sont à la fois toniques et sédatives, près des stations qui mettent en œuvre les moyens hydrothérapiques et balnéothérapiques les plus complets.

Nous citerons seulement les thermales simples, *Luxeuil*, *Dax*, *Néris*, *Bains*, *Plombières*, *Ragatz-Pfæfers*, *Schlangenbad*, *Gastein* ; les alcalines ferrugineuses de *La Malou* ; les sulfatées calciques, *Bagnères-de-Bigorre*, *Ussat*, *Hammam R'hira*, *Louèche* ; les sulfurées douces, *Saint-Sauveur*, *les Eaux-Chaudes*, *Thuès* ; certaines sources de *Luchon*, *Ax*, *Cauterets*.

6° Chorée. — Ce sont encore les mêmes eaux qui agissent le mieux dans la chorée : les thermales simples, les sulfatées calciques, et surtout les ferrugineuses. Les arsenicales, les chlorurées sodiques et les sulfureuses peuvent encore être utilisées avec avantage, si le rhumatisme paraît jouer un rôle prépondérant.

7° Névralgies et névrites. — Toutes les eaux minérales peuvent être indiquées dans le traitement de ces affections, selon les réactions des malades. C'est ainsi que, tantôt il faut recourir aux oligo-métalliques sédatives, tantôt aux sulfurées fortes, aux chlorurées sodiques, aux boues.

Dans les névralgies liées à la goutte, les *cures de diurèse* peuvent être efficaces en désintoxiquant l'organisme. Dans les sciatiques douloureuses de la face, les névralgies crurales, cervico-brachiales, intercostales, qui peuvent être simplement de la névralgie ou au contraire de la névrite, on aura recours, si la douleur est modérée et le sujet torpide, aux sulfurées sodiques, *Saint-Sauveur*, *Luchon*, *Ax*, *Le Vernet*, *Amélie*, *Pietrapola*, *Guagno* ; aux sulfurées calciques, *Aix-les-Bains* ; aux chlorurées sodiques, *Bourbonne*, *Bourbon-l'Archambault*, *Bourbon-Lancy*, *La Motte*, *Wiesbaden*, *Bex* ; aux bains de boue, *Dax*, *Saint-Amand*, *Barbotan*. Si, au contraire, la névralgie est récente, le malade excitable, on choisira les eaux sédatives, *Néris*, *Évaux*, *Plombières*, *Luxeuil*, *Bagnères-de-Bigorre*, *Bourbon-Lancy*, *Hammam R'hira*, *Hammam-Meskoutine*, *Schlangenbad*, *Teplitz*, *Gastein*, *Ragatz*, *Alhama de Aragon*.

Les mêmes eaux conviendront encore aux névrites traumatiques. Les névrites tabétiques seront justiciables de *La Malou*, de *Néris* ; celles des paludéens, de *Plombières* ; celles des saturnins, d'*Aix-les-Bains*.

8° Goitre exophtalmique, — Très variable est la nature de l'eau qui conviendra aux malades atteints de goitre exophtalmique, pourvu que le but poursuivi soit la sédation. Très souvent justiciable de thermales simples, cette affection peut être considérablement améliorée, chez les sujets présentant de la faiblesse générale, par certaines eaux chlorurées même fortes, *Salies-de-Béarn*, *Bex*, à la condition que la dose d'eaux mères ajoutée aux bains soit assez élevée. On obtient aussi d'excellents résultats à *Royat*, chez les débilités anémiés.

ARTICLE VIII

MALADIES DES OS ET DES ARTICULATIONS

Le traitement des affections chirurgicales par les eaux minérales est très ancien. On peut dire qu'il a précédé la plupart de leurs autres applications, et il n'est guère de pays qui ne possède un certain nombre d'hôpitaux militaires thermaux. Rappelons qu'en France les principaux établissements de ce genre sont ceux de Barèges, Amélie, Bourbonne, Bourbon-l'Archambault, Hammam-R'hira (Algérie).

Les eaux employées contre ces affections, sont : les sulfureuses, les chlorurées sodiques, les thermales simples ; les stations de boue sont aussi très efficaces. Le traitement externe est de beaucoup plus important ; il est souvent aidé de manœuvres accessoires, telles que le massage, la gymnastique, la mécanothérapie, la rééducation des mouvements. L'eau en boisson sert, dans quelques stations d'adjuvant utile, par l'action reconstituante qu'elle exerce sur un organisme affaibli par une longue maladie, par une abondante suppuration.

La cure ne doit être entreprise que lorsque la période inflammatoire est passée.

1° Fractures. — Les fractures compliquées sont seules justiciables des eaux, qu'il y ait une plaie, un foyer d'ostéite ou de nécrose, ou qu'il existe de la raideur, de l'atrophie musculaire.

Dans le premier cas, les eaux sulfureuses fortes, *Barèges* surtout, favorisent la cicatrisation et facilitent la sortie des corps étrangers retenus dans l'épaisseur des tissus.

Dans le second, toutes les eaux sulfurées, *Barèges, Ax, Cauterets, Luchon, Aix-les-Bains, Le Vernet, Amélie, Pietrapola, Guagno, Schinznach, Ledesma, Yverdon, Laccy;* les chlorurées sodiques, *Bourbonne, Bourbon-l'Archambault, Salins-Moutiers, La Motte, Salies-de-Béarn, Hammam-Meskoutine, Hammam-Lif, Korbous, Wiesbaden, Abano,* ou les boues, *Dax, Saint-Amand, Barbotan,* ou encore certaines eaux sulfatées calciques chaudes, *Bagnères-de-Bigorre, Louèche, Bath,* assouplissent les articulations et rétablissent la vigueur musculaire.

2º Entorses. —Ce sont les eaux sulfureuses, les eaux chlorurées sodiques, les boues, les thermales simples, qui agissent dans ces cas ; l'indication est fournie par la constitution des sujets, les malades vigoureux et torpides étant justiciables des premières, les nerveux, les congestifs, des dernières.

3º Ankyloses. — Il en est de même des ankyloses, qu'elles soient dues au traumatisme ou au rhumatisme.

4º Luxations. —Mêmes indications aussi pour les luxations, qui, après réduction, ont laissé des troubles trophiques et circulatoires, de la douleur et de l'impotence ; on choisira les stations dans lesquelles on pourra le mieux faire des massages, de la mécanothérapie, de la rééducation des mouvements.

5º Hydarthroses. — Qu'elles soient dues au traumatisme, à des marches forcées ou à des rhumatismes, les hydarthroses relèvent des mêmes eaux que les affections précédentes.

6º Arthrites traumatiques. — Elles ne seront justiciables de la cure thermale que longtemps après la fin de la période d'acuité ; quatre ou cinq mois seulement après que tout accident inflammatoire aura disparu, les malades pourront être dirigés vers *Barèges, Aix-les-Bains, Bourbonne, Bourbon-l'Archambault, Bourbon-Lancy, Saint-Nectaire, Salies-du-Salat, Hammam-Meskoutine, Wiesbaden, Abano,* ou vers *Plom-*

bières, *Néris*, si les sujets sont nerveux et accusent de l'arthralgie.

7° Lésions diverses post-traumatiques. — Qu'il s'agisse de rétractions musculaires et tendineuses, de lésions de nerfs, d'atrophies musculaires, de paralysies partielles périphériques, de brides cicatricielles, ou autres conséquences de blessures, on enverra les sujets vigoureux à réactions faibles auprès des stations *sulfureuses* ou *chlorurées sodiques* énumérées déjà ; les personnes nerveuses, impressionnables, ayant des douleurs vives, aux eaux sédatives telles que *Néris*, *Plombières*, *Bains*, *Chaudesaigues*, *Bagnoles-de-l'Orne*, *Évaux*, *Ussat*, *Bourbon-Lancy*, *Teplitz*, *Caldas de Montbuy*, *Wilbad*.

8° Tuberculoses chirurgicales. — Les synovites tendineuses, les hydrarthroses, les arthrites, les ostéites tuberculeuses, doivent être dirigées au début, quand il n'y a pas de suppuration, vers les eaux chlorurées sodiques, chlorurées arsenicales, ou chlorurées sulfurées, *Salies-de-Béarn*, *La Mouillère*, *Balaruc*, *Salins-du-Jura*, *Salins-Moutiers*, *La Motte*, *La Bourboule*, *Uriage*. On choisira une station de plaine ou d'altitude suivant la susceptiblité bronchique ou le degré d'anémie des malades.

A la période suppurée, les chlorurées sodiques devront être évitées, à cause de l'irritation qu'elles exercent sur les plaies ; on leur préférera les sulfureuses fortes, *Barèges*, *Cauterets*, *Luchon*, *Ax*, *Amélie*, *Le Vernet*.

L'usage de ces eaux sera très recommandable après les interventions chirurgicales, pour hâter la cicatrisation.

INDEX ALPHABÉTIQUE

TABLE DES MATIÈRES

DEUXIÈME PARTIE

LES CURES THERMALES
(Crénothérapie).

TROISIÈME PARTIE

LES STATIONS THERMALES
(Crénographie).

QUATRIÈME PARTIE

THÉRAPEUTIQUE HYDRO-MINÉRALE
(Clinique thermale).

737-12. — Corbeil. — Imprimerie Crété.